U0125591

北京市重点学科民族学
一级学科建设经费资助

民族文献丛刊

明实录 清实录

烟瘴史料辑编

◎ 赵桅 段阳萍 苍铭 关昉 辑编

中央民族大学出版社
China Minzu University Press

图书在版编目（CIP）数据

《明实录》《清实录》烟瘴史料辑编／赵桅等辑编．
—北京：中央民族大学出版社，2014.10
　　ISBN 978-7-5660-0852-7

　　Ⅰ．明… Ⅱ．①赵… Ⅲ．①传染病—医学史—史料—
中国—明清时代　Ⅳ．① R51-092

中国版本图书馆 CIP 数据核字（2014）第 264136 号

ISBN 978-7-5660-0852-7

9 787566 008527 >

《明实录》《清实录》烟瘴史料辑编

辑　　编　赵　桅　段阳萍　苍　铭　关　昉
责任编辑　黄修义
封面设计　布拉格
出 版 者　中央民族大学出版社
　　　　　北京市海淀区中关村南大街 27 号　　邮编：100081
　　　　　电话：68472815（发行部）　传真：68932751（发行部）
　　　　　　　　68932218（总编室）　　　　68932447（办公室）
发 行 者　全国各地新华书店
印 刷 者　北京骏驰印刷有限公司
开　　本　787×1092（毫米）　1/16　印张：19.25
字　　数　410 千字
版　　次　2014 年 12 月第 1 版　2014 年 12 月第 1 次印刷
书　　号　ISBN 978-7-5660-0852-7
定　　价　260.00 元（精装）

版权所有　翻印必究

前　言

　　烟瘴，又名瘴、瘴疠、瘴气、瘴疟、炎瘴等，是中国古代南方影响最大，危害最深的疾病。20 世纪初期，现代医学逐步证实，古人所云烟瘴，主要是以疟疾为主的热带病。明清两代，随着中央王朝对南方民族地区统治的深入，涉及烟瘴的问题不断增多。明清实录中有 700 多条关于烟瘴的记述，内容涉及烟瘴区的征讨、平叛、设治、官员选调、罪犯流放等问题，对研究南方民族地区环境的变迁、官员的选拔任用制度、土司土官的设置、中缅及中越关系、人口迁移问题有重要的意义。我们将其全部辑出，为研究者提供便利。

　　《明实录》烟瘴史料的辑录，我们是依据上海书店 1982 年影印的"台本"，即台湾"中央研究院"历史语言研究所 1962 年校印本。全书共有 100 册，是目前最好的传本。《清实录》烟瘴史料的辑录，是依据中华书局 1986 年影印本，全书共 60 册，是目前最流行的版本。

　　史料辑编主要做了四方面的工作：

　　第一，将两部实录中涉及烟瘴的段落全部辑录出；

　　第二，用现代标点符号进行标点断句；

　　第三，将原文繁体字改为简体字。

　　史料辑校原则：

　　第一，辑录史料与原文保持一致。

　　第二，明显错误则予以改正。如"木邦"错抄为"本邦"；"陕甘"误为"狭甘"等。

　　第三，不一致用法予以统一。如《清实录》中的"刀"姓，有写作"刀"有写作"刁"，均改为"刀"。

目　录

《明实录》

烟瘴史料辑编

一、《明太祖实录》

1. 《明太祖实录》卷74，洪武五年六月乙巳（第2册，卷74，第12页，总第1377—1381页）

○作铁榜申诫公侯，其词曰："朕观古昔帝王之纪及功臣传其君保。"

恤功臣之意，或有始无终，使忠良股肱不免受祸，诚可悯也。间有聪明圣主待功臣之心，皎如日月，奸臣不能离间，故君臣得以优游，终其天年。在社稷有磐石之安，在功臣之家享富贵无穷，朕甚慕焉。亦有明智之君，欲保全有功，其心切切，奈何跋扈之臣，恃其有功，数作过恶，累宥不悛，不得已而诛戮，此臣下自取之也。又若主有宽仁之德，臣有忠良之心，然被各少察断而不明，何也？盖功臣奴仆倚恃权贵欺压良善，为臣者不能察其所为，致使纵横刑官执法具罪以闻，在忠良大臣必不如是，特奴仆自作之过，其君不能明察大臣之心，将谓大臣使之如是姑息，有功释而不问者有之，略加戒谕奴仆者有之，又不明白与功臣道其奴仆所作之过，含忍太多。及司法屡奏，却疑大臣欺君罔上，一旦不容，即加残害。此君不明之所致也。当时功臣虽有忠良之心，却不能检察其下，一有罪责即怨其君，何也？亦由奴仆之类在外为非，归则言是大臣职任朝堂，或优闲元老加以小人阿谄，少能劝谏。及至奴仆犯罪，法司执问，君命诛其奴仆，大臣不知君上保爱之心，便生疑怨累及其身，往往有之。或是天子念功臣之劳而免其罪，其奴仆归告大臣曰："君上不能容公，故枉问奴等耳。"大臣一时听信，不自加察以为必然，遂生猜疑致遭刑戮。此臣不能检察其下之过也，可谓君臣两失之矣。朕起布衣，赖股肱宣力平定天下，既以论功行赏，封公侯锡以铁券，颁以重禄，令传子孙共享太平。尚虑公侯之家奴仆等，习染顽风冒犯国典，今以铁榜申明律令。朕谕卿等除亲属别议外，但凡奴仆一犯，即用究治于尔家，无所问，敢有恃功藏匿犯人者，比同一死折罪，尔等各宜谨守其身，严训于家，以称朕始终保全之意，其目有九：其一，凡内外各指挥千户、百户、镇抚并总旗、小旗等不得私受公侯金帛、衣服、钱物，受者杖一百，发海南充军，再犯处死。公侯与者，初犯、再犯免其罪附过，三犯准免死一次，奉命征讨与者、受者不在此限；其二，凡公侯等官非奉特旨，不得私役官军，违者初犯、再犯免罪附过，三犯准免死一次，其官军敢有辄便听从者，杖一百，发海南充军；其三，凡公侯之家强占官民山场、湖泊、茶园、芦荡及金、银、铜场铁冶者，初犯、再犯免罪附过，三犯准免死一次；其四，凡内外各卫官军非当出征之时，不得辄于公侯门首侍立听候，违者杖一百，发烟瘴之地充军；其五，凡功臣之家管庄人等，不得倚势在乡欺殴人民，违者拉面劓鼻，家产籍没入官，妻子徙至南宁，其余听使之人各杖一百，及妻子皆发南宁充军；其六，凡功臣之家屯田佃户、管庄干办火者、奴仆及其亲属人等倚势凌民，夺侵田产财物者，并依倚势欺殴人民，律处断；其七，凡公侯之家，除赐定仪仗户及佃田人户，已有名额报籍在官，敢有私托门下影蔽差徭者，斩；其八，凡公侯之家倚恃权豪，欺压良善，虚钱实契侵夺人田地房屋孳畜者，初犯免罪附过，再犯住支俸给一半，三犯停其禄，四犯与庶民同罪；其九，凡功臣之家不得受诸人田土，及朦胧投献物业，违者，初犯者免罪附过，再犯住支俸给一半，三犯停其禄，四犯与庶人同罪。

2. 《明太祖实录》卷 78，洪武六年春正月戊午（第 3 册，卷 78，第 4-5 页，总第 1427-1430 页）

○戊午，上念天下既定，恐中外将卒习于安逸，弛武艺。于是命中书省臣，同大都督府、御史台、六部官，定议教练军士律……总旗、小旗所管军士试中者，各以其能授赏。不中者，总旗所管五十人内，二十五人不中；小旗所管十人内，五人以上不中，皆降为军。在京卫所，发广西南宁、柳州守御；在外卫所，北方者，发极南烟瘴地方守御，南方者，发迤北极边地方守御。凡各都指挥使司，务在时加提督所辖卫所，整齐将士，操练习熟。或怠惰失于提督，致所辖卫所军士赴京试验不中者，以所试军士十分为则，四分以上不中者，停俸一年；六分以上不中者，罢都指挥职。仍命刊印，颁给内外卫所遵守。

3. 《明太祖实录》卷 110，洪武九年冬十二月己卯（第 3 册，卷 110，第 8-9 页，总第 1833-1835 页）

○敕送故元官蔡子英归塞北。子英，河南永宁县人，元季举进士，为扩廓帖木儿所知，荐于元，累迁显官。王师征定西，扩廓帖木儿军败，子英单骑走关中，入南山。有司以刑求得之，械送京师，至江滨亡去。至是陕西又捕得之，械过洛阳，遇信国公汤和，不为礼，和怒，焚其须慑之，终不屈。其妻适寓洛阳，闻子英至，欲与相见，子英避不肯见，至京……陛下乃待臣以礼，沐臣以恩，臣固不敢卖死以市名，然亦不敢全身以苟禄，若察臣之愚，全臣之志，禁固海南以终薤露之命，则虽死于炎瘴亦感恩极矣。

4. 《明太祖实录》卷 122，洪武十二年春正月丁亥（第 3 册，卷 122，第 3 页，总第 1973 页）

○丁亥，琼州府儋州仓副使李德言："天下有司官，例以九年为满。若福建所属汀、漳二府，湖广所属郴州，江西赣州府所属龙南、安远二县，其地亦瘴疠，宜一体量减。"从之。著为令。

5. 《明太祖实录》卷 157，洪武十六年冬十月己亥（第 4 册，卷 157，第 3-4 页，总第 2438-2439 页）

○己亥，广西都指挥使耿良言："田州府知府岑坚，泗城州知州岑善忠，率其土兵讨捕猛寇，多树功绩。臣欲令其选取壮丁各五千人，立为二卫，以善忠之子振、坚之子永通为千户，统率其兵俾之守御，且耕且战，此古人以蛮夷攻蛮夷之策也。

如此，则官军无远冒瘴疠之患，民免馈运之劳矣。"诏是其言行之。

6. 《明太祖实录》卷161，洪武十七年甲子夏四月癸未（第4册，卷161，第5页，总第2498页）

○癸未，赏征南将校。先是，诏礼部曰：赏赐，国之重事，所以报贤劳而厉士气，权度毫发。一失轻重，则上为失礼，而下无所劝。朕有天下十有五年，云南越在万里，负固不服，故命大将率师讨之。诸将士冒瘴疠踚险阻，雾雨薄肌体沾，汗濡甲胄而能效忠宣力，搴旗斩将登城拔垒，使天诛无留，良善附顺。甚者，身委矢石，为国效命。司马法曰："军赏不踚月，欲民速得为善之利也。"尔礼部其核实定议。行之。至是议上。

7. 《明太祖实录》卷165，洪武十七年九月丙申朔（第4册，卷165，第1页，总第2541页）

○应天府奏乡试中式举人廖孟瞻等二百二十九人。上谕都督府臣，曰："朕自布衣，奋迹淮甸，与群雄角逐十有五载，而成帝业，皆赖尔诸将士之力，然朕每思之，当临机决胜，陈师贾勇，固出于诸将，而摧锋陷阵，冲冒矢石，则士卒实先。及天下已定，论功行赏，自公侯至于列校，皆有爵禄传及子孙，而士卒艰苦乃无异平昔。朕甚悯焉。曩者云南诸夷，负固弗庭，劳师远征，瘴烟毒雾万死一生，若此者尤在，矜恤尔五府，阅诸兵籍，凡征南士卒，其自丁酉年以前隶兵者，悉俾为小旗，以酬其劳，不必比试。"

8. 《明太祖实录》卷166，洪武十七年冬十月乙酉（第4册，卷166，第3页，总第2553页）

○乙酉，景川侯曹震言："四川、贵州二都司于西番、建昌、罗罗之地易马四千二百五十匹，请分给陕西、河南都司将士。"又言："四川至建昌驿道所经大渡河，往来之人多死于瘴疠。臣问诸父老，自眉州、峨眉至建昌有古驿道，平易可行，无瘴毒之患，而年久蔽塞，已令四川军民乘此闲暇之时开通其道，以温江至建昌各驿马移置峨眉新驿为便。"俱从之。

9. 《明太祖实录》卷182，洪武二十年六月己卯朔（第4册，卷182，第3页，总第2743-2744页）

○广西浔州府知府沈信言："府境接连柳、象、梧、藤等州，山溪险峻，猺贼出没不常，近者广西布政使司参议汤敬恭，为大享、老鼠、罗碌山生猺所杀，官军讨之，贼乃登陟岩崖，攀缘树木，捷如猿狄，追袭所不及。若久驻兵，则瘴疠时发，兵多疾疫，又难进取，及至兵退，则复出为患。臣愚以为桂平、平南二县旧附猺民皆便弓弩，惯历险阻，若选其少壮千余人，免其差徭，给以军器、衣装，俾各团村寨置烽火，与巡检司民兵相为声援，协同捕逐可以歼之。"上曰："蛮夷梗化，彼习然也。使守土之官能招徕之，何用杀戮？若无事，但当谨其防御，使不为患耳。苟其为寇不已，民有不堪，则发兵讨之，何必团寨？"

10. 《明太祖实录》卷206，洪武二十三年十二月癸未（第5册，卷206，第4页，总第3076页）

〇癸未，置安南卫。初，官军征云南，指挥使张麟统宝庆土军立栅江西坡屯守。至是，以其地炎瘴，乃徙于尾洒筑城，置卫守之。

11. 《明太祖实录》卷223，洪武二十五年十二月甲子（第5册，卷223，第2页，总第3262页）

〇广东都指挥使花茂奏："东莞、香山等县大溪山、横琴山逋逃蛋户、輋人凡一千余户附居海岛，不习耕稼，止以操舟为业。会官军则称捕鱼，遇番贼则同为寇盗，隔绝海洋，殊难管辖，其守御官军冒山岚海瘴，多疾疫而死，请徙其人为兵庶，革前患。"从之。

12. 《明太祖实录》卷239，洪武二十八年秋七月甲午（第5册，卷239，第3页，总第3480页）

〇广西都指挥使韩观率兵捕获宜山等县蛮寇二千八百余人，斩伪大王韦召，伪万户赵成秀、韦公旺等，传首诣京师。时岭南盛暑，官军多病瘴。上命观班师，观还军广西。

13. 《明太祖实录》卷240，洪武二十八年八月丁卯（第5册，卷240，第1页，总第3485-3486页）

〇命左军都督府左都督杨文佩征南将军，印为总兵官，广西都指挥使韩观为左副将军，右军都督府都督佥事宋晟为右副将军，刘真为参将，率京卫精壮马、步官军三万人至广西，会各处军马，讨龙州土官赵宗寿，及奉议、南丹、向武等州叛蛮。赐文等，及从征指挥而下，钞有差。师行，遣使祭岳镇、海渎诸神，曰："昔者元运将终，英雄并起，民受兵殃，时予亦与群雄并驱，辑兵保民。上帝默相山川效灵，所在必克，五年而兵偃民息，天下太平，今二十有八年矣。近者蛮夷酋长赵宗寿及奉议等州不循治化，负固殃民，故命将讨之，兵兴重事不敢不告，所以告者，兵行十万，各离父母、妻子，道途饥饱劳逸，山岚瘴气染患者，有之；此行之难，予之所以忧也。呜呼！大军经过，荆棘生焉，民惊且移，十万之众经过未有不伤者也，用是致告于神，惟神鉴予诚，恳闻于上，帝敷佑三军，使瘴疠之方化烟岚为清凉之气，即殄渠魁，良民安业，军士早还以养父母。"是其祷也。

14. 《明太祖实录》卷255，洪武三十年九月乙亥（第5册，卷255，第2-3页，总第3680-3681页）

　　○乙亥，上以平羌将军都指挥齐让逗遛不进兵，平蛮无功，命左军都督杨文佩征虏前将军，印为总兵官，右军都督同知韩观副之，锦衣卫指挥使、河清凤阳卫指挥使宋忠为参将，统京卫及湖广、江西等都司军马往代之，遣官祭告岳镇、海渎之神。曰："昔元末兵争，伤生者众。予荷皇天眷命，海岳效灵，诸将用命，戡定祸乱，兵偃民息，今三十年迩者。西南戍守将臣，不能宣布恩威，虐人肥己，致令诸夷苗民困窘怨怒，合攻屯戍，扰我善良，予不得已命将出师讨之，然山川险远，草木障蔽，烟岚云雾之间，吞吐呼吸，多生疾疫，与蛮贼持久，未遂成功，是用再命大军征讨，以除患安民。然诸将校各辞父母、妻子，深入其地，历涉险危，冀神干造化之机，消瘴疬之气，使兵不黩武，诸夷早附，各归营垒，养老慈幼，是所望也。神其鉴之。"复谕文等曰："都指挥齐让讨贼久而无功，故命尔等代之，凡用兵行师以严明为胜，赏罚必当功罪，然后恩威并行，人心悦服，如分遣官军入山追捕，日可行十五里、十里，或二十里，暮即还营。如此，则出入有时，寇不得肆，其狙诈若五开，蛮人果来连构，即调兵会征南将军都督佥事顾成同剿捕之，其安陆侯吴杰、江阴侯吴高以事获罪，可与步骑三四千，俾之立功。寗都督、汤都督尝领兵为楚、湘二王宿卫，驻营黔阳、辰溪之地，二人亦令从征。宋都督、刘都督亦各与军一二万，俾自当一路，仍先檄思州宣慰司土官转运粮饷，以足军用。"

二、《明太宗实录》

15.《明太宗实录》卷23，永乐元年九月丁酉（第6册，卷23，第5页，总第0425-0426页）

○复设越州、平夷、广南三卫，而以广南瘴疠之地，命置于云南城中。

16.《明太宗实录》卷25，永乐元年闰十一月甲辰（第6册，卷25，第6-7页，总第0460-0461页）

○兵部主事论奏曰："臣往广西抚谕桂林诸郡，蛮寇皆已归化，窃谓此辈多是徭、僮，已尝作乱，未尽歼夷，穴处岩居，惟事剽掠，今虽革面，终然异心，如理定县首贼韦香等，先皆向化，今复为非，重劳官军，深入剿捕。臣思此贼别无技能，惟倚恃岩险，出没不时，兵至则散匿溪洞，兵退时出劫乡村，官军皆非本处之人，不能深知动静，且触冒岚瘴，多至疾病，难以有功，惟彼土兵熟知道路，谙识贼情，若资其力，可以收效。今后如遇窃发，则命土兵与官兵合势击，凡其有得，就以与之，彼慕利争先，勇于用力，可以倾其巢穴，绝其党类，既免转运供给之劳，又无损失军伍之患。"上从之。

17.《明太宗实录》卷35，永乐二年冬十月丁酉（第6册，卷35，第5页，总第0616页）

○徙沅州卫冷水驿于便溪，避其地瘴疠故也。

18.《明太宗实录》卷36，永乐二年十一月辛丑（第6册，卷36，第1-2页，总第0620-0621页）

○抚。湖广给事中何海言："洪武中颁布祖训条章，诸司职掌行移体式，诸书历年既久，官吏迁易多所遗失，亦有经兵之处焚毁不存，乞重刊诸书，颁布中外，俾知遵守。"又言："各都司卫所官寡谙文理，悉听首领官，参赞行事比者首领官，又多不得人，往往行事差谬，乞命吏部今后宜选通晓文理，识达政事者，经历都事吏目。"又言："湖广都司所属卫所，多袭职幼官，有懦弱无为不能钤束军士者，有懵于法度误犯宪章者，间有能干官员辄被上司差委，以致军政废弛，吏缘为奸，乞令兵部查考各卫所袭职幼官。多者，选老成旧官一人，相兼管事，仍敕都司不许差委，庶使行事得当，下人无弊。"皆从之。广东右布政使徐奇言："本司遇催办公务，审决罪因，及应奏事务，差委官员皆自备脚力，不无妨误。今广东所辖递运船夫闲暇日多，自今本司委官其脚力，乞于递运所应付为便。"又言："布政司、府、州、县官到任之后，间有不服水土瘴疠而死，遗下家属，道路遥远，贫难无力，不能还乡，诚可怜悯，准律故官家属有司应付脚力，给与行粮，递送还乡。如蒙准行，则存殁感恩。"皆从。

19.《明太宗实录》卷44，永乐三年秋七月己酉（第7册，卷44，第4页，总第0695—0696页）

○敕宁夏总兵官左都督何福曰："近鞑官把都帖木儿等归附，其部属五千余人，驼、马二万余匹，皆留甘肃。把都帖木儿等赐之姓名，优与爵赏，令率其部属于凉州居住，给与牛羊孳牧，今以所给牛羊之例，付尔观之。自今尔处有归附者，给与如例。"△朝鲜国王李芳远遣陪臣尹穆等奉笺贺，皇太子千秋赐穆等钞币有差。△占城国王占巴的赖遣使部该卓等来朝贡方物，赐赉有差。△真腊国遣使奈昧等来朝贡方物，且告其国王参烈婆毗牙卒，赐奈昧等钞币有差。△修后湖黄册库。△巡按广东监察御史汪俊民言："琼州府周围皆海，中有大小五指、黎母等皆生熟黎人所居，比岁军民间有逃入黎洞，甚至诱入黎人侵扰居民，今朝廷遣使招谕。臣愚以为黎性顽狠，招谕之人，非其同类，未易信从，又水山峻恶，风气亦异，中国之人罹其瘴毒，鲜能全活，臣访得宜论县熟黎峒首王贤祐，旧尝奉命招谕黎民，信从归化者多，况其服习水土，不畏瘴疠，臣请追还使命，仍召贤祐至京，量授以官，俾招谕未服黎人，戒约诸峒，无纳逋逃，其熟黎则令随产纳税，一切差徭，悉与蠲免。生黎归化者，免其产税三年，峒首则量所招民数多寡授以职事，如此，庶几黎顺服。"从之。

20.《明太宗实录》卷50，永乐四年春正月甲辰（第7册，卷50，第3页，总第0750页）

○设四川天全六番招讨司医学。时招讨高敬让言："其地瘴疠，疾病者多，乞开设医学，降印授官。"又言："土人钟铭谙通医学，乞命为医学官。"从之。以铭为典科。

21.《明太宗实录》卷60，永乐四年冬十月丁未（第7册，卷60，第7页，总第0878页）

○丁未，命征讨安南右副将军新城侯张辅，佩征夷将军印，充总兵官，仍以云阳伯陈旭为右参将，率师征安南。敕谕之曰："皇考太祖高皇帝命大将军开平王常遇春、偏将军岐阳王李文忠等率师北征，而开平王卒于柳河川，偏将军岐阳王率诸将扫荡残胡，终建大勋，著名青史。尔等宜立志自强，取法前人，乘来冬月，瘴厉肃清，同心协谋，殄除逆贼，建万世勋名，以副朕之委任。"

22.《明太宗实录》卷61，永乐四年十一月壬午（第7册，卷61，第3页，总第0885页）

○壬午，敕征讨安南总兵官征夷将军新城侯张辅、左副将西平侯沐晟等曰："闻官军与贼相持，贼计正欲延缓以待瘴疠，破之宜缓，必以明年二月灭贼班师。"

23. 《明太宗实录》卷71，永乐五年九月乙卯（第7册，卷71，第1-2页，总第0988-0990页）

○乙卯，命都指挥汪浩改造海运船二百四十九艘，备使西洋诸国。交阯总兵官新城侯张辅、左副将军西平侯沐晟等，遣都督佥事柳升等赍露布献俘至京。其文曰："圣人一视之仁，体乾坤之覆，恃帝王九伐之法。严蛮貊之侵陵，盖救民莫切于除凶，而治内不忘于安远……圣旨宣布洪恩，招辑流离，宽宥迫胁，室家欢庆，脱身水火之中，田里讴歌，大慰云霓之望，妖氛开豁，瘴疠肃清……"

24. 《明太宗实录》卷72，永乐五年冬十月己丑（第7册，卷72，第1页，总第1002页）

○己丑，上谓刑部尚书吕震等曰："前所奏死囚，服已赦之，从南北风土所宜发戍边卫，近闻戍南边者多冒瘴疠死，其改发北京郡县种田，庶全活之。已发遣者追还。"

25. 《明太宗实录》卷77，永乐六年春三月（第7册，卷77，第3页，总第1046页）

○壬戌，敕交阯总兵官新城侯张辅等曰："交阯布政司奏，坡垒、丘温、隘留三处乃交阯咽喉，其地瘴疠，官军难处，欲于近附思州、太平、田州等处量起土库，设立卫所，如陕西潼关、四川瞿塘之例。军隶民广西隶交阯为便，尔等其议行之。"

《明太宗实录》卷77，永乐六年春三月（第7册，卷77，第5页，总第1049页）

○辛未，敕交阯总兵官新城侯张辅等曰："得奏班师。去冬，朕念将士久劳在外，命尔等及时班师，今天气已热，瘴疠方作，而始就道，踰其时矣，宜善加抚恤无间，将校军士，但有一人病瘴死者，尔等不得为全功。"

26. 《明太宗实录》卷103，永乐八年夏四月戊戌（第7册，卷103，第1页，总第1335-1336页）

○戊戌，上召诸将议馈运，有言沙碛车运行迟，不若人负之便。上曰："任重致远，水莫如舟，陆莫如车，舟遇浅，车遇沙虽迟，如舟出浅，车出沙，人力所不能及矣。十人运一车，或缺一二人，尚堪挽之以行，用人负者，一人有故，必分于众，以一累十，以十累百，不尤难哉？"遂用车。△是日，礼部启交阯布政司掌司事。工部尚书黄福建言五事。"其一曰：往时大军征安南，由丘温抵伪都，克服之后，因以为通行之路，而经涉鸡陵隘留、丘温、凭祥、龙州、太平，俱瘴疠之地，行者艰难，今询得泸江北岸小河直通盘滩，下至新安府、靖安州、万宁县，抵广东。钦州水路止十站，钦州至灵山县，灵山县入广西横州，陆路止三站，通计十三站，比旧行之路，水路减半，乞令广东、广西二布政司差官量道，里设水马驿站、递运所，并相其要害去处，设卫所、巡检司，镇御盗贼，既免瘴疠，又便往来。"

27.《明太宗实录》卷 115，永乐九年夏四月癸卯（第 8 册，卷 115，第 2 页，
总第 1466 页）

○癸卯，设广西泗城州之罗博、木沙、板驮、上林、博赛、泗城、往甸、归乐
八驿，改交阯琼山府鸡陵县为镇夷县，鸡林递运所为镇夷递运所，丘温县之丘温仓
隶本府，七源州之坡垒关巡检司隶渊县，水浪县之博花江口巡检司隶七源州，上思
朗州为上思朗州，下思朗州为下思朗州，古藤县为古藤县。以瘴疠徙交阯镇夷关于
松岭高爽之地。

28.《明太宗实录》卷 134，永乐十年十一月戊子（第 8 册，卷 134，第 2 页，
总第 1638 页）

○戊子，命兵部及五军都督府自命武官子弟袭职者循洪武故事。初比试不中，
许袭职，支半俸。逾二年复试，中，支全俸；不中，仍减半。又二年亦如之。三试
不中，发充军。先是，上以袭职子弟生于豢养，习于骄惰，不闲武事，滥嗣爵禄，
无益国家，命一试不中戍开平，再试戍交阯，三试不中戍烟瘴之地，以警励之。至
是，宽宥之命从旧制。又曰："在营生长者循此例，若自田里间出，未尝习弓骑者，
不可遽责其成溃，一岁中十试之。"

29.《明太宗实录》卷 136，永乐十一年春正月庚子（第 8 册，卷 136，第 3 页，
总第 1657-1658 页）

○庚子，甘肃总兵官驸马都尉西宁侯宋琥遣人护送叛贼弩答儿、伯颜等及其家
属至京，刑部论其罪当诛。上怜其愚，且非首谋，皆宥之，发广东廉州卫充军。至
赣州，伯颜等以其弩三百余人复叛，劫掠乡村，有司逐捕，贼失道，入安远山中。
时瘴疠，且乏食，为官军击伤，死亡殆尽，不叛而至廉州者，弩答儿等五百余人。

30.《明太宗实录》卷 197，永乐十六年二月辛丑（第 8 册，卷 197，第 2 页，
总第 2063-2064 页）

○辛丑，徙美峪巡检司于董家庄。先是交阯嘉兴州四忙县故土官知县车绵子、
车三等叛杀流官知县欧阳智等，总兵官丰城侯李彬遣都督同知方政率兵讨之。贼以
众拒敌，土官都指挥陈汝石、千户朱多蒲死，马官军力战，大败贼，擒其弟车道等，
杀之；车三众遁，而山林深阻，瘴疠方作，官军搜索不获，遂引还而遣人招谕之。
彬以闻，且请褒恤汝石等，以励士心，从之。汝石，南策人，初为陈氏小校，等王
师南征，率先归附，讨贼招降，累著实效，积官至都指挥佥事，追讨叛贼车三，深
入贼阵，中箭坠马，为所杀。多蒲，北江府东岸县人，亦以军功得官，与汝石奋勇
杀贼，被伤而死。上命礼部并遣行人赐祭，赙以米布，有司造坟。北京行部礼曹郎
中秦政学有罪伏诛。政学由进士擢郎中，存心狡险，专务掇人过失以济所欲，自尚
书朱浚郭资以下皆畏之，莫敢言奸贪横。

31. 《明太宗实录》卷212，永乐十七年五月丙午（第9册，卷212，第1页，总第2137页）

○交阯总兵官礼城侯李彬奏："贼首黎利据可蓝册，遣都督同知方政、都指挥师祐等领军剿捕，获其伪禁卫将军阮个立等逃匿老挝，乃留都指挥黄成、朱广于可蓝堡守备，政等还交阯。利复出为寇，杀王局、巡检梁珦等而去，诚领兵追击，贼皆败走，缘暑雨水，溢岚瘴方作，请俟秋进兵。"从之。

三、《明宣宗实录》

32. 《明宣宗实录》卷6，洪熙元年闰七月甲寅（第10册，卷6，第2页，总第0149-0150页）

○增置广西浔州府桂平县大宣乡巡检司、平南县大同乡巡检司、秦川乡巡检司、南宁府武缘县那马寨巡检司、镆铘寨巡检司、平乐府恭城县白面寨巡检司土官副巡检各一员。先是广西总兵官镇远侯顾兴祖奏："广西桂平、平南、恭城、武缘诸县，地近猺贼，出没不时，各处流官巡检，多死瘴疠，若增置副巡检，选土人相兼莅事，庶几可以镇服。"

仁宗皇帝可其奏，令举土人以闻。至是，所举土人陆扶神等至行在吏部，请擢用。

33. 《明宣宗实录》卷9，洪熙元年九月壬子（第10册，卷9，第8页，总第0239-0240页）

○上谕行在户部臣曰："国家养贤，最切要事，儒者迂缓，请给不时。今既自言，其即给之。"行在兵部尚书张本奏兵政未清，请分遣大臣各处清理，并列清理事例八条一闻。一，各处逃军榜文到日，限三月内自首，与窝家及里邻人等俱免罪。再限一月收拾盘费，有司差人管解，不许迟延，若限内不首，被人禽获到官，逃军并里邻人等依律治罪，就点亲属里邻人等管解，窝家收发附近卫所充军，若窝家系军人，调发边塞卫分充军；或窝藏人等能自首到官，止坐逃军之罪，余人免坐；如窝家惧罪不擒赴官，将逃军转递他所藏匿者，不分军民，俱发烟瘴地面充军，所在官司知情故纵者，依律坐罪，如果逃来暂赁房屋安歇，本家不知逃情者，不坐，官府毋得罗织生事，扰害良善。

34. 《明宣宗实录》卷36，宣德三年二月甲寅（第11册，卷36，第1-2页，总第0889-0892页）

○甲寅，行在都察院各道及六科具所举清理军伍，监察御史、给事中姓名以闻。于是命御史彭谦、给事中高举往四川，御史连均、给事中杨鼎往顺天、顺德等八府，御史赵俨、给事中李蕃往河南，御史罗亨信、给事中李锡往山西，御史王琏、给事中李庸往浙江，御史汪景明、给事中彭璟往江西，御史李立、给事中孙确往镇江、常州、苏州、松江，御史刘信、给事中武达往应天、太平、池州、徽州、宁国、安庆、广德等府州，御史姚震、给事中吴信往广西，御史裴俊、给事中李应庚往广东，御史陈贞豫、给事中杨中往扬州、淮安、凤阳、庐州、和州、滁州、徐州等府州，御史贺敬、给事中车逊往湖广，御史王俊德、给事中丁铣往山东，御史尹崇高、给事中吴泽往福建，赐敕谕之，曰："比以兵伍多阙，特命廷臣分诣清理，尚有未尽，今命尔等往竟其事，夫兵之不清其弊匪，一有匿情以苟免有无，因而滥加，必廉公勤明，乃克有济。尔等皆朕近臣，其殚乃心恭乃命，俾兵无欺隐之弊，民免非辜之挠。朕则汝嘉汝，或不恭命怠慢贪黩，弃公务私，废事而厉民，必罚不贷。钦哉！复以新定清理事例十一条，通前八条，榜示天下，其增定十一例……六曰：囚充及调卫旗军，有更易姓名、乡贯，又隐其原籍，卫所丁口不以实报，其后或逃或故，卫所凭其原报坐取，有司回无名籍，似此迷失者，多皆许自首以免本罪，容其三月备资装赴伍，若不自首被人发觉者，其军调烟瘴卫所，仍选户丁以补原伍，邻里容情者如前例问断……"

35.《明宣宗实录》卷53，宣德四年夏四月辛巳（第11册，卷53，第5页，总第1271—1272页）

○辛巳，广西总兵官都督山云讨柳、浔二州寇廖得宁、蓝再陆等，诛之，并诛其从寇二千四百八十人，枭首。境上以徇，归寇所掠军民男妇四百四十六人，以闻。上览之，谓行在兵部尚书张本等曰："蛮性凶悍，其死皆所自取。今瘴疬之时，宜速令息兵，有未服者，遣人招谕，若能顺服，亦可宽贷。"

36.《明宣宗实录》卷55，宣德四年六月庚子（第11册，卷55，第8—9页，总第1322—1323页）

○定军官军人调卫例。时广东都司奏："大明律。内军犯徒流罪者，杖一百，调发充军。永乐中例，凡边塞、烟瘴、缘海诸卫所军有犯，杖一百不调，而顽猾之徒，恃此益肆，或避差遣，或挟私仇，或缘货财产业，辄造诬词，挟制官府，枉害良善，甚者，绑缚官旗，非理凌辱，肆无忌惮，积习成风，若不惩戒，难于管束，请自今，军卒有犯，若因人连累及告已事，或误犯者，依律断决，免调；若事不干己，或有规避，兴词妄告连及众人，或擅绑缚官旗人等，所告涉虚应徒流者，皆调庶，使小人知戒。"

37.《明宣宗实录》卷57，宣德四年八月癸未（第11册，卷57，第2—3页，总第1352—1354页）

○行在兵部进勾军条例。先是遣官清理军伍，定例十九条，至是复增例二十二条，通前奏请颁行。一，勾军之人，务在简择，遣人不许泛，遣孤单无籍之徒。一，新勾军士，依宣德元年四月榜例，限以半月收帮月粮，两月葺理居室，俟其安定，方许役之。若官旗不遵生事虐害者，在内监察御史，在外巡按御史、按察司及镇守官、巡察军吏、总小旗就便擒，治官奏闻。区处其旧降榜文，都司卫所刊置公署，永为遵守。一，存恤军士，依宣德四年二月敕，每军一人免本乡户下一丁，差役如在营，有余丁亦免一丁，令得专一供给资费。一，勾军违限二年以上者，官追夺其俸，旗军就于户下选丁补伍，再限一年之内以所勾军数赴部覆报，过限不赴部者，全家起调别卫，舍人余丁户下亦如之，正犯人所属卫所捕执。如官吏容情不捕者，一体治罪，仍依榜例，许巡按御史、按察司捕解。一，勾军须填给勘合遣人，其所属卫所不许擅以关牒批帖径行，有司勾扰违者，许所在官司擒解赴京，如职官奏请擒问。一，所勾军有殷实之家，本身及户丁精健者，不行乃赂官吏，以所买软弱家人、小厮及义女、女奴之夫冒名代者，又有奸民私通军士变乱版籍，以户丁过房、典卖、招赘为婿影射徭役者，悉许改正，男女归宗，否则官吏依律坐罪，本户全家调发别卫，代者就于本卫补伍，如正军果无户丁，方许以少壮义子及同籍女婿补之，仍禁约。有司自今勾解军士，务须选应继壮丁，不得容情作弊，违者一体治罪。一，诸处军户应继壮丁有惧为军，故为伤残肢体者，许邻里擒首，全家发烟瘴之地充军……

38. 《明宣宗实录》卷72，宣德五年十一月己未（第11册，卷72，第9页，总第1692页）

○行在兵部奏隆庆左右二卫，言："副总兵都督方政，每卫调取官军一千一百人往独石等处守备，缘二卫官兵先已调云州等处，若再调发，则隆庆地方守备不足，今考二卫军数，除选调之外，各处屯守官军及谪发充军者尚多，请令副总兵方正于隆庆左右及保安卫官军调三千人，往独石等处更番守备，其轮次月日从方政处置。"又奏："总兵官都督山云言：'广西武宣守御千户所城池低洼，瘴疠特甚，原伍官军一千五百八十二人，今存四十七人，力难守备，乞以法司问发充军罪囚益之。'请如云所言，仍请行湖广三司及军卫有司以罪囚应充军者益之，如又不足，请益以广西附近州县清出军士。"皆从之。

39. 《明宣宗实录》卷79，宣德六年五月丙寅（第12册，卷79，第2页，总第1823-1824页）

○免河南开封府封丘县逃民税粮。安南黎利遣头目何栗等陈情谢罪贡方物，其词云："宣德五年八月，内臣所差头目陶公僎等自京回赍，至敕书一道谕臣：兵器所以卫民，安南之民皆朕赤子，留之于彼，与在此同，寘之不问。臣与一国之人莫不欢忻感戴，惟官吏军民家口及陈氏犹以为谕。臣自知负罪深重，无地措躬，臣窃惟天地之大无一物而不包日月之明，虽容光而必照，臣前后钦奉圣谕，累次差人赍本，再三陈奏未蒙俞允，臣以此疾痛在心，不能不号呼天地父母，而再伸哀吁。昔宣德二年，遣来官军所存之数，已造册缴进，其镇守各卫府军民官吏，有总兵官成山侯王通、内官山寿等率领回还，后屡奉敕谕追索，臣又令国中但有前项人等随即送出，患病者亦令土医调治痊可，皆送至广西境上，任自回还，各处头目耆老，已并称实无见存留者。今奉圣谕，前事臣益深惶，惧不能自安，抑臣蝼蚁之诚有未达欤，覆盆之下有不照欤，且如臣之亲属及本国人口，原被官军所虏，于班师之日尽数带回，臣与国人但瞻望垂涕，虽父子兄弟，犹且不敢相认，况复拘留中国之人？上违朝命而自取罪愆哉！意者，前项人口回还之日，山海之间风涛瘴疠，染成疾病以至病故，在家者不知其由，因此陈诉……"

40.《明宣宗实录》卷84，宣德六年冬十月癸丑（第12册，卷84，第4页，总第1936页）

○总兵官都督山云奏："广西左右两江，旧设土官衙门大小四十九处，蛮性无常，仇杀争夺，往往不绝。朝廷每命臣同巡按御史三司官理断，缘诸处皆是瘴乡，兼有蛊毒，三年之间，遣官往彼，死者凡十七人，事竟未完，今同众议，凡土官衙门，除军务重事径诣其处，其余争论词讼，宜就所近卫所理之。左江太平、思明、龙州、崇善等处于太平千户所，右江田州、镇安、泗城、上林等处于奉议卫，思恩州于南宁卫，南丹、东兰、那地三州于庆远卫，各令土官及应问之人克期来集，以俟理断，庶免瘴患，事亦易完。"上语三法司官，曰："抚驭蛮夷当从简略，若事有艰难，亦当择便。议者既以为宜，其从之。"

四、《明英宗实录》

41.《明英宗实录》卷8，宣德十年八月甲寅（第13册，卷8，第4页，总第0157页）

○甲寅，致书淮王瞻墺，曰："比闻叔居韶州，常有瘴疠，深切予怀，今择江西饶州府，地气和平可建王国，已敕有司经营，且具护送人船以俟叔，可于今冬择日往居之，庶副予亲亲之意。"

42.《明英宗实录》卷34，正统二年九月甲午（第13册，卷34，第3页，总第0659-0660页）

○广西总兵官右都督山云奏："兵部移文将两广、云南、贵州勾补新军发于广西南丹、奉议等卫所补伍，其地瘴疠特甚，军士至者多有死亡，乞暂留在城卫所，支粮操练，待其渐习水土，然后发遣。"从之。

43.《明英宗实录》卷37，正统二年十二月丁卯（第14册，卷37，第3-4页，总第0714-0715页）

○丁卯，少傅兼尚书大学士杨士奇等言："监察御史清军，有以江北人起解南方极边者，有以江南人起解北方极边者，彼此不服水土，死于寒冻、瘴疠，深为可悯。臣等议以江北清出军丁就发辽东、甘肃一带卫所补伍，江南清出军丁就发云南、贵州、两广卫所补伍，庶兵备不缺，下人不困。"上以为然，即命廷臣议行。

44.《明英宗实录》卷46，正统三年九月丁亥（第14册，卷46，第3页，总第0889-0890页）

○丁亥，书复荆王瞻堈，曰："所喻建昌居址岁久，屋宅阴森，欲徙河南，且建昌本江南善地，非卑湿瘴疠之所，昔皇祖仁宗皇帝择此以为叔之封国，今居十年，亦自安稳，且人之生死自有定命，岂居河南者皆不□□，叔宜恪遵皇祖之命，安静以居，不可惑于邪言，骤求改徙。"书至，仍令长史纪善具情回奏。

45.《明英宗实录》卷76，正统六年二月辛巳（第14册，卷76，第6-7页，总第1492-1493页）

○礼部办事官王文等奏："臣等俱云南土人，切见麓川寇叛道路险隘，挽运艰苦，米一石易银四两，其姚安等府司州县土官蓄积甚丰，请令各官人输军饷一万，事毕偿之。"又言："叛寇负固当以计破，窃意木邦、缅甸、孟艮、威远等处夷人与麓川接境，不畏瘴疠熟道路，请遣官同臣等发二十万人，令自备象、马、米、刍，与大军刻日夷兵，分投从间道先进，大军从金齿、腾冲、潞江、景东诸道继进，捣其巢穴，则叛寇腹背受敌，必成擒矣。"

《明英宗实录》卷76，正统六年二月甲申（第14册，卷76，第9页，总第1497-1498页）

○总兵官定西伯蒋贵等陛辞。上敕谕之，曰："今命尔率师往讨麓川叛寇思任发，务在殄灭此贼，用安边境，其各竭忠殚虑，效谋奋勇，以成厥功，仍示下合行事宜。一，为将之道，不恃一己之见，必采众人之长，乃能成功。古之良将，率由此道，尔等既至云南，须广求有知能谋略、谙知夷情及道路夷险之人，以恩待之，与之计议，然后行事，所领官军及土官土军，有智谋出群者，亦加意待之，专心委任，必能效用。一，剿灭叛寇，兵行之际，惟在赏罚。若官军人等，有能奋勇当先杀贼，或巡哨得贼实迹，即录其功，具奏升赏；如有畏避偷安，及妄报功次希求升赏者，即挐问发边卫充军。一，古之名将，皆与士卒同甘苦，饥不先是渴不先饮。近闻头目人等，不恤军士，多带行李，役占强壮者扛台背负，以致其劳苦嗟怨。尔等宜深革此弊，但有犯者，罪之。一，蛮夷之境，山岭险恶，气候瘴毒，不可久处，大军既入，须及时月，勇猛向前，为将者，尤当作兴士气，一鼓而进，则功必成矣，不可逗遛，以误事机，若官军有故意躲避不前者，自都指挥以下皆斩之，以徇……"

46. 《明英宗实录》卷79，正统六年五月戊申（第15册，卷79，第4-5页，总第1562-1563页）

○云南总兵官都督同知沐昂奏："奉敕，今冬进兵，征剿叛寇思任发，命臣等攒运粮饷二十万石于金齿给军，臣等已设法雇僦人力，将云南属府见贮并属卫二分屯粮，如数运付收贮。今金齿见在，并起运在途，及大理、云南、楚雄、曲靖等府一路官军经过之处，实在仓粮共计四十万九千三百二十九石。"又奏："臣先遣署都指挥佥事李福领兵八千前往哨了湾甸，兵至老姚，有火头莽周、通事杨宣招到惰斯等十一寨，火头阿查四等率其五十九村民来迎，攻贼镇康州水寨及惰斯山寨，克之，斩头目，控抗刀栾秤及从贼五十余级。至细甸，贼据要不得进，分兵三路攻之，破贼十二寨，斩首一百五十级，获其戈甲弓弩，诸寨地方分委火头及土官守之。官军驻彼日久，天向炎热，地多瘴气，议暂还金齿操练，俟秋再进。"上允之。

《明英宗实录》卷79，正统六年五月乙卯（第15册，卷79，第10页，总第1573-1574页）

○迁广西南丹卫于宾州千户所，奉议卫于平南县，向武千户所于守御贵县中前千户所。先是，总兵官安远侯柳溥奏："广西所属南丹、奉议二卫，向武千户所，城池俱在烟瘴之地，气候不正，官军相继死亡者不知其数，而存者百有二三，亦多疲病，不堪备御，乞迁南亢地方以免其患。"章下行在兵部左侍郎邝野等请令溥择其地，以闻。至是，溥上所拟地方，故有是命。

47. 《明英宗实录》卷80，正统六年六月辛巳（第 15 册，卷 80，第 7 页，总第 1593-1594 页）

○总督云南军务。行在兵部尚书兼大理寺卿王骥奏："五月初七日得木邦报，已起军马于境上，俟候接应官军，其孟定府刀奉来、刀门班等俱各来降，而叛寇亦保等皆屯于孟定，欲催大军攻之。臣等议以为盛夏多瘴，难于进兵，候总兵官定西伯蒋贵兵至，即分路进讨。"上敕贵等曰："比得骥奏，欲待尔等至日合兵前进，尔等宜同心协和，精深计虑，务出万全，更须抚恤军士，甘苦同之，知人善任，奖励作兴，则大功未有不成者。勉之！勉之！"

48. 《明英宗实录》卷86，正统六年闰十一月辛巳（第 15 册，卷 86，第 6-7 页，总第 1726-1728 页）

○辛巳，总督云南军务。兵部尚书兼大理寺卿王骥、总兵官定西伯蒋贵等奏："十月初六日，大军将抵金齿，贼酋守镇康者陶孟、刀门捧遣人乞降，臣骥等受之，令右参将冉保勋、卫陈仪率兵五千由东路往攻缅甸、湾甸、水寨、入镇康，因令刀门捧集夷兵攻破昔刺寨，移攻孟通。十一月初一日，臣骥及贵统兵二万余，由中路至上江，初五日，操舟师于江，贼伏兵四起，守兵亦悉力来拒，官军大呼奋击斩首千余级，余贼遁入寨，围之。初六日，内官吉祥、副总兵刘聚至。初九日，内官萧保、左参将宫聚自下江夹象石至，合攻之，贼拒守益严，铳弩飞石，交下如雨。初十日，南风大作，顺风焚其排栅，火亘夜不息，贼随机拒御，臣骥等躬援枹督阵，又调都指挥赵伦等并兵合力，少卿李蕡等亦亲督战，贼众穷蹙，自水门突出，伏兵截杀无一脱者，上江寨遂拔，余贼千余犹操刀迎敌，官军骑、步并进，以长戈蹴之，贼将刀放戛父子俱毙，刀招汉父子杀其妻孥，阖门自焚，生擒刀门项，前后斩首五万余，横尸蔽野。贼所恃上江以为屏蔽，至是荡然矣。"捷闻。上赐敕曰："得奏捷音，朕深嘉悦。卿等尤宜奖励，将士同心协力，以殄灭贼首，为期不可信，其诳诈有误兵机，古人用兵好谋，乃成进兵之际，尤宜筹画精熟，用图万全，勿以一胜辄有轻敌之心，况此贼谲诈百出，又其地瘴疠不可久居，宜乘时进取，以靖边境，以建功勋，爵赏之颁，朕不尔吝也。"

49. 《明英宗实录》卷101，正统八年二月庚戌（第 15 册，卷 101，第 9 页，总第 2047 页）

○庚戌，荆王瞻堈言："臣国于建昌，僻处山隅，时有瘴疠，乞迁善地。"上命迁抚州，已而改命长沙，又以长沙卑湿改命蕲州，以蕲州卫为王府，谕所司为王治之。

50. 《明英宗实录》卷108，正统八年九月乙亥（第 15 册，卷 108，第 6-7 页，总第 2192-2193 页）

○广西左布政使揭稽等奏："所属土官地方夷獠帖然安靖，惟流官地方内多猺、獞、狖蛮数种，散居深山，不入版图，专事劫杀，虽有官军哨守，严则暂时退伏，缓则辄出攻掠。况兼岚瘴毒渗，戍卒染病，死亡无算，军民日渐消耗，蛮贼日加猖獗，究其所由，盖无土官钤束故也。乞遣在廷重臣一员来，同布、按二司堂上官遍历取勘，因其地方，择其类所信服者，立为世袭土官，开设衙门，庶为长治久安之计。设有顽梗不服土官统理者，就调土兵剿捕，以夷攻夷，万无不克，将见数年之后，尽为良民，军民可以安业，总戎亦可以班师矣。"上命所司会议来闻。

51.《明英宗实录》卷114，正统九年三月乙亥（第15册，卷114，第11—12页，总第2308—2309页）

○广西柳州府知府曹衡奏："比年镇守总兵等官皆屯兵桂林府，去柳州府窎远，蛮贼出没，卒难援救。每年九月至次年三月，天气清和，宜于柳州府操备，四月至八月，天气炎瘴，回桂林府驻劄为便。"上从之，命总兵官安远侯柳溥等选精壮官军，分定班次、时月，令总兵参将内一员统领守备，协力杀贼，务要边方宁靖。

52.《明英宗实录》卷117，正统九年六月癸未（第16册，卷117，第2—3页，总第2360—2361页）

○云南总督军务兵部尚书靖远伯王骥言："云南东南接壤交阯，西南控制诸夷，其在内地亦多蛮种，性习不侔，变诈不一。曩者麓川之叛，多因近边牟利之徒私载军器诸物潜入木邦、缅甸、车里、八百诸处，结交土官人等，以有易无，至有教之。治兵器贪女色留家不归者，漏我边情莫此为甚，以故边患数生，致数年干戈不息，军民困毙，请严出入之防，复有犯者，必治以死，家属发烟瘴地面充军，按察司、分巡官时时巡察，如此，则边防周密，境土无虞。"从之。

53.《明英宗实录》卷131，正统十年秋七月辛巳（第16册，卷131，第3—4页，总第2604—2606页）

○广西总兵官安远侯柳溥等奏："广信猺、獞数多，乞添拨军伍，蓄积粮储，修理城池。"上命兵部会同英国公张辅，及五府六部都察院堂上官参看溥等所奏，计议处置经久方略。辅等奏："广西官军每因瘴疠死亡逃窜，比之国初十无二三，已尝奏调贵州、湖广、广东官军共一万七千前去轮班操备，续因征剿麓川，将贵州官军尽数放回，止存湖广、广东官军七千在彼，请仍调贵州官军二千，湖广官军一千，并原调共凑一万轮操，及查浔、江南、苏州等处清出广西军丁，多畏灾瘴，不肯前去，乞遣官督发补伍，况广西丁男四十八万余口俱不畏瘴疠，乞照洪武垛军事例，约计丁数量垛为军，至于蓄积粮储，除户部别行查理外，其各处城池当修理者，宜令军民相兼修理，军器当补者，宜令各卫陆续成造。"上曰："贵州、湖广都司于附近广西卫所内摘拨富实有丁官军去轮操，江南军丁待清军御史回查数，并查各处见清出待解实数来说，垛集民丁，酌量处置，不许轻忽贻患城池，令三司各委廉能正佐官同往各府卫拨军修理。果系紧要城池，军力不敷，于农闲时月量起民夫协助，军器损坏者修理，缺少者补造，粮储今后不必折银解京，留紧要用粮处，设法放支，毋令腐烂，柳溥及三司官御史敢有徇私废公，致贼恣肆贻患边方者，俱罪不宥。"

54. 《明英宗实录》卷 136，正统十年十二月庚申（第 16 册，卷 136，第 7 页，总第 2707 页）

○广西左布政使揭稽等奏："近年蛮寇出没，调来官军不便水土，多有死亡，广西清出军丁解发辽东等处，动经万里，中途亦多逃故，况广西地方素有瘴疠，惟土著之人可以无虞，乞自今广西清出军丁，不限南北俱存本处卫所补役，实为两便。"上命今年十月以前者，如所请；以后者，仍发原卫。

55. 《明英宗实录》卷 143，正统十一年秋七月戊寅（第 16 册，卷 143，第 4 页，总第 2827 页）

○论斩获思任发功，升正千户王政等二级，其余三次，二次下缅并协同斩获贼首者，冲冒瘴毒身故者四次。三次下缅并入木邦者，俱升一级，仍赏白银、彩币、绢布有差，共一千二百三十六人。

56. 《明英宗实录》卷 149，正统十二年春正月戊子（第 16 册，卷 149，第 6 页，总第 2932 页）

○吏部言："巡按福建监察御史等官陈永等考察泉州府，推官费谨老疾不能任事，而谨自诉精力未衰，问理刑狱亦无淹滞，当永按临之。时偶染瘴毒成疾，已医治痊，复本部移文会勘，如谨所诉，宜令复职。"从之。

57. 《明英宗实录》卷 163，正统十三年二月己卯（第 17 册，卷 163，第 8-9 页，总第 3170-3171 页）

○云南总兵官黔国公沐晟等奏："贼子思机发弃巢逃命，潜住孟养，荷蒙圣恩，屡降玺书，令其亲身朝见，宥以不死。思机发疑惧不出，累遣官调兵到金沙江贡章驻扎，就彼缅船造桥，刻期过江攻取，而缅蛮与贼交构，心怀谲诈逗遛不进，以致春气瘴发，江水漫阔，船只不敷，不能过江，况粮道继难以久驻，除将官军夷兵放回，候今秋再调攻取，缘云南军士数少，实难措置。"上曰："既是思机发逃遁，累抗朝命，其调南京各卫及各都司军选官统领，限今年八月中到云南，听总兵官调度征进。"

58. 《明英宗实录》卷 164，正统十三年三月戊子（第 17 册，卷 164，第 1 页，总第 3173-3174 页）

○上以云南孟养军民宣慰使司大头目刀变蛮等隐藏贼子思机发，敕谕之。曰："孟养乃朝廷开设衙门，尔刀变蛮等敢拒违朝命，一可伐。思机发系贼子，尔等故纵不捕，二可伐。尔孟养昔被思任发侵夺其地，逐尔宣慰刀孟宾见在云南优养，尔等与仇为党，三可伐。云南总兵等官世世管属尔地，兹奉朕命接取贼子，尔等不从调度，四可伐。尔等不过以为山川道路险阻，官军未易遽到，又以为气候瘴疠炎热，官军不可久居，势强则拒敌，力弱则奔遁，殊不知昔马援远标铜柱，险阻无伤，诸葛亮五月渡泸，炎热无害，皆能破灭蛮夷，开拓境土，况今大将有决胜之机，前麓川之战已可知矣。尔等宜悔过，自图转祸为福，令思机发亲自来朝，朕依前敕，授一职与一地，令归管食。如彼不肯出，尔等擒捕来献为上策；若尔等拘思机发，报官军接取为中策；若尔等代彼支吾延缓，或报彼逃遁别所，朝廷必命大将统率大兵直抵尔处，合围奋剿，此时悔无及矣，尔宜其深省之。"

59. 《明英宗实录》卷165，正统十三年夏四月己未（第17册，卷165，第2页，总第3193页）

○甘肃总兵官宁远伯任礼等奏："西宁卫密迩诸番，正统元年以把沙、阿吉二族出没为非，右佥都御史刘亨信奏选官军一千，分为每月更番巡哨，迨今十余年，不得休息。况二族道理迂远，山多瘴厉，人马疲毙，请如洪武永乐年例，在卫操练，遇贼相机追捕为便。"上允其议，仍命礼等酌量番情，每岁防秋之时暂拨巡哨，毋致番人窥伺边备。

60. 《明英宗实录》卷177，正统十四年夏四月丙子（第17册，卷177，第10页，总第3425—3426页）

○丙子，广西总兵官安远侯柳溥奏："敕调官军土兵会剿清浪、镇远苗贼。窃以广西地方辽远，官军分守要害，无从摘拨，恐出境远征蛮夷，乘虚窃发，何以御之？况两江土兵叛服不常，亦恐起调烦扰，致生他变，兼且深山穷谷，时方瘴疠，未可进兵，亦委署都指挥孙麟等量调官军先往怀远相机截杀，请俟秋后，量湖广、广东贼势缓急，先后征剿。"上可其奏。

61. 《明英宗实录》卷189，景泰元年二月辛卯（第17册，卷189，第10页，总第3882页）

○辛卯，清明节以修陵寝祭器未完，暂停行礼。升大理寺左少卿萧维祯为本寺卿。四川布政司右参政仍掌茂州事。礼科给事中李实奏："四川军民弊病万端，蛮人滋蔓，累次掳掠松潘，已有都御史镇守，其行都司虽设六卫以守疆界，而山左、山右俱得生拗、西番，迤北、迤西尽是诸夷部落，且大渡河三九月间烟瘴生发，御史三司官倏去即回，倘有事机实为不便，宜命兵部推选都御史一人以往，专一掺备官军整点城堡，仍推大臣一人往彼，考官革弊，以安军民。"从之。

62. 《明英宗实录》卷204，景泰二年五月癸卯（第18册，卷204，第2页，总第4358页）

○山西泽州举人侯爵奏："臣父珰，始由进士历官尚书，西讨南征，累著功绩，冲冒瘴厉，殁于军中，乞追录微劳，授臣军职世袭。"命爵为世袭正千户，锦衣卫带俸。

63.《明英宗实录》卷214，景泰三年三月己未（第18册，卷214，第9页，总第4615-4616页）

○升兵科右佥事中黄仕俊为南京太仆寺少卿，寻以近臣请留，命理太仆寺事。调太仆寺少卿翟敬于南京太仆寺，敬亦乞留侍亲，不听。命巡抚广西右侍郎李棠及都、布、按三司榜谕，军民人等，有能出米五百石于广西庆远等府，缺粮仓分上纳者，就彼给与冠带以荣终身；出一千石者，军余舍人授试百户，民授巡检，土人除本县佐；出一千五百石者，军余舍人授副千户，民授县佐，土人除土知县。仍命棠等凡可以供军济急者，随宜施行，其应请旨者，即为驰奏，务在区画得宜，军不乏。女直头目住阿哈来归，命于南京锦衣卫安插，赐钞布、衣服、柴、米、牛、羊、房屋、床榻、器皿等物。命都督佥事石彪子孙世袭指挥同知。平蛮将军保定伯梁瑶于湖广、辰沅、清浪等处抚剿贼寇，触冒岚瘴有疾，命择医赍药，驿驰往疗之。

64.《明英宗实录》卷216，景泰三年五月戊戌（第18册，卷216，第8-9页，总第4656-4657页）

○宥都察院左佥都御史李匡罪。匡巡抚四川，尝奏："大渡河瘴疠触之者，不死亦病，须候冬月可往寻。"奏保参议周铨清，慎持身，纠绳强暴，堪往彼抚民。吏科左给事中李赞等劾匡，推奸旷职，请治其罪。命姑宥之，仍命都察院移文谕匡，使之恪谨职务，如或不悛，许巡按御史指实奏闻区处。

65.《明英宗实录》卷225，景泰四年春正月癸未（第19册，卷225，第14-15页，总第4916-4917页）

○锦衣卫小旗聂忠言三事："一，太祖高皇帝、太宗文皇帝俱用红盔黑甲。正统年间改造明盔明甲，十四年，太上皇帝亲征胡寇回，至土木起营之时，忽南坡有明盔明甲人马来迎，疑是勇士哨马，不为设备，遂至败军陷驾，乞改明盔明甲仍为红盔黑甲。一，洪武、永乐间，外夷遣使朝贡，不过三五十人，今虏使来朝，动二三千，不惟疲于供亿，抑恐包藏祸心，乞敕大臣计议，将见来虏使编成烟瘴之地，禁绝往来。一，太上皇帝车驾今虽送还，然国耻未雪，臣愿将家属悉击都察院狱，选领精兵一万五千，各取藉没家产结状，操习一月，照洪武永乐间例升赏，往征剿也。先其一胜、二胜者，得保家产；其四胜、五胜者，左、右二臂刺赤心报国四字，如是不胜，臣甘磔尸九门。"疏入。帝曰："盔甲皆可应敌，不必更造。虏使朝贡当以礼待俟，彼敢有异谋，临期处置未晚。其言将家属击狱，及领军胜虏，又复刺字，是以刑罚加于无罪，淹禁及于平人，非惟不禁人情，抑且有乖国典。难允。"

66.《明英宗实录》卷275，天顺元年二月庚申（第20册，卷275，第16页，总5860页）

〇云南总兵官都督同知沐璘奏："车里军民宣慰司宣慰使刀霸羡自杀，其弟板雅忠等已推兄三宝历代掌管地方，今板雅忠等又作乱，纠合八百借倩人马仇杀，欲调官军抚安，而春暖瘴高，未宜动众轻进。"上曰："三宝历代系庶孽，夺嫡谋害刀霸羡，以致板雅忠等借兵攻杀，璘等其差的当官员去抚谕板雅忠等，及体勘何人应袭宣慰职事，具奏定夺，令各罢兵，以息争端。"

67.《明英宗实录》卷347，天顺六年十二月丙寅（第21册，卷347，第1页，总第6992页）

〇丙寅，敕总兵官都督佥事颜彪等曰："闻尔等屡报杀败贼众，地方稍宁，朕虑其遁入深山者，难于尽剿，况地多烟瘴，官军不宜久留，其与两广镇守、巡抚等官议，度贼情缓急，分拨官军，据守要害，处置平妥，然后还京。"

五、《明宪宗实录》

68. 《明宪宗实录》卷13，成化元年春正月甲戌（第22册，卷13，第10-14页，总第0294-0301页）

○甲戌，少保吏部尚书兼华盖殿大学士李贤等言："翰林院编修丘浚见朝廷以两广贼势已极，遣总兵官调军讨之。浚，广东人，深知彼处贼情，因条陈用兵事宜。于臣谓：'今两广人心、物力、军马、财用大非总兵颜彪时比，当是时，贼徒未甚多，军威未甚挫，民财未甚竭，人心未甚离，自其行师无律，而我之军威始不振；自其纵兵虏掠，而民之财力始大屈；自其杀平民以为功，而人心始日离，贼徒始日盛。继其后者，非尽反其所为，决不能成功也。今日用兵之策大要有二：曰逐、曰困而已。攻与战，则在乎因机制变，不可以遥度也，盖贼之在广东者，当逐之；在广西者，当困之，何也？广东本无贼，贼之来皆自广西，而后居民之无所依归者为之驱胁耳，使广西之猺、獞尽归巢穴，彼必不能独立，此所以必逐之也。广西之贼，非不欲一鼓直抵其巢穴，兽弥而草薙之，但山迳险狭，虽有百万官军亦无所用之，此所以必坐困之也。一，逐之之策，盖广东十府，残破者六，其地方相去或一、二百里，或六、七百里，或远至千里，或出此则贼往彼，我往彼则贼出此，巧相回避，迄难成功，若从一路逐之，必不可得，须分为四路：一路自广州三江口趋肇庆府，历四会、封川等县，沂流而上至藤江；一路自肇庆府之新兴，过阳江抵高州府界，捣电白、信宜，出茂名、化州，由间道径岑、溪等县界；一路自藤县、直沂比流江登陆，由郁林、博白、陆川出石城，抵雷州，复自石城往廉州之灵山，下横州江；一路自广州之连州径贺县，出平乐府，四路之兵俱会于浔州，所至之处必须穷搜极追，且招且剿，驱之出境，而后已然，此亦约其大略而已。若分兵之，或多或少遇贼之，或邀或伏，又在临时处置。一，困之之策，盖广西猺寇处处有之，惟浔州大藤峡为大，大者既困，则小者不足平矣。峡前临河道，后抵柳、庆，左界昭、梧，右接邕、贵，中皆峻岭高山，惟藉刀耕火种，蓄积有限，况所耕之田尽在山外，大军四面分守，截其出路，彼既不得虏掠，又不得耕种，不过一二年皆自毙矣。若然，其余龙山、栗山等处可以次第剪除。一，向时官军屡征大藤峡不能成功者，盖由每年霜降以后方才进兵，此时贼已收获，粮谷充盈，势不能困，今大军须以七月至，彼分兵亟出，蹂其青苗，使之秋成无望，出其不意先夺其气，然后次第修葺营垒，以为久困之计，不然则今年为徒行矣。一，屯军久守所虑者，春夏之交瘴疠不作，宜于四月还军浔州，沿江一带分屯。至七八月间，仍复屯守。一，今之贼徒所以倍蓰于前者，其祸起于前日总戎者之滥杀无辜也，盖此辈俱是平民，方无事时输赋税、供力役、养兵奉吏，将赖以为已之保障，一旦外寇入境，焚荡其室庐，戕杀其亲属，欲入城则闭门不纳，将入山则又与贼遇，四顾无依，不幸为贼所虏，姑从之以延须刻之命。贼劫持而虐，使之行贼，使负担息，则使樵爨攻城，则驱之以当矢石，反奔，则弃之以遗官军，侥幸不死，贼去之后，仍趋官府输赋役如常时，其心固自忖曰：我之从贼岂得已哉？他日贼平，我等固良民也。忽闻大军之来，喜得更生，谓可以复见天日。大军既至，具真为贼者，皆相率遁入深山，了不可得；顾将不得已从贼者，甘言秘计诱而出之，杀以为功，由是不得已从贼者皆甘心为贼矣。兴言及此，诚可悯伤，今之为总帅者，宜深以前事为戒。既至，宜会三司官设法遣官出榜诏谕，明言前人之失必不效尤；或时召其父老人等至于军前，指天为誓，使其坦然不疑，虽其平日从贼明有显迹，若能翻然改过从善，亦曲加宽贷，或许其杀贼赎罪。一，两广之人众口一词，皆不愿再调官军，其故何哉？盖惩前日官军之害，尤有甚于贼也，盖总兵等官带去旗牌及挽弓报效等，顷名色，志在贪功营利，非真欲图补报。其在营哨则凌轹将卒，过州县则劫制官吏当矢石，则在后报功次，则争先多致将领不协，军士离心，至如达军，虽曰鸷猛，然性颇淳朴，所以诱引为非，皆出此辈。今旗牌等官，宜于见调官军中选用，其余假以试验，报效为名者一切不用，必不得已，亦须编成队伍，与随征官军一例差遣。一，广州府为两广根本，无广州则无广东，无广东则无广西矣，尤宜加意抚绥。今两广用兵，百需皆出于此，若复不钳制旗牌达军，使其又如前日多方扰害，切恐有意外之变，又不止若猛贼而已。一，以夷攻夷，策之上也。广西左右两江土官衙门自来皆服调遣，近来总兵处置失宜，以故调之，多不时至，宜差廉能给事中一员，赍敕奖谕，使之加倍进兵，功成之日，重加升赏，给以诰命。一，所调各处土官既至，宜厚加犒赏，俾其各认地方，从所径便，自抵贼巢，所得贼财尽以与之，官军人等不许抽分科夺，及所俘获贼属，许得变卖，则人自为战，勇气百倍矣。一，广西素不产盐，而两江尤为艰得，宜严立私贩之禁，量为功次等，则以为赏劳土兵之资。一，贼中放回被虏军民，或知贼情地势，宜送军前用为乡导，其被害之人，有欲报仇，编为义兵随军调遣，盖此贼猖獗今余十年，狃于常胜骄恣，已甚往时，依山据险，乘间窃发，今则披毡乘马，张旗鸣鼓，略无忌惮，舍所长而用所短，此天败之时也，且其徒素无纪律，不相统率，一酋死一酋立，非若宋之侬智高、元之黄圣许之徒。一，败即散者之可比也，官军来则入山潜避，官军去则仍出劫掠，其为民害，罔有纪极，今日之举如病剧而服，附子安危所决，倘军行未久，即虑饷运之劳、瘴疠之毒，稍有所获，便议罢兵，则亦无异于前日之颜总兵矣。'此浚之言也。臣等见其所言，利害得失明切详尽，用之必可成功，谨录上进，乞令总兵等官知会施行，是亦平贼之一，一助也。"上嘉纳之，命所司录之，以示总兵、巡抚等官，使见之施行。

69.《明宪宗实录》卷46，成化三年九月癸未（第23册，卷46，第9页，总第0961页）

　　○移置广东电白县于神电卫，巡抚都御史韩雍议："高州府电白县城内居民仅三、五十家，瘴疠毒甚，岁调守官军十亡四五，损军费粮，其所治德善、上下保宁三乡皆滨于海，而神电卫城适当县中，请以电白县移置神电卫城，而以茂名县地下博乡隶之，其旧城则置原设平山巡检司居守，山乡附郭等里改属茂名，庶粮无虚费，而城池、民差两便。"从之。

70.《明宪宗实录》卷77，成化六年三月己亥（第23册，卷77，第8—10页，总第1496—1500页）

○己亥，吏部尚书姚夔等言："铨选考课之法俱有定制，第缘年久，或至乖违，况近年仕路多岐，人才壅塞，奔竞偷薄之风益甚，非因事厘正随事修革，则弊日以滋政罔用。又今取旧制及时，宜利病请下，申明禁约。一，旧制：在外衙门大小官，三年、六年考满，赴部考核，九年通考以定黜陟。近年多畏避考核，或假以差占，或就彼纳米，以致考课之法废弛。自今除边方军马、钱粮紧急、官员考满申请外，其余务依例。三考给由，虽有专责差占，及奉例纳米者，三年、六年之间亦须一次赴部考核，托故者究问，规避者黜降。一，旧例：选授在外官，随即领凭赴任。近年选后，多潜住京城，一两月不辞朝出城，或揭借财物，置办衣装，娶妻买妾，又有枉道回家，动经三五月者。自今选后，限五日赴科画字领凭，除有敕人员并京官除外任者，俱不得过一月，其余若延过半月之上，不辞朝出城者，行鸿胪寺及各城门查出，送法司问罪。其有已辞出城，复入城潜住者，改降别用；若过违凭限半年之上者，虽有中途患帖，照例问罪；过一年之上者，不许到任，起送革职为民。一，旧例：各处土官袭替，该都布按三司堂上官体勘会奏。近年各委官不行亲诣，转委属官取勘，迁延扰害非便。自今，各司原委堂上官，务照例亲诣所在勘实，具结本司缴奏，不许转委属司，本司亦不得朦胧具奏，违者治罪。一，各处巡抚、巡按官，遇有司、府、州、县等官告称老疾不堪任事者，依例就彼放免，本部无从稽考。自今，务要类奏以凭稽考。一，各王府官有过名者，例改调缘王府官人，不愿为，多寻小故失错，意图别用。自今，此等除事干重情者，照例改调，若失错小故，免其问断，止令罚赎还职，庶奸诈不得藉此脱免。一，访得听选官吏、监生人等，中间贤智之士固多，然亦间有无知不才之徒，蝇营狗苟以图侥幸，遂致小人窥伺，乘机哄诱，或假说浼托，求讨某官某处，巧捏情状诓骗财物，幸而偶中，需索无厌，若或不成，亦侵其半，又有选后寻访好处，官员凿空驾说，勒取财物，沮坏选法，污累官府，又有恣行无赖浪费已资，囊箧空虚多方举贷，拟约选后措还，及选榜一出，三五成群夺收文凭，索要本利，只得又于有钱之家立约借偿，赎取文凭，甚者，被其拘留不得赴任。又有一等京城小人，专在部门打听举放官债，临行，债主同到任，所以一取十少者，累年不足，多者，终任莫偿。今宜出榜申明禁约，有假托姓名诓骗财物者，事发问罪枷号部门三月，发烟瘴地方充军。若官吏、监生人等请托营求，致被人诓骗财物者，一体治罪。其有借人财物费用及与债主同赴任，所取偿者，官与债主并发口外充军，仍乞令锦衣卫密切访察挨捕，所冀选法澄清，宿弊禁绝。"诏悉从之。

71.《明宪宗实录》卷114，成化九年三月壬寅（第24册，卷114，第3页，总第2212页）

○减云南银课十分之五。巡按云南监察御史胡泾等奏："云南所属楚雄、大理、洱海、临安等卫军全充矿夫，岁给粮布采办之。初洞浅矿多，课额易完，军获衣粮之利未见其病，今洞深利少，而军夫多以瘴毒死，煎办不足，或典妻鬻子赔补其数，甚至流移逃生，啸聚为盗，以致军丁消耗。近曾奏乞停免，未见允行。切惟国用，所以给军需。今因矿夫而日费粮布，则国用虽足而军储耗矣，国用所以养军士，今因矿夫而日耗军士，则国用虽充而兵备弛矣。请并停之。"户部复奏，诏减银课之半，矿夫称是。

72.《明宪宗实录》卷128，成化十年五月戊申（第24册，卷128，第5-6页，总第2442-2443页）

○戊申，上谕都察院臣曰："曩因愚民，捏造妖言扇惑人心，屡犯刑宪，虽已榜禁，而冥顽之徒不改前非，犯者愈众，宜申明禁例，再揭榜示众。今后官吏、军民、僧道人等但有收藏妖书勘合等项，榜文到日，限一月以里尽行烧毁，与免本罪，敢有仍前捏造，收藏传用惑众者，许诸人赴官首告。正犯处死，全家发烟瘴地方充军，首告得实之人，官量给官钱充赏，优免杂泛差役三年。"

73.《明宪宗实录》卷137，成化十一年春正月壬申（第25册，卷137，第3-4页，总第2573-2575页）

○壬申，命祀故监察御史伍骥、都指挥丁泉于福建上杭县。先是，上杭知县萧宏奏："天顺六年，盗贼窃发，都指挥丁泉率兵守备□县，捍御有方，贼不敢犯。次年贼势益炽，巡按监察御史伍骥初入境，闻变，径驰至汀州，审察贼情，调兵策应，兵既四集，骥乃单骑冒险，亲造贼巢，谕以祸福，贼不意其猝至，初甚骇，及闻所谕，且见其至诚，莫不感悟泣下，旬日之间，胁从来归者一千七十余户，俱给以牛具、谷种，俾之复业，惟贼首李宗政等负险不服，遂与泉率兵深入，攻破营寨。泉奋身力战，为贼所害，自是贼益猖獗，骥总督官军吊死恤伤，激扬义气，与贼战十余合，破犁壁等一十八寨，擒斩八百余人，贼平。骥冲冒瘴疠致成危疾，班师未几，卒至殒命，众皆伤痛如失父母。县民郭明德等已备私财，创立祠宇，乞载诸祀典，令有司岁时致祭，以慰众情，以为人臣之劝事。"下礼部复奏，赐其祠，额曰：褒忠。命有司春秋祀之。骥，字体纯，江西安福县人，景泰甲戌进士，庄重寡言，居风宪、持大体，见同类掇拾，大臣以沽名者恒非之，遇事当为果决敢任，众期其大用，而止于此，莫不惜之。子希闵为福建按察金事。

74.《明宪宗实录》卷167，成化十三年六月癸丑（第25册，卷167，第5页，总第3029-3030页）

○调兵部武选司郎中姚璧为广西思明府同知。璧已故，尚书夔之子也。夔素与尚书尹旻不协，及璧父忤旻，意欲往边郡，恐人议己，乃拟徽州近地，知上必不从，果得旨："璧，浙人，何得处以近地？其查两广、陕西员缺除补。"遂有是命。璧竟以瘴疠不能赴任，居广西数年，以病归，卒于家。

75. 《明宪宗实录》卷180，成化十四年秋七月庚辰（第25册，卷180，第6-7页，总第3242-3243页）

○庚辰，户部会议巡抚甘肃左佥都御史王朝远所奏事宜：一，正统年间，甘肃凉州仓各差主事监督收放，自后取回，而以按察司分巡官带管，不免顾此失彼，乞添设布政司参议一员，专理粮储，缘今见有按察司官一员专理，不宜添设。一，成化九年，巡抚官奏革备御庄浪阶州所旗军冬衣布花。今连年在边操备，比与守城者为劳，乞一体给与，缘陕西布政司所贮布花恐未足用，宜行所司会奏区处。一，凉州等卫所，在城武威等驿递送甲军，旧例但支月粮三斗，乞与全支或量加斗数，若如所言，恐各处比例奏请，边储必至不足，宜行所司斟酌具奏，应否加给。一，甘肃等仓远在边城，军民运纳为难，今闻卫所旗军关支月粮，其间凶恶之徒恃强多取，辱詈官攒人等，以后事发，乞于各仓门枷项一月，发烟瘴地面充军。缘军民搅扰仓场，刑部奏有事例，恐宁夏、延绥等处亦有此弊，合通行禁约，宜行刑部参酌所奏，议拟施行。一，庄浪卫、大通河等驿原额马、驴夫三十二名，每岁坐派，并加添秋青草共一万四千束，因连年旱灾，逋负及逃亡者多，累见在者陪纳，乞将加添之数减免，缘陕西边用方殷，恐不够支给，宜行所司稽其逃亡之数，照名拨补。采纳，议入，从之。

76. 《明宪宗实录》卷185，成化十四年十二月癸巳（第26册，卷185，第1-2页，总第3318-3319页）

○升巡抚两广右副都御史朱英为右都御史，仍总督军务兼理巡抚，并赏镇守太监顾恒，总兵官平乡伯陈政等。兵部尚书余子俊奏："比因英、政争坐事议上，被旨令英止巡抚两广，窃见英等俱奏：'自两广兵革之后，招抚猺、獞、逋逃、复业之人，共为户四万三千六百，丁口一十五万，科复田粮一万五十有奇，又建立永安州，治边徼靖安，方欲以英等及部下勤劳官属，请旨论功行赏，且两广夷民杂处，叛服不常，往缘镇守巡抚等官颉颃不一，设立总督之称，使上下协和易于控制。'英代居其任，悉心所事，渐有成功，今忽解去总督之柄，恐诸夷轻视，反侧复生兵备，一隳难于再举。"奏入。上曰："国家悬爵赏以待有功，诚所不吝，但不可以冒滥而得。顾恒、朱英、陈政既有招抚劳效，边徼靖安，英升右都御史，仍总督两广军务兼理巡抚。恒、政各赐彩段四表里，银三十两，降敕奖励。"既而，子俊复言："恒等往奏参将都指挥同知杨广，都指挥佥事王辅，署都指挥佥事马议、孙震，左参政袁恺，右参政黄埙，车宁副使陶鲁、范镛、张敩、林锦、孔镛，右参议谢绶，佥事罗明、赵弘，都指挥佥事潘椿，梧州府知府吴中，高州府通判陈纲等，俱奉宣德意，招抚安辑效劳。官属内鲁、镛、敩、中、纲、辅、震等冲冒瘴厉，涉历险阻，功勤尤大。窃见英比已进秩，恒及鲁等更乞裁处升赏，以为后劝。"命俱赏彩段二表里，鲁等仍加银十两。

77. 《明宪宗实录》卷197，成化十五年十一月庚子（第26册，卷197，第4

页，总第 3467-3468 页）

○巡抚贵州右副都御史陈俨等奏："播州苗贼赍果等专横，乞调湖广、四川、广西附近官军共五万五千，克期同会贵州，听臣等节制，直抵贼巢以除后患。"兵部尚书余子俊等言："贼作于四川，而贵州守臣自欲节制诸军，恐有邀功之人主之，且四川、湖广连遭凶荒，岂可重手足而轻腹心？兴师五万，以三月计之，则用军储六万七千五百石；以半年计之，则用一十三万五千石。况两藩山路舟楫不通，肩担背负，必得二十七万之众，俟其运至，则天时渐热，瘴疠方盛，此心腹之忧也。"上是其议，令行贵州守臣不得轻率。

78. 《明宪宗实录》卷 211，成化十七年春正月乙未（第 26 册，卷 211，第 4 页，总第 3681 页）

○四川守臣奏："越嶲卫及威州灾异。"礼部复奏："考之传记，夷狄犯华，小人道长，阴盛民劳，则淫雨伤稼，寒不以时，地震有声，盖地道为阴，雨雪寒气皆阴之属，夷狄小人亦阴之类。四川乃坤维之首，越嶲卫为羌夷边方，自成化十六年七月至八月初旬，雨雪交作，寒气若冬，苗秀不实。是时不当寒而寒，八月初十日地震七次，声响如雷；至十五日昼夜不时，通震二十余次，是地不当动而动，况又合卫军民染患瘴疠，灾异示戒莫此为甚。其威州地方亦于本年九月二十四日地震二次，有声揬厥，所由皆人事不修所致，乞行四川所司上谨天戒，下修人事，凡时政有害于军民者，即改革之，有利于军民者，即举行之，仍广储蓄，饬边备，抚绥夷民，以戒不虞。"从之。

79. 《明宪宗实录》卷 215，成化十七年五月乙未（第 26 册，卷 215，第 3-4 页，总第 3736-3737 页）

○禁边人出境。巡抚山西都御史何乔新奏："缘边军民往往潜出境外伐木捕兽，猝遇虏寇，多被拘执考问虚实，其人冀得免死，不复隐情，虏遂用为乡导，侵犯边境。设有桀黠不逞者，如匈奴之于卫律，赵元昊之于张元，用其计谋扰我疆场，其为边患可胜言哉。是宜严立禁防，犯者问拟如律，仍奏请处治其守城把关之人，知情故纵，及该管里老、官旗人等，俱谪发烟瘴地方，领军守备等官并都指挥指挥犯者，亦复奏请，有能捕获者，给赏犯人财产，庶奸顽知警，而边防益严也。"奏上，从之。

80. 《明宪宗实录》卷 220，成化十七年冬十月乙巳（第 26 册，卷 220，第 2-3 页，总第 3803-3805 页）

○户部会议漕运并巡抚官所奏事宜："一、各处运粮浅船，每岁浙江、湖广、芜湖三处抽分，厂支银一万二千两修造，但船多银少，用度不足，是以军士逃窜，有妨漕运，自今岁宜增银五千两，永为定例。一、允运军粮，所司欲依先年事例，每石加耗米七升，但今诸处水旱相仍，民困已极，宜照旧不必增。一、常州府岁运上供细米到有常期，近因多载私货，以致阻浅，宜行巡抚官禁约。一、近例以江南马不堪征操，每匹征银十两，而不堪之马仍复印记，令民饲养，即有倒死，责其偿补，是以一马之故而两扰于民，请自今既征银者，其马与民。一、河南旧设三道分理庶务，而河南一道所辖二府五十六州县，相距千二百里，分司官每岁不能遍历，以致政务淹滞，请以河南府十四州县，并汝州属县四，仍为河南道开封府四十二州县，割为大梁道，庶巡历可周，而公事易办。一、陕西、徽州水陆四通，商贾辏集，宜设税课局一所，以司征税。一、云南路南州铜坑，往往为奸民窃发煎卖，以资交阯兵器，请移文所司封闭，免其课岁，仍给旨意榜文禁约，有犯者，发烟瘴地面充军。一、云南嵩明州所属杨林县，编户止一里，去州仅三十里，宜归并于州。一、迩来武官继嗣者，或同姓之人夤缘幸袭，或异姓之子冒托宗支，以致冗食无穷，请移文天下禁其弊。一、四川地连湖广荆襄、陕西汉中、贵州永宁等处，其间深山旷野，流民尚多，宜于夔州、重庆、保宁、顺庆四府增设按察副使一员，专治流民。一、四川松潘、茂州俱有总兵、参将分守，惟小河以下直抵龙州、石泉诸处，蛮夷出没其间，而守将久缺，宜仍设左参将一员，协守其地。一、天下郡县皆设惠民药局以济贫病，至于边军尤宜加恤。今陕西、甘肃等十余卫所医药俱缺，疾疫无所疗治，请敕所司各立医学一所，选精通医术者，教军余子弟习业。一、屯田所系甚重，通者军官犯法，多将屯军私役妄差，乃以屯地别召人承佃图利，以致子粒频年不完，请通行禁治。”议入。上命允军耗米每石准加二升。常州府供应米船遇洪闸，发人拽送。云南铜货私贩出边境者，论以死，家属发烟瘴地面充军。四川流民只令分巡分守官抚治，副使不必增设。余皆准议。

81.《明宪宗实录》卷235，成化十八年十二月辛卯（第26册，卷235，第11-12页，总第4012-4013页）

○辛卯，通州右卫军余金凤等总三百九十一人，自宫以求进。下都察院治其罪，中百三十四人俱未及十五岁，法当收赎；五十九人才十岁以下，乃其父兄教令为之者，当坐教令之人。因奏：“凡自宫者，本身处死，全家发烟瘴地面充军。”乃近日禁例，犯者益众。于是大理寺议拟，并援例上请。有旨：“俱贷其死。金凤等百九十八人枷项示众满一月，仍杖一百，并年幼者俱如拟，皆发原籍原卫收管。”

82.《明宪宗实录》卷238，成化十九年三月壬戌（第26册，卷238，第8页，总第4049-4050页）

○敕巡抚四川右副都御史孙仁曰：“得尔与太监蔡用奏：‘火掌坝番蛮纠聚为患，尔等恐将来酿成大患，阻绝粮道难于控守，欲调汉土官军万人，候瘴消之日攻剿该部。’复奏。已从所言。但动调大军不可无大臣节制，除蔡用留守成都，听节制别项警急外，兹特命尔亲赴彼处节制军事，然朕详尔等言，此贼止是报仇截路，不曾流劫乡村，况所称招讨高文林、杨芳辈，有忠孝礼义等语，若果如此，尔到，彼即提兵压境，切勿轻动，先遣人往宣朝廷恩威，杀伐利害，设法擒献，罪止其人，免令地方受害，谅必听从，如此，弭除边患。较之用兵劳费，首恶未必能得，徒伤无辜致生他变者，不其伟欤！如蛮众不肯听从，然后照该部所拟进兵未晚也。尔宜从长干济，必公必慎，毋惑群议，务使地方宁靖，无意外之虞，斯不负任，使尔之功亦有在焉，尔其钦哉！时番夷小入，蛮本为报复私仇窃掠，而蔡用欲兴兵以邀功，嗾孙仁共奏其事，兵部复请，业已许其用兵矣。上复疑之，故敕意专责成于仁，及后招讨司果擒其首恶十余人，以献枭以示众，地方宁谧，迄不用兵，亦无他患云。"

83. 《明宪宗实录》卷 244，成化十九年九月己亥（第 26 册，卷 244，第 3-4页，总第 4131-4133 页）

〇云南木邦宣慰司下孟密曩罕弄奏："累为木邦所扰，乞别立安抚司。"事下兵部，尚书张鹏等言："太监覃平、都御史程宗抚谕各夷，已有成绪，仍敕二人往金齿亲召曩罕弄母子，与木邦宣慰谕之。"谓："尔等连年构怨，守臣请兵殄灭，朝廷以天兵一临，恐横及无辜，故遣大臣谆复抚谕，俾各安生，若各夷听命，孟密仍隶木邦，或其势不可复合，别设安抚司，或别有长策。"令具以闻，诏从之。因敕平、宗等曰："曩罕弄等所奏，自述累年敬顺之，诚历数木邦侵杀之害，欲别设衙门，不受木邦管束，朕曩敕尔等所谓格心听抚，即须议处，盖谓此也。而迄今未见定理，原彼初心，岂敢不听抚谕？但被奸人中沮，尔兹者又来进贡，情已明白。敕至，尔等即与总兵官黔国公沐琮、巡抚都御史吴诚，并巡按三司等官议定方略，候瘴消之日，尔平、尔宗偕往金齿，会同太监王举督三司原委官，并序班苏铨通事人等，先往彼处抚谕，尔等或去腾冲、陇川取便驻扎，招出曩罕弄母子等，面会木邦罕乞法等，委曲抚谕，已往罪愆悉宥，各将原占村寨退出，拨付应得之人管隶，仍须宣谕干崖、南甸、陇川、孟养等处土官，素与曩罕弄等有隙者，弃怨解仇不许再争，因而审机观势，所以处置之者，当加以何等恩典！当称以何等名目！或仍隶木邦管辖，或别设衙门统领，斟酌事体务归至当具奏。区处抚谕之事，先后敕内，该载不尽者，听尔等便宜而行。万一此夷不听抚化，别有长策，亦须计处来闻。尔等内外大臣同受阃外重寄，必同心协虑，若人怀异同酿成祸害，责有所归，倘有奸人仍复阴谋沮坏其事，指实奏来，重罪不宥。"初，曩罕弄窃据孟密，畏其邻境土官不平，欲伐之，乃潜遣人从僻路抵云南，至京进献宝石黄金，奏乞开设衙门，径属布政司辖。兵部为之复奏，下内阁臣议，学士万安欲许之，刘珝、刘吉不然，曰："孟密，木邦所管地方，今曩罕弄叛而请命于朝，若许之，则凡土官宣慰闻之，谁不解体？是即周天子命三晋之意，不可从也。"安曰："不从是矣。闻有欲兴兵大举伐之以邀功者，往日麓川之事不可不戒。"珝等曰："何以伐为？曩罕弄果弗靖，但敕云南守臣严谨边备，而敕其旁干崖、孟养等宣慰，令合兵从之，以夷攻夷，彼蕞尔小丑，亦何能为事？"遂寝，既而吉以忧去朝廷，因云南守臣之请，起程宗抚谕，而序班苏铨承受，安风旨以露于宗，曩罕弄复具奏，而有是命。议者不以为然。

84. 《明宪宗实录》卷 257，成化二十年冬十月壬申（第 27 册，卷 257，第 6

页，总第 4348 页）

○赐广西故左布政使沈敬祭，录其子铺为国子监生。先是田州夷相仇杀，敬犯瘴疠，往剿之，因得疾卒。至是，其子锜援例以请。上以敬既有功，又其死有可悯者，许之。

85.《明宪宗实录》卷 259，成化二十年十二月乙丑（第 27 册，卷 259，第 4 页，总第 4373 页）

○乙丑，东城兵马及宣府守臣执送已诛罪人，韦瑛、李琳等家属二十有九人，其丁男五人谪戍云南烟瘴卫，分幼男并妇女二十五人俱随住。

86.《明宪宗实录》卷 260，成化二十一年春正月庚寅（第 27 册，卷 260，第 17 页，总第 4419 页）

○一、妖言人犯，例该全家发烟瘴地面充军，但中间有族属，疏远各籍另居，事无相干者，一概发遣，情有可矜，所司再行查审，果系各居另籍者，悉皆放免，今后有犯重罪，全家充军者，除谋逆不限籍之同异外，余异籍另居者，并与分豁。

87.《明宪宗实录》卷 279，成化二十二年六月乙亥（第 27 册，卷 279，第 1 页，总第 4694 页）

○总督两广军务右都御史宋旻等奏："肇庆府泷水县乃两广交界，山深路险，猺贼负固为恶，兵进则潜遁，兵还则复出，近盖猖獗，自称元帅、将军、总管、游击等名，必施杀伐以示天威。第今瘴发未可轻举，宜以秋月动调汉达官军往剿之。"事下兵部请行，旻等画谋抚谕，如果不服，则听量调官军捣其巢穴。上是之报，曰："两广俱有贼情，其令旻等善审事势，从宜抚捕。"

六、《明孝宗实录》

88.《明孝宗实录》卷7，成化二十三年十一月丁巳（第28册，卷7，第11-12页，总第0135-0137页）

○巡按直隶监察御史汤鼐上疏言："陛下初即大位，视朝之余，宜御文华殿择侍从之官，端方谨厚如少詹事刘健、右谕德谢迁；通敏直谅如右谕德程敏政、右谕德吴宽等，置之左右，少降辞色。自皇明祖训，祖训条章而始，命其讲解敷析，间取典谟、训诰及贞观政要、通鉴纲目、大学衍义等书，日命讲说二、三篇，考验历代帝王兴衰，治辞存亡之由，以为鉴戒。至如吏部尚书李裕、内阁学士尹直、礼部侍郎黄景、都御史刘敷，素称奸邪，奔竞无耻，或夤缘太监尚铭、梁芳、韦兴、陈喜等以进用，或附会小人李孜省、邓常恩等以欺罔先帝，坏天下之士风，败国家之礼法，又太监萧敬、李荣、曩因科道弹劾，罢黜后夤缘复用，遂掇拾言者之罪，贬窜殆尽，致言官皆委靡不振，而内外小人益肆奔竞。伏望明正典刑，勿事姑息，及将传奉得官之人编发烟瘴边方，以示戒于天下。臣言所未尽者，乞许科道再从实指奏，然后慎选端方、有气节、学识，能轻富贵之人，如致仕尚书王竑、王恕，巡抚都御史彭韶，致仕佥事张懋等，量其才德擢任内阁、吏部、都察院，并取回前贬窜言事之官，以激厉天下气节，以培植国家元气命脉。"上曰："祖训诸书，朕常敬览，萧敬已别用，李荣亦调孝陵神宫监去矣，其余官员贤否，进退公论已定。"下其奏于所司。

89.《明孝宗实录》卷24，弘治二年三月己巳（第28册，卷24，第5-6页，总第0547-0549页）

○兵部奏："先以广西地方有警，奏调湖广官军万余人，分为两班赴浔州、柳州、断藤峡等处哨守，类多死于瘴疠，幸而生者往往逃窜，人情畏惧如就死地，本部曾移文两广总镇等官，欲量减上班官军，到班之日俱留广西城操，而广西在城并邻近官军发边防御。"总镇等官会奏："以为广西贼寇最为猖獗，军士最为凋敝，况湖广苗蛮、广西猺、獞互相侵扰，故湖广官军虽戍广西，亦所以自为难，从量减。但地方瘴气有无轻重不同，宜将湖广轮班官军原在瘴轻地方者，仍旧其。宝庆等七卫之在梧州，九溪等三卫之在柳州者，通行挈出，内拨宝庆、宁远、永州三卫官军守柳州，又拨九溪、永定、常德三卫官军，充全州、灌阳等处。土住官军守梧州，其长沙、衡州、岳州、夷陵四卫所官军俱留广西城，以时更替巡哨府江一带，若声息有缓急，官军有多寡，止许于前项地方相机增减，仍各造营房拨医士，使居处得所，疾病有托，庶几人情相安，边守不废。"其言可行，从之。

90.《明孝宗实录》卷29，弘治二年八月庚子（第28册，卷29，第9页，总第

0656 页）

○云南八百大甸军民宣慰司故土官宣尉使刁揽那孙，刁岳整赖贡方物，求袭祖职。兵部言："八百远离云南瘴毒之地，与各处地方不同，宜特免重勘，许其袭职。"从之，仍给赐冠带及表里等物。

《明孝宗实录》卷29，弘治二年八月癸丑（第28 册，卷29，第12 页，总第0661 页）

○癸丑，云南顺宁府蒲贼莽丘等聚众流劫乡落，多杀虏人口，官军抚谕不服。至是，捕获之，械系至京，命凌迟处死者一人，斩者六人，给功臣之家为奴者三人，并发通事王璘等三人广西烟瘴地充军，以尝受贿通情也。

91.《明孝宗实录》卷35，弘治三年二月戊申（第28 册，卷35，第6-9 页，总第0764-0769 页）

○命调湖广按察司副使沈钟于山东。四川按察司副使焦芳于湖广。芳奏："臣先任翰林院侍讲学士，蒙先帝命，充经筵讲官，又命臣随侍陛下于东宫讲读。臣窃念本以菲材滥竽词苑，得以尧舜周孔之道进讲于圣主之前，诚非常之际遇，古今之嘉会。顾臣何人，敢以当此？每自誓心不欺，务求讲明义理，少尽臣职……荷蒙皇上知臣屈贬瘴所，怜臣潜邸旧臣，遂升臣霍州知州，命下才数日，又升今职，既得以远离瘴疠为幸，又得以进膺金紫为荣。人轻恩重，感荷难胜，粉骨碎身何以云报！兹于感激之余，而复敢以前情陈渎者，盖臣之冤抑。虽蒙陛下日月之明固已照察，而天下之人恐不能以无疑指挥张旺等。荷陛下天地之仁，俱已赦回在京，而微臣之冤尚未至于尽白，臣素感恩宠未尝少替于顷刻，瞻恋阙廷未尝敢忘于斯须，但忠孝二端臣子大节，孝于亲者必忠于君，未有不孝于亲而能忠于君者也。今思臣父见年八十一岁，臣母七十七岁，景迫桑榆隔越万里，道路险阻难为迎养，虽有一弟尝患眼疾，揆之于例，虽若未允，较之人情，颇亦可矜，伏望皇上俯怜旧臣，放臣回还养亲，臣犬马之年五十有五，若未填沟壑，自当驱策驽钝，罄竭愚忠，以报洪恩于万一。"奏闻。上以焦芳既称亲老，路远不便迎养，命改调湖广、陕西地方，且命吏部查缺以闻。吏部以芳系提学，湖广、陕西俱见有提学官，拟上山东。"上乃命调钟山东，而调芳于湖广，盖特恩也。

92.《明孝宗实录》卷40，弘治三年七月己未（第29 册，卷40，第2-3 页，总第0831-0833 页）

○己未，湖广按察司副使焦芳信言："罪疑惟轻，实虞廷忠厚之意；罚当厥罪，亦古今法制之宜。但情状未明者，不容不辩，而畏刑误服者，恶得无辞，故孔子知公冶之非罪，至今以为圣，而于公辩孝妇之至冤百代以称贤。伏念臣以庸愚之资遭逢盛世，备员词林，荷先帝恩命，侍陛下讲读于春宫，罹奸党阴谋，携家口窜之于远地，抱衅炎荒茹毒瘴疠，历孤踪畏道之勤，冀万死一生之幸，近承明诏之颁，再辱宪臣之宠，抚寸心而誓报天地，难穷举平生而论功，涓埃何有？但沉郁之冤未至于尽雪，而请乞之，跡未免于上。臣昨于本年二月十九日将归养，冤枉事由具本，令男焦端奏闻。荷蒙圣慈怜臣亲老，即以本官移就近地，速庋招愆事，颇同于宗元之窜逐，借忠为孝，恩实倍于苏子量移，但奸人未投于豺虎，而公论未白于缙绅，今万安彭华虽为死骨，而朋奸比恶幸脱显诛，且郎中邹袭与臣既非同乡又非同年，其事全不相干。指挥张旺等与臣既非同官，平生略不相识，奈何以无名之帖子巧诋曲成加非法之严刑，茹冤诬服居幽数日，抱愤五年。臣近赍表到京，闻指挥张旺等俱已赦回在京，复还原职。伏望圣慈怜臣冤屈，乞敕府部台省及科道官，会同内阁大臣，并与臣同时侍讲官，将臣前项奏词一同参辩要见。臣与安华有无仇隙，及与旺等有无主谋，如有虚妄，臣愿甘受刑戮以谢欺罔之罪；若臣言得实，乞将安华削夺其官，明正其罪，以为人臣朋奸合党欺君罔上，构陷忠良之戒。如此，非特微臣之幸，而朝廷大公至正之道，劝善惩恶之法，亦藉是以兼举也。"上欲下廷臣辩明，复职内阁大学士刘健力阻，但命所司知之。

93. 《明孝宗实录》卷41，弘治三年八月壬辰（第29册，卷41，第4-5页，总第0855-0857页）

○壬辰，先是云南监察御史刘洪言二事："一、请便保袭以省烦琐。谓：近例土官舍人应袭者，俱由三司堂上官会同保勘，明白方得承袭，但边方瘴疠险远，三司多不亲诣，往往转委属官行勘，或以贪赂或以避嫌，彼此展转有十余年。承袭者，乞预取土官舍人应袭替者姓名，三年一造册收贮，仍照黔国公沐琮所奏，依军职袭替，例各该衙门保送，布政司查勘荫叙文册，相同别无他弊，转呈抚按官核实行令，具奏定夺，若有争袭不明者，许抚、按、推委三司堂上官一员亲诣保勘，结报布政司，即为具奏，若徇私阻滞，听巡按纠奏。一、便纳谷以省借贷。谓：近例土官袭五品以上者，纳谷三百石；六品以下者，纳谷一百五十石，是固储蓄良法，缘土官职有大小，家有贫富，如知府等职亦有借贷完纳者，冠带之后即便科取派还，其驿丞、巡检等职，人不肯借，以此经年不得袭任，诚为可悯。乞不拘事例，许巡抚巡按官会同三司掌印官访察各官贫富，斟酌处置，量为减免。"奏下吏部，议谓："土官袭替，宜令云南巡抚巡按官依拟施行，土官纳谷专为备荒设，宜令抚按三司掌印官从公斟酌，不必拘定数目，不许全免。"从之。

94. 《明孝宗实录》卷43，弘治三年闰九月己丑（第29册，卷43，第2-3页，总第0882-0883页）

○己丑，内阁大学士刘吉等奏："南京刑部问拟盗卖铜铳之事，圣心致疑，以为发落似轻。臣等前日再三商论，又检大明律盗军器条，内开：若盗应禁军器者，与私有罪同。及私藏应禁军器条，内开：凡民间私有火筒、火炮之类应禁军器者，一件杖八十，每一件加一等罪，止杖一百，流三千里。今石荣盗铜铳，刑部依常人盗仓库钱粮问拟绞罪，做工五年，满日着役，已是加重。李景春、李景和、赵鉴乃知情接买之人，刑部依毁弃军器律论，又称比附律条，可见不是正律，亦为加重。臣等以为此等因人情犯深重，宜再加重以戒将来，以此，拟将石荣等四人着大枷枷号两月，满日押发广西烟瘴地面永远充军。荷蒙允俞事，已施行。"讫臣等又思："去岁，南京盗库之人与此不同，彼系偷盗内府财物，律该处斩，况又有偷盗十数次者，及放火烧毁官库，以致城内远近人心惊疑，情犯尤重，所以择其尤者处决，人心皆服，仰惟皇上圣德宽仁，凡事遵守祖宗法度而行，今此数人，律不该死，法司拟断明白，臣等止可斟酌，加重示戒，岂敢故违祖宗之制，不体皇上爱民钦恤之仁？辄便重拟处决。设若杀之不当，致伤天地之和，感召水旱兵戈之灾咎，将何逭、石荣等发落，只宜依前拟为是。"奏上，从之。

95. 《明孝宗实录》卷48，弘治四年二月庚午（第29册，卷48，第7-9页，总第0971-0976页）

○庚午，先是，致仕太子少保礼部尚书周洪谟上安中国定四夷十事。其安中国者三：一、积民食。谓：国家旧有预备仓以积谷，但有司率为文，具宜立定规，通行天下。凡积粟以一万石为率，遇大丰年，官积谷十之三；中丰年，十之二；下丰年，十之一。积之久，十里小县可至十万石，百里大县可至百万石，凡府州县官考满，以积谷盈欠为殿，最不幸而遇灾，验口赈给，凶年既散，候大丰年悉令还官，不取息。中丰年还三之二，下丰年三之一。凡民所还，及官所积，须使满，小县十万，大县百万之数，则有备而无患矣。一、抚流民。谓：西汉时召信臣守南阳，流民自附八万余口。东晋时，雍州旧在陕西西安府，因流民来聚，襄阳乃侨置南雍州于襄水之侧。松滋县，旧在直隶庐州府，因流民来聚，荆州乃侨置松滋县于荆江之南。其后南雍遂并于襄阳，松滋遂隶于荆州，此往事之可法者也。成化七年，从检讨张宽之奏：流民聚此处者，械归故里，适值潦暑，因饥渴而死，妻女被掠，瘟疫盛行，船夫递解者惧其相染，故覆舟于江。后令都御史原杰招抚，计死者九十余万人，故当时四川、陕西地震五百余次，灾伤遍于天下，此今事之宜鉴者也。今宜著令流民与各郡县相邻者，仿召信臣故事，听其附籍，仍复九年，待其安定然后征之。远而不可附籍者，仿晋南雍州、松滋县故事，设州县置官吏，编里甲建庠序，以治教之。今流民在在有之，四川、湖广尤多，凡流民所在，宜令附籍，量为赈给，宽徭省刑，承绝户田地者使纳其粮，刀耕火种者免之，则流民即良民矣。一、弭强寇。谓：东汉时广陵贼张婴寇扬、徐，太守张纲单车造婴垒，申示国恩，婴即降。今强寇时常有之，谓宜先令人以张婴故事备录本末，开谕招抚，如其听从散归农亩，否则征剿未晚也。其御四夷者七：一、备胡虏。谓：东汉大将军耿恭为匈奴所围，恭遣人持药矢射之，其肉如沸而死。今西——带守边者，俱宜用药矢，或用之弩箭、边箭、神臂弓，但贼近边墙即毙其马，则敌人畏惧，永不敢窥伺边境矣。一、剿广寇。谓：汉顺帝时，日南、象林蛮反，乃募蛮夷使自相攻，岭外悉平。唐明皇时，西原蛮黄乾耀等叛，诏募环古酋领方子弹、甘令辉等讨之，遂斩乾耀。今广西左右两江知府土兵不下四五十万，若夷人出没，不调中国军马，止募土兵征剿，转输金帛以资粮饷，如通把事有功者，升为官带通把事；又有功，许子孙世袭；又有功，升为随司长官；又有功，许子孙世袭；若土官知县有功，升知州，知州升知府，知府升宣慰，又累有功，则历升而上，以至都指挥都督，则人皆尽心，无不可破之贼矣。一、征剿西南夷及吐蕃。谓汉昭帝时，西南夷姑缯、叶榆杀蓝州太守，乃召钩町侯亡波击之。唐德宗时吐蕃入寇，乃召南诏异牟寻击之。今贵州苗贼即古西南夷，如其出没，则调贵州、四川各宣慰司土兵以征之。松潘番人即古之吐蕃，山路极险，百姓运粮常被夷人抢劫，此四川之大害也，乞将松潘官军留一半守卫，移一半于山麓之下，庶省一半运粮之苦，仍召松潘所辖四宣抚司长官，与之约，能剿捕羌夷者升赏，皆出常格，则四川大害可去矣。一、征剿云南边境。谓云南、老挝等处，其地瘴气甚毒，进者必死，若不得已而征之，必须调各处土兵，资以馈饷，约以升赏，如唐之调云南异牟寻以征吐蕃，远在境外尚成大功，况近在云南者也。一、经制云南境外地方。谓云南临安县南有野人一区，内不属云南，外不属交阯，宜善谕其酋长，与之建立衙门，使自推寨主堪任知府等官者，奏请定夺，止许三年贡马，免其一应差发，则内可以屏障云南，外可以捍蔽交阯。一、经制湖广溪峒诸蛮。谓宋太祖时，辰州夷人秦再雄武略勇健，擢辰州刺史，终太祖世，边境无患。今辰州苗贼地方，宜因克平之后，如宋太祖故事，使各洞酋长自择某溪峒可立宣抚长官司并土官知府等官，则可使如宋之无边患矣。一、经制四川都掌大坝。谓太祖高皇帝经制云南、贵州及四夷边境，设立土官宣慰、宣抚、知府、知州、知县等官，独广西蛮蜑县分湖广苗蛮、溪峒、四川都掌大坝三处，未尽设立，所以三处每有夷人出没之患，乞如祖宗成宪，设立土官为便。至是，疏闻。上命所司议处，时洪谟已卒于家矣。

96.《明孝宗实录》卷55，弘治四年九月乙亥（第29册，卷55，第1-2页，总第1070-1071页）

○南京兵部右侍郎王诏卒。诏，字文振，真定赵州人，天顺八年进士，授工科给事中，论事务持文体。睿皇后崩。值秋享太庙时，议为不当，以卑废尊，诏言祀有丧，不祭，则移日请俟释服，行之。虽不果行，然议祀者不能屈迁，都给事中典问列会，奏起请致仕。尚书王竑、李秉，而斥都御史王越，或有赞之者，宪宗召至便殿，赐杖具诘责之，众莫敢对。诏仰而呼曰："臣等言虽不当，实区区犬马之诚，非有他也。"论者壮之，升湖广右参政，以父忧去服，除再任，迁右布政使，弘治初进贵州左布政使，未几，擢右副都御史巡抚云南。奉诏录囚，躬冒危险触炎瘴，平反颇众。尚书吴云，洪武中继待制，王祎死事云南后，祎赐议忠文，令云南岁祀而不及云。诏言于朝，赐谥忠节，与祎并祭，四年赴任南京，病，卒六十四。时诏官三品，未及考。上特赐祭葬诏，仪冠魁岸中坦，夷自处不苟，历官险要，清约如平，生时卒无子弟在侧，官属为治后事，囊无长物，世称其谅直，而惜其弗究于用云。

97.《明孝宗实录》卷68，弘治五年十月乙巳（第29册，卷68，第2-3页，总第1289-1291页）

○乙巳，致仕南京工部尚书程宗卒。宗字源伊，直隶常熟县人，景泰二年进士，授刑部主事，升署员外郎，迁江西吉安府知府，丁父忧改真定，未行，又改武昌，升四川左参政，陕西右布政使，转左，再升都察院右副都御史，治院事，出巡抚陕西，丁母忧，起抚夷于云南，寻巡抚云南，升刑部右侍郎，转左，秩满升南京工部尚书。弘治二年致仕，至是卒，讣闻。赐祭葬如例。初，曩罕弄者，木邦宣慰使罕乞法之女也，归陶孟司歪守孟密，盖木邦本以孟密有宝井，故私厚之，景泰初，曩罕弄遂据孟密以叛，而每以金宝求通朝廷，欲自立为守臣，所抑不许。成化间，守臣贪赂入其使，遂得以重宝哄大学士万安，安乃力主设立，议遣大臣抚治，时朝士畏清议，莫肯往者，乃即宗家起之，宗既承安风，旨至云南，首为说以右孟密，时巡抚都御史吴诚以为不可，宗大怒，阴使人让诚，曰："彼不欲为巡抚矣。"诚遂不敢言。宗乃会守臣往。凡木邦诉告者，皆杖遣之，而曩罕弄使至，皆犒赍殊厚，又独踰南山再就见之，且命之坐。曩罕弄揣知宗意略不及，木邦故地且求索他侵地，宗皆许之，归，遂以退地为奏，实无寸地归木邦也。时边人莫不忿惋，吴诚竟以忧卒，而宗遂巡抚云南，益骄倨不事事。凡土官衙门关节皆以子通，而子尤暴横，莫敢谁何？既而开立孟密安抚司，而宗遂升刑部侍郎矣，先是曩罕弄之叛，木邦犹畏中国故，侵地止什四。自宗右之，遂尽屠木邦，至掘罕乞法父祖冢，夺其金牌信符，罕乞法弃妻子走孟乃，西南诸夷皆窃睥睨以轻中国。孟养因兹跋扈，致频年抚夷，老幼罢转输，少壮死瘴疠，至今不已者，其祸皆始于宗也。说者谓宗虽承安风旨，使当其时苟能以大义折曩罕弄之叛，必欲退其侵地，然后以衙门界之，犹之为近，顾乃贪懦不敢出一语，而汲汲奉之，唯恐失其欢，此所以遗无穷之患也。故滇人历数巡抚于其土者，皆羞及宗云，或谓宗明敏能留心职务，故吉安之治能得民心，至群赴阙下请留之，而晚年乃大谬至此，惜哉！

《明孝宗实录》卷68，弘治五年十月己未（第29册，卷68，第8-9页，总第1301-1303页）

○己未，刑部尚书彭韶等以会审，拟上监察御史李兴、彭程罪状，得旨："李兴致死人命数多，处斩；彭程并家属发隆庆卫充军。"于是五府六部英国公张懋等上疏曰："李兴酷暴，罪固不可逭，然其致死者多有罪之人，若处兴以死，则凡故杀故勘者，又将何以罪之？彭程以言为职，虽论事未免过当，原其心亦出于忠恳，若置程充军，则凡奸贪枉法者，又将何以罪之？"吏部尚书王恕亦上疏曰："李兴巡按克尽宪职，贪官污吏闻风敛迹，若处之死，臣恐天下后世以陛下用刑任情而不任法，使御史不敢举职，贪污者皆无所惮矣。"上曰："李兴酷刑罪当死，汝等既累章论奏，姑从轻杖之百，并家属发极边烟瘴地充军，今后出巡御史凡事务遵宪纲，不许任意妄为，敢有酷暴如李兴者，必诛不赦。彭程仍充军。"兴在陕西，过为崖岸，视方面如无人，虽都御史亦凌之，事必欲出其上，故及于祸，然亦能举其职，程亦以言过激得谴，议者惜之，后程母李氏以年老无他子，乞留程侍养。南京工科给事中毛珵等复言："臣下进谏当赐优容导之，言犹，或依违罪之，谁敢复谏？且言有工拙，意皆忠恳，周昌以桀纣比高帝，陆贽以仁义谏德宗，当时之君皆知听纳，以其同出于忠耳。今彭程之言虽甚狂妄，原其心亦出于忠，陛下当取其心而略其言也。昔刘禹锡附王叔文得罪，当远贬，裴度以其母老，言于宪宗，禹锡得改连州。陛下圣德非唐中主可比，而彭程之罪又与禹锡不同，伏望少赐衷悯，曲加宽恤，使彭程母子得以保全，天下知陛下以其母故而宥其子也。"皆不允。

98.《明孝宗实录》卷76，弘治六年闰五月乙巳（第29册，卷76，第9-10页，总第1463-1466页）

○南京户部员外郎周琦言："广西桂林府古田县，柳州府马平县，皆山势相连，猺、獞恃以为恶，我军北进贼即南却，西进即东走，军退复即巢穴，如石投萍，随散随集，故兵屡进，贼转多，民困日深，资粮浪费，且广西各府仓粮库藏俱无余积，往时进征古田，军饷多出借办，兵既不利，财又不足，臣恐广西之地十年不治，民将无地；二十年不治，地将无名。臣切以为征讨之策有三，乞令各府州县审勘有獞人处所，某处旧系獞村，今某为恶；某处旧系民村，今某占据；中间孰为首恶，孰为胁从，孰为流民，孰为流獞，何处可容，何处可剿，以定去留。照成化元年例，请兵二十余万，四面夹攻连进三年，使民安堵，方令班师。其旧县獞村者，招抚残獞居住。村少者，附各该州县管束；村多者，立为土官管理。旧系民村者，招集逋民复业。或地多民少，令各处招发流民填实，如本地招发见在流住外处人民，广东招发广州等府。南海等县砍山流食，猺人俱无籍产，止有猺长管率，并招南雄、韶州等府，江西流住做工听顾之人。荆州、里阳、裕州、临清、刘家隔、金沙洲等处，招发递年在外流食之人，及安置房人，并内外该流人犯，俱发填塞。剿过被占民村，给与土田，各免税粮三年，差役六年，可为久安长治之策，免致岁劳兵力、月费民财。其接济仓粮，亦照成化元年乞运湖广、江西、广东等处，仓粮应用，此为远图者，一也。若止调两广官军及田州、思恩、泗城、南丹等处土兵，则往年多于秋尽调兵，冬尽方到，春初进山，彼时贼人米谷既藏，雨水又多，进则难攻，困则难破，兼有瘴疠，岂能久驻！及夏散军，招抚残徒，纵有牛具种子，无春可耕，岂不更加猖獗，复攻百姓流劫道路。今乞六月调兵，九月取齐霜降进山，庶可成功。十一月冬至以后散军，十二月招抚残徒，次年正月安置，则残徒各得借助牛具、种子，及春耕种可以聊生，必不掠民，此为近利者，二也。又全剿不如独攻，明捕不如暗执，总镇、总督、总兵固总其纲，而副总兵、参将等官亦皆奉敕剿捕贼寇者，若各该地方遇有贼情，俱待呈禀三府，移文调兵方行剿捕，孰肯坐以待毙？宜令会同分守、分巡，或府、州、县正官即统所辖官军并土兵，不拘时月扑灭，不必反复行移以致惊疑。且每年进兵多资田州、思恩、南丹、泗城等处兵力，其间官目会有愿出兵报效者，多因公事相绊自守地方，宜行巡抚等官查审事情，为之处治，令各出兵报效。两江各三千余，名属左江者左参将听调，属右江者右参将听调，重则两江会调，以资独攻暗执之举，所获功次重加赏劳，则猛獞知惧兵自得利，此兵力不劳、钱粮不费，而事济者，三也。"疏下兵部，复奏："以琦生长其地，深知寇情，三策反复详尽，切中事宜，乞下两广守臣议，拟以闻。"从之。

99.《明孝宗实录》卷94，弘治七年十一月戊戌（第30册，卷94，第4-5页，总第1726-1728页）

○戊戌初，孟密土舍思楪之复叛木邦也，因其宣慰使罕乞法亲往孟乃寨纳妇，乘虚袭之，窃据木邦，分地二十七处，诱降其头目高答落、信蛮等。信蛮又为思楪聚兵阻路，罕乞法不得还，依住孟乃寨者三年。于是巡抚云南都御史张诰等会奏议，遣都指挥金事刘镛、参政毛科、副使荆茂等诣孟密抚谕，思楪犹不服，复遣参政方守、金事周凤、署都指挥金事马铉督理粮饷，参议黄东山、副使赵炯、都指挥金事窦俊等督率陇川、南甸、千崖三宣抚司积粮开路，示以必征之势，又令汉土官各耀兵以威之。高答落等闻之惧，复归罕乞法，思楪杀之。罕乞法令人调其土兵，合陇川等三宣抚夷兵至蛮遮寨，共图之。思楪惧，乃罢兵，木邦人遂从孟乃寨迎罕乞法以归。至是，诰等奏其事，且言："抚谕等官冲冒瘴疠，备历险阻，乞赏之，以劝有功。"兵部议谓："罕乞法虽还木邦，思楪犹未见悔过服罪，其逆顺从违尚未可知，如遽行赏，恐将来夷患未息，亏损国体，请谕守臣再委官亲诣其地，召思楪出见，令与罕乞法歃血同盟，尽还侵地，尽归叛酋，自愿承袭父职，不复再启争端，然后论功行赏。"从之。

100.《明孝宗实录》卷100，弘治八年五月丁亥（第30册，卷100、第1-2页，总第1834-1835页）

○镇守甘肃都督同知刘宁等奏："罕东左卫都督只克报，沙州地方屡被土鲁番阿黑麻抢杀，且逼胁各夷归附。而哈密都督奄克孛剌又报，苦峪城内近被火烧毁，房舍无以自存，乞容归降，各乞给赐牛、犁、种食。又传阿黑麻欲夺苦峪、赤斤、肃州等处，乞缮修赤斤城以为之备，且哈密、罕东、赤斤俱我藩蓠，今哈密之居苦峪者被火，罕东之沙州被寇，义当救恤，但苦峪去肃州逾四百里，其地贫薄，水草不足以自给，赤斤城高复饶水草，且去肃州为近，有急易于应援，请令苦峪寄住者悉迁之赤斤城内。其城或有颓圮，宜及时修治，并请遣人赍服食之物，往抚谕沙瓜王子庄等处番夷，以坚其内附之心，复递遣哈剌灰各种夷人有二心者，互来入贡用，破散其异谋。前此，肃州拘留阿黑麻贡使写亦满速儿等，请安置烟瘴处所以正国法，且防其逸出之患。"事下兵部会议。谓："宁等所奏多可行，惟写亦满速儿等不必安置远方，但量移陕西近地，仍官给酒食，俟阿黑麻悔过之日，并其赏赐之，贮库者悉以归之，于事体为便。"从之。

101.《明孝宗实录》卷110，弘治九年三月壬午（第30册，卷110，第1页，总第2007-2008页）

○壬午，吏部奏："选法事宜：一、请拣选上选监生吏员。年力已衰及有疾不愿出仕者，照例授以职名荣其终身。一、省祭听选官。有选期已至而托故不至，或临选不出以图美缺者，请降级叙用。一、今后新进士不必放回，令于各衙门讲习刑名律令，庶选用时，克称任使。一、天下府州县有邻近边夷，或地方瘴疠者，请于除选之际，随宜斟酌。一、在外各衙门官吏，有缘事问革为民者，或盗匿文案假造给由等项文书，起送赴部，请通行、巡按等官将问过招由，逐一开具以备参考。一、官吏有犯公私徒杖罪名，及私笞减等不尽者，俱照旧例降级，若犯公罪该笞，或私罪该笞减尽者，请免其降级，不可一概混施。一、旧例在京各仓场官，守支至五年之上者，虽放支未尽，亦得付选；其在外仓场官，非守支十年以上者，不得预然。今西北各边仓场，比之在京仓场贫苦尤甚，请照在京事例，五年以上亦许付选，庶劳逸适均。一、各处巡检在任，捉获强、窃、盗及逃亡军囚，请令备粘招由以凭查考，其捉获伪印，必须开写何衙门印信，及犯人覆造情款，俱与巡按等衙门所缴招由相同，始准功迹。"奏上。从之。

102.《明孝宗实录》卷130，弘治十年十月丙子（第30册，卷130，第3-4页，总第2300-2301页）

○礼科给事中吴仕伟奏："广东高州府云炉、大桂二山俱当贼冲，电白县治旧在云炉山口，因避贼，迁神电卫城内，其城堡遗址尚存，请以平山巡检司移置其中，仍调官军一哨，给与田业使之耕守。有警，人自为战，以免调发之劳。其大桂山口亦如之。又神电、高州当雷、廉、肇庆各府之中，有警易于应援，神电原设参将一员，高州设兵备副使一员，近因泷水有事，参将暂移肇庆，遂为常居之所，而兵备副使往来他处无定在，请命参将还住神电，兵备副使专守高州，以便居中调度，又两广官军擒斩贼级，例不升赏，以故人不用命，请照例升赏，以励士气。又两广军伍空缺，他省清解，至者多为瘴疠所伤，乞以两广军应戍他省者，两易之。"事下兵部复奏。从之。

103.《明孝宗实录》卷134，弘治十一年二月壬申（第30册，卷134，第1-2页，总第2354-2356页）

○初，兵部左侍郎兼都察院左佥都御史李介，陈边务五事：一、便调集以节边兵。大同去延绥千余里，每遇有警难以策应，偏头关旧有游兵又已奏留防守，请就近相须应援，而令分守代州参将姚信改充游击将军，如旧分分守。选三关兵三千，听其调用，如宣府有警，大同游兵径赴截杀，偏头关游兵移住大同西路，延绥游兵移住偏头界。如延绥有警，偏头游兵径赴截杀，大同游兵移住偏头，宣府游兵移住大同东路界，庶兵无远戍之苦，而有连属之势。一、收远军以实边伍。北人戍南者率毙于瘴疠，南人戍北者多困于苦寒，以此逃亡数多，召募难集。今太原、平阳、大同三府所属州县，清解军丁往南方诸卫所补役者，请免令起解，改编于大同所属边卫，庶人情便宜边卫充实。一、处班军以严兵备。河南、山西例拨官军分班防御大同，年久怠玩不到数，多请令大同巡抚官移文河南、山西照册清补。如例罚班，每官军下班，仍令分巡官拣取精壮，籍其年貌，附送大同所司凭以查照，如有不到，令分巡官提问原领官员，罚俸如例。一、宽住俸以恤边官。边方军职坐买马，不及数，连年住俸，困于饥寒，请行令宣府、龙门等卫所官买马，不及八分住俸年之上者，暂令支俸，立限补完；过限者，仍住其俸，其系远年逃亡事故，买马未完。自弘治九年以前连坐住俸者，亦准收俸。一、禁占役以革边弊。边镇地方内外镇守等官占役军士动至数百，请立法禁革。自镇守总兵分守八备，内外官原有奏定军伴名数外，其副总兵以下官，亦宜定拟名数，凡协守副总兵官，与军伴三十名，游击将军二十六名，监抢内官二十名，仍出榜晓谕，不许于额外役占。违者，听巡抚巡按官举奏，照黜降，尤甚者，从重治罪。巡按官满日将各官有无占役，具实以闻。至是，兵部复奏，谓："介所言皆可行，但欲改姚信为游击，恐不便于事体，请于三关择精二千充游兵，委骁勇都指挥二员分领，仍听信调度为宜。"从之。

104. 《明孝宗实录》卷151，弘治十二年六月壬子（第31册，卷151，第9-10页，总第2676-2678页）

　　○巡按山东监察御史罗贤奏："近谍报，朵颜卫虏骑二千屯虹螺山，而泰宁、福余二卫虏酋借兵于他处，俱欲入寇。又虏骑三千入广宁、双台等处劫掠，官军婴城自守，无敢御之者。请下所司请所以防御之策。"兵部复奏："辽东与各边不同，海西每年一贡，三卫每年再贡，互市相通，世受中国厚恩，虽时有寇掠，原无聚众反叛之谋，只因边臣生事，往往诱杀熟虏以为功，委官覆按亦不举正其罪，所以结怨虏人致启边衅，彼得以复仇籍口，我军数至丧败，且三卫之贼易弭，而海西之寇难平，失今不图，恐仇怨积深，导引北虏为寇，其患非细，请令巡按御史覆按。双台之役，人畜杀掠几何，官军亦曾对敌及策应与否，一一分别功罪，以闻。自今，若有诱杀熟虏冒功为首者，以谋杀汉人律罪之，同行知情者，俱调南方烟瘴卫分分守。守备等官知情者降三级，镇巡官知情故纵者奏请处分，仍请敕镇巡等官各率其属，秣马励兵振扬威武，优恤士卒作其锐气。有警，设策防御，必敌势众大，本镇力不能支，乃会合邻兵相机从事，其各路城堡、士马、器械，仍下巡按御史阅。"实闻奏。从之。

105. 《明孝宗实录》卷153，弘治十二年八月辛亥（第31册，卷153，第10-11页，总第2722-2724页）

　　○辛亥，巡按云南监察御史谢朝宣奏："孟养夷酋思陆，本麓川叛贼遗孽，窜居迤西金沙江外，成化中尝据缅甸之听盏，弘治七年征调其兵渡江，遂复据腾冲之蛮莫，又率木邦起兵攻烧孟密安抚司，杀掠夷民二千余人，劫象、马、金、宝，有并吞孟密，觊觎故土之志。迤西人恭们、腾冲人叚和亡命为之谋，主屡抚不听。指挥黄昇承委两至夷，方取到缅书，词多矛盾，疑涉交通屡行。都指挥李增、副使王槐勘抚，止据缅书回报，别无一辞区画，以致夷情狃诈未可轻处。臣窃见云南会城去腾冲、孟养隔远，声势难接，朝廷故于金、腾等处添设镇守太监，为抚夷安民之计。但在会城者权分于不统，在金、腾者事失于怀私，虽尝阳却思陆之赞，边方官军受害亦多矣。臣闻太监吉庆到任以来贪暴无状，私设牢狱酷用刑法，群小为之腹心私敛，所部私觊仪物，锢死军职，卖放金齿操军四百名，使纳银具。尝因抚夷渡江被惊，追责潞江安抚司出银赎魂，征求峻急，逼逐夷民逃窜异土。尝至腾冲擅作威福，絷系官舍军士惊扰，众相鼓噪几致他变。以此观之，前日思陆所以敢于馈送者，安知不因其贪以饵之也，所以邰之者安知不有待于后也。臣闻蛮莫等处，乃水陆会通之地，夷方器用咸自此出，货利之盛非他方比以，故陆屡抚不退。况迩年以来透漏边情，不止恭们、段和而已，又有江西、云南、大理逋逃之民多赴之，盖镇夷关巡检司职微势轻，不能禁治故也。云南官员一差抚夷，即谋多赍违禁货物往彼馈送互市，漏我虚实，为彼腹心。臣愚计之，孟养甲兵不能当中原一二大县，以云南之势临之，易于压卵，奈何！奈何！一调即来，屡抚不退，皆镇巡等官失之于初，逋逃奸人谋之于中，抚夷官员坏之于后，失今不制，必成痈肿。伏望陛下怜悯边民困苦云，镇守太监止存一员，取回一员别用，革除镇关巡检司，专委守备都指挥或指挥一员拒守，以备奸人逃亡，兼盘诘抚夷官，赃货捕系以闻。抚夷官有能抚谕思陆退还地方，照拟军功升赏。若蛮莫等处归之木邦，孟密犹启争端，请移腾冲司于蛮莫，或量分二三所以为守御。如思陆仍不听抚谕，然决于用兵，使无噍类以为土官不法之戒。"事下兵部，议："太监吉庆先已奏留，镇守如故，请移文庆等，及今瘴消时，令金、腾二司操练军马，蓄积刍粮，并行附近陇、干等处土官衙门，一体整搠夷兵，以示必征，其余事宜亦行庆等议。"拟以闻。从之。

106.《明孝宗实录》卷154，弘治十二年九月乙丑（第31册，卷154，第3-5页，总第2736-2739页）

○福建右布政使李韶，以前任云南右参政颇知土俗事宜，上疏言四事：一、谓澜沧卫与北胜州同一城，地域广远，与四川建昌、西番、野番相通。迩年西番土舍章軏、高连等恃倚山险，招服野番千余家为庄户，遂致各番生拗，动辄杀人，而州官无兵不能禁制，卫官且大废军政，恬不加意。又姚安府、大罗卫、宾川州地方有贼穴六七处，军民受害甚切，请添设兵备副使于澜沧城，以姚安、大罗、宾川、鹤庆、丽江、大理、洱海、景东府州卫所属之，于野番则用抚流民法，于贼巢则用立保甲法，朝夕经理，不出数年，章軏、高连之颈可系麾下，野番贼巢之恶可弭大半矣。一、谓孟养、思陆乃麓川叛贼余孽，正统开讨平麓川，时怜其幼，驱寘江外，盟誓不许过江，厥后遗种滋蔓，往年过江夺据孟密所管孟木、贡章、蛮莫诸村寨，累抚不从。臣料思陆之势可以胁抚，亦可以切责，可以征剿胁抚之策。观其所行文书俱用汉字，麓川残伤言犹股栗，若胁以兵威，抚用间谍，则彼将慑服矣；切责之策，闻其求贡乞地，其事若抗，其辞则卑，若降玺书遣官切责以伐其谋，则亦可不战而屈其兵也；又征剿之策，思陆所居仍在江外孟矿，其过江者五六千人悉是头目，夷兵所恃枪弩，无甲胄火器之利，若调发大兵列阵江岸，一面问思陆之罪，一面征占寨之夷，则可即伏矣。方今各夷新集，众心未定产业未成，用此三策，而仍于金、腾、干、陇广积米谷，于干崖广造战舰示以必征，俟瘴消时月征进。夫金、腾、云南之藩篱干崖、陇川，又金、腾之藩篱去蛮莫、孟木甚近，思㩩存时尚被其蚕食，今思㩩已死，其势渐弱，木邦与相交通，缅甸道路险远，干崖、陇川之兵不强，臣恐思陆之志不在孟密、木邦，而在干崖、陇川也。若曰两夷相攻，中国之利姑置度外，宽假数年，则彼生聚教练，当有将来之祸。虽劳百万之师，费亿万之财，亦无及矣。一、谓广西府旧有土官知府，后改建流官，所属皆僰人、罗罗此类，野人难化而易制。本府前有乾海，后有平壤，一带有水利可开屯田，请于会城、广南卫量拨二所赴彼，守御屯田以制之。一、谓云南曲靖卫军多路僻，平夷卫当贵州安冲，军少事繁，请以曲靖卫屯田附近，平夷者调拨二所以属之。兵部复奏，请设兵备副使一员驻澜沧城内，统制姚安等处，其余事宜移文镇巡官会议，相机区处，以间。从之。

107.《明孝宗实录》卷155，弘治十二年十月壬辰（第31册，卷155，第3-4页，总第2763-2766页）

○先是，镇守金齿太监吉庆言："孟养思陆欲贡方物。"兵部议：不可许。既而，庆等及巡按监察御史谢朝宣等言："思陆有吞并孟密，图复故土之心，有画胁抚、切责、征剿三策以进者，俱下云南镇巡等官议处。"以闻。至是，巡抚都御史李士实等奏："往年以孟密、思㩩侵据木邦地，因调兵思陆以胁之，思㩩始退地听抚，不意思陆于渡江之后即据思㩩之地，兵争不已，重劳抚谕。然思陆虽据地未退，亦备方物进贡。臣闻所司有请却其进贡者，又有请降敕切责者，以臣观之，未为得策，何也？往年思㩩朝贡俱废，今思陆心虽未知，名则近正，若遽沮之，是逆其诈且示不广也，有如贡却而地不退，将何以处之？思陆缅书止云：我调众陶孟夷兵过江，到我陇刚，只为思㩩，别无嫚词。有如敕至而地不退，又将何以处之？且思㩩占据木邦地方二十七处，抗违朝命四十余年，财力为之耗损，官军为之疲敝，逆节若此，死有余辜！一旦听抚朝廷，即弃其过不复追论，思陆今据思㩩地方，不为无罪，然其助兵胁抚思㩩，于我有功，议者于木邦奏调思陆之事，讳而不言思陆助兵胁抚思㩩之功，弃而不录亦过矣。臣愚以为今日之处思陆，贡不必却，敕不必降，当先录其功次纳其贡，然后责其退地，务使功过不相掩。此而不从则执辞问罪，彼亦无以藉口，又今思㩩已死，其子幼，其弟思落护印，请给冠带乞赐俞允。盖孟密地方，兵力与孟养略足相当，诚赐之冠带，使两夷相持各自为敌，而又申饬陇川等三宣抚司并金腾等处，严备保境，自可破思陆觊觎之谋。候瘴消时月，臣等督遣三司抚夷官亲诣抚谕，如或不听，后举可图，而国威亦无损也。且思陆今日之事虽不可视为乡邻之斗，然终是以夷攻夷，恐无劳缨冠之救也。"事下兵部议，谓："先是，云南守臣奏思㩩听抚，归其侵地及头目，誓不再犯。未尝及思陆胁抚之功，无凭可录，就使思陆有功，亦当归本土，以俟朝廷处分。奈何乘机过江，夺占蛮莫、贡章等地，分兵迭守，则与思㩩占据木邦地方何异？若再不听抚，则当兴师问罪，奚可先录其功，其备方物进贡意在缓我加兵，别蓄异谋觊觎笼川故土也。若纳其贡，彼必以我为利其贡物，略其罪责，侵地终不可复，兵争何时得息，边境何时得安？其称以思落护印，请给冠带，俾为防守之计，但夷性变诈，父子兄弟争地相杀乃其常态，恐思落既得冠带临治其地，久之视为己物，戕害思楪妻子，因篡取之，则又启争端。请移文云南守臣，令金、腾、陇、干等处整兵秣马，蓄粮造船以备征调，兼督令抚夷副使毛科等往抚，谕以朝廷威德，若思陆果不听抚，即合加兵，所司宜会议征兵若干及用兵方略。以闻。其孟密宣抚司印，令思楪妻子典掌，仍令思落同土舍陶孟、招刚等协辅行事以制夷落，候思楪子长，令袭职。"议上。从之。

108.《明孝宗实录》卷177，弘治十四年闰七月戊戌（第31册，卷177，第10页，总第3259-3260页）

○巡抚云南都御史陈金奏："臣等奉命督调缅甸、孟密及干、陇、南甸三宣抚司夷兵，并象、马、器械、战船悉具，又已聚粮十二万，候瘴消时，遣官率兵二三千往抚孟养、思陆，然闻思陆方治兵脱，再冥顽旅拒，我军万里请命，其何能及？乞听臣等以便宜从事，或令缅甸之兵攻取听盏，又督孟密之兵攻取蛮莫，两地牵制彼势必分，庶追攻易于马力。若彼止，未掣兵退地，别无拒敌之心，臣等当持重审处。"事下兵部会官议，谓："思陆虽聚兵据地，然未敢侵我边方，且自称所据前地止归于木邦，不敢私有，亦不归之孟密，是犹有畏恶名慕中国之意。且云南连年灾异迭见，未可骤尔加兵，请仍敕镇巡等官择委布、按二司官亲行榜谕，若思陆果肯退地归于木邦，则亦赦罪罢兵。不尔则驰奏，再请裁处。"从之。

109.《明孝宗实录》卷181，弘治十四年十一月戊寅（第31册，卷181，第1页，总第3332页）

○戊寅，文武群臣朝觐王子奉天殿东廊。江西赣州府连日大雷雨，各县遂多瘴疠，人有朝病暮死者。广东广州府并韶州府连日雷雨大作。

110.《明孝宗实录》卷195，弘治十六年正月癸未（第32册，卷195，第3-4页，总第3591-3593页）

○云南分守金、腾参将都指挥卢和，同布政司参议郭绪，按察司副使曹玉抚谕孟养、思陆。和先行至腾冲，孟养陶孟卜送闷立遣人来投缅书，并致方物以觇我虚实。和谕以祸福使归，语思陆掣兵过江，归所占蛮莫等地，且调陇川、干崖、南甸三宣抚司夷兵象马一千，偕官军操练示以必征。时绪、玉赍敕谕榜文来会干崖，而卜送闷立听招而至，遂友复开谕，使语思陆，谓肃昔听调而来，本月效顺之心虽为孟密所困，其所摧败亦足相当，今乃占据我土不肯过江，实尔之罪，能及时听抚，则悔祸从福之机也。思陆始遣陶孟罕曰猛、怕莫投缅书，兼献银器等物。和等分道进至金沙江，孟赖、思陆仍遣大陶孟伦索、怕卓等再率所部来见，和等如前谕之。思陆听命，退还前所据蛮莫等地十三处，掣回马象夷兵，过金沙江而归。又边陶孟招、刚等贡象六只，银六百两，并金银酒器、金鞍、金钩、象牙、土锦、孔雀尾等方物，纳款。镇巡等官以闻，因言："蛮莫等地原隶木邦，成化间始为孟密所有，至弘治十年又为思陆所据，连年构祸，今始平定其地，既不可复与木邦，孟密又不可割畀陇川、干崖、南甸三宣抚司。欲开设卫门，则地方悬远，瘴疠难守，宜暂于腾冲岁拨官军四百，分番往守以俟。更议其思陆前有助平思撦之功，今有悔祸纳款之顺，请赐以名目、冠带，仍降敕奖谕之。"兵部会议："蛮莫等处本木邦分地，在大义宜归之木邦，今镇巡等官乃欲俯狥思陆之情，止拨官军轮守，恐失朝廷之体，请仍敕镇巡官裁以大义，斟酌奏处。其冠带名目之赐，则贡使已言思陆不愿，不宜轻畀，请降敕奖励而厚劳其使者，若抚夷官之有劳者，当次第升赏。"从之。

111. 《明孝宗实录》卷 200，弘治十六年六月庚申（第 32 册，卷 200，第 11 页，总第 3722 页）

○巡抚云南都御史陈金奏："云南广南府设一卫五所，官军保障沿途驿站、哨堡，接送其后官军。若于瘴疠奏调回城，遂致城郭空虚，头目、通把、目老、百姓逞毒肆害，流官不敢赴任，侨寓临安，印信常于。

《明孝宗实录》卷 200，弘治十六年六月庚申（第 32 册，卷 200，第 11–12 页，总第 3722–3723 页）

○舍依仕英官吏寄住，不相管摄，恐因循岁久，则所属富州之地且见并于交南，不复为中国有矣。今云南左等卫，并曲靖、越州、陆凉、宜良等卫所每岁轮调官军一千人，守备临安防御交人，但临安距交趾犹远，广南距交趾百里面近，宜令改守广南，每卫各推指挥一员管领，使该府官吏籍之随进，至于城垣、楼铺倾圮废坏，则先委官督工修筑，仍追依仕英所掌印信给流官掌管，待一二年人心各安事体渐定，但存一半于彼轮守。甚富州原额税粮则如例征收，以为官吏俸给，并官军口粮。本府及维摩州、阿迷州所属诸驿俱委官修理，并追给马匹、马夫接递。又维摩州乃入广南道路，虽属广西，莫能制御，今宜改属广南。若当盛夏瘴疠盛行，则令暂回临安。依仕英自今改过，自亲听受约束，则令保送承袭。

112. 《明孝宗实录》卷 223，弘治十八年四月戊寅（第 32 册，卷 223，第 10 页，总第 4227–4228 页）

○户部奉旨会吏部，推大臣一人，处置荆襄等处流民，并议上合行事宜。谓："流民安土重迁，若一概发遣，人情不堪，宜令移文原籍查各军匠，见有人应当而户丁不缺者，仍寓彼，而以军匠为籍，依例帮贴。倘原籍丁尽无人应役者，即将附籍应继之人顶补。若军系远方及烟瘴卫分，以水土不服为辞者，编发附近卫所，且谓起复刑部侍郎何鉴。可用。"上从之。

七、《明武宗实录》

113.《明武宗实录》卷6,弘治十八年冬十月辛巳（第33册,卷6,第9—10页,总第0206—0207页）

○江西南安府大庾、南康、上犹,及赣州府兴国、瑞金、雩都、信丰诸县,自夏六月至是月,瘴疠大作,官民多死亡者。建昌府广昌县大雨雾凡两月,民病且死者相继。

114.《明武宗实录》卷15,正德元年秋七月乙未（第33册,卷15,第15—16页,总第0472—0473页）

○南京六科给事中石禄等奏:"顷岁,山移地震,水旱频仍,风霾蔽日,雨雹杀人,为变不一,被灾之所,宜遣官赈济招抚,或蠲其赋税减其科征。尤望陛下积成修省,日御便殿召对执政,躬理万几。"户部尚书韩文等复议:"水旱灾伤无处无之,若概欲差官,恐徒劳无益,宜俟奏报之日量其轻重,如例上请蠲贷。惟江西南赣、建昌等府之民,死于岚瘴者无算。直隶、凤阳等府大雨如注,平地水深丈有五尺,没民居五百余家。陕西、宁夏左屯卫红气薰天,继以猛火毁城楼台堡,官军房屋牲畜几尽,并伤男妇三百五十人,是乃异常之灾,宜移文各该巡抚官亲诣其地,加意抚绥贫民之困。于差役者,即与优免。庐舍之淹没,营堡之烧毁者,官给钱量为赈济,仍督所属官吏招抚流移,禁革科扰,庶灾异可弭。"从之。

115.《明武宗实录》卷43,正德三年冬十月丁卯（第34册,卷43,第1页,总第0987页）

○初,巡按广西御史卢翊督造纪功,奏册未就,升湖广佥事,去任矣。有旨责其违慢,令科道官记之。会翊以进表至京,科道官有言,翊亦上章辩豁,得旨:"翊既去任五月,其已之,但具奏分豁,而以瘴烟毒矢为辞,为国忘身岂可惮劳?况翊止纪功,非亲冒矢石之人,泛言不忠,令首实以闻。"既而,翊上疏自劾,诏以诡辩不实,令致仕。

116.《明武宗实录》卷46,正德四年春正月庚申（第34册,卷46,第8页,总第1057页）

○总督两广军务左都御史陈金等奏:"广东连山县旧治,乃洪武初年建置,土地衍沃山水环绕,且通舟楫,足以御防夷寇。天顺中为贼攻毁,暂迁小水坪,岭险阻多瘴,居民不便,宜迁复故址,岁拨官军民壮千人分番戍守。"从之。

117.《明武宗实录》卷47,正德四年二月戊子（第34册,卷47,第8页,总

第 1075 页）

○兵部言："军官子弟比试不中式者，凡七十一人。内刘珍等二人因马蹶而坠，具情可悯，宜如例收选。彭镇等不准袭替。张本等宜褫其职，发回原卫充军，俟三年再比，若仍不中，发烟瘴卫分，永充军役，别取户下相应袭替者，俟试中用之。"得旨如拟。仍著为令。

118. 《明武宗实录》卷72，正德六年二月壬午朔（第 35 册，卷 72，第 1 页，总第 1579-1580 页）

○南京工部尚书张宪卒。宪，字廷式，江西德兴县人，成化壬辰进士，授吏部考功主事，历员外郎、郎中，升山东参政，浙江右布政，使顺天府府尹，工部右侍郎，总理易州山厂，寻兼右佥都御史，理两浙、福建盐法，九年考满，升右都御史，久之，入莅院事，改南京都察院，迁南京礼部尚书。还瑾柄政，勒致仕，瑾诛，最先召用，改南京工部，至是，卒，赐祭葬如例。宪在考功最久，课核明审，荐士多不识面，在山东尤尚儒术，修宗圣公祠墓，督饷辽东，暇即诣学，召诸生讲授中贵。镇浙江者，其下暴横，宪悉置之理，复岳武穆王，祭田为之立，后公帑羡，余毫发无取。尹京时，有声易州山厂素为奸利囊橐，宪省供馈，严薄书损柴夫耗银，至今法之。巡历盐场不避炎瘴。历中外四十年，端谨长厚，人莫能瑕疵，晚厄于瑾，惜未能尽其用云。

119. 《明武宗实录》卷117，正德九年冬十月戊午（第 36 册，卷 117，第 7-8 页，总第 2374-2376 页）

○敕左都督刘晖充总兵官，镇守山西地方，兼提督三关。兵部侍郎陈玉兼都察院左佥都御史，提督东西两路。左佥都御史陈天祥提督山西三关。先是，兵部言："达贼屡犯宣、大三关，深入为患，今虽出境，其谋叵测，宜预为之处。"上已敕都御史丛兰、王玗预为经略，会边臣来奏。达贼复入忻州等处虏掠，及朵颜等卫夷情变动，欲行整兵截杀。上命廷臣会议："三关前此虽时有侵犯，然赖大同之威远，平虏地方屏蔽于外，犹若腹里，自前岁神周失利之后，重以叶椿之畏怯，而反贼王良、李悦之党多投入虏中，诱以为寇，则今之三关非复如昔，宜特设总兵官一员假以镇守山西，兼总督三关之名，仍在偏头关驻扎。遇有警报相机捍御，其三关军士每增千人，宁武迤西，山势平坦，宜修筑墙堡。朵颜头目结亲北虏，近颇桀骜，紫荆、倒马、龙泉等关山路潜通，亦所当虑，且边事重大，因革多端，非巡抚都御史一人所能干理，宜遣文职大臣二员，一提督三关，一提督紫荆等关，防守事宜悉以委之，镇巡等官俱听节制。"上从之，仍命各边镇守总兵、副将、游击、都司卫所官加意抚恤，军士贪婪侵渔者，改调烟瘴地方，带俸差操应降级者，如例，子孙就所调地方袭替，即遇赦不许还卫，以示警。

120. 《明武宗实录》卷129，正德十年九月乙巳（第 36 册，卷 129，第 7-8

页，总第 2576-2577 页）

○巡抚云南都御史王懋中奏："广南府知府廖铉避瘴于临安，以府印令故土官同知依仕英子添寿护之，添寿死，家奴跛朋窃之，并经历司印以逃，归于其族叔依仕祥。于是通把季福等以仕英亲弟仕獬例，得袭职，请追印与之。仕祥遂献地于泗城州，土官岑接与之连婚，欲构兵以灭仕獬之族。未几，仕祥死，其子琳遂以府印送之，接而经历司印仍为琳弟琼所匿。臣等方调兵积饷，以为攻计，琼始出印，归于通判周宪会。承差李志聪道经泗城接调，问我兵虚实，志聪晓谕之，接惧，遂以府印付志聪，归琼等。今皆服罪，已就约束，请从宽宥之。"事下兵部议，以为琼接等党恶抗命十有余年，罪亦难宥，但边夷素远声教，况已输服似亦可矜，宜令镇巡官谕以守护境土，不得更为党恶以自取殄灭。宪、志聪宜各犒赏以酬其劳。铉擅离府治以启祸端，该道守巡失于抚处，俱宜治罪，诏从之。铉已去任，守巡官已遇赦，皆勿究。

121.《明武宗实录》卷 132，正德十年十二月丙辰（第 36 册，卷 132，第 2 页，总第 2619-2620 页）

○丙辰，监察御史徐文华言："近，太监刘允往乌思藏赍送番供，议者谓陛下本欲迎佛，复讳之耳，且西域岂真有所谓佛子者？特近，幸欲售其奸而无由，乃神其术以动圣听。陛下以为实然，遂欲迎之，亦误矣。乌思藏远在西域，山川险阻人迹少通，溪谷丛篁之间多蝮蛇猛兽，瘴疠山岚之气，触之者无不死亡。臣恐迎佛有日，报命无期也。今盗贼甫宁，疮痍未愈，乾清被烬，营建方兴，天下苦之，而蜀土尤甚，今复益以迎佛之扰凋弊，余黎何以堪命？不转死沟壑则复啸聚为盗而已，或有奸人伺衅鼓乱，如元李白云宗、弥勒教、白莲会之类纷然而起，将何以救？止之邪。伏望亟罢中使，将造言起事之人置诸刑戮，以正冈。"上之罪，不报。

122.《明武宗实录》卷 159，正德十三年二月戊寅（第 37 册，卷 159，第 2 页，总第 3049-3050 页）

○工部右侍郎兼都察院右佥都御史刘丙卒。丙，字文焕，江西安福人，成化丁未进士，改翰林庶吉士，授监察监御史，迁福建提学副使，以忧去服，阕升四川按察使，福建右布政，四川左布政，进右副都御史，巡抚湖广，进工部右侍郎兼左都御史，督采大木。丙操履清介，喜于有为，政尚严厉无纵贷，虽颇取怨而修举法令，士民畏之。及膺采木之任，亲入山谷冒岚瘴，遂致疾卒。讣闻，赠工部尚书，谥恭襄，赐祭葬如例。

123.《明武宗实录》卷 173，正德十四年夏四月戊寅（第 37 册，卷 173，第 3 页，总第 3353-3354 页）

○杖兵部郎中黄巩、员外郎陆震、吏部员外郎夏良胜、礼部主事万潮、太常寺博士陈九川、大理寺寺正周叙、工部主事林大辂、行人司司副余廷瓒、太医院医士徐鳌各五十。巩、震、良、胜、潮、九川黜为民，叙、大辂、廷瓒降三级外补，鳌谪戍瘴方，其余部寺等官连名具疏者三十人，各杖四十，降二级。旬日间，震、廷瓒，及工部主事何遵，大理寺评事林公黼，行人詹轼、孟阳、刘概、李绍贤、李惠等相继死者十有一人。叙降为永嘉县丞，大辂为夷陵州判官，工部主事蒋山卿为南京前府都事，行人陶滋、巴思明、李锡、顾可久、邓显麒、王翰、熊荣、杨秦、王懋、黄国用、李俨、潘锐、刘黼、张岳为两京国子监学正，寺正金罍为太常寺典簿，寺副孟廷柯、张士镐、郝凤升、傅尚文，评事姚汝皋为两京户部、刑部、都察院照磨，寺副郭五常通政司知事。

124.《明武宗实录》卷 176，正德十四年秋七月丙申（第 37 册，卷 176，第 3 页，总第 3411-3412 页）

○降御史张文明为电白县典史，绥德州知州吴栋为信宜县典史。先是，上将幸陕，文明上疏行在所，极谏诸权幸随驾者，文明复裁，抑之，所需多不从。太监张忠因赞之于上，言栋失误供应，且擅开所封识官柜，疑有所窥伺，而生员殴旗校者，文明纵不治。上怒，遂执文明并栋，俱械至京，及驾还，忠辈复以为言。一日执文明至豹房，将亲鞫之。文明自谓必死，蒲伏待命。上忽悟，遂释之，但令谪之瘴所。

八、《明世宗实录》

125.《明世宗实录》卷1，正德十六年四月壬寅（第38册，卷1，第12页，总第0023页）

○一、私自净身人多，在京潜住，希图收用，着锦衣卫缉事衙门巡城，御史严加访拏究问。今后各处军民敢有私自净身者，本身并下手之人处斩，全家发烟瘴地面充军，两邻并歇家不举首者，俱治以罪。

《明世宗实录》卷1，正德十六年四月壬寅（第38册，卷1，第18页，总第0035-0036页）

○一、正德元年以来，传升乞升法王、佛子、国师、禅师等项，礼部尽行查革，各牢固枷钉，押发两广烟瘴地面卫分充军，遇赦不宥。近日奏讨葬祭一切停革，其中有出入内府，住坐新寺，诱引蛊惑，罪恶显著见在京者，礼部通查明白，锦衣卫还拏送法司，问拟罪名，奏请定夺。一、先在军门办事，指挥张玺、张伦及掌案写字等项人员宫勋、赵真、殷大安、王镐、王缜、陈贵、庞玺、晁用、郑曦、贾铭、高淡、朱凤翔，管皇店千户赵谨、姚俊俱倚势生事，蠹政害人，内外军民怨入骨髓，本都当处死，姑从宽，各连当房家小，押发两广烟瘴卫分永远充军，其余跟随办事管店，助恶有名小班、答应、旗校人等，锦衣卫还拏送法司究问，中间罪恶显著者，一体押发两广烟瘴卫分永远充军，家小随住，俱遇赦不宥。

126.《明世宗实录》卷4，正德十六年七月乙亥（第38册，卷4，第24页，总第0201页）

○礼部参奏："喇嘛禅师领占扎把等二十七人，及通事序班金通诸不法事，请逮治，以彰国法。"上乃命抚按官械送法司严鞫，既而狱具，法当论死。得旨："俱发烟瘴地方充军，遇赦不宥。"

127.《明世宗实录》卷6，正德十六年九月丙子（第38册，卷6，第11-12页，总第0262-0263页）

○河南清军御史喻汉，应诏陈言六事："一曰：备册籍以便清理。言国初尺籍有军册、黄册、格眼册、额军册、编军册、惠军册、顺卫册、顺里册、类姓册、地名册、鱼鳞册、奏益册，名色多端，参互考验，近来荡无一存。乞令各布政司直隶府州县于南京后湖及兵部抄补。二曰：查调卫以革奸弊。言军犯调卫者，沉匿公文，彼此脱藉，宜令清军御史移文互核，犯者仍从改调发遣，户内另佥余丁顶补原伍。三曰：查批回以收实。勾军批假伪，弊多，乞令兵部检发各处批册，附各进表官赍，回清军御史比对年月、印信，舛异者查提究治。四曰：处新军以实卫所。凡问发边远及烟瘴地面充军者，多不到卫，即到寻亦逃去，既不足以惩奸，且又难于清解，不若将前项人犯，俱改作附近永远充军，其附近充军止该终身。有逃走者，除原系真犯死罪仍处决外，其杂犯应调远者，亦改拟原卫所永远充军，可以便清理省军解革埋没，于军额有补。五曰：行存恤以稽逃窜。各都司卫所宜定委金书官一员，管理存恤新军。岁终考其逃亡多寡，以行惩劝。六曰：申旧例以遍巡历。内开布按二司清军官出巡，宜照分守守巡事例，都司官一员专理清军出巡，亦照二司例。"疏下兵部议，五事属本部者，分别采行，惟处新军以实卫所系干律例，当移法司奏报。从之。

128.《明世宗实录》卷16，嘉靖元年七月丁巳（第38册，卷16，第5页，总第0509-0510页）

○丁巳，户部核御史王琳、安陆州知州王槐奏言："安陆乃皇上龙飞之地，宜复其民，而恩泽所加，尤宜先于藩邸佃户。查庄田税银亩八分，三倍民田，佃户重困，今宜视民田起科，仍留勿输，以供享祀修陵之用。安陆卫军当发戍广西者，率多瘴死，宜留守城池护陵庙，免其调发。本州及京山县民粮岁坐起运，兑军花绒禄米输京者，留给守陵守府及州卫官军旗校俸给，而以他府州县故所坐邸禄代输，其岁办等物量减十之五，以示优恤。"上曰："可。各庄佃户免今年田税十之三，他年如故，第留勿输。"

129.《明世宗实录》卷22，嘉靖二年正月己酉（第38册，卷22，第3页，总第0635页）

○分守延绥东路右参将署都指挥佥事李永定生贪暴，以功得赎，调烟瘴卫。

130.《明世宗实录》卷54，嘉靖四年八月甲辰（第39册，卷54，第3-4页，总第1332-1333页）

○初浙江巡按御史潘仿言："章、泉府黠滑，军民私造双桅大舡下海，名为商贩，时出剽劫，请一切捕治。"事下兵部议，行浙、福二省巡按官查海舡，但双桅者即捕之，所载虽非番物，以番物论，俱发戍边卫。官吏军民知而故纵者，俱调发烟瘴。得旨。沿海居民所造捕鲜舡毋得概毁，他如所议行。

131.《明世宗实录》卷80，嘉靖六年九月壬午（第40册，卷80，第2-5页，总第1769-1776页）

○先是，徐沟县民薛良讦告，张寅系妖贼李福达变易姓名。山西巡抚都御史江潮、巡按御史马录等钩摭其事，按以谋反重罪，妻子缘坐狱成。都察院按复，得旨如拟。时武定侯郭勋遗书马录为讼其冤，录并劾勋。上初不问，以言者数至，责勋对状，已而宥之。给事中张逵等复劾勋党逆，罪不可原。上疑之，因命锦衣卫差官校械系各犯来京，集三法司于京畿道会审。时告人薛良及证者李景全、韩良相、石文举等三十人面指张寅为李福达，寅语塞。刑部尚书颜颐寿等具狱，如江潮、马录言。上命会官于午门前，再讯良等，仍执前词，颐寿具略节口词，上请。上曰："颐寿等职掌邦刑，奉旨推问，不行从公审鞫，乃偏情回护，非止一端，况薛良等已经毕昭勘问招虚，今欲扶同入人重罪，非朕恤刑之意，俟斋祀毕，朕亲鞫于庭。"大学士杨一清言："天子之体与臣下不同，有司之职非人君宜与，今案牍具明，词证咸在，若仍令诸司虚心研审，则真情自得，何至上劳？黼衣之尊下亲狱讼之事哉。"上乃已，仍下廷臣会讯。颐寿等乃改拟张寅造妖言，律斩；其子张大义等不在连坐之数。上曰："死刑大狱不可轻有出入，各官所问，先后情词不一，至会问，又多偏听回护。谋反重罪，先乃率意加人，今改拟妖言，亦不见妖书，但朋谋捏诬泛言奏饰且不究，俱令戴罪办事，行取原问原勘官李珏、江潮等面加质证，马录差官校械系来问潮等。"至，仍会官廷讯，乃归罪于薛良言。良原与张寅有隙，将李五妄作李福达，李福达妄作张寅，并无聚众谋反惑众称乱等情。各勘官因石文举妄认张寅故，问拟死罪。疏中不及马录。上怒。三法司展转支调，但以一良当罪，颜颐寿、刘玉、王启、刘文庄、汤沐、顾伀、汪（渊）［润］、并聂贤、徐文华及江潮等同，各犯俱下三法司，署印官用刑推究，又原问官具言，马录主张所主何意，又录言私嘱书帖尚多，亦要追出查奏。时上以诸臣不称任使，命吏部侍郎桂萼等分署三法司事，谕令体朕爱人之心，究明奸构大狱，萼等奉命披抉词旨究极根，因遂搜马录箧中有大学士贾咏、御史张英、都御史张仲贤、大理寺丞汪渊、工部侍郎闵楷私书，咏以榆次县知县尹伦，指挥王宠之为托，英等颇涉张寅事，词连孟春，及郭勋嘱张寅书。上之。上责咏对状。咏上疏引罪，得旨：令致仕。而逮问仲贤等，勋事已前决，置之不问。萼等因言给事中常泰、刘琦，员外郎刘仕三人声势相倚，挟私弹事，左使马录杀人，人皆畏之，法实难贷。给事中王科、郑一鹏、秦祐、沉汉、程辂，评事杜鸾南，道御史姚鸣凤、潘壮、戚雄等亦各扶同妄奏，助成奸恶，致蒙俞允，几陷张寅灭族。而给事中张逵、御史高世魁方幸张寅之就死，得诬郭勋之谋逆，率众联名同声驾祸，止宜罪其为首，以警其余。郎中、司马相妄引事例，故意增减诬上行私，莫此为甚。近来科道诸臣缔党求胜，内则奴隶公卿，外则草芥司属，请大奋乾刚以彰国法，不然则胁从大臣皆系狱，而朋谋小人犹得趋跄于朝，何以威天下、服人心？上以为然。乃诏逮科等通鞫之，命南京刑部系潘壮、戚雄于狱，复奉旨。昨日会审，乃有卿汪玄锡、少卿余才混扰怀恨，一并逮问来说。萼等会鞫明白，乃言于上，曰："臣等奉诏鞫审大狱，具得张寅被诬之状。寅本五台县人，工部漏籍匠户，侨居徐沟，尝出钱贷薛良。良素无赖，欲杀寅以逋责，即指为洛川县妖人李五，又以为崞县逆党李福达，前后情词互异，事无左验。初，指挥张英名字诬告于都御史毕昭处，续张寅自诉，方识是张寅。良坐发口外为民，事已白矣。会寅子大仁客京不知，业已问明，抵武定侯郭勋求拔。勋与寅旧识，寄书马录，录故怨勋，复文致其事，欲乘机中勋以危法，因傅会薛良以张为李，以五为午，使寅怨家李景全、韩良相、石文举等证成之。而给事中常泰、刘琦，员外郎刘仕同为谩辞，以惑朝听。臣等查得成化十八年山西黄册，内有李福达名字，彼时方七岁，至弘治二年王良、李钺谋反时，方十四岁，岂有谋反充军山丹卫之说也？计今嘉靖六年，李福达年五十二，今张寅年已六十七，发就种种矣，何得以张寅即李福达也？盖因陕西反贼卷内有李伏答、李五名字，遂妄指张寅即李伏答，李伏答即李福达也，又云即李五。刘琦又将李五改作李午，推厥所由，起于马录陷害郭勋，成于常泰、刘琦、刘仕党助马录，既而所在诸司俱听其主持，遂成大狱。幸赖圣明独断于上，多官公审于朝，始冤抑得伸，人咸输服，其原告证佐及中外问官偏听失实者，请坐如律。"疏入，得旨：各犯朋谋害人酿成大狱，原告薛良依诬告律，绞；韩良相、石文举等诬执人，死罪；原问官布政李璋、按察使李珏、佥事张纶、都指挥马豸、并大理寺少卿徐文华阿附巡按，杀人媚人，俱发戍极边，遇赦不宥；给事中刘琦、御史程启充、卢琼挟私弹劾，亦发边卫；给事中王科、秦祐、沈汉、程辂扶同妄奏，并左都御史聂贤俱为民；刑部尚书颜颐寿、侍郎刘玉、王启，都御史江潮、刘文庄，大理寺卿汤沐、少卿顾佖、汪渊畏避言官，推勘不实，太仆寺卿汪玄锡、光禄寺卿余才逞忿横议，吏部侍郎孟春、工部侍郎闵楷、都御史张仲贤交通私剳，各革职闲住；其出差未至，如都御史张润、御史任淳，逮捕未至如给事中常泰、郎中刘仕，行提未至如给事中张逵、御史高世魁、姚鸣凤、张英，评事杜鸾，郎中司马相俱候至京，定拟风闻失实；南道御史潘壮、戚雄下南京法司；失亡案牍副使周宣给驿送囚；副使王昂指引证佐知州杜蕙、胡伟，镇抚鲍玉下各该巡按御史勘问；寺丞毛伯温命差官代还，马录以故入人，死罪未决，拟徒。上以所拟为轻，令再拟，以请独巡抚毕昭以尝归罪薛良，与张寅父子俱免罪，还职役。上处分毕，因命都察院刊布诏条，使中外知之。上既以马录下法司，另拟欲坐奸党律，于是侍郎桂萼等谓："张寅未决而马录代之受死，恐天下不服，宜发烟瘴地面永远充军，令缘及子孙，以示至公，乃谪录戍广西南丹卫，遇赦不宥。"既而，复谕大学士杨一清等曰："马录首事害人，罪有所归，与其僇及后世，不若诛止其身，以从舜典罚弗及嗣之意。"一清等对曰："祖宗制律具有成法，今录无当死之罪，律无可拟之条，若法外用刑，吏将夤缘以法为市，人无所措手足矣。"上不得已，从之。

132.《明世宗实录》卷81，嘉靖六年十月辛酉（第40册，卷81，第9页，总第1807-1808页）

○先是，诏捕庆庶人台浤。左右怂恿为虐者，沈良等十余人尽走匿台浤府中，不出。巩昌王真鍉代理府事，以上命省谕，终不听，诡以逸去为解。巩昌王使人侦伺，捕得一人具知其情，即引诣台浤所，证之。台浤语塞，乃出七人就狱。巡抚都御史毛伯温奏："良，罪宜烟瘴地面充军，因言台浤怙恶不悛，巩昌王防范周密，请示惩劝。"兵部复请。上嘉巩昌王恪遵祖宪，赐敕奖谕，仍令台浤尽出所匿人犯，俟问明，具奏定夺。

133.《明世宗实录》卷92，嘉靖七年九月甲戌（第40册，卷92，第1-3页，总第2110-2113页）

○甲戌，新建伯王守仁督兵讨广西诸寨叛贼，悉平之。先是，断藤峡等处猺贼，上连八寨，下通仙台、花相等峒，连络数十余巢，盘亘三百余里，流劫郡县，屡征不服。急则入万山丛箐中，自浔、梧上下，军民横罹锋镝者数十年。至是，守仁既招降思、田叛目卢苏、王受，责之剿寨，贼自效罢，还永顺、保靖二司土兵应调至者，密授方略，使指挥唐宏等部护乘归途之便，击之。守仁止南宁，偃旗仆鼓示不为备，度贼已懈，督官兵四面围之，永顺攻牛肠，保靖攻六寺诸巢，以四月三日合战，败之。明日破仙女山寨，又明日破油榨石壁，大陂等巢，断藤峡平。乘胜进攻仙台、花相、白竹、古陶、罗凤等巢，悉破。布政使林富率卢苏、王受等由别道抵八寨，突破石门，贼遂奔溃。我兵分道搜剿，于是古篷、周安、古钵、都者峒、黄田、铁坑等寨相继殄平，余贼仅千余人，且战且走，趋渡横水江，会大风溺死太半，其脱身入山者多投坠崖谷，死。会守仁病甚，乃上书请告，略言其状曰："迩者谬，蒙陛下过采大臣之议，授臣以军旅重寄，自知才不胜任，病不任劳，具疏辞。免方虞显戮，而温旨慰谕有加，伏读感泣，不复能顾其他。既而矢死就道，日夜危惧，而病愈甚，不意旬月之间，两府顽民帖然来服，其间虽有数处强大贼巢，素为广西众贼之渊薮，屡尝征讨而不克者，亦就湖广撤回之兵，用两府新附之民，遂皆歼厥渠魁，荡平巢穴。窃自喜，幸以为庶藉此免于覆败之戮，不为诸臣荐扬之累，足矣。而臣之病益增剧，百疗无施，殆功过其事名浮于实，福踰其分，所谓小人而有非望之获，必有意外之灾者也。近八寨既平，议于其中移设卫所，以控制诸蛮，又冒暑舆疾，上下岩谷出入茅苇之中，竣事而出，遂尔不复能兴。夫今日之两广比之异时，庶亦可谓无事矣。臣虽病废而归，可无去后之忧者，夫竭忠以报国，臣之素志也。受陛下之深恩，思得粉身赍骨以自效，又臣近岁之所日夜切心者也，病日就危，尚求苟全以图后报，而为养病之举，此又臣之所大不得已也。惟陛下鉴臣一念报主之诚，固非苟为避难以自偷，而悯其濒危垂绝不得已之至，情容暂回籍调治，幸存余息，鞠躬尽瘁以事陛下，尚有日也。"疏入。上曰："卿才望素著，公议推服，近又身入瘴乡，荡平剧寇，安靖地方，方切倚任有疾，宜在任调治，不准辞。"

134.《明世宗实录》卷93，嘉靖七年十月戊辰（第40册，卷93，第17-18页，总第2165-2168页）

○初，云南、缅甸、木邦、陇川、孟密、孟养等处土夷忿争仇杀，岁久未平，各以其情具奏。下镇巡等官按问，总兵沐绍勋、巡抚都御史欧阳重会参政王汝舟、知府严时泰等遍历诸夷，譬以祸福。诸夷皆伏罪退还侵地，而木邦宣慰司罕烈、孟养贼孽思伦各贡牙、象、土锦、金银器物求赎，陇川逆舍多鲸亦听，还职兄子多参。至是，绍勋等奏言："木邦、孟养戕杀无辜，多鲸手刃兄母，律以王法罪不容诛，但边徼诸夷忿争仇杀乃其常态，今既输服，请姑贳其罪，许令进贡自赎，仍请戒孟养思伦毋交通猛别，侵扰缅甸，戒木邦罕烈毋党助多鲸，争夺陇川官职。孟养安抚司土舍思真以孤军抗二强敌，竟收捍御之功，宜加赏励。缅甸土舍莽启岁因祖效忠构怨，遂遭惨毒，宜令袭职以全宗祀。陇川多参、孟定罕忽宜令各还本境，招复夷民，其蛮莫、猛母等十三处地方土地宽广，诸夷历年所争，初议属之腾冲司，拨军轮守，则烟瘴可虞。欲属之木邦，则地势辽远，夷心不顺，莫若仍属孟密管食，岁征差银一千两，而割孟乃等七处仍归罕烈，则分愿均而忿争息矣。"章下兵部，议："绍勋等抚处事宜区画周尽，俱宜如议，而知府严时泰、通判殷相、周昆，参政王汝舟、金事郭叙、副使唐胄，指挥马鸣凤、王训等与有劳绩，宜各叙录，以劝忠勤。"上曰："云南缅甸、木邦、陇川、孟密、孟琏、孟定等处土夷，节因忿争仇杀，土民受害，致劳官司抚处征调数十余年，不得宁帖。既该镇巡等官督委，司府卫所等官抚停，当恩威兼尽，思伦、罕烈能畏威效顺，俱准赎罪。多鲸罪逆尤重，但远夷不足深较，姑令悔悟自新。罕烈原备方物许其进贡，仍敕戒思伦、罕烈，令守疆界以图保全，不得越境生事自取诛灭。思真敌御凶强，保全境土，令镇巡官赏励。莽启岁厚加存恤，并思真俱准袭职。多参、罕忽各授以冠带，令各归本土保管地方，其余蛮莫、猛乃等处夷情，俱依拟处置。严时泰，吏部擢用通判、指挥等官。镇巡官分别奖劝。有奇功者核实另奏。王汝舟等，该部纪录擢用。"

135.《明世宗实录》卷94，嘉靖七年闰十月戊子（第40册，卷94，第12页，总第2191-2192页）

○新建伯王守仁以讨平断藤峡诸寨捷闻。因自言："用计招抚思、田叛目卢苏、王受等，以夷攻夷，故所向克捷，而我军仅湖广挈还之兵八千人，深入三百余里，俘斩三千余贼，永除百余年来两广腹心之患，盖劳费不及大征十一，而成功倍之，此皆由我皇上乾纲内断，任人不疑，而廊庙诸臣咸能推诚举任，公心协赞，故已得以展布四体，共成此功，宜先行庙堂协赞举任之赏，次录诸臣御侮折冲之劳。"兵部复奏。上曰："此捷音近于夸诈，有失信义，恩威倒置，恐伤大体，但各洞徭贼习乱日久，劳亦不可泯，王守仁姑赐敕，奖谕有功人员。下巡按御史核实以闻。宣慰彭明辅等远调瘴乡，身亲陷阵，优加赏赉，官男彭宗舜、彭荩臣就彼冠带袭替。卢苏、王受既改过立功，先行军门犒赏，待始络无过，方与冠带奏捷，人赐新钞千贯，余赏不行，今后宜务实行事，以副委托。"

136.《明世宗实录》卷102，嘉靖八年六月丁亥（第41册，卷102，第8页，总第2413-2414页）

○丁亥，兵部条革宿弊六事：一、裁革查对军册监生三十名，添拨吏典六名，以备实用。一、清查逋欠皂价，以防奸欺，又裁减额役三十四名，将工食寄库，以补逋欠之数。一、镇守等官参随，多冒夺军功，请自今须本官亲履行陈，方许参随报功，不得仍踵旧弊。一、两广、云贵军鲜多染瘴厉，乞今后解军官舍，止赴该都司交割，差人转解给文销缴。一、王府无护卫者，郡王例拨民校三十名，今分封日广，丁粮不敷，请于新封者量减六名，其旧封原金有逃绝者，满二十四名外，不必金补。一、旧例优养无嗣武职新官，女月米五石，适人住支，今至有闭藏不嫁者，请限年二十开除。疏入，报可。

137. 《明世宗实录》卷 106，嘉靖八年十月丙子（第 41 册，卷 106，第 6—7页，总第 2509—2512 页）

○先是，广西思、田既平，新建伯王守仁议设流官知府以制之。及平八寨，又议移南丹卫于八寨，改思恩府城于荒田，改设凤化县治于三里，添设流官县治于思龙，增筑守镇城堡于五屯。及侍郎林富继之又言："田州界居南宁、泗城，旁通云贵、交趾。为备，非一改设流官，则边防之守我独当之。昔思恩未设流官之前，岁出兵粮备用，及流官既设，非惟兵粮不出，反设守备官督兵千余守之，二十年来叛者数起，为鉴不远。且岑猛本无叛情，身既伏诛，长子为戮，情法相当，若藉其土疆，刑浮于罪，何以服诸夷之心？臣以为宜降府为州，即以猛子邦相知州事，止选一吏目佐之，分设土巡检司，使各世其地，无事则犄角而守，有事则彼此相防为便。八寨不可迁卫，有四：顽山绝地商贩不通，一也；瘴疠疾疫人无固志，二也；生理亡聊易驱从恶，三也；凌险孤居缓急无援，四也。况南丹卫设在宾州，既不足以遥制八寨，迁诸八寨又不得以还护，设县者，可迁南丹卫于此，夫设县则割宾州之地以益思恩，是顾彼而失此也，迁卫则扼八寨之，阬以还护宾州，是一举而两得也。周安堡居八寨之中，四方贼巢道路所会，宜筑新城立守备，官分南丹卫军，为两班番休递戍，仍如守仁议徙，迁江四所精锐于其中，而募附近右江土舍、土目，使率其众与所迁军分耕贼地，三年而后起科。其舍目能报效者，使世土巡检，则守备戍兵渐可撤回三里第，往来督察而已。八寨听抚残徒，令编排甲，每五十立一村老约束之，朔望参守备官听耕如故，而复其身募其精壮以隶什伍，如此不惟资其实用，亦可杜其他谋。至于荒田，思龙五屯，守仁诸议皆当，而凤化县徒寄空名，无益事体，臣以为可裁革。上林县扼八寨而蔽两江，臣以为不可割属思恩，南丹虽迁卫，其地本属上林，与上林属宾州，臣以为宜各仍旧。思龙必须建立县治于那久地方者，非独可以便，小民粮差赋役亦足以镇据要害，消沮盗贼也，然不宜属于田州，而仍属南宁为便。其议与守仁稍有异。同事下兵部。言："周安堡守备戍兵不必设。岑邦相止授判官，署州事，俟其劳著而后授之。余悉如富言。"诏可。

138. 《明世宗实录》卷 109，嘉靖九年正月庚戌（第 41 册，卷 109，第 6—7页，总第 2570—2571 页）

○庚戌，先有旨采办云南宝石。巡按御史刘臬言："孟密地方产有宝井，为土酋思真所辖，其境与西洋番舶相通，挖取以营重利，且此酋以木邦叛竖遗孽窃据此土，自恃富强，吞噬缅甸、木邦、孟养，又密尔腾冲，窥我境内虚实，较诸夷尤黠。往年采办之役，故违稽迟，又地极瘴疠，俗尚蛊毒，往年采取人役多被中伤，况抚处数十年，至今始顺，虽朝廷宥其罪过，而夷性叵测，若再行采取，或启戎心，宜暂停三四年，候夷情宁靖，另行采买。"户部复议，报如前旨，行。

139. 《明世宗实录》卷 139，嘉靖十一年六月丙午（第 42 册，卷 139，第 5 页，总第 3262 页）

○移贵州永宁州治于关索所，镇宁州治于安庄卫。先是二州设在打罕、火烘夷城，其地毒瘴，官吏皆僦居普定卫城，去治境且二百里，寄空衔而已。至是，巡按御史郭弘化请移治于二城，以便统摄。诏可。

140.《明世宗实录》卷143，嘉靖十一年十月戊寅（第42册，卷143，第1-2页，总第3321-3323页）

○刑部复给事中王守奏："请申严禁例，沿边将士军民人等，有与夷虏私通贸易，及出境盗逐马匹者，比依钓豹、捕鹿、砍木、掘鼠者例，调发烟瘴地面。民人里老为民，军丁充军，官旗军吏带俸，食粮差操。"又复南京操江都御史潘珍所议二事：一、明责任。言操巡政务各有专司，尔者政出多门，宜明法守，自今武职大臣不必兼理巡捕，内外守备不必委官点阅，巡江御史不必巡历陆路及准理泛告民词，庶责任专，而江洋可靖。一、慎刑狱。凡操巡所捕畿内盗贼等狱，悉付兵马推勘，法比未谙，类多冤抑，自今内以属之法司，外以属之郡县，庶刑罚可得其平。又复前掌都察院事兵部尚书汪鋐应诏，言："刑狱之当恤者有五：问官明知冤抑，而习于因循，狃于成案，阻于嫌疑，溺于私意，竟不为白，一也；罪犯称冤不服，法当调问，调问不已，至于再三，而竟执原词牢不可破，二也；狱具移付廷评，或以招词不得其情而驳，或以罪不合律而驳，驳愈烦而执之愈固，以致禁锢弥年，三也；原问既当，而廷评较轮，只字之间，往复无已，囚无出期，四也；法司偷惰不自理狱，辄付兵马勘报，颠倒出入，五也。有一于此，亟宜申饬省改，以称钦恤之意。"疏上，俱得旨，允行。

141.《明世宗实录》卷164，嘉靖十三年六月辛亥（第42册，卷164，第5-6页，总第3627-3629页）

○先是嘉靖十年，土鲁番夷使马黑麻、虎力奶翁等，及天方国夷使火者阿克力等入贡，各携方物求市。通事马骥诈以巡抚都御史赵载名，科索诸夷良马。太监陈浩、总兵都督同知姜奭、副总兵都指挥同知杨佑各遣人市买夷马、玉石、皮革等物，抑勒其价，而骥又私没其所酬直。浩奴王洪诈取夷马夷物为多，骥及诸伴送员役在途，又数徵赂于夷，夷不胜愤怨，有故百户子马忠者，以私事恨抚臣，时夤缘求袭入京馆于夷所，乃嗾夷求释先年所执牙木兰，并构镇巡等官强市抑勒状，奏之。上命礼、兵二部省谕下其事，于巡按御史勘（服）[报]，浩奴洪适以事入京，忠又嗾夷执洪诉于礼部，部臣以闻。上以夷讼中国，事关大体，特遣大理寺[右]少卿蔡经，及锦衣卫指挥金事王缙，兵科给事中祝咏赴甘肃，会总制及巡按御史勘核，经等因参浩、奭、佑等黩货启侮，而载约束弗严，事皆宜罪，第诸臣受边防重任，遽以外夷妄奏而深谴之，恐骄戎心，请从宽假量加罚治。马骥、马忠本以边防巨猾酿成衅端，宜遣戍瘴乡以示警。夷使马黑麻、虎力奶翁及火者阿克力等，皆宜论罪，苐以裔夷丑类难以常法绳之，乞赐曲宥以彰国恩，其伴送科索及交构人员各遣配如律。刑部复请。上谓："浩、奭、佑狗货规利，取侮外夷，各降秩一级，载督率不严，夺俸一年，余如勘议。"

142. 《明世宗实录》卷176，嘉靖十四年六月己亥（第42册，卷176，第1-2
页，总第3804-3805页）

○己亥，复除服阕南京国子监司业张星原职。大理寺右寺丞林希元言："往者
大同之变，朝廷苟且了事，虽得首恶数十人，而桀恶如马昇、杨麟者，卒莫敢问，
故诸镇悍卒咸有轻侮之心，一有触发则攘臂而起，其势固然。今之辽东是也。夫都
御史者，天子之重臣也，庸隶下卒敢执缚困辱之，是无朝廷也。近闻差去官校，亦
被囚系，迹其狂悖，视大同尤甚。臣意本兵大臣，宜为国讨贼，乃专事姑息致叛卒
益骄，朝廷之威令益削，此不忠之大者也。"疏入。上以辽东事情方差官体勘，朝
廷自有法度，责希元妄言奏扰，差去官校，既被囚系，守臣何以隐匿不言？令锦衣
卫验状以闻已。锦衣卫指挥王佐等复言："原差官校未尝被系，然官校实被系，第
佐等讳言之耳。"上遂怒希元狂率欺罔，且疏内字多差讹，诏降外任已，乃降广东
钦州知州。宥前建言御史冯恩死，谪戍瘴地。恩先坐上言大臣德政，论斩，狱会廷
审，以有词诏，更讯法司，谓恩应诏陈言，欲毁张孚敬之辈，因而过誉李时辈，意
在申此而抑彼，初非专颂大臣德政，以此坐斩，情实可矜，第恩身为言官，乃不直
陈时政得失，而妄意诋毁大臣，当比奏事，诈不实者，律准赎徒杖。还职。上命再
议。至是，法司谓恩情重律轻，既非常法，可议请戍遣。得旨。发烟瘴地面充军。
不许朦胧起用。内官监右监丞崔锐等为其本官已故太监崔宽乞恩，请授其侄文百户。
部议武职非军功不授，乃祖宗成宪。锐等妄行陈乞，不可许。上从部议。

143. 《明世宗实录》卷199，嘉靖十六年四月辛酉（第43册，卷199，第4-5
页，总第4182-4184页）

○兵部左侍郎潘珍上疏言："安南乃古交趾地，历代所不臣。我太祖开国之初，
因其主陈氏首先归附，从而抚之。永乐间黎季犛者叛陈氏，太宗举义兵诛之，求陈
氏后不得，遂郡县其地。既而逆党陈简定等相继为乱，征之数年乃定，而黎利寻起
拒命，请立陈氏后。宣宗章皇帝遂弃其地，予之黎利，因得代立为王。至黎晭不道，
为陈暠所杀，无后，而兄子黎譓不请命于朝而自立，莫登庸逼之，远窜胁立其弟，
黎廌寻又杀之而据其国，是莫氏父子及陈昇皆弑逆之贼。而黎宁与其父黎譓不请封
入贡者，亦二十年，揆以春秋之法，皆不免于六师之移，又何必兴兵为之左右乎？
且其地诚不足郡县置，其叛服无与中国轫，今虏众滋蕃，自东往西，联帐万里，烽
警屡报，自冬迄春，月无虚日，而我士伍不充刍粮耗匮，隐忧积患，各边同然。顾
乃释门庭之防忽眉睫之害，殚竭中国之力以远事瘴岛，非计之得也。臣愚以为，今
副参而下，及督饷文臣可无，遽遣各狼土兵，及诸省粮运可毋，遽发第敕，持重有
才望文武大臣二员奉征讨之，命佩印符以往，驻交广界土，调集近地土汉官分兵番
练阅，稍远卫所及各省狼土兵，令其各就近团练以候征调。然后移檄交南，声莫贼
篡夺之罪，必诛不赦，其余胁从许其归顺，有讨贼自效者一体赏录。仍檄黎宁假以

杀贼之权，令督所部兵马，候大兵入境并力进讨，其武严威等亦谕，使佐宁自效，使一国之人合谋讨逆，借我天声壮彼气势，底定之功将可坐致矣。"上以征讨之命已下，责珍妄言，令对状。珍具疏伏罪。上复责其不谙事体，惑乱人心，褫职闲住。

144. 《明世宗实录》卷 217，嘉靖十七年十月丁卯（第 43 册，卷 217，第 11 页，总第 4457 页）

○巡抚湖广都御史顾遴言："湖广各卫所军轮戍广西等处者，多疲于征发，宜为酌处。武昌当以城操为重，夷陵、施州等卫令其自保，辰、沅则止守本城，不得赘聚，靖州戍广西者不得分拨烟瘴保哨。武昌县金牛界上山荒湖漫，离县远，民难遥制，宜复设一巡检司。"兵部议复："设巡检司，如其言处。班军事当下湖广、广西抚镇官议。"镇从之。

145. 《明世宗实录》卷 253，嘉靖二十年九月乙未（第 44 册，卷 253，第 6-10 页，总第 5077-5085 页）

○翊国公郭勋有罪下诏狱。先是四月中，给事戚贤勘勋呈肆凶狂，假擅威福，督理营工占役，卖放恣为，贪横田园甲第，吞并偏子京师水运陆输，掊克及于天下。勋疏辩，乞罢。上优，诏报曰："卿勋阀重臣，国典家法已自慎守，朕方以团营重务委卿，其勿以人言辞已。"而六科给事李凤来等，以庙灾陈言内：一、款称尔来勋戚权豪家，广置店房滥收无籍，索取地钱擅科私税，折男女稍有违抗，即挟以官刑幽系私狱。疏下都察院，都御史王廷相复参，当禁。得旨，令指实陈奏。于是都察院下巡城御史核勘，未复。给事中张允贤复言："皇上侧行事天，特咨民隐。一闻臣等豪强擅利，小民受害之。奏。即令都察院指实奏闻。命下四十余日，而该院乃迁延不举，是畏豪势而慢朝廷也，其如国典何？"得旨。勋戚私开大店横索民财，白昼大都敢于公行作奸犯法，该院既已参论，必是廉得其真，如何逡巡畏势久不回奏？其亟以实上。于是院以五城御史车邦祐所核京城内外诸勋戚店舍详例以闻，内惟郭勋事迹为多，余则英国公张溶、惠安伯张镧、皇亲指挥钱惟垣、夏勋，方士段朝用等，因参劾。骄恣贪纵，民之怨恨深入骨髓，足以干天和致灾变，请敕锦衣卫逮其党奸恶少孙沄、孙淮、李福、邓钦等。上曰："国家权货之法有宣课等司，系祖宗旧制，先朝权奸假讫朝廷开立皇店，罔利害人，朕即位之初也，经除革治罪，郭勋等乃敢藐视国法，广置店舍几千余区，滥收无籍擅用官刑，阻绝经商暗损国课，既经御史查参明白，奏内孙沄等悉逮送镇抚司拷讯，张溶等俟问明一并参究。"令勋从实陈状。既而，副都御史胡守中复讦勋以族叔郭宪理东厂刑，而以后府监狱侵匿无辜甚重。得旨。勋，朝廷自有处。宪已辞退，余犯令镇抚司一并拷讯已。勋疏辩所置店房但赁人居住，未尝擅索地钱，令孙沄看守经理，具乘机生事，臣多不知。上准勋辩。初春月，巡视工程科道官，各将工军役，奸毙难查。疏乞敕团营提督文臣，与勋同为派拨。上允之，命给以敕。勋私心不便，敕具久不领，至是，科道官复究其抗肆，谓其作奸植党以觇国法。勋疏辩，中有臣奸何事？臣党何人？又有何必更劳赐敕等语，多不逊。上大怒，曰："各工官军，因营中占冒作毙，管工科道，奏朕亲批答用勋文。大臣协同派拨，此于事体何尝不便？况成命已下，敕书写完，勋抗拒不受，及被人论劾奏辩，且有何必赐敕等语，岂是对君之言？殊为强悖无礼。"陈镈、王廷相扶同抗违，不自奏白，其各从实对状，余情镇抚司一并勘奏。镈、廷相各引罪，且言勋列名敕前领出，即勋收奉，非臣等所能强。上曰："敕书威重，人孰敢违？郭勋强悖欺慢不行遵领，尔等朋党阿附不行奏白，殊为不道。镈夺俸六月，廷相革职为民。"于是刑科都给事中高时等遂尽发勋奸利事，言："南京淮扬、临清、徐德财赋之地，皆置有私店，水陆舟车皆悬翊国公金字牌，骚扰关津，侵渔民利。太监萧敬、魏彬、韦霆、宁瑾、温玺等各庄田宅舍，每一处值银十数万，辄用强占，管各处官护。敕御制龙牌，并所创庵寺毁废无存，复将银货出贷于运粮军士，就将官船准折拆卖。每年领班各官到京俱有见礼，将班军行粮赏米扣除交送，故转徙流离者，今已过半入，如京卫操备官军计日役占者，不知其数，任令办纳月钱，买闲回籍，损坏营务，可胜言哉！至其举动乖方，踪迹可疑者，又非一事，加重犯张延龄包藏祸心，罪在不赦。勋敢与交通代管庄店家事，京师旧例不许堆积粮食，勋之庄第所贮各以万计，又令漕运参将李节铸造圆炉、方炉计百面，令术士叚朝用造有金山、银山，建议革去巡关御史，令家人往朵颜边郡贩隔盐茶，市易马匹，恬无忌讳。勋之捻恶怙终，神人共愤，逐宜究治，以正欺罔，以杜后患。"上曰："郭勋受朕眷恩出群臣上，不意交结逆囚，包藏祸心，代管家店，迹此一端概可知矣。朕承天命以备序入承天位，张延龄谋为不轨，人谁不知？勋也敢复为之！令锦衣卫逮送镇抚司，一并究问来说。科道官，朝廷耳目，何通无一言？俱当追究，姑记之。高时能、于终言加俸一级。"时十三道御史董汉臣等亦疏，讦勋恶，章下所司，寻有旨谕。卫同念勋曾赞大礼，并刻太和传等劳，令释刑具，即问奏处分已。镇抚司参鞫具奏奉旨，郭勋位居勋旧，宠眷非常，不思感恩图报，专一收揽恶棍苦害军民，科刻商贾，折占庄田，侵夺房店，擅违成命变乱国法，交结术士造办龙鼎金山，蔑视敕命抗违不行尊领，情罪深重，尔等既追问明白，送法司拟罪，以闻。孙沄等亟为问拟，奏请处治。于是法司奏据，勋罪当论死，系应议人犯，请会官廷议，报可随镇抚司讯实。孙沄等赃罪，奏报，得旨。孙沄等倚恃凶恶势要，苦害军民，刻剥商贾，刑虐无罪，抢财夺屋，有同投没殊，为欺篾国法藐视朝廷。尔等既勘究明实，不必送法司拟罪，令锦衣卫挈赴人烟凑集地方，以三百斤大枷枷号三月，各押发烟瘴地面永远充军。张溶、张锏等送法司依律议罪。顷之，上复谕法司，曰："锦衣卫枷号人犯中，未必无可矜者，朕仰体上天好生德，偶形梦寐，俱加枷号，即行发遣郭勋。先该言官论，列及经坐，城御史勘报罪犯多端，累旨，令追问明白，乃该问刑衙门全不遵奉，以致情词截略，议拟不明，令三法司即同锦衣卫及科道官查照。"言前官疏，会审明确，奏治。于是，十三道御史周亮等因参镇抚司指挥孙结纳贿曲比，刑部尚书吴山昏耄依违，该司郎中钱得洪不谙刑名，本部主事冯焕任意供招，与镇抚司掌印指挥倪旻扶同推鞫，故将勋结党乱政，交结逆囚张延龄，代管家店强占萧敬等田地，弃毁先朝敕牌，及于山西浑河一带陵寝龙脉所在，取土开窑等项重情，俱隐饰不究，乞将孙纲罢斥，吴山等爵诰，及孙沄等所受赃物追严进入官。得旨。下纲焕法司逮问德洪，镇抚司拷讯，夺山、旻俸三月，沄等赃，俟会问明白，奏治已。给事中刘大直等复核勋未尽奸恶数起，变乱朝政凡十二事，若请复太监镇守，改领勋臣折俸取用，失事将官四途并用，吏胥奏讨外卫，军粮私与侍卫，将军娶妻许令运军夹带，乞免边军桩朋，擅更军政官员议，革督迥边即为祖滥，乞配享概，令武臣乘轿皆见，诸章奏可征者，并列其考，杀官军多，命诏并下三法司究问，已都察院拟德洪罪，上有指，刑官不习法律，必致狱情冤枉，为害非细，昨法司初拟勋狱，但知置人重典，全不审究狱情，何以献服罪人之心？有旨，令卫司宽刑散收，如何？又敢违旨，即与不领救者，罪同。钱德洪仍执下镇抚司，再加拷讯，于是法司集各官会讯始尽，依科道诸疏所指郭勋罪状，若交结逆囚张延龄代管家店等情，悉从供实坐，交结朋党紊乱朝政，律论死。孙纲比依官挟私故，禁平人，因而致死者，律绞。余各拟罪有差，得旨。郭勋今法司详议，孙纲典司诏狱，乃敢贪受巨赃卖放国法，非刑杀无辜二命，其处绞如律。家产没官，冯焕降边方杂职，钱德洪革职为民，孙沄、孙淮、孙听、李福、陈禄、郭勛、郭敕、郭劝、郭守仁等俱发烟瘴地面充军，家产没官，连及韩辰并杰思恭等，各追公私赃完，如律发遣。未获张维并夏锦等百二十余人，行所司严捕治罪。复命刑部以淹禁人众，亟于问结。公张溶伯、张镧、指挥钱继垣、夏勋等输赎还职，余如拟，比法司再会官详议郭勋情罪。勋仍依前律论斩，妻子给付功臣之家为奴，财产入官，并追一应公私侵夺赃银百有余万，追夺封爵铁券诰命，其霸占强夺房舍庄寺等俱给还原主。疏入，留中不下。

146.《明世宗实录》卷262，嘉靖二十一年闰五月庚午（第44册，卷262，第6页，总第5215页）

○郭勋党术士唐珠珊与其子举人唐辅，捕得具狱。上曰："唐珠珊久挟邪术潜住京师，交结权奸妄言祸福，又假修炼御女等术媚惑朝臣，害政罔利，怀奸蔑法，本当处死，姑从轻。锦衣卫杖五十，永戍极边烟瘴地，财产没官。唐辅发口外为民。"

147.《明世宗实录》卷274，嘉靖二十二年五月丁未（第44册，卷274，第1页，总第5374页）

○山西抚按官李珏、童汉臣奏："考察过太原府平定州知州王齐等，宜黜调如例。"吏部复从之。因言："山西连遭虏患，二年之间考察论劾，去任官不下百员，今升除者畏如瘴乡，视如传舍，人无固志事鲜成功。以后有司官，自非贪暴显著，纵有差失，始行戒饬留任，使得展布，不惟调停事体，亦以镇定人心。"从之。

148.《明世宗实录》卷292，嘉靖二十三年十一月乙卯（第44册，卷292，第4页，总第5605-5606页）

○总督宣大兵部尚书翟鹏巡抚蓟州，右佥都御史朱方逮至，下诏狱拷讯，法司具狱以请。上以鹏负恩不忠，法当处死，姑从宽，发烟瘴地面永远充军。方情罪深重，不必拟审，命锦衣卫逮至午门前，杖八十，发极边卫分充军。鹏至河西，务借宿民家，皆莫肯留，窘告之。钞关主事因杖其居民，居民诉之，厂卫以闻，复逮至京，寻卒于狱。方亦毙于杖下。

149.《明世宗实录》卷329，嘉靖二十六年十月壬戌（第45册，卷329，第5-6页，总第6057-6059页）

○巡按陕西御史胡彦疏："陈茶马事宜。一、禁冒中。洮河、西宁等处专以不堪马匹冒顶番名中纳，或参游等官自中并纵容其子孙冒中，及将茶斤展转兴贩通番，俱当严行禁革。违者，从重问拟。一、申例禁。弘治年间，都御史杨一清所议，从重处置边务；及御史刘良卿议，禁异省私茶，陈讲议，令茶徒指攀首恶张涣，议禁假茶。各奏准事例甚严，宜刊布遵守。"疏下刑部，同户、兵二部议，谓："冒中之禁，宜如一清、良卿所条画，各照地方斤数问拟发遣。乃讲与涣之奏，则犹有可议者，今后宜令巡捕官兵捕获茶犯，审有首恶者，虽辨验实迹，方许呈所司诘治，或隐护首恶又妄指平人者，不分茶斤多寡，并发烟瘴地面充军。如巡捕官军通同卖放，勒令多攀良民者，官降一级，应捕人役枷号两月，有赃者从重治罪。验有假茶五百斤以上者，商人园户悉照前例发遣，檀将验过官茶及知情受寄接卖者，各从重论茶价，俱入官。官司失于缉捕者，各论如律。"议入，从之。

150.《明世宗实录》卷334，嘉靖二十七年三月丙子朔（第45册，卷334，第1页，总第6115页）

○发内使马广充南京净军，锦衣卫百户马天泽烟瘴永远充军。天泽，广侄也，广以庙工成荫，天泽为锦衣卫百户。天泽倚广势，酗酒不法，广知而不问，仍为之奏理。上怒，令各收系镇抚司，杖而遣之。

《明世宗实录》卷334，嘉靖二十七年三月癸巳（第45册，卷334，第4-5页，总第6122-6123页）

○癸巳，锦衣卫镇抚司鞠上曾铣狱情，谓："铣交结大学士夏言，令其子曾淳先后持金数万，托言妻父苏纲，致之言所。朋谋为奸妄议，复套其前后，掩覆失事，冒报功捷，具如咸宁侯仇鸾所讦。"上曰："曾铣妄议开边，隐匿丧败殃虐百姓，欺蔽朕躬，罪在不宥。法司会同九卿、锦衣卫、堂上官从重议拟。苏纲发烟瘴地面充军，夏言令锦衣卫差官校逮系来京，问已法司会拟。"铣罪，律无正条，宜比守边将帅失陷城寨者，斩。上曰："铣情罪异常，有旨重拟，乃称律无正条，固可置不问乎？仍依所犯正律议拟以闻。"于是法司请当铣交结近侍官员律，诏可。乃斩铣于市，妻子流二千里。

151.《明世宗实录》卷 354，嘉靖二十八年十一月庚寅（第 45 册，卷 354，第 7-8 页，总第 6387-6389 页）

○吏部条上考察事宜：一、来朝官僦居，不得投附势要及京官之家，或避远之处。一、来朝官毋得与本部官同巷比邻而居。一、考察官有请求势要属托者，以不谨论，其被黜而造言生事安奏者，参发口外如例。一、每早罢朝即入各席棚听候查审，至酉而散。一、自入城至考察毕日，俱不得私访亲识及馈遗土物，听缉事人侦捕。一、方面知府等官，各约束所属官吏，听本部查点。一、所带门隶务从省约。一、席棚府堂以上于部门内，州县等于门外，各官俱自备，不许无籍包揽搭盖。一、每日晨午二饭，第手提壶榼入，有设酒喧聚者，以不谨论。一、来朝官假以开报贤否，恐吓僚属为买土物者，以贪论。一、司府州官有责所属赁居雇役为供具者，以不谨论。一、各属贤否，务秉公从实，有挟私中伤徇情回护者，参黜。一、诸人等有捏词奏告诈财者，论罪枷号如例，原词不行。一、有指称本部官名目，或称家人亲属交通打点骗财者，枷号发烟瘴充军。一、有冒称缉事巡捕公差诈财者，许执送法司枷号，发边卫充军。一、有以私仇宿忿匿名投帖者，重论如律。一、各官事毕即辞之任，不得延住京城内外及过家留滞。一、在京在途娶妇买妾，及为亲属家人娶者，以不谨论。一、来朝官有指称造册科敛各属者，以贪论。一、在京文武官有以乡里亲故交通来朝官，及令家人往来者，听缉事人侦捕。疏入，诏榜诸部门从实举行，严责厂卫侦察来朝官交通馈遗者。刑科给事中凌汝志又言："近年大小百官有前次考察听调者，有被论回籍听勘者，有缘事被提听问者，类得免考，夤缘复用，愿敕部院即查前项人员。如有久不赴部事难完结者，通行罢黜。"上用其言，令近年被劾缘事官一体考察，年久不行勘报者，具奏。罢之。

152.《明世宗实录》卷 375，嘉靖三十年七月壬寅（第 46 册，卷 375，第 3-4 页，总第 6684-6685 页）

○云南镇巡官沐朝弼、石简既督集五哨兵，环元江而壁。五月一日，令南羡哨督兵渡江选路通哨，甘庄哨各精兵二千佐之。那鉴、瞷知二哨精卒悉归。南羡潜遣兵象乘虚衡路通哨，我兵不意贼至，仓卒烧营走，监督参将郝维兵奔入甘庄哨。甘庄初望见路通火起，众心已惶骇，比维岳至，遂大溃。督哨副使李维亦遁。时是贼势甚炽，惟余南羡一哨逼城，而军武定府土官知府瞿民、宁州土舍禄绍先、广南侬兵头陆友仁等咸恨那鉴戕主夺嫡，誓死不退。督哨金事王养浩因激奖之，翼日鼓噪攻城，贼兵迎战则大败，遂闭门不敢出。我兵围之。鉴乞降，我兵惩徐樾之败，不应。城中樵采路绝，拆屋而爨，斗米价至银三四钱，人畜多饿死，值瘴毒起，大兵乃复撤，期秋末征之。朝弼、简以其事闻，巡按御史赵炳然乃参论二哨失事，诸臣之罪以李维为首。维初不欲分兵，简强激之，则怒骂其使，简以是憾维。谓："维受那鉴金，因沮败师，徒以成贼势，故炳然重劾维。给事中黄元白遂谓实维显戮。"疏俱下兵部议复。维当从重治，余功罪宜悉如御史言。得旨。维宪臣乃甘贼贿偾师，罪在不赦，其先行革职，下按臣核实奏报。维岳褫其冠带，令戴罪自效。瞿氏、禄绍先、陆友仁等行抚臣厚加赏赉，仍给敕。朝弼会同新抚臣鲍象贤鸠兵讨贼，以靖地方。余悉如拟。

153. 《明世宗实录》卷 463，嘉靖三十七年八月癸酉（第 47 册，卷 463，第 4 页，总第 7816 页）

○兵科给事中郑茂复上边务八事……七曰，申禁例。臣惟人情犹水，愈趋愈溃，法犹防也，不峻不止。今边政坏，而妄报首功者不止，大抵多于堡塞攻毁之后，虏骑方退之时，取吾创残，以为首功。甚有旷莽崖谷之中，诱人而扑之者，臣惟妄杀平人，律有正条矣。至拾妄割死首者，未有定律。事觉，率附以残毁之例，徒三年而已，于法未尽，请下法司，以故杀论，或立为极边烟瘴充军之例。管队以上，俱痛法治……

154. 《明世宗实录》卷 552，嘉靖四十四年十一月乙巳（第 48 册，卷 552，第 3-4 页，总第 8890-8891 页）

○巡按山西御史张槚言："往者严嵩与其逆子世蕃奸恶相济。顷，皇上纳言官邹应龙议悉真之法，而籍其家矣。复显陟应龙，以旌其直，一时无不翕然称快，第先年首发大奸，诸臣如吴时来、董传策、张翀、王宗茂等，或杂列戎行，或流离瘴疠，臣窃痛之。乞敕过录用，以厉直臣之节。"疏入。上大怒，命锦衣卫逮系至京问。

155. 《明世宗实录》卷 563，嘉靖四十五年十月辛酉（第 48 册，卷 563，第 1 页，总第 9018 页）

○谪原任大理寺卿万采充边卫军，广西按察司副使袁应枢充烟瘴军，下刑。

九、《明穆宗实录》

156.《明穆宗实录》卷22，隆庆二年戊辰七月丙辰（第49册，卷22，第3页，总第0588页）

○内使许义坐挟刃吓人财物，事发。巡视中城御史李学道不候参题，遂执而笞之，其党皆忿恨不平。是日朝罢，有内使百余人突出，走至左掖门外，捽学道，众中奋挺，殴之踣地，百官相顾错愕。上闻之，大怒，命锦衣卫执内使十余人至东上门，杖为首者一百，发烟瘴地充军，余各杖六十，发孝陵卫充军。学道亦以擅笞内侍，不谙事体调外任。

157.《明穆宗实录》卷32，隆庆三年五月丙午（第50册，卷32，第2页，总第0827页）

○兵部奏旨条议京营训练事宜……一议，军法。言：" 国制军令甚严，人不敢犯，今将偷卒骄，勒钤稍加，怨谤丛起，请自今三令五申营操之日，有部署已定而不受约束者，有事未毕而先散者，各宜轻重责治罚。及其长有造为飞语哗众者，轻调烟瘴卫分，重拟死罪。"

158.《明穆宗实录》卷38，隆庆三年十月辛酉（第50册，卷38，第6页，总第0964页）

○工科给事中陈吾德条陈广中善从事宜……一、恤忠勤。言："巡抚熊桴承 命入境，正山海纵横之日，兵食两乏，重以叛卒通倭，人心岌岌。而桴奋身督兵触犯瘴疠，屡成奇捷，竟以身殒，宜大加褒恤，毋泥常格。"事下户、兵二部复议，可行。上皆从之。乃赠茂才都指挥同知以桴，及克宽功，罪下所司议处。

159.《明穆宗实录》卷46，隆庆四年六月丙午（第50册，卷46，第5-6页，总第1152-1154页）

○诏。加潮州府知府侯必登从三品服俸，掌吏部事。大学士高拱言："广东旧称富饶之地，近者民穷盗多，皆坐有司不良所致，而有司之不良，其说有四：用人者以广为瘴海之乡，劣视其地，有司由甲科者十之一二，而杂行者十之八九，铨除者十之四五，而迁谪者十之五六，彼其才既不堪，而又自知其前路之短，多甘心于自弃。一也。岭南绝徼僻在一隅，声闻既不通于四方，动静尤难达于朝。著有司者苟可欺，其抚按即无复有，谁何之者？一也。广乃财贝所出，而又通番者众，奇货为多，本有可渔之利，易以艳人。一也。贪风既成，其势转盛，间有一二自立者，抚按既荐之矣。而所劾者，亦不过聊取一二。苟然塞责，固不可以胜劾也，彼其见抚按亦莫我何，则益以为得计，而无所忌惮。居者既长恶不悛，来者亦沦胥以溺。

一也。以甘于自弃之人处僻远之地，艳可渔之利，而共囿于无可忌惮之风，此所以善政无闻，民之憔悴日甚，而皆驱之于盗贼也。若不亟处，弊将安极。往岁奉旨多取进士，议者谓，当于此等处充州县正官之选，或间参以举人严加考第，毋容杂流迁谪者得肆于民，上则地方犹可为也。然不肖者，罚固可以示惩，若使贤者不赏，又何以示劝？臣等庀得潮州府知府侯必登在郡能劝农弭盗，治行为广中第一，请特加优处，以风励庶官。其广西、云贵近年亦有兵革之事议处，有司亦当视此为准。盖天下虽大，实则如人一身，必血脉流通顶踵皆至，然后可以为人。若使远方功罪之，实为在上者所明照，而君上综核之意，为在远者所周知，则谁敢不畏？敢不修职万里之外？如在目前，治理之机可运掌上，圣人所以能使中国为一人，用此道也。"疏入。上答曰："迩来远方，有司不得其人，以致民不聊生盗贼滋蔓。所议甚得弭盗安民之要，悉从之。"

十、《明神宗实录》

160.《明神宗实录》卷3，隆庆六年七月辛亥（第51册，卷3，第26页，总第0115页）

○辛亥，诏曰："朕以寡昧祇奉宗祧，永惟尽伦尽制之。君皆有尊亲养亲之典，盖礼缘分定，而孝因心推，彝宪具存，朕曷敢后恭。惟我圣母皇后体备坤仪，翼宣化理敷遗后嗣，启佑弘多。我圣母皇贵妃穆修壸教克嗣徽音，诞育眇躬，恩勤备至，肆予小子获嗣丕基，惟皇考之光命是，承亦惟圣母之训育是，赖崇功报德实切朕怀，宜各极于尊称以永绥乎。至养是用，博咨群议，祇率旧章以本年七月二十七日谨奉册宝，上圣母皇后尊号曰：'仁圣皇太后'，圣母皇贵妃尊号曰：'慈圣皇太后'，大礼肇举，洪恩诞敷，所有宽恤事宜条列于后……一、军职先年为事降调两广等处烟瘴卫所，病故不分，已未到卫，子孙为因路远不能赴所调卫分，起文承袭，许令原卫起送承袭，带俸差操……"

161.《明神宗实录》卷12，万历元年四月乙丑（第51册，卷12，第8-9页，总第0398-0399页）

○提督侍郎殷正茂奏岭东平寇功次。言："潮、惠贼寇随灭随起，党类愈繁流毒愈炽，查得大贼首蓝一清等分其所统贼首，各据寨巢蠡屯蚁聚，远近凭依声势相应，又有剧贼徐仁器等各据险巢互为雄长，阳招阴肆大逞凶残，既以七年之病，非旦夕可疗，况乏三年之艾，将何所措乎？臣备将钱粮、兵将缕析条分，东括西搜截长补短，法程既定，事有恒章行据。各道诸司会议进剿，即有贼众相率乞降，臣亦姑示抚处，误以多方随檄广西。左右两江动调土兵二万，合本处营兵分为六哨，移咨南赣军门发兵堵截，以防各贼奔逸，克定。隆庆六年十二月初二日，开刀陆续，据总兵官张元勋等报，各贼据险拒敌，官兵奋勇大战，冲锋历险所向无前，通获大贼首六十一人，次贼首总六百余人，荡洗大贼巢五十余所，小贼巢五七百所，俘首一万二十余众。岭东一路，贼无一人不获，贼巢无一所不破，则众无一处不平，两府二十县瘴雾重清，间阎安堵，诸乡绅人等金谓地方荡平，可保百年无事。乞将效劳各官议超格升赏，以明激劝之典。"章下兵部，复奏。升正茂右都御史，荫一子；锦衣卫副千户赏银四十两，飞鱼纻丝衣一，袭元勋，升署都督同知，荫一子；本卫百户并李棠、方弘静、参将唐九德、副使吴一介、苏烈、参将李诚立等，各升赏有差。

162.《明神宗实录》卷42，万历三年九月戊申（第52册，卷42，第7页，总第0955页）

○初，代恭王廷埼有三庶子。长鼐铉自为当立，后生世子，鼐铉听奸人为咒，咀魇法世子，果暴死。弟蕭匀亦贪淫不法，欲发兄罪而夺之。王贿乔继文，奏之法司，据实以闻，奉旨："蕭铉听奸人，肆为凶恶，背违祖训，着革去冠服，戴平头巾，戴罪管事。每年姑给禄米三分之一，五年之后果能悔过自新，著抚按官奏请定夺。若稔恶不悛，并前罪一并处治。蕭匀革去禄米一半，其助恶奸徒发成烟瘴，遇赦不宥。"

163.《明神宗实录》卷128，万历十年九月辛酉（第54册，卷128，第2-5页，总第2373-2380页）

○辛酉，上御皇极殿，以皇子生诏告天下。诏曰："朕闻自古帝王绍圣，祈天必隆胤祚，盖以祇奉宗社茂衍本支，邦家之庆莫大于此。朕以眇躬嗣登大宝，于兹十年，幸方内又安，四夷宾服，庶不坠祖宗丕构。惟大婚有年，熊祥未协，中外人心举深瞮，望朕用是不释于怀，兹荷皇天锡祐列圣垂休，以今年八月十一日第一子生，系恭妃王氏出。上副两宫圣母忧勤之念，下慰四海臣民仰戴之情，粤稽旧章，用覃大赉，所有恩例开列于后……一、军职万历十年八月以前，为事降调两广等处烟瘴卫所，病故不分。已未到卫，子孙为因路远不能赴所调卫分，起文承袭者，许令原卫起送承袭，带俸差操，其充终身军；已经开伍回卫，年六十以上者，比照为民事例，子孙准其承袭，其降级；年六十以上，子孙赴部替职者，准复祖职；未及六十者，止许暂替所降职事，其为立功者，许令复职差操，与支半俸，扣至限满，全支。有限未满病故者，子孙复职，免其减俸……

164.《明神宗实录》卷132，万历十一年正月戊辰（第54册，卷132，第4页，总第2457页）

○谪张大受弟张恩、张栋、徐爵男、徐行忠烟瘴地面，永远充军。何忠弟何志、刘忠侄刘应魁、刘定儿刘福、李忠弟李禄、杨舟侄杨景年为民。

165.《明神宗实录》卷133，万历十一年二月丙申（第54册，卷133，第6页，总第2479-2480页）

○浙江巡抚张佳胤、巡按张文熙乞照恩例豁免已故尚书赵文华，侵冒未完军饷银六万有奇，伊男赵慎思拟充军。上曰："赵文华侵冒军饷十万有余，未曾正法，今又迁就豁免，何以惩恶？伊男赵慎思，姑依拟发烟瘴地面，永远充军。"

166.《明神宗实录》卷143，万历十一年十一月癸未（第54册，卷143，第3页，总第2663页）

○云南巡按御史崔廷试言："岳酋犯顺，秋凉瘴消正宜相机剿抚，滇境迤南有三江口一路，哀牢山一路，虽为崎岖，乘虚潜入极为捷便，乞令多方戒备。"上曰："该省贼情叵测，一应剿抚防御机宜，着沐昌祚、刘世曾悉力殚心，遵照前旨行事，务保万全。"

167. 《明神宗实录》卷 152,万历十二年八月丙辰(第 54 册,卷 152,第 4 页,总第 2819-2820 页)

○都察院等衙门复参故相张居正疏,奉旨:"张居正诬蔑亲藩,侵夺王坟府第,箝制言官蔽塞朕聪,专权乱政,罔上负恩,谋国不忠,本当斲棺戮尸,念效劳有年,姑免尽法。伊属居易嗣,修顺书都永戍烟瘴。"都察院其榜居正罪状于省直,夫居正以长驾远驭之才,当主少国疑之际,卒能不顾诽誉独揽大权,综核吏治厘剔奸弊,十年来民安其业,吏称其职,虽古贤相,何以加惜!其褊衷多忌小器易盈,怙宠夺情本根已断,卒之身死名戮,祸至丧家,若其才其功,则固卓乎不可及矣。

168. 《明神宗实录》卷 196,万历十六年三月癸卯(第 55 册,卷 196,第 9-10 页,总第 3700-3702 页)

○癸卯,巡按云南御史苏酂勘劾破缅功次,虚妄不可信者七:一、查前报,四寸内缅兵数万,见扎遮浪。五月十七日,迤西、蛮莫合兵杀死者,无算。随领部众至腾冲贡象归款,今乃云向往未知。至六月初五日,即报缅兵已到密堵,夫密堵离腾越四十五程,去摆古约三十程,何往来不及一月也?一、查河瓦江在猛密南,威缅隔冈勒北,原非策应顺路。道臣李材向于永昌创院讲学,七月十七日乃其生日,游击刘天泽以初九日赴贺,府官悉与面见。疏内发兵,次日未尝离腾越一步,今乃云贼栅以阿瓦江为险,本道移驻腾越,刘游击进驻威缅,何也?一、查密堵正迤西败缅之地,原无城守,与遮鲁博薛等处皆村寨,或傍密堵或近蛮哈,相去远甚。缅兵从在败归夷酋方来投,报今云七月初八日发兵东破遮鲁八城,十三日至密堵大战,当在何时也?一、据报破缅众万,擒斩三千余级,炎瘴难运,标积听验,今查见级不满一千,其余俱称思化烧毁,夫首级未运,应在密堵,运回,应在腾冲。思化、江屯相去各数百里,未尝交战,何从被毁也?一、据报夺回夷民一千二百四十名口,生擒六百八十九名,今查夺回者未见给还。何部生擒者,未见安插。何所诘之,第云各夷不肯解出。夫既系官兵夺回,何被各夷执留明乎?擒夺原出各夷,而安插尽属饰说矣。一、据报遮鲁八城,每城约兵二千,密堵精兵二三万,战象数百,乘胜追杀尸横遍野。果尔,则器械亦应山积矣。今查所获象二只,夷器六十三件而已,岂数万贼兵皆张空拳就死耶?一、据报连克八城,拓地千里,似皆归受约束矣,今查猛密为缅兵屯据,蛮莫为思化驱略,三宣以外尚未诩服,岂诸夷倔强尚在数百里内,而开拓顾踰千里乎?总系道臣李村虚望骤跻,急欲以边功自见抚臣,且为所欺而郡将又何论也?疏上。命部、科参看来说。

169. 《明神宗实录》卷 202,万历十六年八月壬午朔(第 55 册,卷 202,第 1 页,总第 3779-3780 页)

○御史陈效奏:"腻夷就平,善后宜悉。都匀原设总兵驻建武所,今议移驻建越,当马湖冲要。叙马、泸旧设兵备,一道驻长宁。近年裁革,今议复设,专驻马湖,而叙、泸之属并在整饬,与建越总戎文武同事。泥溪、平夷、蛮夷、沐川四长官司延袤数百里，夷汉相杂，往议改设流官，既恐未便，不若即以额设同知一员，移镇赖因、荣丁之间，与参游共承兵道节制，成臂指之局，此弹压之要图也。其次，议兵雷坡杨九乍存亡未可，知猓獠叛服叵测，先事为防，则荣赖、利店、梁山、赤口、西河等处设兵墩堡互相守望，挑选土戍，不足练民，兵以益之，是密协守而杜窥伺之策也。其次议饷。就复还侵占之地起屯募种，粮额从轻，因籍丁壮为乡兵，委官操练，兵道时为稽查，此寓兵于农之法也。至建镇之孤悬，泸江之烟瘴，往来稀阔，萌孽易生，则避途宜急。今查叙马、嘉峨，古犍为卭筰地也，自峨眉、中镇至建昌为青衣道，司马相如持节开越巂所凿，嘉靖间议开中罢乘，兹安缉之。会威信大行之时，开荒伐木辟其故道，使建、越沿途联络关堡，议兵扼守，又一策也。而最要莫如择将试思、马湖往事，非运筹不臧，第用兵者自偾耳。昨阅抚臣报疏所称，参将郭成等擒斩多级，庶几将材，宜简置蜀边分地而守，则良将拔之，历练而虎豹当关，膻裘夺气矣。"疏下兵部。

170. 《明神宗实录》卷205，万历十六年十一月庚戌朔（第56册，卷205，第1页，总第3821-3822页）

○南京兵部右侍郎王世贞条上军政。一、武官六年比试，首二场马步射，不入格者，仍令入第三场，其骑射策论各有一长者，免黜。若才伟略明识博览绰绰乎，艺文之表者，即杜预之力不穿札，韦睿之弱不习骑，亦破格收录。一、国制自公候以下，凡系武职皆乘骑不得用扼，盖欲其便骑而习武也。今南都自把总以上无不舆者，浮慕缙绅褒博之风，豢就纨裤骄惰之态，安能披坚执锐，分士卒横草之功，抑纵控送，工疆场趋风之技哉。至兵马指挥职在干撖，与武臣同，宜一体禁革。一、达官指挥、千百户姓名皆因其故，回夷饮食丧葬皆仍其俗，虽解辫之化已，覃蛮夷之法未尽，宜于军册更其夷号，而回夷、色目入，不得别造寺宇崇奉满剌诸祀，以时一统之盛。一、清勾之法虽云典制，而应勾者，孱弱易毙、奸黠多遁，且军一而押解者二，人无罪而使之废庐产，鬻妻子，触冒寒暑，凌历险瘴，与军人共一旦之命，于万里之外，非情也，宜于所籍五百里内从便改补，则伍不缺，而情法安矣。疏下所司。

171. 《明神宗实录》卷222，万历十八年四月乙酉（第56册，卷222，第4页，总第4139-4140页）

○乙酉，上谕内阁，昨览卿等所奏，具见忠恳。朕因去岁动火，屡服凉药过度，以致下部虚软，虽然尚可支持，自新春以来，心肺二经之火上攻，两目涩瘴不能远视，怕见风日。非朕偷逸，前已著人传示卿等知之，待朕疾少瘳，即与卿等面晤。卿等今说人命至重，狱情冤抑，狴犴菀结，此皆刑法不中，百姓困苦。朕虽有失感格之方，亦皆诸司奉职乖戾，卿等还传示刑部、都察院著行文，与南北两京并天下诸司，问刑衙门，今后务要虚心审理，勿致枉直不分，以干上天和气，豫教事已知，仍候旨行。是日，时行等具疏，候万安，仍再申前请，不报。

172.《明神宗实录》卷 241，万历十九年十月癸丑（第 56 册，卷 241，第 10 页，总第 4497 页）

○发柴登科烟瘴地面永远充军。常明一等发配，以管军枉法科敛也。

173.《明神宗实录》卷 283，万历二十三年三月丙子（第 57 册，卷 283，第 2 页，总第 5229~5230 页）

○丙子，赵焕题原任祭酒，今缢死。范应期妻吴氏奏：应期致死，缘縣奉旨。彭应参身膺宪职，不能激扬一方，致陷儒臣于死。巡抚王汝训反扶同代辩，著革任听勘，应参与知县张应望逮问，臣等会审，间访得湖民土田纷讼势，夺仇深难解，以故应期子汝讷自毒，应期随经有以也，应望通赃，未经过付人役面质，法难悬坐。疏入。上怒，诏张应望即著追赃，完日遣戍烟瘴。彭应参诏狱未释。

174.《明神宗实录》卷 309，万历二十五年四月辛酉朔（第 58 册，卷 309，第 1 页，总第 5777~5778 页）

○刑部左侍郎吕坤疏言："收拾人心数事。洮、兰之间小民织造货贩以糊口，自传造以来百姓苦于催逼，弃桑农而捻线者数百万人。提花染色日夜无休，至于山西之绅，苏松之纱罗，段绢岁额已自日盈，与其积于无用，孰若定有以常，如四季袍服岁用千定，则造一年，预造一年，是宫中省收藏之累，天下无多取之忧。而江南、陕西之人心收以采木，言之丈八之围，非百年之物，或孤生仞崖，或丛长千里，毒雾常浓，人烟绝少，寒暑饥渴，瘟疫瘴疠而死者无论矣。乃一木初卧千夫难移，每行不过数步，遭险跌伤死者常至百人，至于磕撞之处，岂无伤痕？官责，谓不合式，依然重伐。每木一根官价虽云千两，比来都下费不止万金，倘少其数目，减其尺寸，而川、贵、湖广之人心收……"

175.《明神宗实录》卷 312，万历二十五年七月（第 58 册，卷 312，第 3~7 页，总第 5825~5834 页）

○丁酉，诏赦天下。奉天承运，皇帝诏曰："朕仰荷天麻，恭膺宝历二十有五载，于兹追惟嗣服之初，盖亦无时豫怠，第缘岁积颇特政成，兼以多病侵寻，犹须深居，静摄郊庙，阙躬承之，礼朝讲希，临御之时，喜怒有失其平，用舍未归于当。章奏每滞，官曹半虚忠言寡闻，民隐莫达方隅多故，兵食之征调日繁，营造又兴开采之，征求四出，加之旱干水溢，析民室家，污吏贪官朘民膏血，从此人怨，屡干天和。乃于万历二十五年六月十九日皇极等殿皇极等门，文昭、武成二阁内外，周回廊房一时被火，夫寝宫灰烬，曾几何时，正殿崇严，又复罹此，震惊。列圣忧戚，慈闱踦地局天，靡所容措，况一人统御之地，乃万国衣冠所归，天意若斯，朕实不德，兹已虔申吁祷，痛加艾惩，祓志改图，誓从今始，严敕庶位，各献忠献，惟天视听在民，惟民归依在德，爰稽典制特布诏条，庶藉有众之欢以回皇穹之眷，消咎征于已往，迓福祉于将来。所有宽恤事宜备列于后……一、免死充军，本因矜疑宽典，而致累其子孙，因轻及重深为可悯，今后止发烟瘴极边充军终身，若复逃归本乡，仍坐以死……"

176. 《明神宗实录》卷313，万历二十五年八月己巳（第58册，卷313，第3页，总第5857页）

○时四川采木建昌，去省城三千余里，采运人夫历险渡泸，触瘴死者积尸遍野。御史况上进疏陈其状，言："川民各就本地采木，业有次第，而陡有尽用建昌杉木之。令此贪吏以杉木为奇货，假公济私耳，请行抚按官听民就近采取，惟期坚实可用，不必拘定地方，并将官价令司道官先期给散，无假手吏胥，以滋乾没。"部复，从之。

177. 《明神宗实录》卷314，万历二十五年九月辛丑（第58册，卷314，第4页，总第5872页）

○辛丑，三法司会审前兵部尚书石星，酿患祸国，拟极边永戍。上以法司狥私朋比，切责回话，石星另拟罪。于是刑部尚书萧大亨等惶恐引罪，命革大亨宫衔、世袭恩荫，白栋革职为民，余夺俸一年。石星坐隐匿军情失误律，论死。妻子俱流发烟瘴永戍。狱成。刑科给事中罗栋仍数星十二罪劾奏。上是其说。

178. 《明神宗实录》卷322，万历二十六年五月辛丑（第58册，卷322，第5页，总第5987-5988页）

○辛丑吏部等衙门接出圣谕："朕昨览阁臣所奏，时政敝坏，心甚惕然，且朕居深宫，静摄一切大小政务，诚心委任中外臣工，意其仰体遵行，要在国治民安而已。今人心不古，四夷交侵，流言怨谤内外讹传，奸邪乘机中伤善类，况近来推升官吏不思己之贤否，遂意者即诬营求，劣转者旁牵报复，其钱粮刑罚等项不便于己者，投揭越告，或指称权要镌刺，或株连蔓引害人。有官守言责者，何以尽职效忠任劳担怨乎？除已往姑不追究，今后敢有恣肆怠玩，及借称山人墨客医卜星术变诈之徒，妄言乱政摇惑人心的，着厂卫城捕缉事，衙门不时访挐，具奏。必罪不宥。都察院还行与各省直抚按官严行访挐究治，仍晓谕官员军民人等知悉，又前樊玉衡、戴士衡假以建言，报复私仇，妄指宫禁，干挠典礼，惑世诬人，捏造书词摇乱人心，本当挐问严究重治，姑着革职，发烟瘴地面永远充军，遇赦不宥。"

179. 《明神宗实录》卷323，万历二十六年六月戊辰（第58册，卷323，第5页，总第6004页）

○直隶巡按赵之翰言："臣偶阅邸报，见郑承恩奏进忧危竑议一书。内参戴士衡结交权奸，假造伪书中伤善类，以贻祖宗隐忧，赖皇上日月之明雷霆之威，将士衡发烟瘴永戍矣，第谋不止于一人，书不出于一手，主计者位奉，行者士衡与谋者徐作、刘楚先、刘应秋、杨廷兰、万建昆也之数人者，为位腹心爪牙，岂有此番举动？不群聚佥谋，合手成书者乎？今处一士衡，而类士衡者独宽之，处其为从，而为首者反纵之，非所以为平也。"诏部院看议，以闻。

180.《明神宗实录》卷327，万历二十六年十月庚辰（第58册，卷327，第7-8页，总第6064—6065页）

○浔州五山守备升任湖广行都司。佥书林武茝提兵征徭，抚定叛夷数万人，披棘卧瘴，竟卒于军中。事平，两广总督戴燿以闻，诏赠官一级，寻加赠骠骑将军都指挥使。武茝，福建晋江人，万历壬辰武进士，卒之日，五山夷民咸为号泣，立祠岁时祀焉，盖威信之感人云。

181.《明神宗实录》卷339，万历二十七年九月乙卯（第59册，卷339，第6-8页，总第6288—6292页）

○以东征功成，大赉文武诸臣。总督邢玠加太子太保，荫一子，世锦衣卫指挥佥事，赉银八十两，大红纻丝蟒衣一袭，给诰命。督饷张养蒙赉银币；巡抚万世德升右副都御史，赉银币，各荫一子，入监读书。总兵陈璘以舟师歼倭，功最，刘綎曳桥之功次之，麻贵功浮于罪，各升授，荫子，赉银币有差。董一元罪不掩功，复原职，赉银币。监军王士琦、梁祖龄并需大用，仍与饷郎董汉儒转输部臣。周一梧、杨恩、王修行各升职俸，赉银有差。副参等官戴延春等十三员，游击叶邦荣等十六员，参游等官杨廉等二百一十八员，中军孙堂、祖承训等，运同等官吴良玺等，升授复职，赉银各有差。其死事副参邓子龙等十三员坐营，方时新等八员各赠官赐荫，厚恤其家。鲜臣李舜臣行彼国旌恤。从兵部覆也。上曰："自决战以来在内筹兵饷者，朕且图其功，萧大亨复原衔如故，赉银六十两，大红纻丝蟒衣一袭。李桢遇缺起用。杨俊民赠加兼太子太傅。陈蕖赉银六十两，大红纻丝四表里，给诰命。田乐荫一子国子生，给授勋阶，赉银八十两，大红纻丝蟒衣一袭。给事中张辅之于四品京堂推用。徐观澜令吏部优录。杨应文升都给事中。郎中杨应聘升京堂用，仍与先令。兵科兵部官各赉银有差，播告中外用敷大庆。"兵部复以皇仁覃施，为石星、曹学程、许守恩、萧应宫乞贷。上不许。戌守恩、应宫于瘴地，石星竟死狱中。录各省督抚、饷司、道臣功，以顺天巡抚李颐、原任总督王世扬劳最，世扬升兵部尚书，颐升右都御史。汪应蛟、梅国桢、王象乾、刘元霖、李植次之，各升俸一级。尹应元给诰命，仍与各督抚褚铁。孙矿、陈大科、赵可怀、李盛春、房守士、万象奏、张思忠、李华、金学曾等各赉银三十两，纻丝二表里。部臣韩子廉等，道臣张登云等，有司官王俣吉等升职纪录，赉银各有差。先是科臣杨应文勘蔚山功罪，疏论抚臣杨镐、总兵李如梅虚憍纵肆，损伤隐匿之状，宜行褫斥，而疏未复，以稷山之功，乞不斩帷，盖之恩而酌处之。及兵部覆东征功次，以为当朝鲜告急，王师未集，闲山失南原破，倭且乘胜长驱矣，幸而稷山之战诎其先锋，又幸而青山之战遏其后队，倭氛稍敛，属国获存，斯捷基之也。是役也，副总兵解生，参将彭友德，游击颇贵、牛伯英，原任参将杨登山，游击柴登科或分锐而逆来，或单骑而陷阵，各鼓如黑之勇，成扼虎之功，他如中坚后劲左犄右角，则李芳春、吴维忠、张维城、任重、胡仰化、王天爵、刘天秩七人者各与有力焉。已而，大兵厚集，贼知我之利速战也，行长营曳桥之窟，清正负釜山之嵋，增修屯筑以老我师，赖有已故骁将摆寨挑战蔚山，致贼中诱而败北，惟时三军奋力，七萃齐驱俘其将者一，夺其寨者三，斩其从者千，数功垂成矣。奈何攻坚非策，毙士马于矢石雨雪之中，撤兵无伦，贻丧失于仓皇狼狈之际，是谁之罪欤？科臣于杨镐、李如梅议加褫斥，不少假借，则亦何说之辞？然而本官初抵平壤，值倭势长驱，正朝鲜危急存亡之秋，而能匹马东驰身先士卒，不可谓无功。既已听勘，所当恭候圣裁者也。至若茅国器之追奔夺门，陈寅之先登中弹，解生拔帜，摧坚之勇，杨登山执俘折首之奇，皆蔚山之功表。表著见者，其余大小文武才勇并效，或当并叙于四路，或只薄录其一节，相应酌量，分别上请。上嘉稷山、青山之功，谓："蔚山虽失，今已荡平，俱宜叙录。杨位、丁应泰各赍银，解生、陈寅等升赏有差。杨镐功罪自不相掩。命吏部议处以闻。"

182.《明神宗实录》卷 357，万历二十九年三月癸卯（第 59 册，卷 357，第 1 页，总第 6665 页）

○癸卯，吏部接出圣谕："今日览文书，见兵科党救总兵马林，好生可恶。马林先日妄言要誉排陷督抚，今又凌辱钦使，阻抗违玩及诸不法事情，姑念大将从轻处了。侯先春徇私逞臆，必受彼贿赂。马林著发烟瘴边卫充军。侯先春降二级，调极边方用，不许朦胧推升。再有激奏的，一体重治。况旨下将极旬日，该部尚未推堪任的来，其中亦有私曲情弊，著回将话来。"先春，直隶无锡人，万历八年进士，降广西按察司知事，在谪，籍七年转推官，至南京吏部主事，卒。天启二年赠太仆寺少卿。

183.《明神宗实录》卷 359，万历二十九年五月己亥（第 59 册，卷 359，第 1 页，总第 6701-6702 页）

○以原任镇守贵州总兵官童元镇发烟瘴地面，充军立功。初，元镇受命征播，拥兵铜仁不全进。上怒其逗遛，命带罪管事。及赴偏桥，分八路进剿，元镇统水西安疆臣、镇雄泷澄等兵，繇乌江入坝阳，永顺兵先登克乌江、河渡二关，元镇不设备，贼复破河渡关，乘胜突乌江，诈称水西兵与泷澄会哨，以诱永顺兵，断浮桥淹死我师无算，守备陈云龙俱战死。上怒，元镇失律逮至京，致是法司会问，以元镇兵败后，催督安、泷进兵，复两关。又部下将先登凤凰嘴破囤，且元镇前平府徭有战功，从末减云。

《明神宗实录》卷 359，万历二十九年五月甲子（第 59 册，卷 359，第 8 页，总第 6715-6716 页）

○命镇守四川总兵官都督金事吴广准复原职，仍加赠二级，从兵部复请也。广征播时率蜀兵自合江进，而永宁曹希彬受广节制，广击斩贼大将郭通绪，夷崖门关以入，转战分水关营水牛塘，与贼力战三日，却之。与宁永兵合营囤下，贼诡，令妇人乞降哭于囤上，复诈，为应龙仰药死报广。广信之已，觇知其诈，乃急攻之，烧二山夺三关绝贼樵，汲诸将合兵攻围。囤既破，广先登获应龙子朝栋，及其妻田氏。出，应龙妻于烈焰中中火毒，失声几绝。顷而苏，卒以岚瘴病胀卒。广死虽在播平之后，然比诸死事之例，亦无馈焉。

184. 《明神宗实录》卷364，万历二十九年十月己卯（第59册，卷364，第6-9页，总第6793-6799页）

○册桂王。制曰："朕均爱一仪，不爽鸤鸠之德毕。王诸子俾同麟定之祥，非徒为茅土之荣，实以周本支之虑。咨尔弟七子常瀛徵兰毓秀，指李钟灵，让枣居谦，幼志已踰于成德剪洞涣，命开封可，后于诸兄兹用，封尔为桂王，锡之册宝。于戏，惟孝惟忠允为要道，克勤克俭，实乃訏谟树德，务滋为善最乐是，堪永世勿替训词，钦哉。"是日，遂诏天下，诏曰："盖闻帝王久安长治之道，莫重于崇建元良。我祖宗家法相承，惟长是立，所以厚国本定人心也。朕长子孝敬宽仁，天钟粹美，奉朕谕教，时敏厥修，今德器日益端凝，学业日益精进，允堪弘受，慰朕至怀。敬入奏于圣母，诹询今十五日吉，授册宝为皇太子，仰承庙社之灵，俯顺臣民之望，爰封第三子常洵为福王，第五子常浩为瑞王，第六子常润为惠王，第七子常瀛为桂王，俾各守藩，共继大统。典礼既成，普天同庆，丕覃渥恩备列于后……一、免死充军，本因矜疑宽典，而致累子孙，为轻反重，及补解清勾祖军，重为里甲苦累，今后止照万历二十五年新例，免死充军者，发烟瘴极边充军终身。若复逃归，仍坐以死勾解。除嘉靖以后犯罪发遣照旧外，其远年丁尽者准销；有丁者，许告清军司衙门类题改附近卫所；若有丁诈称尽绝者，坐罪，其佃户女户不系的派户丁，不得混行勾解……一、武职万历二十九年十一月以前为事降，调两广等处烟瘴卫所病故不分。己未到卫，子孙为因路远不能赴所调卫分，起文承袭者，许令原卫查明，起送承袭，带俸差操，其充终身。已经开伍回卫，年六十以上者，比照为民事例，子孙准其承袭。其为事降级，年六十以上，子孙赴部替职者，准复祖职；未及六十者，止计暂替所降职事，为事立功者，许令复职差操，与支半俸，扣至限满，全支，有限未满病故者，子孙袭职，免其减俸……"

185. 《明神宗实录》卷372，万历三十年五月己巳（第60册，卷372，第3-4页，总第6978-6979页）

○广西荔波县，被贵州独山州土酋蒙天眷，与其姻亲南丹州土酋莫之厚统兵据甲站地，截县出路，烧金竹隘阻县进路，射伤职官，杀死军兵，劫掳人畜。督抚、巡按以闻，请选委风力文武职官刻期约会，亲临黔、粤适中处，所将前项事情从公勘处，责令二酋尽擒。有名首恶及投州恶犯，并蒙天凤一一解出正罪。原占地方与杀掳人畜，逐一吐退赔偿，侵筑寨分勒令拆毁，仍取以后不敢侵犯。各印信结状缴报，立石定界永为遵守，如怙终不悛，声罪致讨，庶恶酋知警，边地获安。且有县必有官，而荔波县正官，因地方瘴疠时作，道路险阻又无城郭，向偻居郡城，殊非设官之意，应责令县官即入县驻扎，其筑城、建宇、辟道等务，容臣等行督该道及时修举，则官有攸居民得永安矣。兵部复，如议报可。

186.《明神宗实录》卷379，万历三十年十二月辛卯（第60册，卷379，第4-6页，总第7134-7137页）

〇江西巡按吴达可因矿税内监潘相诱，开采广信封禁山，添委卫官，得旨，又请开采泰和县石羔，变价解进，得旨。上疏言："圣帝明王未尝言利，虽宝藏于山，玉韫于石，亦置不问，况山木石羔为利几何？而可听奸谋，以累圣德哉。试以封禁山木。"言之，"木山虽属广信，实连闽浙三省，而又建康祖陵发脉之处，王气攸钟，岂可以开采损之。昔年巨寇叶宗留、邓茂七等啸聚其中，焚掠城邑，指挥戴礼以战死，都督陈荣以败死，令邓颙以被执，骂贼而死。追本兵勋贵发兵京营，征兵各省，会计剿灭，历数年而后定，嗣后封禁不开，夫亦谓利小害大云。尔今屡奉严旨，臣何敢抗违，顾揆之事，势实有必不可行者。藤萝丛棘塞其径，陡崖峭壁当其户，入之难。猛兽毒龙据其穴，蛇蜓岚瘴漫其谷，居之难。陆无寸径，涧无尺水，出之难。今潘相所责于有司，不过召商、借库、与防守、委官四事耳，类皆牵肘难行，相亦自知商人不至，计无所施矣。独以起衅，自彼势难，议寝不得已为是，激切展转之词。臣愚以为，开采禁山速宜罢也，试以妭姥山石羔言之，本山切近泰和，为县米龙为郡前障，凿山去羔，伤损龙脉障屏，是无郡县也。且该县人文自昔最盛，硕辅名臣如杨文贞、罗文、庄文章，勋业济济为国柱石，稍有所损科名，尚尔减额，而况于凿石乎？连岁疫疠盛行，民力凋耗，岂得伤残其命脉乎？皇上与其积金以富国，孰若树人以匡时养民，以卫国也，且石羔之为物甚贱，为利亦甚微，居民赖以养生，即富室大户，且不屑与小民争赍须之利，而相乃以此进圣主乎？据所称，岁可万石，每石银一钱，官四民六，所归于公家者四百金耳。国家视此四百金，不过太仓之梯米，而遽尔夺小民咽喉之食，不几于亵朝廷之体乎？况该县密迩赣州贼巢，至今尚属南赣，抚臣提督万一啸聚亡命，变生肘腋，谁执其咎？臣愚又以为，采取石羔亦宜罢也。江右上瘠民贫，连岁荒歉，正赋常供苦于不足，此潘相所目击，乃必须启无端之衅，困此一方之民耶。幸而皇上洞鉴，一则曰不必差官以滋烦费，一则曰土民自备资本惓惓体恤，臣等犹得仰承德意，上渎宸听，不然江右之民，其不为奸究所鱼肉者，无几矣。伏乞亟行罢采，将苍赤欣欣，颂祝圣德，而微臣亦得少逭巡察之咎焉。"复具图说，随疏进，不报。

187.《明神宗实录》卷406，万历三十三年二月丙午（第60册，卷406，第1页，总第7572页）

〇先是，开采内监沈永寿以广西地多猺獞，所产金、银、铅、锡皆在险崖蛮洞之间，采取无多，而夫役往往瘴死，乞令有司包解。上命会抚按司道酌派河池、永康等州，富川、思恩等县，岁包银一千三两有奇。巡抚右侍郎杨芳因言："广西地狭民穷，频年师旅，疮痍待尽，办纳实难。其间河池、富川等州县虽产矿不多，尚为有说。若永康、思恩等州县原无矿洞，亦尔派及，至有汰兵扣饷以足供额者，尤为不可。乞赐豁免，以惠遐方。"不报。

188.《明神宗实录》卷416，万历三十三年十二月乙卯（第61册，卷416，第12-18页，总第7836-7847页）

○是日，颁诞育元孙诏。上不御殿，命礼部郎中陈于王、中书舍人吴采、行人翟师雍等赍往省直等处开读。诏曰："朕惟自古帝王祈天永命，咸曰子子孙孙至于万年，盖申命用休，惟此为大。朕以眇躬嗣登大宝三十三于兹矣，眷惟国本至重，懋建元良，具举婚仪，广生绵绪，恭荷皇穹纯佑，列圣厚培，以今年十一月十四日皇太子第一子生，系钦命选侍王氏出。克昌胤祚，朕心载宁，上邲圣母之徽怀，下发臣民之悦，怿宜宣德惠以光典彝，所有条颁开列于后……一、军职万历三十三年十一月以前为事降，调两广等处烟瘴卫所病故不分。已未到卫，子孙为因路远不能赴所调卫分，起文承袭者，许令原卫起文承袭，带俸差操，其终身军。已经开伍回卫，年六十以上者，比照为民事例，子孙准其承袭，其为事降级；年六十以上，有子孙赴部替职者，准复祖职；未及六十者，止许暂替所降职级，为事立功者，许令复职差操，与支半俸，扣至限满，全支有限，未满病故者，子孙袭职，免其减俸……一、免死充军，本矜疑宽典，而致累子孙，为轻反重，仍照万历二十五年新例，免死充军者发烟瘴极边卫分充军，终身不许赦宥。若复逃归，仍坐以死……

189.《明神宗实录》卷430，万历三十五年二月庚戌（第61册，卷430，第10页，总第8123页）

○庚戌，定磨勘律。申前割卷，论罪之，令也。其法以乡、会试卷揭晓毕日，本生自简续将中式卷送部科勘对，如有诓骗人财物，割卷包，许中式情弊者，俱拏问，重枷三个月，发极边烟瘴地方充军。其央浼营干之人被诓骗者，无论知情不知情，中式不中式，俱一体同罪。

190.《明神宗实录》卷467，万历三十八年二月己未（第62册，卷467，第5-6页，总第8806-8807页）

○工科给事中马从龙以工部郎中房楠督造河南府第，估值八十二万，太滥，议准之。潞府止二十五万，且条三项：一、奸蠹当祛物料验收，以总委官为主，内监委官不许刁蹬，参随等役不许需索部臣役使取给地方，不许随带京皂穴窟蚕食其中，至京商久，经部题掣回，如尚局骗用事，听彼处抚按拏究。一、内外宜协。自部臣与地方官议论相左，耽延二载，绩用无成，诸便利事惟地方官知之，悉如留班军一事，足省金派无限之扰。凡若此类，地方官一一调停，部臣一一倾心，其称便更多。一、西木宜用府第，以大木为第一急需。自大工采办，三省驿骚终岁，不能得大木十数。昨部移文湖广，抚按乞借卒，无以应。若责瘴蛮夷地，如式楠材倏忽立致，更必不能，秦陇乔松较之楠材，其胜任，同其精坚美好又同，何必舍有构无，贱同贵异哉？当如部议，正殿以楠，余以松，无损规窥制，而官民俱不扰矣。伏乞戒谕房楠加意节省。疏上，留中。

191. 《明神宗实录》卷482，万历三十九年四月壬申（第62册，卷191，第1-2页，总第9067-9069页）

○兵部尚书李化龙上滇南善后事宜。陇川、南甸、干崖三宣抚并峙，为我腾、永藩篱，实西南一隩区也。宣抚多安民背汉投缅，罪不容诛，天厌元凶，一朝授首。多安靖，安民弟也，顾恋鞠养，大义灭亲，遵令所部同心讨贼，功有足录。以其父祖之故地而界之，无疑矣，但年幼势孤，地诸臣有多思谭协立之议。多思谭者，其族属也，世授陇川土同知，住居遮放，兵力颇强，人心附焉。说者遂欲立之，恐启他日凭陵之渐，惟定立安靖，给与冠带，管宣抚事。而思谭仍以土同知协理，则名分定，而夷情亦安。惟思谭人众土狭，而江外旷土如湾腰树诸处，量给之，比于芒布放应职抚放廷臣事例，待安靖长成，限年退还，如有功，即割予之，似不为滥。而又责成南甸、干崖保任，俾思谭无狡焉之患，其宣抚印信暂贮腾越州，听候明旨颁给，或有司道所议，待安靖能自立，始予之，庶可杜觊觎而消衅蘖。至于衍忠寓居蛮西有年，盖为思线恃缅占据蛮莫之故，彼力不足以支思线，而我兵仅守汛地，又无深入防护之理，则权宜安插于猛卯城外屯营之所，任其垦闲田纳屯种，又以其兵慑多太、多安邦，诸夷于守城亦有裨，俟其力足以当蛮莫，然后徐图恢复。况每岁省饷数百金，而镇远营兵可渐撤矣。腾营防川之兵，瘴疠难以久处，且夷汉襍居不无骚动，杉木陇据险少瘴，宜以本戍兵移建营房于此，内固腾、永之藩蔽，外为陇川之策应，且足杜骚扰而惬夷情，亦计之得者。夫三宣僻在一隅，盘据数千里，部落数万众，岂势力所能服哉？惟驭之得其道耳。参将守备衙门，譬之郡守县令也。多安民惧而逃，逃而开此大衅，烦我师旅，非守备一人激之乎？死有余辜。可为殷鉴。抚臣欲依九边秋防阅视例，于腾、永一路道，将官分别功罪黜陟之，亦励人心，奠边境之要务也。从之。

192. 《明神宗实录》卷498，万历四十年八月癸未（第63册，卷498，第10页，总第9401-9402页）

○四川巡按彭端吾奏："建昌两河黑骨猓猡素称鸷鸷，近者纠集逆党，突出烧劫越嶲卫南关并南所屯，共杀死男妇八十余人，掳去二百余人，烧毁房屋一百六十三家。臣惟建昌五卫古卭筰地，广袤三千余里，内环九种猓番，夷巢十居八九，汉地十之一二。泸水逶南青草、黄沙、腥风、毒露、瘴雨、蛮烟，别是一般景界，古号不毛、荒服、远徼。考之往牒，叛服无常，稽之近事，亦无十年不兵者，即皇上在宥以来，数见挞伐，全凭抚臣筹画调度兵饷，用能拓疆开土，奠安黎庶。今旧抚臣乔璧星业已奉旨致仕一年四月矣，全蜀在在凭凭，土司如石柱宣抚马千乘，民夷互构，印信追贮夔州府库，见烦勘处，酉阳则红苗犯境，掳掠一空，永宁之事尚嚣，乌撒之夷犹狡，又有建昌番猓累卵坐困之危。皇上何独忍于西南生灵，使不得比诸要害之地耶？乞亟下抚臣新命，以拯危属。"

193.《明神宗实录》卷 544，万历四十四年四月庚戌（第 64 册，卷 544，第 2 页，总第 10327-10328 页）

○湖广巡抚梁见孟疏议酌催大木以济殿工，言："三殿肇工，万国同庆，凡有血气，愿效子来湖广。原派大木二万四千六百，后以灾疲，减派十分之三，五运起解。查督木道，合川、贵、湖三省新运，几足七分之数。初，运业已交厂，二运报解在途。今部咨复派金柱三百八十根，各长六丈四尺，围一丈五尺，明梁等一百六十余根，各长五丈五尺，高三尺五寸，皆异常钜材，而又责限于一年之内。窃念楚非产木之区，从来求之黔、蜀，而钜材所生必深山绝箐，人迹不到之地，阅千百年而后成材。商民冒毒瘴，履蛇虺，万人邪许排岩批各，经时历月始达江河，然此等异材自嘉靖年间已不可得。今采伐凋残，山穷水远，即搜取一二犹难，况三百之多乎？故为数甚奢，而减派宜议也。取材甚异，而帮折宜议也。勒限甚促，而宽假宜议也。乞敕部复，或量减株数，照嘉靖年题准帮折之例，如长足度，而或歉于围围，可合；而或歉于长，与夫长围虽合，而本末欠勾，及木无疵癓而长围稍逊者，俱准起运，仍稍宽限以便购取，则大工无妨，地方不致重困矣。"

194.《明神宗实录》卷 561，万历四十五年九月壬午（第 64 册，卷 561，第 6 页，总第 10586 页）

○广东巡按田生金以原任吏科给事中戴士衡客死瘴乡，乞开伍籍，量加优恤。并请释樊玉衡之戍。

十一、《明熹宗实录》

195. 《明熹宗实录》卷1，泰昌元年秋九月庚辰（第65册，卷1，第10-15页，总第0019-0029页）

○……其以明年为天启元年，大赦天下，与民更始，所有合行事宜开列于后……一、军职为事降，调两广等处烟瘴卫所病故不分。已未到卫，子孙路远不能赴所调卫分，起文袭替者，许令原卫起送承袭，带俸差操，其充终身军。已经开伍回卫，年六十以上，子孙赴部替职者，准复祖职；未及六十者，止许暂替所降职事，其为事立功者，许令复职差操，与支半俸，扣至限满。全支有限未满，病故者，子孙袭职，免其罚俸……

196. 《明熹宗实录》卷7，天启元年闰二月庚辰（第66册，卷7，第3-4页，总第0330-0332页）

○兵部复四川巡抚饶景晖条陈建南善后八款。一、核边额。谓建南五卫八所额设官兵十减六七，盖由粮田乾没于豪强，以致官兵日见消索耳。今议措饷开荒为足食计，又于大渡河至金沙口修旧五十六营，增新七十七营，定额据冲以壮藩篱。一、精器械。谓蜀兵长技固多，但以岁久皆成钝敝。今议以逃故军兵所扣积者，节次修补，仍委材弁严督置造，载诸循环以备查验。一、阅信堡。谓大渡河之外昔为夷巢，今已收入版图，设营置戍且耕且守，第地方数千里，阅视稍疏前功坐废，宜令两厅协同，指挥官躬亲阅历，稽馆舍之治否，田畴之荒辟，戍守之勤惰，备册送道通详两院，以凭举劾。一、画信地。谓地方辽阔界畛不分，必致互相推诿，今议分为五信：一自镇夷堡至木托营；一自土城营至旧关坪；一自金沙江至小高桥；一自河西营至安乐营；一自镇蛮堡至土桥营。信各一，将画界而守。一、修险隘。谓建昌为五卫腹心，业石其城而守之，独德昌、建盐、二打冲三城四面邻夷岁久，城圮宜及时修举，至于盐之河西，建之泸沽、铁厂、松林，越巂之南关桐站项背皆夷，当于隘口各筑石城，庶重关一设，隐然金汤。一、严夷禁。谓建边民夷杂处，不严为之，防勾引潜通贻祸匪细，宜申明保甲之法，犯者连坐，但不得生事扰害以开边衅。一、励将领。谓建边一带岩岭瘴乡，虽安堵，已苦不堪，况日夜不忘枕戈者乎？诚欲作干城之气，惟有激扬一法，应比防海事例，岁终类叙有功者，破格显擢，不，则重加究处。上命依议行。

197. 《明熹宗实录》卷14，天启元年九月甲寅（第66册，卷14，第10-11页，总第0712-0713页）

○协理戎政左金都御史李宗延以陪祀太庙。昧爽入朝至承天门外，守门御用监少监李添祥，都知监太监王昇梃击之，裂其冠。宗延因言："此故也，非误也。臣入京营，将贿托钻营一盘捧出，清出占役千百，以此恨入骨髓，此击不可谓无心，且以皇后之尊，敢于诬蔑法司之问官，敢于阻挠两京科道之弹章，敢于寝阁则以内使杨正朝等之梗也。况太庙丹陛门外，侯伯拜位之上，内使群然嬉笑僵卧，全无人臣礼，其胺索王府，酷害驿递，迫死商人，明娶妻妾，臣姑不论也。乞于六年京官考察之后，特敕礼部会同司礼监考察黜陟，至宫殿伺候，悬带牌面出入，无牌及革职不用者，听巡城御史依律责究。仍容臣将此冠挂承天门，查隆庆二年七月内，内使群殴御史李学道。"穆宗皇帝怒，命锦衣卫执杖一百，遣戍烟瘴。例乞敕法司移文该监，拘提正法，审实发落。得旨。门禁宜严，陪祀官员何得潜加栏，击直日守门官。该监查明奏处。太庙严肃，随侍内使不得嬉笑坐卧，该监一并申饬。

198. 《明熹宗实录》卷40，天启三年闰十月壬寅（第68册，卷40，第19-24页，总第2074-2083页）

○壬寅，上升殿，以皇子诞生诏告天下。奉天承运，皇帝诏曰："朕惟自古帝王缵图绵历，率隆胤祚以重宗祧，朕以眇躬绍承洪绪，夙夜祇念皇祖皇考，储祉垂麻诒孙翼子，所望早昌嗣续，以慰在天之灵，盖三年于兹。乃荷皇穹眷佑，九庙居歆，以今年十月二十二日皇子诞生，系皇贵妃范氏出，嘉庆积于邦，家欢惊洽乎。亿兆肆颁渥泽，覆被多方，所有恩条开列于后……一、军职万历三十三年以前为事降，调两广等处烟瘴卫所病故不分。已未到卫，子孙为因路远不能赴所调卫分，起文承袭者，许令原卫起送承袭，带俸差操，其终身军。已经开伍回卫，年六十以上者，比照为民事例，子孙准其承袭。其为事降级，年六十以上，有子孙赴部替职者，准复祖职；未及六十者，止许暂替所降职事，为事立功者，许令复职差操，与支半俸，扣至限满。全支有限未满病故者，子孙袭替，免其减俸……

《明熹宗实录》卷40，天启三年闰十月乙巳（第68册，卷40，第26-27页，总第2088-2089页）

○礼科给事中郭兴言疏言："吏治之坏，由劝惩之不明，贪饕之辈至，赃私累万，而处止降调，其有孤高介，特耻效营，求而忌者，反以为矫激、排挤、中伤，如礼部主事程国祥两令岩城家徒四壁，而凶人视为当门之兰；如兵部主事刘永基两任县令无苞苴无锾赎，乃竟不得行取，而处以兵曹；如广东罗定道副使张大猷昔在户曹权关，浒墅清标一尘不染，事竣之日，节省七千余金，发苏州等府置买学田，赈济贫生。而沉滞蛮烟瘴雨之地，臣因是而更有慨于用人之失平也。以正学粹品之，冯从吾清风高节之，卞承宪而不用察，典久弃之，蔡献臣而未加斥，逐骗饷误国之，何栋如？而未正刑章，是恶足，以清仕路而伸激劝哉。"章下所司。

199. 《明熹宗实录》卷55，天启五年正月乙丑（第68册，卷55，第7-8页，总第2504-2505页）

○云南巡按朱泰祯疏言滇黔瘴疠之虐，夏秋增剧。曰大渡河、曰巴松、曰白水、曰金沙江、毒草交头，名黄叶瘴，中之立毙，非霜降后不敢渡。臣祗畏简书于霜降之前抵蜀南界，与前按臣订期面代，暂留会川申饬将吏，相机密擒乌利等贼，奸渠散党，两省获安。然臣所经建昌一道，从雅黎至滇界分为五大信地，将领画疆而守，南北亘二千里，东西止如线乌道。是曰尧封，两界无垠，俱属夷落，其西界为西番，即汉西域、唐土番遗族，其东界为猓猡种类，甚蕃，鼓煽滋众，而要害之冲。丑夷所倚为天险者，曰冕山，所距泸沽峡，地不踰百里，而雅、黎之间皆有兵将，独有松林站以至礼州，从禄马站以至白水，共四百里，白骨山积，营垒丘墟室庐空旷，夷氛独横。臣亟与道臣共议，增兵三千以添戍守，以一千增守建昌，而道臣居重之势，雄以一千拨守冕山、泸沽，而诸酋不能窥我南鄙，盖必增设此三千，而南北要害之地呼吸可以相通，挞伐可以互济，必联络此五信，而汉夷分界之会，威信可以詟服，剿抚可以兼施，当为今日吃紧之义也。章下兵部。

200. 《明熹宗实录》卷77，天启六年十月丁巳（第70册，卷77，第13-14页，总第3721-3723页）

○巡抚贵州佥都御史王瑊言："黔中苗仲最狡悍者，无如匀哈安邦彦。谋叛之始，先结匀哈诸贼攻城围邑，劫官夺饷，多方扰我。臣与按臣密谋，遣坐营都司张云鹏、参将胡从仪，加衔游击陈谦，独山州土同知蒙诏等分道进剿，以平越军民府知府周鸿图、同知萧上达为监军，自二月初三日出师，至六月十五日班师，先后四月有余，攻破百有余寨，擒斩一千二百七十六名，颗获贼属五百八十八名口，牛马器械尤难数。计阵亡官兵仅二十名，所尤异者，扫荡二百余里，驰逐百有余日，并未裒升合之，粟兵皆宿饱，人无怨言，止费赏功银二千两，用力少而成功多，此皆朝廷天威所式灵也。惟是道将兵士冲锋冒瘴，围剿血战，疲极劳极，宁无有以酬其功？乞将署新镇道监军知府周鸿图议补道缺，容臣等另疏具题。都匀府同知管府事萧上达授以知府实职。都司张云鹏前以杀贼题授参将，更当优叙。游击胡从仪应加副总兵官，管参将事，加衔游击。游击陈谦应实授守备，管游击事。其余材官、土舍各应叙用。"部复，如抚按二臣所请，得旨。匀哈之捷剪贼羽翼，抚按方略可嘉，还相机策勋以待优擢。文臣周鸿图、萧上达，武臣张云鹏、胡从仪及余有劳吏士、土舍等员，或加衔优叙，或一体纪录，俱依部拟，以酬前劳，而勉后效。

《清实录》

烟瘴史料辑编

一、《清世祖实录》

《清实录（三）·世祖章皇帝实录》

1. 《清世祖实录》卷 101，顺治十三年闰五月己未（第三册 第 783 页）

○以击败逆寇李定国功，加平南王尚可喜、靖南王耿继茂，岁俸一千两，给敕奖谕，仍赐貂裘鞍马等物。敕曰："朕惟折冲御侮，社稷良臣，报德崇功，国家盛典。尔平南王尚可喜，英才自命，雄略群推。当我朝创业之初，正航海投诚之日，加封崇爵，世职锡盟，略地攻城，殊勋茂著。入关破寇，从定中原，秉钺征南，丕昭弘济。盖忠勤之备至，亦威惠之交孚。及因百粤跳梁，命尔底定，尔果能率所属将士，协力追剿。李定国窜伏远逋，广东疆土，遂尔全收。平肇庆，恢潮州，厥功茂矣，朕甚嘉焉。聿彰图阁之猷，爰申诏禄之典。兹将功次叙入册内，又于藩俸六千两外，加俸一千两，以报勤劳。呜呼！元老壮猷，忠尚资于善后。重臣宣力，谊更笃于开先。王其巩固封疆，殚抒筹策。俾声教全销瘴疠，而功名永重山河。尚克祗承，无斁朕命。钦哉。"赐继茂，勒文同。

二、《清圣祖实录》

《清实录（四）·圣祖仁皇帝实录（一）》

1. 《清圣祖实录》卷35，康熙十年三月丁丑（第四册 第472页）

○兵部议复："云南贵州总督甘文焜疏言：'云南、贵州、瘴疠、文武职官，多有物故。嗣后凡卒于任者，俱应给与勘合，俾扶榇归里。'应如所请。"从之。

《清实录（五）·圣祖仁皇帝实录（二）》

2. 《清圣祖实录》卷124，康熙二十五年二月癸丑（第五册 第322页）

○吏部议复："入觐广西按察使黄性震疏言：'粤西南宁、太平、庆远、思恩四府，土司杂处，瘴疠薰蒸，官斯土者，病亡接踵。请敕该督抚，就近选择熟悉风土，廉能官员。如三年内，果称厥职，照台湾例，即加优升，以示鼓励。'应如所请。嗣后此四府所属各官，吏部停止铨选。令该督抚，于品级相当、见任官员内，拣选通判、知县以上，具疏保题调补。杂职等官，止令报部注册，照台湾例，论俸升转。"从之。

3. 《清圣祖实录》卷160，康熙三十二年八月甲戌（第五册 第752页）

○兵部议复："广西提督李林盛疏言：'思恩府及所属之西隆州、西林县、镇安府、泗城土府，五城瘴毒，较南、太、庆三府为尤甚，营员不服水土者多。嗣后思恩等五处守备缺出，会同总督，将广西省年满候推守备之千总，拣选保题。'应如所请。"从之。

4. 《清圣祖实录》卷188，康熙三十七年六月乙巳（第五册 第1002页）

○吏部议复："云南巡抚石文晟疏言：'云南省元江、开化、广南、广西四府烟瘴地方，请照粤西南宁等四府保题之例，即于滇省郡县中，选择廉能素著、熟悉风土者调补，或于滇省应升官员内升授。并照福建台湾例，三年内称职，即行升擢。又鹤庆、顺宁、永昌三府，邻近蒙番，接连中甸，外逼乌斯藏之地，甚为紧要。必得壮年勤敏郡守，庶可捍御统摄。乞简选贤员补授，五年称职，亦即升擢。'俱应如所请。嗣后元江四府属知府以下，知县以上，准其保题调补。教官杂职，报部调补，免其具题。其鹤庆等府，府官缺出，臣部照山陕二省例，奏闻简补。"从之。

《清实录（六）·圣祖仁皇帝实录（三）》

5. 《清圣祖实录》卷250，康熙五十一年六月丁巳（第六册 第479页）

○张鹏翮等又奏："查审正考官左必蕃疏参吴泌等贿买举人一案。将吴泌等，拟绞监候，秋后处决。副考官赵晋，同考官王日俞、方名，俱革职，金妻妇烟瘴地方充军。正考官左必蕃所参虽实，而取中举人，革退四名，应将左必蕃革职。"上谕大学士等曰："考试举人进士，所以为国家遴选人才，关系甚大，世祖章皇帝谕旨炳明。即朕为此事，屡有谕旨，亦甚严切。从前科场有此等弊发，俱议军法从事。今赵晋干犯国宪，于考试时，私受贿赂，暗通关节。张鹏翮等，并未将伊拿问严审。且赵晋行止不端，举国无不知者。左必蕃昏愚已甚，被赵晋欺弄。今但照革去举人三四名之例，仅以革职军流，草率完结可乎？此案亦发回，著大学士九卿等，详看会议，缮折具奏。"

6.《清圣祖实录》卷256，康熙五十二年冬十月乙亥（第六册 第534页）

○兵部议复："广西提督张朝午疏言：'粤西之南、太、思、庆四府，皆烟瘴地，请以桂、平、梧、浔、柳五府将弁，拣选调补。三年无过者，照文职例，准其候缺升用。'应如所请。"从之。

7.《清圣祖实录》卷272，康熙五十六年四月庚子（第六册 第669页）

○……"云南、贵州、广东、广西旧有瘴气。从前将军赖塔，进征云南，留八百人在广西，俱为瘴气所伤。今闻云南，惟元江微有瘴气，余俱清和，与内地无异矣。"

8.《清圣祖实录》卷285，康熙五十八年九月乙未（第六册 第783页）

○谕议政大臣等："此次差往西边胡毕图等，前来回称，策零敦多卜等及土伯特众喇嘛、民人，俱言在西宁见有新胡必尔汗，实系达赖喇嘛之胡必尔汗。天朝圣主将新胡必尔汗，安置在达赖喇嘛禅榻上座，广施法教，实与众人相望之意允协。且土伯特处，时有瘴气，厄鲁特之子孙，不能滋生，多生疾病，有何贪恋之处？惟恳天朝圣主，将法教速为广施。观此情形，似乎易结。今将新胡必尔汗，封为达赖喇嘛，给与册印，于明年青草发时，送往藏地，令登达赖喇嘛之座。送往时著大臣带满洲兵一千名，蒙古兵一千名，土番兵二千名，绿旗马兵一千名，步兵一千名前去。其行粮牲畜接续之处，令大将军办理。再由巴尔喀木，带四川满洲兵一千名，绿旗兵一千名，土番兵酌量派往。"

9.《清圣祖实录》卷290，康熙五十九年十一月壬午（第六册 第821页）

○议政大臣等议复："四川总督年羹尧疏言：'大兵平藏之后，有随征把总哈元成回称，西宁进藏之路，瘴气独盛。见在平藏官兵，俱欲从巴尔喀木一路行走。臣查凯旋之兵所带口粮，按日计之，尚属有余，不必随路接济。但恐官兵马匹，回至中途，必多疲乏，虽有口粮，或不能裹带而行，亦未可定。谨飞檄各处多运米粮，预备接济。'应如所请。"得旨："依议。年羹尧奏进藏大兵，由巴尔喀木一路凯旋。朕念武格等所领满兵，由云南出口进藏。今回兵时，若仍令往云南，则路途遥远。

着即同四川省凯旋之兵，从四川入口。其云南绿旗兵丁，著年羹尧择路近之处，发往云南。西宁进藏兵，著从松潘一路行走。至松潘后，相视道里远近，或从口外前往西宁，或从口内行走，俱著年羹尧酌量办理。"

10.《清圣祖实录》卷293，康熙六十年六月丙申（第六册 第845页）

○谕宗人府："平逆将军延信，朕亲伯之孙，朕之侄也。此番统领满洲、蒙古、绿旗兵丁，过自古未到之烟瘴恶水，无人居住之绝域，歼灭丑类，平定藏地，允称不辱宗支，克展勇略，深属可嘉。著封为辅国公。"

11.《清圣祖实录》卷之294，康熙六十年九月丁巳（第六册 第859页）

○蒙古王、贝勒、贝子、公、台吉及土伯特酋长等奏："西藏平定，请于招地建立丰碑，以纪盛烈，昭垂万世。"上允所请。御制碑文曰："昔者太宗文皇帝之崇德七年，班禅额尔德尼、达赖喇嘛顾实汗，谓东土有圣人出，特遣使自人迹不至之区，经仇敌之国，阅数年，始达盛京，至今八十载，同行善事，俱为施主，颇极安宁。后达赖喇嘛之殁，第巴隐匿不奏者，十有六年，任意妄行。拉藏灭之，复兴其法，因而允从拉藏，青海群众公同之请。中间策妄阿喇布坦，妄生事端，动准噶尔之众，肆行奸诈，灭坏达赖喇嘛，并废第五辈达赖之塔。辱蔑班禅，毁坏寺庙，杀戮喇嘛，名为兴法，而实灭之，且欲窃据土伯特国。朕以其所为非法，爰命皇子为大将军，又遣朕子孙等，调发满洲、蒙古、绿旗兵各数万，历烟瘴之地，士马安然而至。贼众三次乘夜盗营，我兵奋力击杀，贼皆丧胆远遁。一矢不发，平定西藏，振兴法教、赐今胡必尔汗册印，封为第六辈达赖喇嘛，安置禅榻，抚绥土伯特僧俗人众，各复生业。于是文武臣工，咸谓王师西讨，历瘴疠险远之区，曾未半载，辄建殊勋，实从古所未有。而诸蒙古部落及土伯特酋长，亦合词奏曰：'皇帝勇略神武，超越往代，天兵所临，邪魔扫荡，复兴蒙古。向所尊奉法教坎麻、藏卫等部人众，咸得拔离汤火，乐土安居。如此盛德大业，非臣下颂扬所能宣馨。请赐御制碑文，镌勒招地，以垂永久。'朕何功焉，而群众勤请不已？爰纪斯文，立石西藏。"

三、《清世宗实录》

《清实录（七）·世宗宪皇帝实录（一）》

1. 《清世宗实录》卷 26，雍正二年十一月乙卯（第七册 第 407 页）

○吏部议复："云贵总督高其倬疏言：'弥勒州，人烟渐稠，岚瘴渐息，请停调补例。开化、广西二府，瘴虽渐减，而地居极边；又禄劝州、新平县，地方紧要。请将知府、同知、通判、州县等官，俱照例调补。五年报满，如无合例之员，请旨拣选补用。其广西府属之五槽地方，去府治远，请以该府通判，分防弹压。其各属教职，皆归月选。'俱应如所请。"从之。

2. 《清世宗实录》卷 29，雍正三年二月乙酉（第七册 第 436 页）

○贵州巡抚毛文铨疏言："贵州山高多雨，积贮米石，恐致潮湿霉变。"得旨："积贮仓粮，特为备荒赈济之用。南省地气潮湿，贮米在仓，一、二年便致霉烂，实难收贮。著改贮稻谷，似可长久。应否改折稻谷收贮之处，著九卿详议具奏。"寻议："南方诸省，土脉潮湿，兼有岚瘴，积贮仓米，易致浥烂，不若稻谷可以耐久。嗣后江南、浙江、福建、湖广、江西、四川、广东、广西、云南、贵州等省，存仓米一石，改换稻谷二石，加谨收贮。需用之岁，碾旧贮新，尤为尽善。"从之。

3. 《清世宗实录》卷 39，雍正三年十二月甲戌（第七册 第 571 页）

○朕念年羹尧青海之功，不忍加以极刑。著交步军统领阿齐图，令其自裁。年羹尧刚愎残逆之性，朕所夙知。其父兄之教，不但素不听从，而向来视其父兄有如草芥。年遐龄、年希尧，皆属忠厚安分之人，著革职，宽免其罪。一应赏赉御笔、衣服等物，俱著收回。年羹尧之子甚多，惟年富居心行事，与年羹尧相类，著立斩。其余十五岁以上之子，著发遣广西、云贵极边烟瘴之地充军。年羹尧之妻，系宗室之女，著遣还母家去。年羹尧及其子所有家赀，俱抄没入官；其现银百十万两，著发往西安，交与岳钟琪、图理琛，以补年羹尧川陕各项侵欺案件；其父兄族人皆免其抄没。年羹尧族中有现任候补文武官者，俱著革职。年羹尧嫡亲子孙，将来长至十五岁者，皆陆续照例发遣，永不许赦回，亦不许为官。"

4. 《清世宗实录》卷 48，雍正四年九月甲寅（第七册 第 730 页）

○谕内阁："向来边省要缺，题请调补，乃督抚、提镇拔用私员之捷径，其中多有委用非人。且有题补后，并未身履其地，而因边俸遂得速升者。是以圣祖仁皇帝曾下特旨，以督抚、提镇题补太多，此习相沿日久，大有关系。著九卿议奏，经九卿以停止题补，议准遵行在案。朕思边省地方，或烟瘴难居，或苗蛮顽桀。官斯土者，与内地不同，是以边俸较腹俸之升迁为速耳。今太平日久，亦有烟瘴渐消，风俗渐淳之处，仍照旧例题补升转，亦觉太滥。著九卿将各边俸之缺，或系瘴疠未除，宜令督抚等题补；或系风气已转，可照内地选用，一一分晰议奏。至文武原属一例，武职官员，亦应照文官迁转之例，以边俸较腹俸为宜，著一并议奏。"寻议："凡边俸非保题调补之缺，俱与内地一体较俸升转。"从之。

5. 《清世宗实录》卷51，雍正四年十二月辛酉（第七册 第762页）

○刑部遵旨议定："私刨人参人犯，若仍发往黑龙江等处，与伊等犯罪之处相近。嗣后偷参发遣之犯，系满洲、蒙古，发往江宁等处，有满兵驻防省城当差。系汉人、汉军，发往广西、云南等烟瘴地方当差。"从之。

6. 《清世宗实录》卷61，雍正五年九月（第七册 第938页）

○甲戌。兵部议复："广东总督孔毓珣疏言：'崖州、儋州、万州，逼近黎岐，烟瘴未消，三营游击、守备官员，请照边俸五年俸满之例升转。又三江口一协，内扼八排，外连湖广、广西，深山岚瘴，约束猺民，实为险要。请与理猺同知，一体照边俸三年即升之例。'均应如所请。"从之。

○庚辰。吏部议复："云贵总督鄂尔泰疏奏：'云南文职员缺，有调补三年即升者，有调补五年即升者，今准部咨，令臣确查定议。臣查云南省之元江、普洱、广南、师宗、威远等缺，及新改流之镇沅府、恩乐县，俱极边瘴疠，宣威州系初辟之地。俱照旧例拣选调补，三年俸满升用。东川府夷多汉少，所辖之巧家营，今新改会泽县及者海、歹补、则补等处地方，俱去府窎远。遇有知府、知县、杂职等缺，请于本省拣选调补，五年俸满升用。其开化、广西二府正杂等官，及广西府分防五槽等处通判，新平县知县，禄劝州知州，丽江府知府、经历，鹤庆府分驻维西通判，剑川州分驻中甸州判，黑白二井提举，弥沙、阿陋二井大使各缺，或邻逼番夷，或地方紧要，俱请照例，仍于本省拣选调补，以边俸转升。至鹤庆、顺宁、永昌、永北四知府，剑川、腾越、云州三知州，虽非调补之缺，但远在极边，接壤外域，亦应照边俸听部升转。其云南元江协广南、普威二营，驻扎处所，烟瘴未消，夷性凶悍。副参、守备等官，请照文职之例，拣选调补，三年俸满升用。东川一营游守员缺，亦拣选调补，五年俸满升用。至黔省黎平、定广二协，都匀一营，虽非烟瘴之区，但接壤生苗，甚属紧要，副参守备员缺并请拣选题补。'均应如所请。"从之。

7. 《清世宗实录》卷62，雍正五年十月己酉（第七册 第958页）

○云贵总督鄂尔泰奏："威远、新平猓贼，倚恃深山密箐，专以劫杀为活。从前虽屡经用兵，缘凶顽难以遽擒，或反代为容隐，由来已久。比镇、沅蠢动，二处猓贼遂乘机聚众，焚掠乡村。臣随饬征剿镇、沅之各路胜兵，一鼓擒剿。现获威远贼首扎铁匠，新平贼首李百叠等，余党就抚。"得旨："猓贼倚恃险阻，肆行不法，为害地方。鄂尔泰檄令各路官兵，乘势剿抚，凶犯成擒，地方从此宁谧，甚为可嘉，著交部议叙。总兵孙弘本,奉该督调度,实心效力,劳绩懋著,著从优议叙。烟瘴地方,又值炎暑,官弁兵丁等,奋勇效力,皆属勤劳,著从优议叙赏赉。其中有染病受伤,以致身故者,俱照阵亡例,一体恩恤。"

8.《清世宗实录》卷64,雍正五年十二月(第七册 第986页)
○己亥。谕兵部:"向来云、贵、川、广以及楚省各土司,僻在边隅,肆为不法,扰害地方,剽掠行旅,且彼此互相仇杀,争夺不休。而于所辖苗蛮,尤复任意残害,草菅民命,罪恶多端,不可悉数。是以朕命各省督抚等,悉心筹画,可否令其改土归流,各遵王化。此朕念边地穷民,皆吾赤子,欲令永除困苦,咸乐安全。并非以烟瘴荒陋之区,尚有土地人民之可利,因之开拓疆宇,增益版图,而为此举也。今幸承平日久,国家声教远敷,而任事大臣,又能宣布朕意,剿抚兼施,所在土司,俱已望风归向,并未重烦兵力,而愿为内属者,数省皆然。自此土司所属之夷民,即我内地之编氓;土司所辖之头目,即我内地之黎献;民胞物与,一视同仁,所当加意抚绥安辑,使人人得所,共登衽席,而后可副朕怀也。"

9.《清世宗实录》卷69,雍正六年五月乙亥(第七册 第1048页)
○云贵总督鄂尔泰疏报:"苗贼刀正彦,主使凶类,号召窝泥,肆行劫商害民。臣调遣官土弁兵擒剿,深入攸乐等寨,直捣贼巢,首恶党羽,悉就擒抚。"得旨:"鄂尔泰著议叙具奏。其在事官弁兵丁,于烟瘴险远之地,勤劳效力,著从优议叙赏赉。提督郝玉麟亦著从优议叙。"寻议:"云贵总督鄂尔泰应加二级。提督郝玉麟应功加二等,授署都督同知。其在事有功官弁兵丁,俟造册到日分别升赏。"从之。

10.《清世宗实录》卷75,雍正六年十一月乙亥(第七册 第1122页)
○谕兵部:"云南等省所有苗蛮依獞,种类甚多,残忍性成,逞凶嗜杀,剽掠行旅,贼害良民;又或劫去人口,重价勒赎,所以为内地平民之害者,不可枚举。而众苗之中,又复互相仇杀,争夺不休;于其所辖土民,则任意伤残,草菅人命。朕念普天率土之民,皆吾赤子,岂肯令边省苍黎,独受苗人之侵扰。而苗众繁多,朕亦不忍听其独在德化之外。是以从封疆大臣之请,剿抚兼行,切加训诲,务以化导招徕为本,不可胁以兵威,或致多有杀戮,屡颁谕旨甚明。今幸数年之内,苗人陆续归诚者甚众,将来可望地方宁谧。但官弁士卒,跋涉于深林密箐之间,历险峻之区,染瘴疠之气。而苗性狡狯反复,当用兵之际,往往诡诈负隅,出其不意,以致官兵受伤,亦间有之事。"

《清实录(八)·世宗宪皇帝实录(二)》

11.《清世宗实录》卷78,雍正七年二月乙未(第八册 第24页)
○吏部议复:"广西巡抚金鉷疏言:'南宁府属隆安县、新宁州,向系调缺,比来人民稠密,烟瘴全消,请将该州县正杂等官,归部铨选。其沿边之南宁、庆远等处，所有知府、同知、通判、知州、知县二十三缺，又新设之庆远府同知一缺，俱请归入调缺题补，五年俸满即升。'应如所请。又称沿边二十三缺内，有太平府通判、泗城府知府、同知、西隆州知州、西林县知县等五缺，皆地处极边，水土最为恶劣，请改为三年俸满即升。推升之后，果于风土熟悉，人地相宜，再留三年，照升衔升用。查太平等缺，既地处极边，宜加体恤，未便令其久留，应将所请再留三年之处。无庸议。"

12.《清世宗实录》卷81，雍正七年五月庚申（第八册 第69页）
○谕内阁："凡远省烟瘴之地，及沿边沿海之区，因其险阻荒凉，或民情难治，是以有司缺出，或拣选补授，或将内地之员保题调补。该员到任之后，有历俸三年即升者，亦有五年即升者，所以恤其苦而赏其劳，加恩于常格之外也。乃向来督抚等，徇情受托，往往庇护私人，以保题烟瘴边缺为名，俾得速于升迁。仍将其人委署近地，展转留滞，而本任竟属虚悬。是以紧要之缺，转成闲旷之所矣。近年以来，虽州县正印官，不敢仍蹈故辙。而同知通判等员，则闻尚有借委署他处之名，不到本任，延至数年俸满，居然得以升迁者。此等弊端，甚有关系，嗣后著严行禁止。倘有应行署理之处，著该督抚就近差委，不得使属员巧为规避之计。倘有仍前营私作弊者，经朕查出，定将该督抚及本员，一并从重议处。"

13.《清世宗实录》卷84，雍正七年闰七月丙申（第八册 第127页）
○谕吏部："凡远省烟瘴地方，文武官员之缺，例将本省熟悉风土之人调补。朕思烟瘴地方，大半系边远简僻之缺，若概行调补，不令升补，未免强干之员，转驻简僻之所，止图挨俸，无所表见。而才具可用、有志上进之人，或生苟且因循之念，亦未可定。嗣后凡遇烟瘴地方，文武官员缺出，向例调补者，著该抚提镇等于属员内，秉公酌量，若有可以题升之员，即具题请上旨升授；若系应调之员，仍照旧调补，升调兼行。"

14.《清世宗实录》卷87，雍正七年十月丁未（第八册 第161页）
○吏部议复："云贵广西总督鄂尔泰疏言：'贵州长坝地方，瘴疠难居，兵丁多致病亡。请将文武衙署营房，移建珉球，仍于长坝设百总一名，兵丁三十名，按季更番防守，令珉球游击不时巡察。'应如所请。"从之。

15.《清世宗实录》卷88，雍正七年十一月甲戌（第八册 第179页）
○兵部议复："云贵广西总督鄂尔泰疏言：'广西右江镇，向设左、右二营。左营游击、守备，同总兵驻扎皈乐。右营游击驻扎百色，右营守备驻扎泗城府治。查皈乐形势低洼，微有烟瘴，兼非适中扼要之区。百色地方，人烟稠密，实黔滇之门户。请将右江镇总兵官及左营游击弁兵等，移驻百色。留左营守备一员，把总一员，兵一百五十名，驻皈乐。右营守备，亦撤回百色。移右营游击，带千、把总各一员，拨原防百色汛兵一百名，合泗城旧设兵二百七十八名，驻泗城府治。’均应如所请。”从之。

16. 《清世宗实录》卷89，雍正七年十二月辛酉（第八册 第204页）

○吏部议复："广西巡抚金鉷疏言：'粤西全州所属之西延司，猺獞杂处，巡检一员，不足弹压，请移本州州同驻扎，将巡检裁汰。其全州仍添设州判一员，以资协理宾州所属之武宣县，顺流直达浔州，不过四百里，而距宾州地遥路险，应将武宣县归浔州府管辖，庶公务不致稽迟。’均应如所请。又称：'马平、雒容二县，正印杂职等官，俱应仍照腹俸升转。’查州县虽处烟瘴，尚有火耗足以养廉。杂职官员，俸银无几，实堪怜悯。嗣后州县以腹俸升转，杂职仍三年即升。"从之。

17. 《清世宗实录》卷94，雍正八年五月乙未（第八册 第268页）

○兵部议复："福建提督石云倬疏言：'提标中营所辖之徐州墟、桃州隘二汛，在万山中，瘴气薰蒸，官兵病故者多。请将驻防徐州墟之守备，调回府城，其原汛改设长坑地方，以桃州隘千总一员，移驻防守。再派外委一员，步兵一百一十名，居中扼要。至徐州墟、桃州隘旧地，各设兵十名，即于长坑汛内，按月轮派，以均劳逸。’应如所请。"从之。

18. 《清世宗实录》卷122，雍正十年八月壬戌（第八册 第605页）

○谕内阁："向来偷挖人参之犯，若系满洲、蒙古，则发往江宁、荆州有满洲兵驻防之省城当差；若系汉军、汉人，则发往广东、广西、云、贵烟瘴地方当差。近闻发遣广东人犯，例在崖州、陵水等处，此地水土最恶，易染疾病，每多伤损。朕思此等不良之辈，虽孽由自作，然其情罪较之盗犯，尚觉稍轻；即发遣之本意，亦欲全其性命也。今因水土不服，以致伤生，殊可悯恻。若将此等人犯，改发沿海一带卫所，入伍充军，俾得保全躯命，似亦法外之仁。著广东督抚会全按察司，确查议奏。其云、贵、广西等处地方，风土有与此相类者，亦著该督抚将如何改发之处，妥议具奏。"

19. 《清世宗实录》卷129，雍正十一年三月丙申（第八册 第680页）

○刑部议复："广东总督鄂弥达等疏言：'旧例刨参人犯，俱发广东琼州府属烟瘴地方，今奉恩旨，改发沿海一带卫所充军。查广东沿海卫所，俱已奉裁。嗣后此等人犯，请改发内地，分派沿海之饶平、钦州等州县当差。’应如所请。"从之。

20. 《清世宗实录》卷141，雍正十二年三月庚子（第八册 第783页）

○吏部议复："贵州巡抚元展成疏言：'贵东、贵西二道，及安顺、都匀等府厅州县，系苗疆最要之缺。向经题准，俸满三年，即予升用。其册亨州同，罗斛州判，虽系佐杂，均有钱粮命盗专责，实与州县不殊。又永丰州吏目，及南笼府经历，亦系共处烟瘴，事同一体。请将四缺，均照苗疆要缺之例，三年俸满即升。'应如所请。"从之。

21.《清世宗实录》卷147，雍正十二年九月丁丑（第八册 第824页）

○谕内阁："各省所定府、州、县、冲、繁、疲、难等缺，多未确当，著各该督抚再行详细查明，据实具题。如具题之后，将来接任督抚仍有题请更改者，将原题草率之督抚，交部议处。其苗疆、烟瘴、边远等缺，亦著一体分晰确当具奏，如有疏忽，亦照此议处。"

四、《清高宗实录》

《清实录（九）·高宗纯皇帝实录（一）》

1.《清高宗实录》卷4，雍正十三年十月甲戌（第九册 第217页）

○兵部议准云贵总督尹继善疏言："边地界连外域，山深箐密，蠢顽聚处。乘此荡平之后，固应加意抚绥，尤当详筹防范，因地制宜，以为一劳永逸之计。一、驻防攸乐之普洱镇标右营游击，应移驻思茅，统兵防守。驻扎攸乐之普洱府同知，亦应移驻思茅，即改为思茅同知。其原驻思茅之普洱府通判，应裁。一、普洱府应添设知县一员，典史一员。一、普洱镇三营，每营应添兵一百名。其中、左、右三营，原设各小汛，撤归大营，仍酌拨备弁，带兵驻防通关哨等汛。余兵令游击带同千、把总等官，随总兵驻普城。又镇沅府城，应拨原驻威远之左营游击，带领弁兵驻扎。酌拨弁兵，驻防恩乐等汛。又威远地方，应拨左营守备带领弁兵驻防，内抽弁兵，分驻抱母井。其左营原贴攸乐兵丁，令千总等官带领，随总兵驻普城。又思茅地方，应拨右营弁兵，令游击带领驻扎。其普藤猛旺茶山，直抵九龙江一路，令各该土弁，沿途设立土塘，传递公文。酌拨弁兵，驻防班鸠坡，余兵令备弁等带领，随总兵驻普城。仍令各营汛备弁，每月拨兵于连界各路，会哨一次。一、宣慰司刁绍文之母刁氏与土弁刁细闷纳，堵剿有功。刁氏应照例给封，刁细闷纳应给与土守备职衔，并随征出力之普藤土千总刁猛比等，分别给与职衔。及倚邦土弁曹当斋等，俱令分管地方，仍以土目管土人，流官管土目。一、普洱府向系土城，应行改建石城。其思茅、镇沅二城，亦应修葺，并于思城添设炮台。一、思茅茶山，责成文武互相稽查，严禁官员贩茶图利，以及兵役入山滋扰。一、攸乐一带，地处边瘴，四井夷灶，产盐较少，夷民生计不赡，应将盐课银两照数豁除。一、元江所属善政里猪山，者鬼、布林、腊猛三乡，上下猛缅、猛松、左戛，及惠远里之磨铺萨等寨，应改归普洱管辖。元江所属惠远里之西萨、猛列地方，应改归威远管辖。镇沅所属之坝朗、坝木、坝痴三寨，应改归元江管辖，以便就近稽查。一、威远地方，应改归镇沅府管辖。其原设之抚夷同知，改为镇沅府分防威远抚夷同知，一切刑名钱谷事务，照大关同知之例，仍令办理。其原设威远经历，改为镇沅府知事，仍随同知驻扎威远。其威远向附元江之生童，俱令入镇沅府学考试。镇沅府属之新抚地方，应添设巡检一员，即名新抚司巡检。"

2.《清高宗实录》卷9，雍正十三年十二月甲申（第九册 第322页）

○又遵旨议："各省道、府缺出，除苗疆、烟瘴、边远等缺，及题明拣选题补者，仍照旧例，令该督抚题补外。至冲、繁、疲、难四项三项相兼者，由部开单进呈，恭候简用；其一项二项相兼之缺，照例按月升选。"从之。

3.《清高宗实录卷14，乾隆元年三月丁未（第九册 第405页）

○谕总理事务王大臣："闻黔省地方，春夏之交，多有瘴气。今当用兵之时，朕心深为轸念，著将内制平安丸、太乙紫金锭等药，多多豫备，从驿递驰送军前，交与经略张广泗分给各路军营，以备一时之用，毋得稽迟。"

4.《清高宗实录》卷16，乾隆元年夏四月丁卯（第九册 第430页）

○又谕："黑龙江、宁古塔、吉林乌喇等处，若概将罪人发遣，则该处聚集匪类多人，恐本地之人，渐染恶习，有关风俗。朕意嗣后如满洲有犯法应发遣者，仍发黑龙江等处外，其汉人犯发遣之罪者，应改发于各省烟瘴地方，著总理事务王大臣会同刑部议奏。"

5.《清高宗实录》卷45，乾隆二年六月乙酉（第九册 第787页）

○谕总理事务王大臣："凡外遣人犯，近日改发烟瘴地方者，原因此等恶人，不宜在盛京等处，使满洲直朴之习，有所渐染也。但伊等原系发与口外驻防兵丁为奴之犯，闻彼地兵丁有藉以使用，颇得其力者。且内地军流人犯太多，地方官亦难管束。朕曾向王大臣等谕及，今九卿等会议卢焯条奏安插军流人犯一疏，应将朕前谕外遣人犯作何按其情罪，分别内地、外地遣发之处，一并妥议具奏。"

6.《清高宗实录》卷47，乾隆二年七月丙午（第九册 第811页）

○定遣犯金发改发之例。谕九卿等："凡外遣人犯，近日改发烟瘴地方者，原因此等恶人，不宜在盛京等处，使满洲直朴之习，有所渐染也。但伊等原系发与口外驻防兵丁为奴之犯，闻彼地兵丁有藉以使用，颇得其力者。且内地军流人犯太多，地方官亦难管束。朕曾向王大臣等谕及，今九卿会议卢焯条奏安插军流人犯一疏。应将朕前谕外遣人犯。作何按其情罪，分别内地、外地遣发之处，一并妥议具奏。"寻议："查各项发遣为奴之民人，律例载有三十余条，其情罪轻重，不甚悬殊。但就其中力堪使用，于口外兵丁有益者，量为酌定。请嗣后民人内，有犯强盗免死减等者；强盗行劫数家，而止首一家者；伙盗供出首盗，即时拿获者；窃盗拒捕杀人为从者；偷刨坟墓二次者；谎称卖身旗下者；民人谎称旗下逃人者；民人假称逃人，具告行诈者；民人卖逃、买逃者；以上九项遣犯，查明有妻室子女，照旧例金发宁古塔、黑龙江等处，给披甲人为奴。如无妻室子女者，伊等无家可恋，只身易逃，难于使用。应将此等无妻子之遣犯，并其余各项遣犯，悉照乾隆元年定例，改发云、贵、四川、两广等省，分别极边烟瘴，与烟瘴少轻地方，交地方官严行管束。如此，庶外遣者，口外兵丁得资其力。而该犯身家得所，亦知自新。其改发内地遣犯，不至过多，该地方无难管束。又据福建巡抚卢焯条陈，各省安插军流人犯，多贫穷无赖之徒，不论老少，俱拨入养济院，给与口粮等语。查雍正九年定例，军犯年逾六十，不能食力者，拨入养济院，给与孤贫口粮；其年力少壮者，听其在地方各自谋生，仍交地方官管束查点。今若概行拨院养给，伊辈游手聚处，必致更生事端，甚属非宜。现查闽省各州县有驿递之处，自有一切应用人夫，应派此等少壮军犯充，给应得工食；其无驿递州县，令充公用役夫，逐日给工价，地方官并易稽查。再闽省系沿海之区，安插六省军流，卫所久经裁汰，因稍为通变。其他省风俗悬殊，不可执一而论，应照现行定例办理，毋庸更张。"从之。

7. 《清高宗实录》卷55，乾隆二年十月己酉（第九册 第912页）

〇兵部议准："广东按察使王恕，疏请崖州营参将、守备等官，照烟瘴文职例，二年报满，更换升用。"从之。

8. 《清高宗实录》卷57，乾隆二年十一月壬午（第九册 第931页）

〇吏部议复："署广东巡抚王謩，疏请广东沿海烟瘴，对品调补人员，照调繁之例，无庸送部引见。应如所请。"从之。

《清实录（十）·高宗纯皇帝实录（二）》

9. 《清高宗实录》卷67，乾隆三年四月己酉（第十册 第86页）

〇议拯广西烟瘴各员。谕："据广东督抚鄂弥达、王謩奏称：'崖州牧王锡、感恩令李寿皋，俱于到任后数月染瘴身故，家口棬橻，贫难归籍。请定四省边瘴病故官员回籍拯恤之例。'此等人员，奉职边远，不幸因瘴殒生，深可悯恻，自应酌量加恩。但朕意与其加恩拯恤于身后，何如设法保全于生前。向例瘴地各缺，原系拣选熟习水土之员调补。则调补人员，必其籍与两粤道路相近，水土始为相宜，未可漫无区别，概行调往也。将来作何定例拯恤，并变通之处，著大学士会同该部，详悉定拟具奏。"寻议："粤西烟瘴各缺，水土最为恶毒，别省人员，不甚服习，易染瘴疠。惟广东、福建、湖南、云、贵等省，其饮食起居，大概相类。请于广东等省人员内，拣发委署，以备将来调补之用。其现任各员，有身染瘴疠告病者，旧例在省调理，不准回籍。病痊日，赴部引见，坐补原缺。恐辗转染病，亦属可悯，请嗣后准其回籍调理。病痊，由原籍给咨赴部引见，请旨补用。至于染瘴身故，家口棬橻，贫难归籍。查乾隆元年七月内谕旨，各直省县丞、主簿、典史、巡检离任身故，不能回籍者，著该督抚于存公项内，酌量赏给还乡路费。是佐杂微员，已蒙加恩格外，今两粤边瘴，尤非内地可比，自应酌动公项，量加拯恤。其已故崖州牧王锡、感恩令李寿皋，即照此议行。"从之。

10. 《清高宗实录》卷75，乾隆三年八月己酉（第十册 第196页）

〇户部议复："广西巡抚杨超曾议奏：'布政使杨锡绂条陈四款。一、佐杂微员，俸入有限，革职后仍议勒追，一时难于抵偿。嗣后革职之员，所有食过编俸，请一概免其追赔。一、粤西烟瘴俸满各员，向系分作两次题咨，于升迁不无稽迟。请即于报满之时，督抚分别考语，并作一次具题，即令离任候升。一、军流人犯，在配脱逃，印捕各官，自应加以参处。至府厅所辖，道里辽阔，请免其一并参罚。

一、民间买卖田产，向例于税契时，查明欠粮数目，扣价完官。现在民欠已经豁除，此例亦请永行停止。'均应如所请。"从之。

11.《清高宗实录》卷80，乾隆三年十一月辛酉（第十册 第265页）

○镶黄旗汉军都统纳穆图等疏请："年羹尧之子孙年秀等，可否准其考试当差？"得旨："年羹尧乃叛逆不臣之人，蒙我皇考施恩，念伊曾在青海，著有微劳，因将伊子孙发往极边烟瘴者，俱赦宥回京，已属格外之恩。令伊等呈请考试当差，该旗都统等遽行奏请，甚属错谬，著将原折给还。"

12.《清高宗实录》卷81，乾隆三年十一月戊寅（第十册 第286页）

○云南总督庆复奏："滇省本年四月至次年三月，共应铸钱三十四万四千六百余串。抚臣张允随以驮脚无多，势难钱铜并运，奏请将运京钱文，分年带运。部议以京师钱价昂贵，仍令设法调剂，按期解部。查广西府至板蚌水次，向给运钱脚价，并不为少。但山路崎岖，瘴疠甚重，又无回头货物。且东川现在运铜，恐脚户不愿运钱，应请量为调剂。令脚户自行酌量，一年运钱若干，州县查明取保，将领运之银，全数给发，以便多买牛马。并令近东川脚户领铜，近广西脚户领钱，以省往返之劳。"得旨："如此办理甚妥。"

13.《清高宗实录》卷82，乾隆三年十二月（第十册 第289页）

○辛巳

○吏部议复："云南巡抚张允随疏言：'普洱等六府州，极边烟瘴，知府、知州等官，经升任云南总督鄂尔泰题准，于通省属员内拣选调补，三年俸满称职，保题升用。其新设改驻知县、佐杂各缺，虽亦题定拣选调补，未将此项人员历俸升转之期声明。请照知府、知州原题俸次，均于调补到任后，一例较俸升转。'应如所请。"从之。

（第十册 第291页）○癸未○刑部等部议复："署理苏州巡抚许容疏言：'窝盗三人以上之遣犯，应照九项情重遣犯例：有妻室者，改发宁古塔、黑龙江等处，给披甲人为奴；无妻室者，酌发云、贵、川、广极边烟瘴地方，交官严行管束。'"从之。

（第十册 第296页）○丙戌○刑部奏："书吏钮国选撞骗得赃，应追入官未完银两，实属无力完纳，可否照例豁免？"得旨："钮国选系书办撞骗财物，拟以枷号三个月，发往烟瘴充军。援赦免罪之犯，伊撞骗银两，限内不能完纳，即应仍照原拟，发往烟瘴充军，何可宽宥？今刑部以应否豁免之处，两议请旨，甚属不合。刑部堂官，著交部议处具奏。钮国选所骗银两，既不能完纳，仍照原拟，发往烟瘴充军。余依议。"

14.《清高宗实录》卷91，乾隆四年四月乙未（第十册 第398页）

○兵部等部议复："两广总督马尔泰疏称：'前任督臣鄂弥达，据原任广西右江镇总兵潘绍周详：粤西边瘴地方，文员俸满，回内地候升。武职亦请将驻扎百色、泗城各营将备，照广东崖州营之例，三年报满，调回内地候升，当经檄行司道详议。据称粤西内环土属，外接交趾，均需干员弹压。若将边瘴地方之将备，均照广东崖州之例，甫经熟悉，旋即离任，于边疆营伍未便。然不稍加区别，亦非仰体皇上悯恤瘴员之意。今酌议驻扎百色、泗城、右江镇中、左、右三营游击守备，西隆州八达隆林营游击守备，西林县上林营都司，东兰州东兰营守备，太平府新太协右营守备，龙凭营都司，尨蠹营都司，均水土恶劣，请改为三年报满，仍留本任候升。镇安、归顺、庆远、三里、上思、思恩等营，仍照五年报满之例。至总兵大员，出自特简。右江镇移调之处，及千把总人员，俱本地之人，服习水土，应照旧例，均毋庸议。再文职前定边瘴地方，三年俸满，惟思恩、百色同知，未经更正，请一并改定。'应如所请。"得旨："广西水土恶劣地方，驻防参守等员，俱准分别年限，报满候升。而总兵官以系特简大员，不准移调，于情理未协。应令该督抚悉心斟酌，或量移善地驻扎；如不便移驻，亦当于通省总兵官内，限年移调。此处著另议具奏。"

15.《清高宗实录》卷 101，乾隆四年九月癸酉（第十册 第 534 页）

○又会同署广西巡抚安国奏："遵旨议调瘴地镇臣：右江总兵，设驻百色，实多烟瘴，将来限年移调。广西惟左江、右江二镇，为紧要。臣等面商提臣谭行义，意见相同，似应于邻省附近之贵州安笼镇，并附近西省之广东右翼、高州等镇，同左江总兵内，议定年限，轮流移调，于情理似觉均平。"得旨："此事尚属可行，照所议具题可也。"

16.《清高宗实录》卷 105，乾隆四年十一月己未（第十册 第 570 页）

○命清理滞狱。谕："朕慎重刑狱，罪疑惟轻。数年之中，屡颁恩诏，凡有应行赦免之犯，俱已在三宥之中矣。其不在恩诏中者，复于乾隆二年、三年特降谕旨，令大臣会同刑部，将秋审、朝审、招册，详加复勘。如有一线可原，应行减等者，酌定奏闻请旨，减等发落。此次办理外，其未经减免者，皆情罪较重之犯，因系久缓，不复处决，即令终毙囹圄，已属宽典，无可矜怜。但此等人犯，淹禁既久，积案日多，朕再四思维，清理滞狱亦法外之仁。著九卿等，将秋审、朝审、缓决五次以上之人犯，酌其情罪稍轻，尚可贷以生路者，逐一分别请旨，比照凶盗免死减等之例，充发边远烟瘴地方。如此办理，较之可矜减等流杖之例为重，而较之永远监禁之犯为轻，是亦清理滞狱之意。至于情罪可恶者，虽经多次缓决，亦不在减免之例。"

17.《清高宗实录》卷 107，乾隆四年十二月庚寅（第十册 第 602 页）

○兵部议复："云南总督公庆复疏称，土备弁刁细闷纳等，虽非世职可比，但普洱府管辖之普藤、猛遮、思茅六困，倚邦、猛腊、猛乌、易武、整董等处地方，大小不同，均属边要。远隔普洱四五站、八九站不等，且瘴疠最甚，遇有缓急，流官鞭长不及，非量给土员职衔。夷性蠢顽，难资约束，请分别给衔，承顶管事等语。应如所请。除普藤土守备刁猛比故缺，已降给刁先猛土千总职衔管事外，其猛遮土守备刁细闷纳，将来承袭时，应降给土千总职衔。思茅六困土千总刁辅国，倚邦土千总曹当斋，猛腊土千总召糯等三员，均降给土把总职衔。猛乌土把总召匾，易武土把总乍虎，整董土把总召音等三员，原系把总职衔，无可再降，仍给土把总职衔。承顶管事。"从之。

18.《清高宗实录》卷133，乾隆五年十二月己未（第十册 第933页）

○大学士等会议云南总督公庆复奏，开修金江通川河道事宜："一、修凿各滩工程，应分别紧缓，次第兴修。查金江瘴气最盛，惟自十月至四月可以施工。今该督乘冬春水落之时，将最要之大毛、大汉等滩，先行开凿。如果有成效，则依次兴修，为力较易。其分别紧缓，及应停工、施工之处，俱应照所奏办理。一、委办人员，应各专责成。查通川河道，工费浩繁，自应遴委文武各员，分任办理。至各员役等，照滇省旧例，分给养廉饭食盘费之处，均应入于工费估题册内，分晰题报。一、雇募工匠，宜宽裕给与工价。查原奏内称，铁石木匠，每日工银一钱二分，小工一钱，俱仍给食米一升。较寻常工价，实属宽裕。应令该督确查该地情形，实难减少者，即照数支给。一、现修紧滩，应设草房，以资住宿防护。查工所堆贮物料、米盐及匠役等住宿，即资沿江竹木，搭盖草房，所费无几，应如所奏办理。一、豫备船只，接济工所食用。查设立站船，转运川省米盐，而更番往来，又可熟习水性。所办俱属妥协。其需用站船工费，及雇船接运等银两，俱准支销。一、请动项以济诸用。查通河办理各务，需费甚多，应如所请，暂将铜息银四万两动支，俟部拨到日归款。一、大工需用殷繁，应给青钱以资实惠。查东川开炉鼓铸，业经该督另折奏明，毋庸再议。一、米盐均应预为赴川购买。查工所米盐，最关紧要，自应如所奏，趁川省秋收后，采买米石并盐斤，存贮备用。"从之。（P933 4-9）

19.《清高宗实录》卷135，乾隆六年正月乙未（第十册 第954页）

○两广总督马尔泰奏："两省盐羡余银，各项公用支应外，岁有存积。而两粤提镇，除亲丁俸薪，别无所入，办公实难。东省前于盐课残引项下，岁给提镇人三四百两，各镇尚可资藉。提督所辖员弁营伍甚多，公私用度纷繁，拮据实甚。应于盐余内，岁给千金，为赏需用。至西省一提二镇，亲丁内马粮较少，两镇俱属边瘴亦应照东省各镇，岁给三四百金。再督臣衙门，另有各种盐例陋规，已积至二万余两。而广西南宁府城垣，多有倾圮，各州县养廉，多寡不等，有终岁止得三四百金者。请即将前项修整城垣余银生息，以助养廉甚少之州县。"得旨："著如所议行。"（P954 3-9）

20.《清高宗实录》卷139，乾隆六年三月壬辰（第十册 第1010页）

○又议准："署广西巡抚杨锡绂奏称：'太、思、庆、泗、镇五府，烟瘴佐杂缺出，借调无员。请于来粤试用之广东、福建、湖南、云贵、等省人内，择其曾经委署内地一二年，品级相当者署理一年后，酌请实授。'"从之。

21.《清高宗实录》卷144，乾隆六年六月辛丑（第十册 第1074页）

○又议准："署广西巡抚杨锡绂奏称：'安南土官韦福琯内乱，近我边疆，饬令太属沿边各隘，加谨防范。但隘口甚多，而新太、龙凭、㟖㟻各协营额兵，除在城防汛外，不敷分布。复于左江镇标，派拨兵丁一百名，前往太平府属之下石土州地方，驻扎弹压。该处水土恶劣，距南宁五百余里，兵丁远戍瘴地，实为劳苦。除乾隆五年以前，业经酌赏，请自六年为始，每名日给口粮，于太平通州仓贮租谷内运支。'"从之。

22.《清高宗实录》卷146，乾隆六年七月丙子（第十册 第1109页）

○户部议准："'署广西巡抚杨锡绂疏称：'新设凌云、天保二县，地处烟瘴，政务殷繁，各给养廉银八百两。'"从之。

23.《清高宗实录》卷147，乾隆六年七月壬午（第十册 第1115页）

○刑部议准："云南总督庆复奏称：'安南国伪交江王矣长，勾串土目，聚众谋叛，旋赴军营投诚一案。将矣长等十一人拟斩立决，但已投诚，照律减罪二等，各杖一百，徒三年；系夷人，折枷号四十日，责四十板，仍酌发广东、四川烟瘴地方，交与地方官严加约束；家口财产，免其缘坐入官。胁从跟随之矣受等二十人，均应枷责；系广南人，俱发回原籍安插；系交趾人，分发滇省有提镇驻扎之府分，交地方文武各官管束。未经投诚之叛犯雷彦彬等，均系交人，移咨该国自行查拿。并将翁丁所诉翁贵争位情由，一并咨查。所获铜印、万年书、地里图，分别销毁、贮库。'"从之。

24.《清高宗实录》卷152，乾隆六年十月丙申（第十册 第1175页）

○大学士等议复："刑部尚书署湖广总督那苏图奏称：'上年城步、绥宁二县，苗猛不法，自用兵剿平之后，贵州总督张广泗定议，在已剿之长安五寨，建造城垣，另设城绥一协，移驻厅员，添兵增汛，经王大臣等议准行。但城绥二县，处楚极边；长安五寨，又在城绥百里外，万山重叠，商贩不通，烟岚瘴毒，势难久居；筑城设堡，尤为劳费；且周环尽系苗寨，万一有事，岂能分援？张广泗初议，粤西之义宁协设于广南，距长安五寨七八十里，尚可彼此声援。今义宁协又改设龙胜内地，距城绥二百余里，难以联络。城绥设协，虽经议定，目今城垣堡署，尚未兴工，官兵尚未移驻，正当及时筹画。查城步县属毛田地方，离县城三十里，系各峒苗猛出入要地，地面平阔，应设一营，名城步营，修建堡城，令武冈营游击移驻弹压。应添千总二员，把总一员，外委四员，并在附近各标协营内，抽拨兵四百一十六名，合之前奏抽拨贴防兵三百八十四名，共八百名，分派塘汛。并将横岭原设五峒巡检，移驻毛田，与游击同城，共司稽察。城步县守备，即为城步营中军。武冈营改为都司，专管武冈州汛地，仍归宝庆协分管。城步、绥宁二营，均听靖州协兼辖。再，绥宁营原设兵七百四十二名，应抽拨兵五十八名，合原额共八百名，与城步新营兵额相符。其宝庆同知，驻扎城步县治，专司二县苗猺事务。亦应抽拨兵一百名，把总一员，外委一员，加给厅标，责令会同营汛，往来游巡。其长安五寨，实无庸设协建城。江头地方，亦不必添设巡检，堡卒尽可撤回，地亩招人佃种，岁收租谷，留充兵米。'应如所请行。其应建堡署，添拨官兵等事宜，请交与新任督臣孙嘉淦，妥协办理。"从之。

《清实录（一一）·高宗纯皇帝实录（三）》

25.《清高宗实录》卷164，乾隆七年四月戊戌（第十一册 第70页）

〇户部议复："云南巡抚张允随奏称：'滇省向有青龙等铜厂，缘开久硐深，另于厂地前后左右，开硐煎办。或收买水燥煎铜；或地界极边，烟瘴甚盛；或厂地同属东川，抽课给价，不能与汤丹两例，自须量为调剂，以裕厂民工本。使多得铜斤，方于鼓铸有益。'应如所请。将旧有之青龙、惠隆、太和、马龙等厂，照初开例，每铜百斤，抽课二十斤，余铜以五两一百斤收买。金口坡厂，每铜百斤，例给银四两外，增价六钱。初开之者囊、大水、碌碌、虐姑等厂，照汤丹、普毛两厂例，每铜百斤，抽课十斤，余铜以六两一百斤给价。"从之。

26.《清高宗实录》卷168，乾隆七年六月丙申（第十一册 第135页）

〇又奏请简放广西右江镇总兵员缺。得旨："朕从前因右江总兵官员缺，地处边瘴，风土恶劣，是以降旨令三年调换。今二年之内，连故二镇，朕心深为轸恻。览本内开列之员，恐亦未必熟习右江风土，或于附近总兵、副将内，将熟习风土者，拣选升调一员。或将右江总兵，改为副将，并酌量移驻，与现在驻扎地方，相离稍远，以免瘴疠之处。该部详议具奏。"

27.《清高宗实录》卷169，乾隆七年六月癸丑（第十一册 第148页）

〇又会同兵部遵旨议奏："右江镇一缺，驻扎百色，最为水土恶毒之乡。若仍照例将附近之贵州安笼镇、广东右翼镇、高州镇及左江镇总兵，开列请旨补授。诚如圣谕，恐未必熟习风土；若遽议移驻，又恐边疆要地，反无重镇弹压，亦属非宜。请将该镇改为题缺，行令该督于本省副将内，择其人籍与瘴地相宜者，拣题补授。如不得其人，于广东省副将内，一并拣选。如仍无可题之人，该督豫将缘由报部，臣部比照吏部补用广东琼州府属烟瘴各缺，用附近之云、贵等省人员例，将各省现任副将之籍隶两广、湖南、云、贵等省人员，开列题请简用，俟俸满报部，调回内地。臣部遇各省总兵缺出，具题补授。现出右江镇缺，即照此办理。"从之。

28. 《清高宗实录》卷 176，乾隆七年十月丁亥（第十一册 第 263 页）

○又议准："广西巡抚杨锡绂奏称：'前准部咨，以桂、平、梧、浔、柳、郁等六府州所属，均系内地，非沿边可比，令将民壮裁汰。但查该处，就粤西而论，不过烟瘴稍减，谓之内地，其实均有猺獞，密箐崇山，甚为险要。现存民壮，并非冗役，应照旧存留。'"从之。

29. 《清高宗实录》卷 187，乾隆八年三月庚午（第十一册 第 406 页）

○浙江道监察御史薛澂奏："京职与外任不同，道、府、州、县等官，刑名钱谷，责成一身，兼以沿河、沿海、苗疆、烟瘴等缺，有不得不遴选题补之势。京职各衙门事务，皆所伙办，更有明于心者，未必尽利于口。呈稿回堂之时，捷给者冲口如流，朴诚者启口多滞。堂官每以应对喋喋，遂以为才具敏练，或有巧于钻营者，交结请托，其弊更多。迨遇缺题升，朴诚者翻以迟钝见遗，钻营者多以才能荐举，请停京员题升之例，出缺尽归吏部，论俸推升。如员缺紧要，必须题补者，亦不必指定正陪二人。令该堂官将所属应升人员，通行带领引见候简。"得旨："御史薛澂请停京员题升之例，以抑奔竞一折。朕思各部司分，有繁简之不同，司员才具，有长短之不一。定例之准堂官拣选保题者，乃不得不然之势。若如薛澂所奏，外官应准上司遴选题补，而京官则不当准，岂在外之督抚皆可信，而在京之满汉尚书等，皆不可信乎？至薛澂折内所举情事，虽未必尽然，亦不能断其必无。即如'以言取人，失之宰予；以貌取人，失之子羽。'以孔子至圣，尚有此语，况其下焉者乎？为大臣者，见此等议论，当留心体验。有则改之，无则加勉，务使保举毫无偏徇。其为所举者，可以不愧；而未举者，亦足以服其心，不致隳颓志气，方足以副朝廷黜陟之大典。薛澂原折并发。"

30. 《清高宗实录》卷 191，乾隆八年闰四月壬午（第十一册 第 462 页）

○又奏："滇省开化、广南、临安、元江、普洱五府地方，均与安南接壤。除临安、元江、普洱三府地方，仍照常防守外，其广南府属通交路径，有簑那、郎海二处，先经安设塘卡，每卡拨兵练二十六名，今再添兵四名，土练十名，每卡共兵练四十名。又板江河、董昂、美汤、那黑、董布里妥、董布街一带，与开化之蝴蝶、普元、牛羊等处相连，先经安设七卡，每卡安兵五名，土练十五名，拨千总一员，驻扎董布。今再于附近开化之草鲊、黑打、咸竜、那撒四处，各添一卡。又鬼马石硐地方，距董布甚远，稽察难周。应再于适中之邑皓地方，设立一汛，安设九卡，仍令该管员弁，会哨巡查。至开化一府，东、西、南三面，均与安南接壤，水陆共六汛，其水路最要者，坝洒一汛，烟瘴恶毒，遴选服习水土之千总一员，带兵协同土练，更替稽查；陆路最要者，牛羊一汛，除原设把总一员外，另拨外委千总一员，带兵五十名，同彼地土练，驻扎防守。再查马白隘口商税，历系开化府同知经收征解。应责成该同知设立腰牌，钤烙火印，凡遇客商出口贸易，查无违禁货物，填给腰牌，于进口时，缴验查销。至交阯难民，如有流入内地者，该地方官查明，给与口粮路费，押送出口。"得旨："有治人，无治法，以此意善行之可耳。"

31.《清高宗实录》卷194，乾隆八年六月癸丑（第十一册 第489页）

○大学士等议复："江西巡抚陈宏谋奏称，今日之耗农功而妨地利者，莫如种烟一事。乾隆元年，学士方苞曾条奏请禁，部议不准。臣详绎部驳，一则以已经种烟之地，再种蔬谷，苦恶难食，徒成弃壤；一则以种少烟贵，偷种者多，犯法者众；一则以烟地入官，罚及邻右，牵连滋扰。今谨筹禁止之法：城内仍许种烟，城外及各乡，概不许种。如有种者，责成乡保报官，将烟草入官。若云御瘴气风寒，自明代以来，未见尽为瘴疠风寒所侵。即今不吃烟者，未尝不入瘴乡，其非必不可少之物明甚。但已种之烟，全令拔除，未免失业。请豫行晓谕，以甲子年为始，令地方官通行禁止等语。查民间种烟一事，废可耕之地，营无益以妨农功。向来原有例禁，无如积习相沿，日以滋甚。如直隶、山东、江西、湖广、福建等省，种植尤多，陇亩相望，谷土日耗。且种烟之地，多系肥饶，诚令改种蔬谷，则自八月收烟后，至来岁春，相隔半载，土气已复，并无不宜蔬谷之处。如或以不种则失业，改种则利轻，又当知烟无关于饥饱，原不必论其贵贱，自应禁止。惟城堡内闲隙之地，听其种植；城外则近城畦零菜圃，亦不必示禁；其野外土田阡陌相连之处，概不许种。"得旨："即照大学士所议行。该部知道。"

32.《清高宗实录》卷196，乾隆八年七月丙戌（第十一册 第518页）

○军机大臣等议奏："安南连年不靖，奸徒乘机窃发，其中顺逆曲直，难以剖晰。然揆厥情势，一时断难宁息，今复纠众侵逼都竜，贼势颇盛。查滇南开化地方，临边仅百余里，虽奸徒贼夷，从未敢稍犯内界。但都竜厂内地人民，聚集甚众，贼兵进攻，厂民惊避，若使一拥入关，办理殊费周章，防范更宜严密。兹据该督张允随等奏报，交贼勾通攻打，土目翁桂弃城先遁，厂民汹惧。一面刊发告示，不许贼众伤害商民，并饬令文武整肃军纪，不许贼匪擅入界内。而交夷亦一一遵奉，不敢稍违，办理颇属妥协。至开化镇总兵赛都，以防边与出师所费相等，请调集官兵，用彰天讨等语。不知交夷小丑，仰视天威，莫不震叠。若敢于侵边，自应立加剿灭。乃该国素无逆命之端，又无仰吁救援之请，忽焉越境挞伐，师出无名，即使传檄可定，亦非国家柔远之意，此万不可行者。但开化一镇，逼近贼氛，逃窜民夷，纷纷不一，自应防守弹压。据该督奏称，已经调拨广罗协兵三百名，临元镇兵三百名，星往贴防。臣等酌议，交夷必不敢犯界，兵数似已足用，倘添防添汛，仍或不敷。广罗、广南兵，仍可酌调，内地土兵，亦可派拨，止须于我界声威。盖交地炎蒸，瘴疠甚盛，我兵驻扎，恐不免捐伤。既无关要害，且易启惊疑，故不如添兵加防，镇静俟之之为得也。"得旨："依议速行。"

33.《清高宗实录》卷198，乾隆八年八月辛酉（第十一册 第550页）

○大学士等会议："刑部左侍郎盛安奏称：'从前减等盗犯，俱发黑龙江等处，给披甲人为奴。近将有妻者，仍前发往；无妻者，改发烟瘴地方。是所犯之罪同，而所遣之地，苦乐悬绝。且盗犯知有无妻改发之例，或有妻豫先藏匿，捏报无妻；或金遣行至中途，暗加毒害，种种狡饰，冀图改发，俱未可知。请将免死减等盗犯，无论有无妻室，照旧例仍发黑龙江等处，给披甲人为奴。'应如所请。但无妻室之盗犯，务须严加约束。"

34. 《清高宗实录》卷202，乾隆八年冬十月乙卯（第十一册 第604页）

○议政王大臣等："议复署两广总督策楞奏称：'粤西南境，地接交夷，土苗错处。各边封禁隘口，时有夷匪汉奸，潜出窜入，屡经设法查禁，而奸民出入如故。盖因商民出口贸易，并佣工觅食，俱乐隘口出入近便。又多娶有番妇，留恋往来，是以偷度不能禁止。此等流落番境住家者，皆系游荡匪民，在内既无稽查，在外又不能约束，聚众既多，于安南苗疆均有大害。安南列在藩服，不敢设险自固，又未奉有驱逐解回之令，是以容留商贩，娶妇住家。今该国亦屡被流棍侵凌，应请特降敕旨谕该国王，恤其屡被汉奸之扰，赦其从前容留之非。俟秋深瘴消，督抚遴委文武大员督同该国陪臣、夷目在于交界处所，将嗣后民人出入作何稽查；商贩到夷在何处交易；私行出口及无故逗遛者，作何缚送解回；现在番境之民，作何立限进口；私娶番妇，永远禁止；详议规条，以期永靖。'应如所请。"从之。

35. 《清高宗实录》卷219，乾隆九年六月乙亥（第十一册 第826页）

○又奏："南宁、太平、镇安三府属，紧接交夷，原设三关、百隘，经原任抚臣金鉷题定，平而、水口二关，许商民出入；镇南一关，为该国经贡道；其余百隘，悉行封禁。惟三关、百隘之间，皆有小径，瘴深雾毒，人迹罕到。而土苗生长彼地，惯于越山踰岭，巡查偶疏，奸徒即已偷越。数年来安南内讧时，经前署督臣策楞奏请严禁汉奸出入，不许商贩到夷交易，逗遛番地，私娶番妇。及臣抵任后，检阅案牍，见司道从前会详，各隘用甄木堵塞，设立卡房，多拨兵勇，并于沿边村寨编立保甲。"

36. 《清高宗实录》卷221，乾隆九年七月戊戌（第十一册 第844页）

○又复："云南总督张允随奏称：'滇黔两省，办理京铜，皆由滇省之威宁州转运。嗣经将东川至永宁道路开修，两路分运铜斤，每年四百四十余万斤，后又加运一百八十九万斤。威宁一路，实运三百一十六万余斤，加以办运黔省黑、白铅四百七十余万斤，雇运艰难，日见迟误。请于板蚌、百色一路，官买牛马，设站分运。并将黔省月亮岩铅斤，停止炉民私销，概归官买，全由贵阳运至京局。再于水次相离不远处，查有铅矿，即行采买解京。庶东、威两路，可免壅挤。'应如所请。将月亮岩铅斤，概归官买，全由贵阳转运，以分东、威铜铅并运之劳。再查现开金沙江，将滇省铜斤，改由水运，每年可省陆运之半。则威宁及昭通两路，余出马匹，办运自见敷裕。又据滇、黔两省督抚，请增脚价，每站一钱二分九厘零，则该处马匹，亦可雇募敷用。至请板蚌、百色一路，安设台站，需费浩繁。且广南烟瘴最盛，夫役牛马，恐致倒毙，未便准行。自后如有迟误，应将威宁、永宁及委驻承运各员参处，经过之地，该员亦协同雇募船马，迟延者一例查参。"得旨："是。依议行。"

37.《清高宗实录》卷222，乾隆九年八月戊午（第十一册 第868页）

○吏部议复："署广西巡抚托庸疏称：'新设之思陵，及上、下冻二土州吏目，阅俸已届三年，报满日，即委员前往交代，照例撤回内地咨部候升。'应如所请。二土州吏目，准作沿边烟瘴，水土最为恶劣之缺。如遇缺出，该督抚于内地对品人员内，照例拣选咨部调补，三年俸满，撤回内地候升。"从之。

38.《清高宗实录》卷227，乾隆九年十月壬戌（第十一册 第930页）

○吏部议准："云南总督张允随疏请：'鹤庆府维西通判，景东府属猛统巡检，俱系烟瘴要缺，照例定为三年俸满，保题升用。'"从之。

《清实录（一二）·高宗纯皇帝实录（四）》

39.《清高宗实录》卷234，乾隆十年二月丁未（第十二册 第19页）

○军机大臣议复："云南总督张允随奏备边官兵留彻事宜：一、从前夷贼攻逼都竜，调赴开化协防之临元镇、广罗协官兵六百名，久戍劳费，且水土恶毒，时生疾病。请于乾隆十年春瘴未兴以前，全行撤回。其开化沿边各隘，自应酌拨巡防。查开镇马白汛，原设兵一百五十二名，又三营公拨巡防兵五十名，请于开镇存城兵内，添拨兵九十八名，令开镇左右两营游击，按季轮流防堵。一、牛羊汛接连之磨山、马达、桂皮树、上下藤桥、猺人寨，在在紧要；又者囊矿厂，逼近交阯，此数处烟瘴俱重，请于原设兵一百七十七名外，添拨开化存城兵一百五十三名，分布各处，令中营守备，选服习水土者，更番巡哨。又天生桥、牛羊坪二处，边瘴最重，亦请于原设兵十六名外，将开镇添拨马白、牛羊二汛兵内，选服习水土者，每处十名，协同更番会哨，仍令开镇中、左二营守备，轮替巡防。一、坝洒、八寨等汛，均系沿江烟瘴，惟土著之兵可以耐久，请添募兵五十六名，即于三营兵内，遇缺陆续充补，分派前往。一、前项添拨兵丁，并领兵各员，俱自镇城派往，远驻瘴地，实与出兵无异，请加恩照贴防之例，各给盐菜口粮。一、原调协防马白等处，土练兵三百四十名，请留一百七十名，于新现、坝洒、大坝等处，协同汛兵防守，俟交地宁静全撤。一、都竜厂民，渐次复业。请于撤回临广官兵之日为始，照旧于马白口收税。但贸易人少，课难足额，饬令该管同知，尽收尽解。至商旅往来，责成该同知严加盘诘，给牌验放。'以上各条，均应如所请。"从之。

40.《清高宗实录》卷237，乾隆十年三月壬寅（第十二册 第57页）

○云南总督兼管巡抚张允随奏："夷贼攻破交目，复占八宝地方耕种，贼氛骤难宁息。且该地去边界颇远，坝洒一汛，烟瘴最盛，难以久驻。已行令开化镇，安设土著兵九十名，分守要隘，将余兵撤回。"得旨："所奏俱悉。"

41.《清高宗实录》卷263，乾隆十一年闰三月乙丑（第十二册 第416页）

○两广总督策楞奏："右江镇总兵，驻扎百色，向因该处水土恶劣，三年俸满，即调回内地。现任总兵毕映，阅俸已满三年，例应撤回。查该处此时正值草深雾毒之际，若令俟部复到日再行离任，尚须数月，恐有不测之虞。今先委员署事，令毕映交代清楚，即回省候旨。"得旨："所奏俱悉。"又批："果如此利害，则此三年之间，毕映何以当之？更闻此等瘴甚之地，地方官率不在彼，每值瘴发之时，或至省，或托故他出，果如是乎？且土著之人，又当何如？再既为此等恶劣水土之地，想亦非甚冲要处矣，当时何必建此重镇而设州县乎？朕不过欲悉其实在情形，可缓行查明具奏。"

42.《清高宗实录》卷266，乾隆十一年五月壬寅（第十二册 第454页）

○广东巡抚准泰奏："雷琼道，驻扎琼州，与雷州隔越海洋，往来须候风汛。琼郡地广事繁，海峤民性蠢愚，黎岐杂处，抚循稍有未当，转滋惊扰。若令四季越海巡查，不特奔走不遑，且恐顾此失彼。请照台湾之例，每年巡查一次。至琼属崖州、感恩、陵水、昌化四州县，水土恶劣，瘴疠最甚。应令于每年冬月，道、府挨年轮巡一次；其余非烟瘴地方，令该道、府一年各巡一次。"得旨："允行。下部知之。"

43.《清高宗实录》卷268，乾隆十一年六月丁卯（第十二册 第480页）

○吏部议复："云南总督兼管巡抚事张允随疏称：'元江府知事并东川府，移驻木欺古之则补、巡检二缺，均请定为烟瘴要缺，三年俸满，如果称职，保题升用。'应如所请。"从之。（P480 4-1）

44.《清高宗实录》卷273，乾隆十一年八月癸巳（第十二册 第576页）

○又奏："广西右江镇，原为土依错杂，兼内控滇、黔两省苗、猺，外制安南番境而设。缘瘴气甚重，乾隆五、七两年，曾蒙谕令量移善地，或改镇为协。经前督马尔泰奏，及部议，俱以地方扼要，难于改移具题，现在同城尚有同知、巡检各一员。其文员或因水土恶劣，拣选善地暂避；若武员俱有操防之责，非经调遣，不敢轻离本汛。"报闻。

45.《清高宗实录》卷281，乾隆十一年十二月庚寅（第十二册 第676页）

○大学士管川陕总督公庆复等奏："筹备川省军械事宜：一、鸟枪宜添造缠丝大枪。查川省各营鸟枪，乾隆三年奏准改造缠丝，体重六七斤不等，尚未能攻坚致远。请于原设鸟枪每百杆内，添造缠丝大枪十杆，每杆以十斤为率，食五钱重药，打五钱重子，按数分给各营演习。其原设鸟枪，仍日行操演不得废弛。一、马步弓箭，宜分别制备。查习射之弓，均皆梢长面窄，原为扯拉灵巧。川省征行，多系丛林深箐，并雾雨瘴烟，一经潮湿，必致歪斜无用。请于各营马步兵丁每百名内，另制短梢宽面弓二十张，俱要五六力以上，用缠筋生漆。战箭，酌量弓力长短，配合改造，另换点钢利镞，翎花不必过大，用缠丝上油，以备应用。一、□刀宜改为双手带。查川省各营□刀，靶长刃宽，有名无实。请将各营□刀，均改造双手带式样，刀长二尺五六寸，近刀盘处宽一寸二分，由刀盘渐次稍窄，以至刀尖，更须锐利。背如鱼脊，靶长一尺，加钢精造，饬令刀法纯熟之人教习，以收实用。"得旨："著照所请行。"

46.《清高宗实录》卷291，乾隆十二年五月戊午（第十二册 第818页）
○署广西巡抚鄂昌奏："准刑部咨，议复升任贵州按察使孙绍武条奏，黔属地方狭隘，苗多汉少，军流人犯，聚集太众，与苗往来，所关非细等因。窃思汉土人情，原有区别，且犯军流者，本非善类。若将此辈拨发土司，或土司不能钤束；或与土民交结，致生事端。粤、黔逼近，风土略同，请嗣后各省发遣广西军流等犯，统于汉属州县内，照该犯应配道里之远近，酌量安插。又军流虽同为遣犯，军犯则有附近、边卫、边远、极边、烟瘴之别；而流犯并不论有无烟瘴，止按道里拨发。该犯一至烟瘴之地，触染毒气，多致伤生。请嗣后发遣广西流犯，免其分拨宁明等五州县安置，其余烟瘴少轻各州县，仍与内地州县，一例拨发。"下部议行。

《清实录（十三）·高宗纯皇帝实录（五）》

47.《清高宗实录》卷310，乾隆十三年三月庚寅（第十三册 第76页）
○云贵总督张允随、云南巡抚图尔炳阿、提督番绍周等奏："滇省云龙、腾越两州境外，傈傈野夷，肆行不法。贼首弄更扒，住秤戛寨，与排把、幸党等寨野贼密老五、欧傈傈等，纠结为匪，兵练往拿，被伏弩射伤。经土巡捕等将弄更扒诱离伊寨擒缚，舁至波定，贼竟于两旁岩上，施放擂石，抬夫被伤奔避，弄更扒亦即跌毙，而党恶众多，未便养痈贻患。又该州境外凶夷早可，系阿猖种类，我朝平滇，各土酋皆纳土输诚，惟该逆酋恃系野夷，自弃化外，于乾隆十一年，竟敢攻围渔洞、片马等寨，杀掳多人。贼巢距秤戛等处六站，若不一并清理，日后另费筹画。臣等酌调出征防堵官兵，共五百七十四员名，及兰州、浪沧江、鲁掌、六库、漕涧、登弄、大塘、明光等处土目土练，共千三百三十九名。委署腾越协副将谢光宗为总统，楚姚镇标中军游击岳从美为之副，于十月间，进抵幸党贼巢，先遣土目招降，讵贼抗违如故，督令攻寨。密老五、欧傈傈并其子欧福等，畏威就擒，进围秤戛寨。该寨夷贼，恃险施放滚木擂石标弩，打伤兵练。我兵奋勇直入，擒获多名，余贼奔后山固守，复追入擒杀。江外散处傈傈四十余寨，男妇二千余名，闻风畏惧，各缴械归化。所有秤戛、猛哦、幸党等处不法野贼，业已擒斩，遂移兵办理早可。因其地广势众，恐闻信豫防，于初抵蛮冈喧之日，即借擒剿弄更扒余党为名，檄调早可带练赴营听遣。乃早可祗遣子侄早姜、早登等，带领土人二十五名，前来投见窥探，暗结浪速、蒲蛮等处野夷为党翼，又经檄示祸福，终负固不出。因即将早姜等羁禁，调兵征进。先遣土目刘尔立，往浪速、蒲蛮地方，晓谕解散，俱各听从。我兵分作三路，一由片马渔洞、一由大塘明光、一进驻马面关，于十一月二十六日，直抵贼巢，斩早可并生擒贼属。又潞江安抚司属之赛林、老泉二寨野贼，老乌睹、业欺、各一扒等，纠众抗拒，即派兵往剿。于界头地方，斩四贼并擒贼属，官兵土练，俱经凯旋。查滇省南接交扯，西通缅莽，虽俱系外域，而夷民均受该管夷目约束。惟云龙、腾越二州境外，沿边千余里野夷，种类繁多，无所隶属；内㑩㑩、阿猖二种，最为凶悍，前代特置三宣六慰土司。近因土司微弱不振，以致弄更扒、早可等滋事。今赖天威，师不淹时，凶渠授首，边境肃清。此次在事官弁，及染瘴病故之游击岳从美等，可否仰邀议叙赏恤？"得旨："此次擒剿野贼在事官弁，俱照例议叙。游击岳从美等，亦著分别赏恤。"

48.《清高宗实录》卷314，乾隆十三年五月戊子（第十二册 第151页）

○四川巡抚纪山奏："臣前赴军营，沿途稽查西南两路挽运情形。炉口为南路粮运总汇，一由泰宁、子龙，运甲索军营，虽运到米千有余石，尚须多备，现饬加紧赶运；一由章谷协运孙克宗军营，必由两河口过渡，此路依滩傍涧，夏间大雨时行，深虑阻隔，将来应否归并川西挽运，再行妥筹办理。至炉地米，皆赖雅郡发运，从前自雅运炉，每石官给脚价银二两，今准部咨复增银六钱五分，运夫俱踊跃从事，其各府、州、县派拨运雅之米，现饬水陆并进。又分运木坪一路，竭力挽运，究不敷原派之数。现添夫一千名赶运，至川西草坡一路，因奔拉雪山，险隘异常，兼有瘴气，夫多逃亡病故。又添调新兵，及随军挽运之丁，已添雇夫八千八百名。又由保县出杂谷闹，转运党坝一路，现有粮三千余石，该路原有续派松潘镇，每月协运米面二千石。松潘地处极边，仓贮不宜空虚，现饬保县设法加倍运党，如不需，即停。又前于曾头沟一路运粮，直达美诺军营，嫌近贼巢，今改由商角山，甚为妥便。西南两路，每日约运米六百余石，尚无贻误。再各台站，俱在众土司界内，蛮民亦俱出力帮运。沃日土司纳尔吉，并伊姑策尔吉，尤为出力。臣经过其地，目睹田地大半荒芜，碉寨多被金川残毁，因加抚慰，捐给银五百两，并绸缎银牌等物。"

49.《清高宗实录》卷318，乾隆十三年秋七月甲午（第十三册 第233页）

○谕军机大臣等："讷亲昨奏到军机一折，已详悉颁发谕旨。今再四思维，所云建碉之策，不惟有所难行，亦且深为可虑。将谓得尺守尺，得寸守寸，以此为自固之策。独不思碉楼非可易成，即使能成，而我兵究以攻取为事，若再行前进，其将又建一碉耶？向后屡进不已，策将安出？且调集大兵，本以制胜，今不用以克敌，而用以建碉，必非所愿。以朕度之，此旨未到之先，势将中止。倘其意在必成，究属徒劳无益。朕见此折，即不以为然，及问在京大臣等，皆见以为不可。朕意张广泗老于戎行，岂其不知，而亦随声附和。在张广泗未必不自谓任事经年，未著成效。今既有经略肩兹钜任，发谋决策，经略裁之，是非得失，亦经略当之，而彼得袖手旁观，遂其推诿之计，如此则所系更大矣。讷亲不可不知此意。且朕命经略前往，原以总挈大纲，且朕坐筹遥度于京师，不如可信之大臣亲履行间。察众人之情，就目前之势，相机指示，据实入告，尤为亲切，此朕命讷亲前往之本意也。至宣猷效用，仍当委之张广泗等，使各尽其长。即使朕亲行，亦不过指挥调度，而所用自在群策群力。从来耕当问奴，织当问婢。若论用兵熟练，朕必不肯谓讷亲优于张广泗，即讷亲亦必能知此。要之经略统领全军，众人之谋皆其谋，众人之力皆其力，岂必自出所见，方为已功耶？而朕更有深虑者，大兵聚久，变患易生。在固原居平无事之时，尚有一夫夜呼仓卒四起之变，何况军中亲信仅百数十人，此外皆调发客兵，及蛮司土卒，本非世受深恩，为我心膂，浮寄孤悬，孰无室家乡里之恋？而劳役不已，奏凯无期，版筑方殷，锋锐莫展，肘腋之虑，良可寒心。在部曲士旅，固不可不鼓其勇气，而锋镝之下，人孰甘心？驱之太迫，变计生焉，倘有不测，岂不重贻西顾忧耶？此所为反复以思，而食不甘味，寝不安席，凡思虑所及，不得不备细告之，讷亲使备知之也。金川之役，本不容中止，况任举之变，失我大帅，如其置之不问，何以慰彼忠魂，雪我众愤？但忿兵亦将略所忌，自宜因时度势，以为进止。倘险地必不可争，或别有出奇制胜之善策，如古所称用间用术，或纵甘言，或悬重购，使彼有内溃之机，然后可乘其敝。从前王柔亦谓蛮夷可以利动，且彼丑类无多，不惜厚费，或可坐缚逆首，此亦无聊之思耳。近日郭万里亦有当用反间之说，倘其言有可采，岂不较冒险乘危，轻进取衅者为优耶？又王柔何时到军前，可曾建白及此，可就近咨询。溽暑炎蒸，瘴疬毒作，暴露日久，无刻不劳轸念。大学士起居慎自爱护，并传谕军中诸大臣将弁，其各慎重。此旨尚宜斟酌，可令张广泗知者，一并谕令知之。"

50.《清高宗实录》卷326，乾隆十三年冬十月庚寅（第十三册 第233页）

谕曰大学士："傅恒奉命经略金川军务。朕念金川用兵，几及二载，尚未成功，固由士卒不能鼓勇先登，摧锋陷阵，然此非独士卒之过也。讷亲、张广泗等，措置乖方，毫无谋略，不身亲督阵，畏缩不前。且号令不明，赏罚不当，将弁因而效尤。至临阵时，亦择可以障蔽之地，为自全计。惟令士卒冒险受伤，士卒独非身命乎？冰雪沍寒，瘴疬暑毒之区，荷戈摆甲，昼夜勿息，暴露于悬崖峭岭间，每念及此，朕心为之恻然。讷亲、张广泗，既重治其罪。其士卒两年以来，重罹锋镝饥寒之苦，虽在军律，兵不用命，法所不容。但士卒实为主将所误，咎归主将，则伊等罪为可宽，而情为可悯。现在经略大学士傅恒，赍往内帑银两，著将汉、土军士，分别赏赉，以示投醪实惠，鼓励士心，务令踊跃前驱，锐师深入，迅奏肤功。至将弁等，既久未成功，虚縻廪禄，均属有罪之人，非惟赏不当加，伊等亦何颜受赏？但亦因讷亲、张广泗，老师欺蔽所波及，朕故不罪。今经略视师在彼，一应满汉将弁，俱著宽其既往，以励将来。尚其各知奋勉，思盖前愆，使壁垒一新，旌旗生色，共成伟绩，伫待策勋。布告军营，咸使知悉。"

51. 《清高宗实录》331，乾隆十三年十二月甲辰（第十三册 第525页）

○贵州提督丁士杰奏："护川陕总督傅尔丹，奏调贵州长寨营、定番州二处土兵。查二处皆山崇箐密，从前恃险狷獗，底定后禁止，弓弩、器械悉行追缴，俾安静为农。今任以战攻，决无实用，即或有用，而苗性犬羊，适启弄兵之衅。至云药箭狼毒，可以御敌，查从前药箭有二种，一名蛇药，一名野鹿药，人若撄之，即难解救，是以久经严禁。此药止验于炎瘴地方，若寒冷之地，即不复效，而严禁一开，恐苗民藉以滋事。"得旨："所奏甚是。知道了。"

52. 《清高宗实录》卷343，乾隆十四年六月乙未（第十三册 第746页）

○谕军机大臣等："据贵州提督丁士杰奏称，黔抚爱必达、准尚书舒赫德，令将古州镇所辖营协，调至都匀府看验。该提以古州一镇，系苗薮要区，不可调验，备将情形折奏，著将此折抄寄舒赫德。古州地方紧要，该镇驻扎之地，自不至有瘴疠之虞，舒赫德当亲往看阅，既可周览营伍，兼可备悉形势。视远赴都匀，隔越至六七站者，较为妥便。著传谕舒赫德，令知此意。再舒赫德近来奏折甚稀，虽滇省距京路远，究应陆续常有音问，毋致重烦垂念。"

53. 《清高宗实录》卷344，乾隆十四年秋七月辛酉（第十三册 第766页）

○礼部议准："广西学政胡中藻奏：'思恩府之宾州，自雍正年间由直隶州改隶，是以设有考棚。往年学臣按临宾州，凡思恩所属，皆就棚听考。惟府考仍在府城，房屋无多，水土尤恶，士子依托草蓬，上漏下湿，又多瘴毒，应酌量变通。查该府所属武缘、上林、迁江，皆与宾州相近，知府每年七八月间，须至宾州避瘴，可于此时府试。计学臣按试，多在九十月间，原可无碍，况府州生童，向有在学政衙门考棚内局试之例。应请嗣后凡遇岁科府考，令该府先赴宾州考棚，调考录取，以待学臣按临。'"从之。

54. 《清高宗实录》卷352，乾隆十四年十一月戊申（第十三册 第859页）

○谕军机大臣等："前据丁士杰奏称，接抚臣爱必达来札，内称据遵义府知府四十七奉尚书舒赫德面谕，寄信抚臣，以安笼、古州具有瘴气，可否于经由大道，调出看验。抚臣因酌拟将安笼调至普安，古州调至都匀看验。但苗性多疑，不可不虑，随将不可调验情由具复等语。当经朕降旨传谕舒赫德，令亲往阅看。已据舒赫德具折奏复，并亲往古州阅兵事竣。今哈尚德又奏，前接准抚臣爱必达咨称，据司道会议，交秋以来，古州时疫渐起，钦差大臣不便轻临其地，应将古州调赴都匀。但调验之处，实属未便，经臣札致抚提等语。此事是否先经舒赫德谕令四十七，寄信爱必达商酌调验？抑系爱必达同司道商议调验之说，移咨提镇？哈尚德曾否札致抚提？现在阅兵事毕，此等情形，亦属无关紧要。但所奏既有互异，须查明确实。著传谕爱必达，令其据实复奏，不必别生疑揣。其丁士杰、舒赫德原折，著抄录于爱必达奏事之便，寄与阅看。"寻爱必达奏："五月初，据委赴威宁之遵义府四十七到省，述钦差面谕。闻古州、安笼、颇有瘴疠，可否于经由大道，走入一二站，官兵调出一二站，彼此相就验看，并云六七月间可抵贵州等语。原据口禀，未准来文书札。臣思该处秋夏之交，实有瘴疠，古州更岁有时疫。今钦差到彼，适当其时，因同司道商酌，咸以调验为是。是以商之提臣，有安笼调出普安，古州调至都匀之议。旋准舒赫德、新柱来咨，不必檄调，即在各镇豫备考验。兼知钦差抵黔，已在八月尽间，迨至古州，时逾霜降，疫气已减，即经通咨照办。时古州镇总兵哈尚德，离省较远，未及知亲临考验之咨，因尚有不便调验之说。"报闻。

《清实录（一四）·高宗纯皇帝实录（六）》

55.《清高宗实录》卷429，乾隆十七年十二月乙巳（第十四册 第608页）

〇吏部议准："调任广西巡抚定长疏称：'雒容县、平乐县典史二缺，应请改为腹俸，照例归部铨选。其横州大滩司、融县思管镇、宾州安城镇、迁江县平阳墟巡检四缺，亦归部选。又罗城县通道镇、怀远县梅寨巡检二缺，请照沿边烟瘴之例，在外调补，三年俸满，咨部办理。'"从之。

56.《清高宗实录》卷441. 乾隆十八年六月甲辰（第十四册 第738页）

〇兵部议复："署两广总督班第疏称：'广西右江镇总兵员缺，遵例拣选得庆远副将陈廷桂拟正，副将李时升拟陪，题请补放。'查陈廷桂现在革职留任，与例不符，应饬该督另拣具题。"得旨："右江总兵一缺，地处边瘴，风土恶劣，必得与该处服习者，始可题补。若所保人员内，有降革事故，该部即按例议驳。恐一时难得相宜合例之员，而总兵大员，膺封疆重寄。今只由该督拣选请旨补放，亦非慎重简畀之意。嗣后右江总兵将届俸满，著该督即于本省副将，豫行拣选，不必拘以有无事故。但择其人地相宜，堪胜总兵之任者，拟定正陪，送部引见，候朕简用。此次拣选之陈廷桂、李时升，即著照此例行。"

57.《清高宗实录》卷442. 乾隆十八年七月乙卯（第十四册 第750页）

〇刑部议复："江苏按察使许松佶奏称，原配充军逃犯，例按脱逃次数，各照原配充军，计次调发。其免死减等遣犯逃回，向例分别定拟。如无行凶为匪，递回遣所枷责，因属外遣，无可加调，是以不计次数，解回配所，不再议调。是免死军之逃罪，较原配充军之逃罪反轻，未为允协等语。查免死充军人犯，较原拟充军人犯，情罪本重，例内不计脱逃次数，仍发配所枷责示惩，似属反轻。但如该按察使所奏，免死军犯脱逃，照原拟军犯计次调发，亦无区别。请嗣后免死减等发边卫充军人犯内，有逃回者，照原拟充军人犯逃回之罪，按次递加。初次逃回者，照原犯充军二次逃回例，枷号两个月，调极边卫充军；再犯者，照原犯充军三次逃回例，调发极边烟瘴充军；如怙恶不悛，逃至三次者，改发宁古塔等处当差。仍通行各省，并移律例馆补裁。"得旨："允行。"

58. 《清高宗实录》卷444，乾隆十八年八月乙酉（第十四册 第781页）

○兵部议复："署湖广总督开泰疏称：'黔省驿路，惟毛口、烈当二驿，地多岚瘴，水草恶劣，马易倒毙，官弁亦多染病。更有左右两河，春夏雨涨，行人每苦守候。查毛口驿附近之那贡塘一带，可开新路，下名阿都田、历大烈当等处，出白沙塘，直抵罐子窑，土路两旁，俱有马道，较旧路实为坦易，且无岚瘴之虞。请将烈当一驿裁汰，将毛口驿移驻阿都田，罐子窑驿移驻白沙关，杨松驿移驻上寨。再毛口、杨松二驿，向无站夫，请将烈当驿裁汰之站夫一百名，改设毛口驿。杨松驿增设站夫一百名，于裁汰烈当驿马夫工料项下拨给。'应如所请。"从之。

59. 《清高宗实录》卷449，乾隆十八年十月壬寅（第十四册 第848页）

○刑部议复："四川按察使周琬奏称：'军流人犯，向例由犯事地方，注定程途，至遣地解知府衙门，分拨安置。四川西陲，番苗杂处，与内地不同，如宁远府、会理州、茂州及松潘卫、打箭炉等地，各省解到烟瘴遣犯，俱发该处，未免岁积人多。若辈本非良善，与苗民群处，恐滋事端。请嗣后发遣四川人犯，统解总督衙门，按地通融派拨。'应如所请。"从之。

60. 《清高宗实录》卷455，乾隆十九年正月壬申（第十四册 第928页）

○谕："广东琼州府属儋州、万州地近烟瘴，水土恶劣。该处武员，已定有五年俸满升转之例，而文员未经议及。所有该二州知州，及教、杂等官，著加恩一体，准其五年报满候升，以示体恤。"

61. 《清高宗实录》卷466，乾隆十九年六月己酉（第十四册 第1037页）

○吏部议准："广东巡抚鹤年疏称：'琼州府属之儋州、万州，水土恶劣，请将二州知州、吏目、学正、训导，及薄沙司、龙潭司两巡检各缺，均准其以烟瘴要缺注册。五年后，另选能员往代。俸满之员，回该省内地，分别题升。'"从之。

62. 《清高宗实录》卷469，乾隆十九年七月丁未（第十四册 第1079页）

○云贵总督硕色奏："猛梭土司刀正民，被沙匪攻破，占住城寨。现调拨官兵，及附近猛梭之猛喇、猛赖等处土练，协同该土司刀正民，前往驱逐。所经道路，尽系瘴乡，七八月间尤甚，应俟霜降后起程，九月二十日会集猛喇前进。再口粮运送维艰，请发给折色，在盐余项下动支。"报闻。

63. 《清高宗实录》卷471，乾隆十九年八月甲戌（第十四册 第1098页）

○又谕曰："喀尔吉善奏，冯大千即冯文子，并非西洋番夷，潜至福安传教，实系福安民人，应俟徒限满日，解回原籍，交亲族收管等语。此等不安本分之人，充徒内地，已不能保其不滋生事端。至限满，仍令解回原籍，势必故智复萌，传播煽诱。所云交亲族收管，尤属有名无实。该督不过按照律例办理，于此案实在情罪，尚未允协。应将该犯酌量安置广西等省烟瘴地方，严行管押，庶令知所惩儆。可传谕该督知之。"

《清实录（十五）·高宗纯皇帝实录（七）》

64.《清高宗实录》卷483，乾隆二十年二月己巳（第十五册 第51页）

○吏部议准："两广总督杨应琚等奏，各省紧要府缺，皆设有知事、经历等官。粤西太平府为极边要地，宜酌添。查迁江县之清水司巡检，事简可裁，应改为太平府知事。所需衙役，即以弓兵改设，并作为烟瘴调缺。"从之。

65.《清高宗实录》卷487，乾隆二十年四月辛酉（第十五册 第101页）

○吏部议准："广西巡抚卫哲治议复：'前任广西学政罗源汉奏称，泗城、宁明、东兰三学教官，俱作调缺。查三处均系烟瘴，应准改为调缺，三年俸满，撤回内地，即以调补所遗之缺补用，并加一级。'"从之。

66.《清高宗实录》卷498，乾隆二十年冬十月癸丑（第十五册 第270页）

○谕曰："杨应琚等奏，广东廉州府属之钦州，及珠场、西乡二司巡检，水土恶劣，请将该处文武官弁，一体改为烟瘴要缺等语。著照所请，钦州知州及佐杂、教职、游击、守备等员，并合浦县珠场司巡检，灵山县西乡司巡检，均改为烟瘴要缺，照例分别报满。"

67.《清高宗实录》卷510，乾隆二十一年四月辛亥（第十五册 第449页）

○又谕："朕前已降旨策楞等，令其将贫乏人等来领粮茶时，定明以何为据，作何查办缘由，豫为移咨驻扎巴里坤大臣等。策楞等接到此旨，如此时尚未传谕，即停其晓谕，亦移知黄廷桂；倘若已经传谕，亦务将伊等来人名数，所领粮茶数目开明，作何给与，领单来领之处，议定移咨黄廷桂，令其查明领单，照数支给粮茶。"吏部等部议复："两广总督杨应琚等疏称，廉州府属之钦州知州，与吏目、学正、训导，暨钦州营游击守备，同驻州城。又分驻之钦州州判，长墩沿海如昔、那陈、龙门各司巡检，及龙门协左营守备，各该处瘴疠交乘。应如所请，与同属水土恶劣之合浦县珠场司巡检，灵山县西乡司巡检，均照儋、万二州例，以烟瘴要缺注册，五年俸满，回内地分别题升。嗣后除学正、训导，例用本省人员调补，其余正杂缺出，先尽福建等五省人员，无庸计俸拣选调补；如无五省人员，即于内地遴选熟悉风土之员调往。武职各官，令在本任候升，俟升用后，该督、提照例拣选题补。应付会典馆，载入则例。"从之。

《清实录（一六）·高宗纯皇帝实录（八）》

68.《清高宗实录》卷573，乾隆二十三年十月乙亥（第十六册 第285页）

○户部议准："署广西巡抚鄂宝奏称：'各省微员，离任回籍，除侵贪重款外，均赏给路费。但如推诿误公，不尽职守，擅受民词，滥差滋扰，疏脱要犯，交结绅衿，及浮躁不谨等款，与寻常挂误者不同，应俱停给。至粤西州同、州判，多系苗疆烟瘴之缺，在任身故者，例给路费。其因事离任者，应并赏给。'"从之。

69. 《清高宗实录》卷576，乾隆二十三年十二月壬戌（第十六册 第344页）
○刑部奏："向例偷刨人参旗人，数至二十名，参至五十两者，发打牲乌喇等处。该犯本系彼处土著，恐防范稍疏，仍复偷采，应改发云、贵、川、广烟瘴地方，销去旗档，交地方官管束。"从之。

70. 《清高宗实录》卷592，乾隆二十四年秋七月辛亥（第十六册 第583页）
○刑部议准："河南学政刘湘奏称：'棍徒撞骗生童，捏称线索，给与字记者。请不分有无封银立约，及口许虚赃，俱照撞骗已成例，枷号三月，发烟瘴地面充军。其生童，杖一百，徒三年。'"从之。

71. 《清高宗实录》卷596，乾隆二十四年九月戊午（第十六册 第645页）
○又谕："蒙古人等，皆赖牲畜度日，故定拟偷窃牲只之罪，较内地加重。但今之蒙古律，凡偷窃无多之犯，拟绞监候，数年后仍减等释放。此辈习于为盗，一经释放，仍在蒙古地方，偷窃为害。嗣后此等贼犯，若行窃甚多，情节可恶者，当即入于情实；其情罪尚轻者，亦按偷牲多寡，量其远近，分别发往内地。则蒙古地方，既可肃清，而匪徒亦知警惕。其应如何改拟之处，刑部会同该院议奏。"寻会议："嗣后蒙古等，除抢夺四项牲畜，杀人、伤人者，仍照旧例办理外。如偷十匹以上，首犯拟绞监候，秋审时入于情实；六匹至九匹，发云贵、两广烟瘴地方；三匹至五匹，发湖广、福建、江西、浙江、江南等处；一二匹发山东、河南等处，交驿充当苦差。其民人在蒙古地方，偷窃九匹以下者，照此分别充军；为从人犯，仍照旧例办理。至行围巡幸地方，如有偷窃马匹者，不分蒙古民人，五匹以上，拟绞立决；三匹至四匹，发云贵、两广烟瘴地方；一二匹，发湖广、福建、江西、浙江、江南等处充军。"从之。

72. 《清高宗实录》卷599，乾隆二十四年十月癸卯（第十六册 第710页）
○刑部议复："河南布政使苏崇阿奏，请严惩偷窃衙署贼匪。臣等酌议，除系仓库、钱粮，仍照例严行治罪外。若系在署服物，一经拿获，不论初犯、再犯，及赃数多寡，俱照积匪猾贼例，改发云贵、两广烟瘴地方充军；如审系三犯，赃至五十两以上；及虽系初犯，赃在一百二十两以上者，除依律拟绞外，俱声明入于秋审情实。'"从之。

73. 《清高宗实录》卷609，乾隆二十五年三月壬戌（第十六册 第838页）
○谕军机大臣等："近因古州总兵李勋，来京陛见，朕问及道员四十七。据称，该抚饬调办工，近不在本任，又止有同知代理。朕思古州为苗疆重地，佐贰不足以资弹压，岂所以慎边防，重职守。该督抚等，遇有应行委办工程，属员中自不乏随宜酌调之人，岂必令要地大员，奉檄奔驰，转致职司旷废。且向来各省边缺人员，定有三年俸满即升之例，其中或因地系烟瘴，势难久居，故于体恤之中，兼寓鼓舞之意。今如古州等处，日久已成重镇，与腹地无异。是以从前简用总兵，有在任七八年，尚不轻言更调者，即此亦可为风土便安之明验。况地方有司，专司民社，正当令其久任谙练，以资实用。若仍拘泥前例，使履任者视同传舍，新旧相沿，苟且塞责，谁肯实心整顿？正昔人所讥五日京兆，于地方官守，均无裨益。古州如此，其他皆可类推。著传谕各该督、抚，嗣后如古州等处，专任边疆要缺之员，概不得调办别项工程差务。并通查边缺内，有地非烟瘴，宜令久任者，于俸满之时，或量予优叙，或准其升衔留任；或其人实系材能出众，即于本处附近应升之缺，酌量升擢，使该员等益得熟悉本地事宜，实力经理，方为允协。其如何分别定例之处，著各该督、抚，就本省情形，悉心详查，妥议具奏，候朕降旨。"寻湖南巡抚冯钤奏："湖南无烟瘴地方，惟定有苗疆知府、同知、通判、知县等十七缺，五年俸满题升。现在遵旨酌议，请于五年俸满后，核其政绩可观，地方宁谧者，保题以升衔注册，俟在任再满三年，即行升用。但查苗疆人员，既宽以八年之限，向例只用附近应升之缺，恐久任贤员，反不如腹地人员升迁之速。请嗣后苗疆应升之员，无论附近，及应题、应选、应请旨之缺，俱准其题升。至苗疆人员，一体保荐卓异，但既应久任，请凡卓荐之员，俱俟俸满题升后引见，仍将该员曾经卓荐之处，声明请旨。"闽浙总督杨廷璋奏："台湾府属，均系边缺，三年俸满，撤回内地候升，应仍照旧例办理。其闽县、侯官、福清、晋江、南安、惠安、同安、龙溪、漳浦九缺，系沿海兼三、兼四要缺，原定有三年报满升用之例。应请于俸满后，核其政绩优异者，俱以升衔留任。"两广总督李侍尧奏："粤东原定边缺，均系烟瘴，或逼近黎疆，应仍照旧例行。"广西巡抚鄂弼奏："粤西惟思恩府知府，桂林府龙胜通判，原定苗疆，近与腹地无异，应于五年俸满后，核其人地相宜者，题请优叙，仍留本任。"四川总督开泰奏："川省打箭炉、松潘、杂谷理事同知三缺，例以五年俸满保题，但非烟瘴可比。应于五年后，题请优叙，仍留本任。"云贵总督爱必达奏："滇、黔两省原定苗疆，除元江府知府、通判、知县等六缺，永丰州知州一缺，实系烟瘴，应仍照例三年俸满即升。其滇省之昭通、普洱知府，大关、思茅、威远、中甸同知，鲁甸、维西通判，镇雄、师宗州知州，恩安、永善、宁洱、恩乐知县，十四缺；黔省之贵东道，古州八寨、台拱、松桃同知，丹江、都江、清江通判，荔波县知县，九缺；应请于三年俸满后，量予优叙，仍留本任。"均下部议。寻议："均如所请。至三年五年俸满后，留任年限，及再满三年后，遇缺题升之处，俱照现议湖南事例办理。"从之。

《清实录（一七）·高宗纯皇帝实录（九）》

74.《清高宗实录》卷650，乾隆二十六年十二月（第十七册 第282页）

○己巳。○吏部议复："广东巡抚托恩多奏称，调补瘴地各员，甚有苟且废事、坐待俸满推升者。边徼要区，徒为庸员升迁捷径。应如所奏，嗣后果有才守兼优、卓著政绩者，于俸满调回内地时，该抚等保题照例升用。如只年力强壮，将应升处注销，仍补原官，照腹俸升转；其衰迈因循者，即查参勒休；该管道、府，不时加策励，俸满又捏填混保，照徇情例，降二级调用。再各省烟瘴俸满在任候升之员，报满时，如系循分供职，及年力尚堪驱策，照武职展限考验例，展限一年；如奋勉向上，仍准题升。"从之。

（第十七册 第283页）○辛未。○刑部议复："大学士等奏：'据镶红旗蒙古都统奏称，察哈尔逃犯护军车布登，系察哈尔蒙古，非厄鲁特等语。察哈尔蒙古逃人，例无治罪明文。伊等俱蒙古旗分之人，如有逃走，或一月内外自回，或被拿获，悉照逃旗例，发遣黑龙江。其归并察哈尔之旧厄鲁特，年久逃走者，即照察哈尔蒙古等办理。至新归之厄鲁特，如有逃走，除于拿获处即行正法外，不论年月自回者，概发广东、广西、云南、贵州烟瘴地方；倘不安分，即就彼处正法。'应行文值年旗，嗣后均照办理。"从之。

75.《清高宗实录》卷664，乾隆二十七年六月丁酉（第十七册 第428页）

○又谕："三法司核拟黄在中等，交通武员营谋作弊一案。该督抚原拟，将案内应发烟瘴充军之刘煊、马元龄，因系旗人，照例解部完结。经法司核拟，不准折枷，请发黑龙江当差等语。从前定例，旗人犯军流徒罪，均准枷责发落者。原因国初满洲习俗淳朴，顾惜颜面，京师多留一人，即得一人之用，自宜格外培养。又恐遣发外省，地方官或转有不能如法约束之处，是以定有此例。乃近来八旗生齿日繁，渐染恶习，浮靡嚣薄，殊失国初浑厚之风。即如此案之那兰保等，以满洲职官，竟至与蠹吏弟兄相称，交结往还，无耻已极。此尚可以从前风俗情理论乎？况伊等每以铨补外任，希图便安，几与汉人无异。独至获罪应遣，则过于区分，亦非大公之道。至于汉军，原系汉人，凡得缺升转，均属一体并用，其犯法应遣，更无庸另立科条。而若辈向来恃有此例，转以为身系旗人，即遇罪遣，仍可室家保聚，不至投畀远方，是非所以爱惜保全，适长其遂非怙终之习，而轻于干法也。且使此等倖逃法网之人，聚集京师，尤为有损无益。嗣后凡满洲犯有军流遣罪，如系寻常事故，仍照旧例枷责完结；倘有似此寡廉鲜耻之徒，其人既甘为败类，又何必复以满洲成例待之，自应削去户籍，依律发遣。其如何完结之处，该部逐案声明请旨，庶不致日久高下其手之弊。其汉军人犯，无论军流徒罪，俱即斥令为民，照所犯定例发遣，不必准折枷责。著为例。所有此案之刘煊、马元龄，即著发往烟瘴地面充军，并将此通行晓谕知之。"

76.《清高宗实录》卷671，乾隆二十七年九月己丑（第十七册 第505页）

○刑部议复："湖北按察使高诚奏称：'嗣后流罪人犯，越狱脱逃，各按律加二等，三犯以次递加。满流人犯，改发边卫充军。原犯充军者，照在配脱逃，加等调发。原犯极边烟瘴充军者，改发黑龙江等处，给披甲人为奴，均不得以罪止满流定拟。'应如所奏。"从之。

77. 《清高宗实录》卷 672，乾隆二十七年冬十月丁酉（第十七册 第 513 页）

○理藩院奏："土默特蒙古丹达哩，协同乌尔图那苏图，夺占温得尔库之妻一案。分别首从，丹达哩拟绞；乌尔图那苏图拟发往宁古塔，充当苦差。"得旨："凡达哩依拟应绞，著监候秋后处决。乌尔图那苏图系蒙古人，若发往宁古塔，与伊本处无异，反得安逸，且恐增长恶习。乌尔图那苏图，著发往广东烟瘴地方，充当苦差。嗣后审拟蒙古匪犯，俱照此例。法起办理此案，殊觉罢软，著交部察议。"

78. 《清高宗实录》卷 676，乾隆二十七年十二月庚子（第十七册 第 565 页）

○刑部议准："山东按察使闵鹗元奏称：'回民犷悍成习，结党为匪，仅照常例办理，不足示惩。请嗣后回民行窃，但经结伙在三人以上，及携带凶器者，不分首从，不计赃数次数，悉照积匪例，发云贵、两广极边烟瘴地方充军。窝窃分赃之家，一律治罪。'"从之。

79. 《清高宗实录》卷 679，乾隆二十八年正月丙戌（第十七册 第 601 页）

○刑部议复："浙江按察使李治运奏称，贼犯怙终宜从重治罪，而徒犯与军流当有区别。请嗣后在配行窃者，不论到官次数，赃之多寡，徒犯拟以满流；流犯照积匪猾贼例，改发云贵、两广烟瘴充军；军犯发伊犁等处，与种地兵丁为奴。'"从之。

80. 《清高宗实录》卷 708，乾隆二十九年夏四月丙戌（第十七册 第 909 页）

○刑部奏："蒙古偷盗各犯，向系改发内遣，设有在配脱逃，例无加调明文。请嗣后此项逃犯，照民人例，分别加调。原发山东、河南者，初次脱逃，枷号一个月，调发福建、湖广等省；二次，枷号两个月，调发两广极边烟瘴；至三次者，枷号三个月，仍发原处。其福建、湖广等省，以次调发，至极边烟瘴而止。蒙古免死减军，在配脱逃者，亦照民人例，一体加调，仍各分别次数，枷责刺字。并令拿获之州县，究明逃后，有无行凶为匪，分别照例定拟。再蒙古案内，例应发遣之妻子，其随从本犯者，照例交与南省驿地当差；其本犯已经正法，妻子单行发遣者，酌发南省驻防兵为奴。至金发递送，悉照例，应缘坐犯属之例办理。"从之。

81. 《清高宗实录》卷 712，乾隆二十九年六月乙酉（第十七册 第 947 页）

○刑部议复："广西按察使袁守侗奏称：'泗城、镇安二府，宁明。东兰二州，例不安置军流。今风土稍异，烟瘴亦轻，嗣后解到极边烟瘴军遣，一体酌发。'应如所请。至土苗地方，仍遵照定例，不得拨发。又奏称：'疏脱重犯之解役，果系依法管解，偶致疏虞，除短解兵役，仍照律问拟外。将长解二名，均暂行羁禁，本官另选干役，押同原解之亲属，上紧躧绪，酌限一年。如能限内拿获，仍将该役，依例减二等拟徒；或限内无获，即将该役照逃犯本罪，减一等问拟满流。至贿纵疏脱重犯，分别治罪各条，应于各州县衙署头门，刊刻木榜晓谕各役。'"从之。

82.《清高宗实录》卷714，乾隆二十九年秋七月己未（第十七册 第968页）
○刑部议复："江西按察使廖瑛奏称，江右地方，有匪徒串党驾船，游走江湖，凡揽载客商人船，即行诱赌，不特银钱骗尽，甚至折没货物，掯留行李，大为行旅之害。请定专条，以惩奸匪等语。应如所奏。嗣后此等沿河诱赌匪船，初犯到案，审系一二次者，仅照开场诱赌例，杖徒；如三次以上，及再犯者，均照积匪猾贼例，发极边烟瘴充军，并将为首之犯，先于拿获沿河之马头地方，再加枷号一个月。其船户知情分赃者，初犯仍为从论；再犯亦与犯人同罪，船只变价入官。臣等再查此种匪船，如止系勾诱赌博，自应即照新定条例治罪。若如该按察使所奏，其中或扮作额商，或捏称差使，设局骗害，行同抢劫者，是名为诱赌，而情罪甚重，又当按其诈欺诳骗各情，从重治罪。"从之。

83.《清高宗实录》卷715，乾隆二十九年七月丁丑（第十七册 第980页）
○刑部议复："山东按察使富尼汉奏称，犯罪事发逃走及拒捕者，应照越狱之例，满流改发边卫充军。原犯军罪者，亦各加等调发；原犯极边烟瘴充军者，改发黑龙江等处，给披甲人为奴等语。查犯罪事发在逃，原与越狱脱逃者，情罪相等，应如所奏，嗣后流罪人犯，事发在逃，均照流犯越狱加等例改发。至罪人拒捕，则应各视其拒捕之情形，分晰定拟。应请嗣后如有犯罪事发在逃，被获时拒捕，其犯未至满流，及殴所捕人至折伤以上，或杀人者，各依本律定拟外；若本罪已至满流，而拒殴在折伤以下者，应照满流人犯越狱例，改发边卫充军。犯该充军者，各以次递加调发；若犯该极边烟瘴充军者，改发黑龙江等处，给披甲人为奴。"从之。

84.《清高宗实录》卷716，乾隆二十九年八月庚辰（第十七册 第985页）
○刑部奏："查积匪猾贼，最为民害，各省案犯人数亦多。乾隆二十三年，定议发遣巴里坤，嗣因甘省岁歉，拨解匪易，奏准停遣，发往云、贵、两广烟瘴地方。四省究系内地，未便令奸宄聚集。查现在乌鲁木齐、伊犁等处，派往种地及驻防兵，倍于往昔。应请嗣后将臣部及各省积匪案犯，年力精壮者，俱仍照改发巴里坤之例，与现行定例内，应发新疆各项人犯，一体解交陕甘总督衙门，分发乌鲁木齐、伊犁等处，给种地兵丁为奴。若数年后，原发云贵等省人犯渐少，新疆人犯渐多，再酌量改发。再查乾隆二十三年奏定，抢窃满贯，及三犯窃赃，数至五十两，拟绞三次，缓决以上者，均照强盗免死发遣例，改发巴里坤等处种地。嗣于停遣时，亦改发云贵、两广烟瘴在案。今此等人犯，亦应仍照原议，改发乌鲁木齐、伊犁等处，给兵丁为奴。以上各项人犯，惟年在六十以上，及废疾者，仍照例发往四省，毋庸改遣新疆。"从之。

85.《清高宗实录》卷719，乾隆二十九年九月丁卯（第十七册 第1014页）

○吏部议复："河南布政使佛德奏称，边省烟瘴苗疆等缺，或三年，或六年，例得报满，分别即升，并加衔本省题升。此等人员，或系熟悉夷情，或因忍耐瘴，自当躬亲其地，至年满分别升用。臣前官滇时，见滇省烟瘴各缺，除正印官尚少差委外，其佐杂等官，或委署腹缺州县者有之，或委办厂务者有之，本缺另委员署理，代历烟瘴之苦，而本员优处腹地，仍得按期推升，于情理实未平允。请嗣后此等员缺，概停差委等语。查乾隆二十五年，原奉有边疆要缺之员，不得调办别项工程差务之谕旨，但恐日久因循。应如所奏通行各省，凡属道府以下，佐杂以上，业经调补边疆烟瘴要缺各员，必须亲莅本任，扣足年限报满。"从之。

86.《清高宗实录》卷725，乾隆二十九年十二月（第十七册 第1080页）

○戊戌。○谕军机大臣等："李星垣前在粤西副将任内，烟瘴倰深，右江镇总兵缺出，经该督照例拣选，拟正题补，是以即行降旨擢用。但观其为人，外似奋勉勇往，宜于将率之任，及详加体察，其中并无定见，难以遽行深信。即如前日请将土知州岑宜栋，俟该镇边俸届满时，带领来京引见一折。以分所不应陈奏之事，遽行入告，尤属好事。著传谕李侍尧，令其留心访查，现今在镇，有无乖张失检之处。如看来不甚妥协，广东视西省较为近地，或将李星垣于东省总兵内对调，该督既便就近督察，而于营务亦可无贻误。仍即一面据实奏闻。"寻奏："现据滇省委员胡筠呈控李星垣，令百色同知陆广霖，取运滇盐，抵偿私债，奏请查讯在案。李星垣应归案审办，毋庸议请调补。"报闻。

（第十七册 第1082页）○兵部议复："两广总督李侍尧奏称：'广西右江镇标，及驻扎泗城、西隆、太平、宁明、东兰等处，参、都、游、守各官，原定三年俸满。今虽人烟渐密，但岚瘴未消，未便改为五年报满。'应如所奏。仍照旧例三年报满。"从之。

（第十七册 第1091页）○丙午。○云贵总督刘藻奏："云南永昌、顺宁二府，地处极边，界连外域。年来木梳野匪，与缅甸所属之木邦，不时构衅。木邦又与耿马各土司毗连，如木梳由木邦至耿马等境，须渡滚弄江，是沿江一带口隘，实为中外扼要之区。查滚弄江边，有镇康所属之喳里上渡，耿马相近之滚弄中渡，茂隆邻近之南外下渡，孟定所属之南捧河口，及芒市所属之三台山，遮放所属之蛮坎箐，猛卯所属之底麻河等七处，最为紧要，应设卡常川防守。所需土练，即在分隶各土司地方，就近派拨。于喳里上渡，拨镇康壮练五十名；滚弄中渡，拨耿马壮练一百五十名；南外下渡，拨茂隆厂壮丁五十名；南捧河口，拨孟定壮练三十名；三台山，拨芒山壮练五十名；蛮坎箐，拨遮放壮练六十名；底麻河，拨猛卯壮练六十名；每处令各该土司，另选明白干练一人，立为头目，督率巡防。每年分委猛猛土巡检、南甸安抚土司，就近查察，并于各隘建造炮台及哨楼、卡房。再练丁远戍江边，口粮宜量为折给。除南外下渡，系茂隆厂沙丁，应听该厂委办外。其余土练，每名每日给口粮盐菜银四分，头目倍之。土司按月赴卡巡查，往返需时，每次各给银五两，以资盘费。统计目练四百六名，每年九月十五日秋末拨防起，至次年三月十五日瘴盛止，共需口粮等银三千零二十六两四钱，加以犒赏，并目前建造台卡及将来岁修各项，通计每岁约需银四千余两，未便动支正项，请于云南省局，量为加铸。该局二十五炉，每炉加铸半卯，除归铸本经费外，约获息钱五千二百余串，可易钱四千三百余两，移解司库，令永、顺二府领给"得旨："如所议行。"

《清实录（一八）·高宗纯皇帝实录（一〇）》

87.《清高宗实录》卷732，乾隆三十年三月庚辰（第十八册 第57页）

○吏部议准："云贵总督刘藻奏称：'云南之广南、元江、镇沅三府，并缅宁通判、巡检，云州知州、吏目，他郎通判，宝宁县知县、典史，元江府经历，因远知事，广南府经历，镇沅府经历，新抚司巡检，猛统巡检等十六缺，均极烟瘴，请照粤西例，三年俸满，掣回内地候升，遗缺另行拣调。"从之。

88.《清高宗实录》卷744，乾隆三十年九月甲戌朔（第十八册 第184页）

○吏部议准："云贵总督刘藻疏称：'云南普洱一府，地处极边，时有莽匪、沙匪出没，兼之水土恶劣，烟瘴盛行，官斯土者，势难久居。其原定夷疆之普洱府，思茅同知，宁洱县三缺，请改为烟瘴调缺，三年俸满，掣回内地升用。至广南一府，近来人烟稠密，瘴气全消，其原定烟瘴即升之广南府、宝宁县二缺，请改为夷疆久任。三年优叙后，再历三年，加衔候升。再普洱镇总兵一缺，亦请照广西左江镇例，三年报满，调内请旨简用。'"从之。

89.《清高宗实录》卷753，乾隆三十一年正月戊子（第十八册 第284页）

○云贵总督刘藻奏："据总兵刘德成连次报称，由大渡口进攻莽匪，夺获土锅寨贼营一座，攻破九龙江贼营三座。参将刘明智等，分翼夹攻，砍开白塔寺贼营一座。土弁叭先捧率练追入双龙寺贼营，杀贼甚多，官兵会合，连踏贼营五座。分兵搜伏，将小渡口一带贼营悉行焚烧，乘胜夺回宣慰土城一座。现在合兵暂扎江地，俟探明贼巢再行进攻。查莽匪东窜西突，日集日多，复于土锅寨围困官军，非大加攻击，直捣巢穴，罔识国威。且不乘此时添兵深入，一届三月，瘴疠盛行，官兵不习水土，便难攻战，反致多糜帑项。目前虽大挫其锋，而整哈、猛遮等处尚多啸聚，整控江外土城亦多未平，官兵不敷分遣，随加调提标楚姚、开化等镇营官兵，及臣标兵约共二千余名，迅赴军营，克期扫荡。"得旨："是迅速齐力前进，不可徘徊误事。"

90.《清高宗实录》卷755，乾隆三十一年二月壬戌（第十八册 第315页）

○谕军机大臣等："刘藻办理莽匪事宜，拘于书生之见，动辄错谬。伊今日所奏三折，阅其情节，又俱不知事体，已于折内批示矣。即如施尚贤，以内地民人，胆敢与莽匪结为姻党，探听消息，实为汉奸之尤。其莽匪滋衅情形，该犯自必深悉，若果严行讯究，断无不供出实情之理。乃刘藻不过草率一问，辄谓严鞫无供，遽将该犯正法，置紧要关键于不问，复何由知逆匪底里乎？至孟艮土司猛孟容之堂侄召散，与猛孟容父子不协，召散遂勾引莽子，将猛孟容拿去，并欲追杀召丙，是莽匪滋衅之由。召散实为祸首，若将该犯拿获，则恶逆无人煽惑，贼党自更易于扫除。刘藻乃欲于既捣整欠后，再剿孟艮，则昧于先后机宜矣。又另折所称，孟连地方一闻木匪挖沟搭桥之语，禀报惊惶。不过无知土练等，遇事怔怯，略有风闻，遂尔张大其事，而刘藻概不深察，遽患其乘虚蔓延，又何无识之甚耶？此事断非刘藻所能办理，著交杨应琚于到滇后酌量情形，逐一查办。至所称遵奉恩旨，轸念瘴乡，整兵稍待再图大举等语，则更大谬。前此降旨，原以该处如或调兵未齐，至瘴盛之时，不妨稍待。今既集兵七千有余，定期进剿，正当克日迅奏肤功，又岂得托言瘴疬，忽尔撤兵，宁不虑为远夷所轻玩乎？设我撤兵而莽子或乘此隙，进至内地滋事，其罪又谁当之？况瘴气所聚，并非概地皆然，或此处有瘴，彼处即无，则兵行只须越过瘴毒之处，便可无患。若云烟瘴人必不可触冒，我兵既畏其气，莽匪又何独不然，岂可为此迁延观望之说，以误事机耶？杨应琚到滇后，一切进兵机宜，自能悉心筹办。现在杨应琚尚未及到，刘藻此时仍当督促调集之兵，奋勇征剿，断不可惑于瘴疬之说，轻议撤回，再干罪戾。著将刘藻折钞寄杨应琚阅看，并传谕刘藻知之。"寻杨应琚奏："查施尚贤既与莽匪结为姻党，探听消息，其情形自所深知，研究即得实情，何至严鞫无供。乃刘藻将原供删去，并未全行奏出，今将原供钞录呈览。施尚贤罪大恶极，家口亦应缘坐，已饬查拿究拟。又木邦久欲投归内地，恳内地土司转达，是以莽匪欲搭江桥，木邦必先通知，耿马土司应即迎机允准。查莽匪大局已定，惟严催追捕贼首，访擒汉奸，断不敢苟且了事。"得旨："嘉奖。"

91.《清高宗实录》卷756，乾隆三十一年三月戊寅（第十八册 第329页）

○谕军机大臣等："刘藻奏，二月十二、十三等日，攻剿猛笼、葫芦口，连破贼营数处，及得猛笼土城、木寨十余座。跟查贼踪，潜走猛歇现在进兵追攻等语。小小克捷，尚无当于攻剿大局。此时杨应琚计已到滇，一切机宜，自能妥协筹办。现在既连破贼营数处，贼匪潜逃，即宜乘势鼓勇直前，捣其巢穴，以期净扫根株。况调集之兵多至七千余人，军声甚壮，尤当励其锐气，迅奏肤功断，不可惑于瘴盛之说，必待秋冬再举，以致迁延时日，坐失事机。至莽匪现已窜匿，务当悉力穷追，不容劲缓。而凶渠所在，尤当蹑迹追擒，毋任漏网。但折内既称贼踪潜走猛歇，为整欠之门户，从此即可直捣整欠贼巢。又称总兵华封与参将哈国兴，由猛混攻破贼营之后，直达猛遮、猛阿，莽匪闻风遁据孟艮，以为巢穴等语。似莽匪贼巢不止一处，抑系贼踪潜匿处所传闻未真，不可不侦逻得实，毋轻信诡词，致有疏纵。或当督兵分路追剿，或扼其要隘，并力歼擒，著传谕杨应琚就彼处情形，详悉深筹，克期报捷。刘藻折并钞寄杨应琚阅看。"寻奏："前督臣刘藻，在滇九载，于边情未悉心访查，以致遇事茫无调度。查烟瘴有无、轻重，原不尽同，非概地皆然，已饬两路军营，乘此兵威，直捣巢穴，不许藉口瘴发。再查孟艮、整欠贼首，原系两路勾结，至九龙江会合，孟艮系召散占据，整欠系素领散撰贼巢。"得旨："览奏俱悉。"

92.《清高宗实录》卷757，乾隆三十一年三月己丑（第十八册 第336页）

○大学士管云贵总督杨应琚奏："莽子一种，素出为匪，潜入土司境内。上年系分两路，一从左进，由猛□等至小猛伦、橄榄坝渡江，攻破九龙江，蔓延至猛混；一从右边打乐而进，攻破猛遮，与左一股莽匪会合，焚毁附近村寨，延至整控。皆因孟艮应袭土司召丙之堂兄召散，谋夺其地，勾结莽子，打破孟艮。召丙逃至南掌国，后又至内地土司猛遮藏匿。前经提镇同请发兵，而刘藻含糊其事，仅令附近土练前往，以致贼益猖獗，辄请由思茅退回普洱。今参将彭雄楚等，连次克复猛笼、猛混，总兵华封克复猛遮，内附土司境地廓清，已出隘进剿孟艮、景线等处。总兵刘德成，打破外域猛歇、猛堪，现俱催令乘此捣穴，尽绝根株，不许藉言瘴气渐发，稍有疏漏。"得旨："入境即能得其领要，何愁此事不办，欣慰览之。"

93.《清高宗实录》卷760，乾隆三十一年五月己卯（第十八册 第365页）

○云南提督李勋奏："臣与督臣杨应琚，会讯召猛烈、召岩后，即往孟艮，督拿召散，以期速获、查召猛烈一犯，系与召散同恶相济，勾结整欠贼首，分路至九龙江一带会合，将各土司地方大肆焚掠。且逆犯施尚贤供内，有该犯尚欲谋入内地之语，今讯问原有此言。并据游击豆福魁面禀，沿途土司夷民，见召猛烈拿获，无不称快，应吁请将召猛烈正法，其妻女幼子递解京师，分赏功臣家为奴。至召岩一犯，并未随从焚掠，但系召猛烈同祖堂弟，自应亦行正法，以绝根株。召猛烈应否解至焚掠地方，斩首枭示抑；或即在思茅正法，传首悬示九龙江之处，请旨遵行。臣到孟艮后究明召散等踪迹，督率总兵暨员弁兵练，并土司召丙等，迅速查拿如潜逃阿佤属实，亦务向索取，不使免脱。"得旨："传首悬示可耳。"谕军机大臣等："据李勋奏到普洱后与督臣商定善后事宜一折，颇中事机，已于折内批示矣。李勋现于四月内前往孟艮，伊新任提督于初定夷地，亲身阅视，自属办理之正。但彼处业派有总兵刘德成、华封等，带兵追捕，未获贼首，自可就擒。李勋虽精力尚强，究系年老，若外域瘴气稍重，不妨即就近在普洱地方督理一切。著将此传谕杨应琚知之。"

94.《清高宗实录》卷772，乾隆三十一年十一月甲戌（第十八册 第479页）

○又谕："据汤聘奏，大学士杨应琚，在永昌忽患痰症，病势似觉稍重，朕亟望其调理速痊。设或不能就愈，该省现有办理缅匪事务，需人筹画，员缺最关紧要，接替颇难其人。杨廷璋历任封疆，尚非选懦之流，堪任此事，但此时未便明降谕旨。因思广西与云南接壤，该督可借巡边为名，先往广西边界候信，两广总督员缺，现在亦不降旨另授。如杨应琚已经痊愈，该督可仍回广东，否则即有旨驰谕，该督即由彼取道迅赴永昌接办。但滇省边外，向多瘴疠，杨廷璋年逾七旬，虽精力尚健，而调护亦宜留心。并著传谕该督，如赴滇省时，凡有烟瘴地面，不必亲身前往，以期珍重，副朕优眷之意。惟在运筹有方，不在身先士卒。凡事与提督李时升，和衷妥办，以得其力为要。所有杨应琚节次奏到各折，一并钞寄阅看。"

95.《清高宗实录》卷 774，乾隆三十一年十二月庚子（第十八册 第 495 页）

○户部议复："大学士管云贵总督杨应琚等奏称：'各省办运滇铜，委员解银到滇，向例随到随收，不出三日。或现有存厂铜，即可指拨；或现存无几，约计将来某厂可以办给，豫行办拨，总不出半月以内，仍请照旧办理，毋庸另立限期。至领给铜斤，如所拨俱系现铜，即可全数给领；若该厂铜数不敷，须就各子厂协拨，即须守候，委员在厂领铜，弹兑查收。并觅雇脚户，催趱牛马，均须时日，不能克定限期。应俟领足铜斤之日，催令陆续发运，即由该厂报明限期。至向来义都、金钗两厂，办供外省采买，应就该两厂至剥隘道里，核计程限。查义都厂铜，俱系该厂运至省城，即在省店发给。自省城至剥隘，用牛马运，按站应限四十日，惟所雇牛马不能常运，须往返轮流，应加展四十日，沿途或有阻滞，再宽限十日，统计九十日，可运铜十万斤。至剥隘水次，如办运至二、三、四十万者，每十万加展三十日。金钗厂铜，在蒙自县给发，自蒙自县至剥隘，均系牛运，按站应限三十四日。又轮流转运，加展三十四日，沿途或有阻滞，再宽限七日，统计七十五日，可运铜十万斤。至剥隘水次，如办至二、三、四十万者，每十万加展二十五日。至铜数较多，两官分运者，各照该厂程限，分别扣算。如铜数减少，一官总运者，两厂分领，仍各照额定限，准其分扣。再驮铜牛马，俱雇自四乡，如遇农忙瘴盛，即无牛马雇运，难以按程遄进，令委员及地方官查报南督抚，咨明该省，准其停运展限。'均应如所请。"从之。

96.《清高宗实录》卷 776，乾隆三十二年正月乙亥（第十八册 第 522 页）

○大学士管云贵总督杨应琚、云南巡抚汤聘、提督李时升奏："据总兵朱仑报称，缅匪自楞木溃败，大兵复乘势追剿，二次共杀贼六千余人。当有伊领兵头目莽聂眇遮来营，恳请罢兵归顺，并呈献金镯、红呢花布等物。臣以匪酋猛毒狡诈，恐阳言纳款，阴图益兵再举，仍饬朱仑加意防剿。旋据报，该酋加调匪众，不下二三万，由僻径越至土司边界焚掠，经我兵迎击，于十二月初六、七等日，杀贼千余人。又于十一、十二等日，斩获贼首三百二十余级。时铜壁关大弄种、二弄种，及止丹各野人，均奋勇出力，杀贼千余人。又于十六日，朱仑、刘德成分路抄杀，共斩贼首三百四十余级，计前后剿杀，已几及万人。我兵惟游击马成龙，力战阵亡。查缅甸原系边南大国，密箐崇山，阻江为险，水土恶劣，瘴疠时行。若欲直捣巢穴，恐旷日持久，得不偿失。如猛毒果倾心凛惧，愿效臣服，似即可宥其前愆，酌与自新之路。"得旨："另有旨谕。"谕军机大臣等："据杨应琚等奏，节次剿杀缅匪几及万人，现在缅目等恳请罢兵归顺，并称若欲直捣巢穴，转恐旷日持久，得不偿失，似可宥其已往之愆等语，所奏似未协机宜。该督既奏节次剿杀缅匪多至万人，我兵现在奋勇直前，军威大振，缅匪望风慑伏。使果系确切情形，则实有可乘之会，正当厚集兵力，因势深入，不难迅奏肤功。何以复称地险瘴多，转欲将就了事？正恐该督等，只据领兵将弁呈报，不无绿营旧习，虚张粉饰之弊。其前后所报剿杀克捷之处，俱未尽可信。而缅匪负隅凭险，势难遽与争锋。果尔，亦当将该处实情奏明，候朕酌夺。西师一事，运筹决胜，一切皆断自朕衷。但从前准夷回部，地势人情，皆所洞悉，故得随宜指示，督令直前鼓勇耳。今缅匪地隔边隅，势难遥度。而绿旗兵之力，又非满兵可比。若该督奏报稍有未实，其何以筹画奏绩耶？故此事原令该督相机酌办，朕亦并无成见。前此屡降谕旨甚明，该督既身任其事，休戚谊同一体，更无庸稍涉虚浮。犹之一家之事，彼此分理，而仰家长为主持，又何所疑虑而不以实告耶？前遣侍卫福灵安带领御医，往视杨应琚病势，计此时将抵永昌。福灵安本系侍卫，出兵之事，职所应为，且前此平定回部时，曾随军营有年，军务素所谙习。若已离永昌，则亦可以不必；若尚在永昌，著就近驰往军前，详悉体察。如现有可乘之势，不过一月半月，可以得彼处要害城池，福灵安即不妨同往统兵进剿；如该处势难筹办，伊即可一面据实详悉入奏，一面回京，朕亦得知徼外确情，以定进止。至福灵安此行，与该处进兵，本属两事。杨应琚系公忠体国大臣，所见素为正大，谅必不因有此旨，稍存观望推诿也。又杨廷璋另折所奏，先示之威信，豫为陈说之处，想杨应琚前此业经办及，如未筹画到此，则杨廷璋到永昌后，二人不妨从长面商，妥协行之。至杨应琚现在病势日渐向愈，精神亦渐能复旧，即可无需助理。杨廷璋到后，恐一省两督，调度事宜，不能无丝毫同异。在该督等均膺重寄，彼此必不稍存意见。但恐属员等，不免窥测疑揣，或致无所适从，于事转属无益。况两广事务，亦属紧要，杨廷璋接到谕旨后，可即仍回粤东。杨应琚于进剿缅匪一事，始终经理，责成既专，自更易于集事。若杨应琚尚宜调摄数日，杨廷璋即再住数日帮办，亦无不可。再现在进剿事宜，及杨应琚病体，刻廑朕怀，此次奏报，殊觉迟滞。嗣后如遇打仗得胜紧要事件，不拘三日、五日，俱当随时加紧驰奏。即军营寻常光景，及该督就愈情状，亦当十日一奏，以纾远念。发去孔雀翎五枝，蓝翎十枝，交与该督，察看实在出力将弁，酌量赏戴，用示鼓励。著将此传谕杨应琚、杨廷璋，及福灵安知之。"

97.《清高宗实录》卷777，乾隆三十二年正月庚寅（第十八册 第533页）

○大学士管云贵总督杨应琚、云南巡抚汤聘、提督李时升奏："据总兵朱仑等禀报，缅酋猛毒之弟卜坑，及领兵头目莽聂眇遮，屡赴军营乞降。据称，前因蛮暮及各土司，近年贡献逾期，率众索取，原非抗拒大兵，今屡被惩创，情愿息兵归顺。至蛮暮、新街等处，实系夷人资生之路，并恳赏给贸易。"批："如此，则前此受降之事，何以完结？且能保我兵既撤，彼不诛夷此二处乎？"又批："缅亦一大部落，彼若乞降，当有国王之表，同安南、暹罗之例，或可将就了事，然亦必将蛮暮、新街献于中国方可。"又奏："臣等随饬朱仑，传唤卜坑等，诘以猛毒狡诈难信，如果畏服，当先撤兵输诚。旋据莽聂眇遮等报，于十二月二十八日，已将匪众遣散，现在委员前往确查。"得旨："另有旨谕。此奏大不妥，前已有旨，此更继为尝试而来，非公忠体国，与朕同心大臣之所为，大不是矣，宁不想病后朕所加恩乎？"谕军机大臣等："杨应琚等奏，缅匪屡次乞降，并恳请将蛮暮、新街等处，赏给贸易，现在酌办一折。所奏大不是，已于折内批示矣。前据该督以木邦、蛮暮相率归诚，已得缅甸要隘，请乘机办理。朕以该督素称历练，，必非轻率喜事者，因令其审势熟筹，以定行止。续经该督亲往受降，自必操成算于胸中，豫定善后之计。故尔勇往直前，并非朕意存成见，必令该督如此举动也。昨据该督节次奏报，剿杀万人，军威大振，又称地险瘴多，得不偿失，前后已自相矛盾。如果我武既扬，贼匪胆落，何难乘胜长驱，肤功迅奏，而转为畏怯不前之语。恐所奏非该处实情，业经传谕明切指示。今复据奏，缅目情愿遣散兵众，请赏给蛮暮、新街照常贸易。是缅匪名为乞降，实不过暂退其众，且欲得其故地。此等狡诈伎俩，其将谁欺？而该督遂甘受其愚，据以入告，可见所奏全非实在情形，不过粉饰虚词，藉此以撤兵了局耳。试思缅夷亦一大部落，如实系诚心乞降，愿附属国，其酋自当请罪纳款，具表输诚，效安南、暹罗之通职贡，奉正朔，并将蛮暮、新街呈献中国，尚可将就了事，朕亦无求多于荒服之心。即或事属难图，亦当将该地现在情势，据实奏闻，候朕酌量定夺。今率据绿营将弁捏词禀报，以匪目遣散兵众为得意，辄欲还其归附之地，息事苟安，尚复成何事体？岂该督办理初意，即思如此草率完局耶？独不计蛮暮、新街等，既已纳降，并遵定制薙发，即成内地版图。今若准其贸易，则其地仍归缅匪，杨应琚能保此数处人众，不遭缅匪荼毒乎？且蛮暮而外，尚有木邦、整欠、整卖等处，前此恳求内附时，并请我兵保护，今该督亦置之不言，是缅匪既得蛮暮，则木邦等处，亦将悉还之而听其戕贼乎。如此，则几视受降如儿戏，何以靖远夷而尊国体。设因缅匪兵众既散，遽将我兵撤回，致有贻误，则伊等之错谬，更不可问矣。至于就事完事，乃向来督抚等颟顸陋习。此施之地方政务，尚且不可，况边徼用兵，何等重事，而亦欲图聊且塞责耶？杨应琚尚属公忠体国大臣，乃竟屡以空言尝试，颇不类其平日所为，岂伊病体尚未全痊，调度不能自主，或出自汤聘、李时升等，从旁怂恿，杨应琚亦遂附和苟同，故为此奏耶？且李时升以提督统兵之人，何未一临阵，而止听一副将之报，遂欲将就了事乎？杨应琚若神志不昏，则无论朕素日倚重之恩，不当稍存欺饰。即其患病以来，朕日夜系思，赐医赐药，体恤存问，何等优渥，杨应琚宁不知感激奋励，实心妥办，以副朕怀，而所奏乃出意料之外，实非所以报答朕之逾格恩施矣。著速传谕杨应琚等，就该处实在情形，妥协经理，仍速将现在光景如何，切实驰奏。杨廷璋此时或尚在永昌，未经回粤，并著会同确商筹办，务期妥善。将此一并传谕知之。"

98.《清高宗实录》卷778，乾隆三十二年二月壬寅（第十八册 第553页）

○又谕曰："杨应琚屡次所奏，杀贼盈万，及缅酋乞降，欲图将就了事，种种舛误，不一而足。业经节降谕旨，明白开示，严切训戒矣。兹据奏称，查缅匪反复不常，应豫集兵马，俟春夏瘴过进剿，以期永靖南服等语，已于折内详悉批示。该督此次折奏，较前稍觉醒悟，是其近日病势渐次就痊，神志不复似从前昏愦。果尔，则伊自当略得主见，于情事虚实，剿捕机宜，必悉心参酌筹画，一正向来之谬，以赎前愆，实亦朕所深愿。办理缅匪一事，朕初无成见，以该督谓有可乘之机，遂听其筹办。不意该督自受降以后，茫无主持，日就差错。至连次所奏，愈觉失枝脱节，则底里已毕露矣。看来该督初办时，必系误听赵宏榜之言，未免稍涉喜事，不复通盘筹算，遽谓可指日奏功。及见新街小挫，事稍棘手，以致惶愧成疾，而朱仑遂乘该督病中督惑，又见阿穆呼朗病亡，因诡捏虚词，考张报捷，以逞绿营欺诈伎俩。杨应琚当风痰迷眩之后，不复能细加体察，信以为真。汤聘、李时升等，见朕轸念杨应琚病势，优渥加恩，便思趁此机会，急图结局。杨应琚为伊等怂恿，亦竟不能自主，遂欲将错就错，草率告竣，伊等隐微若揭，实不能逃朕之洞鉴也。殊不知朕之所以加恩杨应琚者，原因其为国家出力，且此事始终系伊经手，恐其因病贻误，故速冀其痊，以期于事有济。若以恩眷加隆，即图恃以息事，试思朕办理庶务，从不肯听其颟顸完案，况边陲军务，何等重大，岂有因优恤大臣之故，遽尔中止乎？缅甸为南荒僻壤，并未尝必欲加兵，此与从前筹办准噶尔回部之不得不剿平者，情事有间。但蛮暮、木邦等众，既已相率归诚，隶我土宇，早为众所共知。且就伊等退兵情形而计，似蛮暮、新街亦皆得而复失，岂可竟置之度外。该督此时若能严饬将士，奋勇进兵，仍将蛮暮、新街收复，驱杀贼众，抚辑降蛮，使我军威大振，缅酋或闻而惊怖，悔过输诚，并将召散擒献，未始不可予以自新。若因其头目乞降一语，遽思乘势撤兵，其何以申国宪而靖蛮服？即伊等此时含混歇手，又宁不虑将来之必无后患，自贻伊戚耶？至朱仑历次所报杀贼万余之语，实为荒唐不可信。夫杀贼盈万，其势甚大，非复寻常之捷，远近传闻，必皆如风声鹤唳，惊而郤走。何有此区区贼众，尚尔拥聚不退，敢冒锋镝之理？且朱仑并未亲历行阵、率众力战，是其畏怯，较之赵宏榜更甚。该督何以始终甘受其欺，不据实严参治罪耶？又所称，差员查探实情，未据回复，更不成话。此等军营要务，杨应琚即因病后不能亲往，李时升乃提督大员，统兵是其专责，何以亦惮于亲赴该处，确核形势督办。前既为将弁等所诳惑，至此仍复委之属员往查，又安保其不扶同朦混，是终不得其要领。该提督以专阃之人，竟若身处局外，所司何事？至请将赵宏榜赏给都司职衔效力之处，更属非是。前因汤聘等，劾奏赵宏榜貌敌轻进，致损官兵，请将伊治罪。彼时以赵宏榜如止系轻进，则尚知临敌勇往，情稍可原，是以令该督等查奏。今既据查非畏葸遁逃，自可贷其军律，但甫经获遣革职之员，即云熟悉边情，亦止应令其赴军前奋勉立功，以图自赎。如果能实心出力，克复蛮暮、新街，即仍授以副将，亦未为不可。若此时并未稍著劳绩，岂可遽请给衔示奖乎？杨廷璋既经回粤，此事全系该督责成，朕如此推诚开导，该督益当幡然猛省，务宜妥协筹办，仍将确实情形奏闻。毋得仍蹈故辙，自取罪戾也。将此传谕知之。"

99.《清高宗实录》卷780，乾隆三十二年三月戊辰（第十八册 第581页）

〇谕军机大臣等："据福灵安奏，前赴永昌，经杨应琚告知，现在瘴气方盛，交秋始可进兵。并告以朱仑，虽赴木邦堵御，并未进剿等语。杨应琚从前奏报，节次办理缅匪各折，乖谬已极，经朕命福灵安亲往军营，体察实情。杨应琚既知措置乖方，自应将该处实在事宜，详悉相告，乃复以秋后进兵之语，含糊粉饰，希冀苟为塞责。夫军营进止，有关于机宜者甚大，杨应琚即不能督率戎行，为捣穴歼渠之计，亦当察看地方形势，将何时进剿之处，先行详悉奏闻，候朕酌定。何以前此并不筹及进兵日期，竟以剿贼重务，置之度外？经朕谕令，酌量春夏瘴过，兴师进剿，杨应琚即藉以为苟且了事，稍延时日之局，实不知其具何肺肠也？又杨应琚前奏，令朱仑统兵进剿。今告福灵安，则以朱仑切齿缅匪，往彼堵御，俟贼至即可多杀数人，不但荒唐不堪，亦自相矛盾。朱仑前由楞木退回户腊撒，复由户腊撒而至陇川，渐次退回内地，其怯懦无能可知。今复自西而东，岂得谓之统兵前进？况朱仑往木邦一路，在贼匪由猛卯渡底麻江之后，朱仑尾追尚不能及，又安能越过贼众，至木邦堵剿？是朱仑之往木邦，不过仅图退守，即堵御且不可言，又岂得谓之前进乎？竟不料杨应琚信口支吾，欺诞至于此极。伊从前饰词奏报，朕犹意其风痰病后，神志昏迷，为将弁所朦混。今病已就痊，仍复为此支离诳饰之语，以文过遂非，其居心更不可问。杨应琚从前受朕深恩，历任封疆，至于入参纶阁。及伊患病，赐药、赐医多方轸恤，不意其天良尽丧，至于如此。所有指出错谬之处，著杨应琚逐一据实明白回奏，可将此严切传谕知之。"

100.《清高宗实录》卷781，乾隆三十二年三月癸巳（第十八册 第605页）

○谕军机大臣等："鄂宁密奏，杨应琚毫无调度，粉饰迁延一折，已于折内批示。又杨应琚奏，现在亲往普洱，就近督率堵御等语。明系欲避新街之役，故藉词往普洱堵御，亦降旨宣示中外矣。杨应琚办理缅匪一案，偾事失机，乖张错谬，种种不可枚举。此事已断非伊所能筹画，且伊大学士及总督，业经革退，即令伊仍在云南，暂管事务，将弁等亦必不能听其约束，徒因彼在前，得以售其欺诳，更于事体无益。杨应琚著革职拿问，传谕鄂宁，即遴委妥员，押解赴京，交刑部治罪。明瑞未到之先，所有总督印务，即著鄂宁暂行署理。缅匪敢于侵扰内地，抗拒官兵，不可不兴师问罪，大示惩创。但此时已非进兵之期，杨应琚零星调兵抵御，并未能有克捷之处，徒伤官兵元气，益令将士心生畏怯。即鄂宁所奏，夔舒禀请加调贵州官兵之说，亦属无益，且恐众人闻之，转生惊疑。鄂宁此时，惟当示以静镇，不可稍涉张皇。况边外瘴疠已盛，亦不必复令将士冒触轻进，莫若暂为按兵不动，使得养蓄锐气。俟明瑞到彼，相度时势，克期深入，以奏肤功。至杨应琚请将召丙革职拿问，并欲将临阵退缩土练等正法一节，尤属不知事体。杨应琚以督臣膺剿贼重任，尚不能督率士卒，鼓勇长驱，致绿营将弁，畏葸偾事。杨应琚前此，惟任欺朦，曲为狥庇，此时乃欲于新附土司，求全责备，何颠倒若是乎？况召丙并未为缅匪胁从，仅因力弱无能，携家潜避，尚属情理所有，而土练等尤不宜令其独当一面。如果善于驱策，自当与官兵同效疆场，又岂可胁以刑威，过于刻责乎？若此时将伊等一体治罪，既不足以服其心，转使徼外土司，心生疑畏，又安能望其归诚用命乎？召丙及土练等，俱不应如杨应琚所奏办理。若彼已将召丙拘执，即令鄂宁释放，并宣示朕旨，俾其感戴德意，永受绥怀。其现在一切军营应办之事，并著鄂宁悉心筹画，务期妥协。至进剿机宜，俟明瑞到滇办理，可将此传谕知之。"

101. 《清高宗实录》卷782，乾隆三十二年夏四月

（第十八册 第616页）○辛丑○又谕曰："汤聘奏，缅匪侵扰边境情形，及参劾华封、宁珠等各折，已分别降旨矣。前闻汤聘亲往普洱，办理缅匪事务，因军旅非其所娴，曾谕令鄂宁，前往普洱接办。鄂宁此时谅已起程，九龙江一带隘口，为边境藩篱，岂容贼匪窜入滋扰，自应即速督率兵弁，悉力剿逐，勿使稍侵内地。但现在边外瘴气方盛，已非进兵之期，况官军元气受伤，未免心存畏怯，此时即长驱深入，于事转为无益。鄂宁于驱贼出境后，仍遵前谕，示以镇静，不必轻举妄动。所有该处用兵事宜，统俟明瑞到后，于秋冬厚集兵力，克期大举，以张挞伐。再整欠土司叭先捧，前此征剿莽匪时，即能奋勇出力，其人本属可用。兹复率领土练，坚守整固，又招集散安，聚练二三千名，情愿截路剿杀，甚属可嘉，著鄂宁即行酌量奖赏，以示鼓励。至总兵华封、宁珠，及游击权恕等，现已有旨革职拿问，鄂宁可即派委妥员，押解来京。其普洱镇总兵员缺，令德保调补；永北镇总兵员缺，仍著福灵安署理。鄂宁即带同德保，前往普洱办理现在堵剿事宜，著将此传谕知之。"

（第十八册 第618页）○甲辰○又谕："今日阅杨应琚明白回奏一折，更不成话。如所称前与杨廷璋会奏，当厚集兵力，俟至秋间分路进剿，以期永靖边陲等语，实属支离掩饰。上年十一月以后，节次披阅杨应琚等奏报，知缅匪负固跳梁，断不可苟且了事，是以传谕伊等，令其豫为调度，俟春夏瘴过兴师。乃朕筹度边情，先期批示，并非杨应琚等从前已有此议。且其与杨廷璋会奏折内所称，遵旨务集兵马，俟瘴过进兵，亦系中无定见，故作此语，以为尝试之计，或幸朕从其纳降，苟且完事之意，非能实心痛恨缅贼，决机进剿之奏也。今杨应琚乃以奉旨饬办之事，遂据为先行筹及之事，有是理乎？至杨应琚初办缅匪时，朕尚不知缅酉前此滋扰情形，因思缅酉如果将召散献出，即可无事多求。且其国僻在荒徼，亦不值一办，是以谕令杨应琚等，酌量事机，妥协经理。今缅匪敢于抗拒大兵，伤我士卒，并且窜入内地侵扰，已成骑虎之势，断难中止。此而不大张挞伐，何以振国威而申天讨耶？杨应琚前此所为相机筹画者何事？后此遽欲草率了局者何心？不可不详加诘讯。前已降旨，将伊革职拿解来京。著传谕明瑞，于中途相遇时，即将此等情节，逐一究询录供复奏。况缅匪一事，系杨应琚始终承办，其一切情形及详晰始末，明瑞亦当向彼细问，以备稽核。如所言尚存虚饰，或果为将弁欺朦，种种情节，明瑞到军营后，复加察考，其底里自然毕露。既可知其确切罪状，即军务边情，亦未尝不可因以纠办酌筹，得其窾要。至李时升、朱仑等，并经拿解在途，明瑞不拘何处遇见，亦著将应行研鞫之处，详加讯问，一并奏闻。即稍稽半日之程，亦无不可。将此传谕明瑞知之。"

102. 《清高宗实录》卷783，乾隆三十二年四月

（第十八册 第625页）○庚戌。○又谕曰："鄂宁据实密奏一折，已于折内批示，并发钞宣谕矣。所称该处春夏瘴发，人马皆不能当，兵将畏瘴，气已馁弱之语，与朕前降谕旨，大意相合。目下正当瘴甚之时，原不必急于轻进，且滇省弁兵，因杨应琚等不善调度，屡经挫衄，众心多怀恇怯，难遽望其奋励直前。早已谕鄂宁，暂停进兵，俾得养其锐气，俟明瑞到后，再行定期进剿。鄂宁此时，著仍遵前旨行，至杨宁、福灵安等现赴木邦一带进剿，伊等自皆勇于前进，此时如有可收复地界，功在垂成，原不妨应机集事；若尚无可乘之势，即不必触冒瘴热，轻于深入。著鄂宁即令伊等，暂回内地驻兵，统俟明瑞到时筹办。又如所称绿营恶习，非张皇失错，即粉饰虚捏，实为深中窾要。但此等恶习，在将领不在兵丁，从前捏饰妄报，皆朱仑、李时升之故，与兵丁无涉。若将弁督率有方，未始不可励戎行而作士气。如前此西师之役，豆斌、阎相师等所领绿旗兵，何尝不奋勇出力，效命疆场，此尤近事可征者，著将此旨宣谕众兵，俾知奋勉。再杨应琚昨日奏到，酌筹进剿事宜一折，已如军机大臣所议，令交该抚查办。其原折所云，劝谕土民，量借籽粮，广为播种，以备军行购用一节，尚属可行，并著该抚悉心筹画，妥协经理。至杨应琚屡次所奏，加调官兵，至一万四千有余。前据福灵安奏，未必实有此数，已谕令扬宁、福灵安，查奏恐伊等亦系新到，未能得其底里。鄂宁现令暂署总督事务，查核军营兵数，自更易于周悉，著即查明确数，据实复奏。可将此传谕知之。"

（第十八册 第628页）○乙卯。○又谕："据汤聘等奏，缅匪近日情形一折，称四月尚在瘴疠未甚之时，亟宜上紧进剿。书敏已到普洱，即令统领续调现到之兵，迅速前进等语，殊非因时筹办之道。现在边外瘴气方甚，已非进兵之期，前经降旨，令鄂宁于驱贼出境后，惟示以镇静，不必轻举妄动，俟明瑞到后，于秋深克期大举。况汤聘等既称此时九龙江外，已无贼匪，而杨应琚所派将弁，亦尚无一人到普洱，徒令士卒冒瘴深入，于事转属无裨。鄂宁应仍遵屡次所降谕旨办理，即已进之兵，若朝夕即可成功者，自不应撤；苟或不然，亦应撤回，养蓄锐气，听候明瑞至期调遣。至折内称上年孟艮驻兵千兵，瘴故者八百，染病者百余等语，其说尤不可信。该处瘴气纵甚，亦何至兵丁染患之多，十损其九。必系将打仗伤亡，及畏葸逃匿者，一并混入染瘴数内开除，以图掩饰。此等绿营积惯恶习，所关匪细，尤不可不彻底清查，以期核实。著传谕明瑞、鄂宁，将此项兵丁伤损缘由，即行确切查明，据实复奏。"

103.《清高宗实录》卷784，乾隆三十二年五月乙丑（第十八册 第637页）

○谕军机大臣等："前以永昌边外，春夏瘴甚，降旨俟深秋酌量进剿。今思本年初秋逢闰，节气自应早凉，瘴疠亦易消解。若必拘定秋冬之交，始行进兵，恐或遇骤寒，军行不无阻碍。若稍濡滞，又近明年春瘴，旷日持久，非兵贵神速之道。著明瑞前赴永昌时，将应行筹办事宜，豫为经理齐全，酌看天时凉燠，或于九月初即统率劲旅前进，迅速进攻。可于明瑞奏事之便，传谕知之。"

104.《清高宗实录》卷785，乾隆三十二年五月丙戌

（第十八册 第658页）○谕滇省办理缅匪一事："杨应琚挟诈乖张，提镇等复退却贻误，屡经明降谕旨，其尤足寒心者，彼此一味欺朦，而于军中弁兵功罪，一切置之膜外，若不明白晓示，何以作士气而振戎行。昨览李时升呈出札稿，内有游击班第，守备江纪，不知下落，而杨应琚并不查明具奏，遽谓班第等，未便作为阵亡，止可作为受伤身故等语。咨商李时升及廷讯李时升，亦有用兵以来，不乏阵亡将士之供，此等将士，皆心知大义，捐躯报国，使其一登奏牍，朕必优加轸恤。杨应琚竟甘昧天良，使忠荩之气，郁而莫诉，于天理国法，尚可容乎？朕抚驭臣民，赏功罚罪，不使稍有失当，而于军律尤为慎重。向者西师之役，刑赏劝惩，不遗纤悉，天下莫不共见共闻。此等随营士卒，日久未回者，其中脱有临阵潜逃之事，固当严行究缉，俾正明章。若其效力疆场，致命遂志，而统军大员，竟尔视同草菅，不得一与录功之典，将复何以用人？何以集事？著明瑞、鄂宁，将历次打仗之阵亡官弁兵丁，详悉查明，奏请恤赏，以昭激劝。其有虽非阵亡，而迷失不归，及染瘴身故者，亦属以死勤事之人，著一并查奏，候朕酌量加恩，用昭军纪。将此通谕中外知之。"

（第十八册 第659页）○谕军机大臣等："前以本年七月逢闰，入秋节气早凉，瘴疠自当消解，曾传谕明瑞，九月间如可进兵，即当豫为筹备。近因李时升、朱仑，到京鞫讯，因便详询解员萧日章等，据称边外节候，惟十月至三月，此五月内可以进兵。其自四月至九月，则系瘴气方上等语。伊等在边日久，风土自必周知，况时令不齐，原非万里外所能悬度。可寄知明瑞，令其随时审度，如果秋深瘴疠全清，固不妨乘时进发；倘余气未净，即静俟初冬，亦不为迟滞。况量度瘴气情形，其最重者，大率界乎内外之交，若深入缅酋聚落，其势必不如缘边之甚，自可就冬春五月之间，克期奏绩。固毋庸拘泥前旨，使弁兵触瘴前行，致乖体恤之道。但边圉军行，贵在神速，将来进剿，务宜一举集事，亦不得过存持重之见，或致时久淹，反至误事也。再据解员等称，滇省运米至各处军营，脚价甚贵，或由各州县运送，或于土司境内采买等语。看来该省米粮，上年价值本昂，今时际军兴，势必有增无减。明瑞等应察勘该处附近米石可购之区，先事悉心设法筹办，以益运储。在内地买运者，饬属按照时价，妥协采办；至于土司地方，经理尤宜加意，伊等地处边陲，正与缅夷接壤，但用兵以来，亦多效力之处，若就该境办粮，不为宽裕给价，中间或任胥吏等，侵渔短扣，则缅匪尚未剿除，而土司已滋扰累，于此事大有关系。著明瑞、鄂宁，照依该处现在平价，再量加扩充，俾得稍有赢余，庶于恤属安边，俱中綮要。至于一入缅境，正当资粮于寇，而又不可使运粮员弁，影射开销。此时解员等，押送竣事，已令即速回滇。伊等前此承办一切事宜，练习有素，明瑞等可量材差遣委用，以收驱策之效。所有询问各员清单，著一并钞寄阅看。将此详悉传谕知之。"

105.《清高宗实录》卷787，乾隆三十二年六月辛酉（第十八册 第680页）

○谕军机大臣等："前据明瑞等奏，福灵安、王玉延、李全虽俱染瘴，然不致为大患等语。今已时逾半月，福灵安等在永昌，作何调理，并现在曾否就痊，此次奏事折内，何以并未声明？著传谕该督，令其将近日情形，已未全愈之处，具折奏闻。"

106.《清高宗实录》卷788，乾隆三十二年秋七月辛未（第十八册 第687页）

○谕军机大臣等："我兵进剿缅甸，现在广集兵粮，期以秋冬大举，自必势如破竹，迅奏肤功，使西南边境辑宁，为一劳永逸之计。但思缅地僻在荒徼，兼以山峦重阻，风气隔阂，将来平定以后，自难设立郡县，同于内地。即欲如新疆回部，留驻大臣，坐镇弹压，亦恐水土恶劣，瘴疠时发，我兵久驻非宜。至匪酋懵驳，自其父瓮籍牙篡弑以来，济恶虐众，连年侵扰边地，近复敢犯我，颜行尤为贯盈孽重，自当犁其巢穴，歼彼鲸鲵，以彰天朝威远服叛之典。而既经剿灭，其土地人民，皆我幅陨赤子，亦不可不为抚靖，俾共享太平之福。若欲另立酋长，自无如仍择莽瑞体苗裔。但恐其后人久经祸乱，或复选懦无能，设竟委以重任，未必能控群蛮而阐声教，甚或同于井蛙之见，仍然蛮触相寻，自滋猜衅，转于柔远无益。莫若量各城大小，分置土司，使各守其疆界，不相联属，则伊等势涣情暌，不能骤合为一，或可不致滋生事端，亦众建而少其力之意。而各土司定则纳赋，咸受吏职，更为易于制驭。但须度其疆域险易，详审制宜，如阿瓦、猛密、木邦诸城，自较为重要，其余亦当酌量道里远近，画界区分，俾不相侵附。而所择土司，尤宜视其倾诚向化，才堪效用，而心可信任者，授以土官，俾之长世自卫，共沐国恩。其或桀骜叵测，及强宗大姓，虽一时震慑降附，难必其不心怀两端，则当如回部之霍集斯等，移其族党，妥为安置，以示保全，兼可永杜后患。此皆大功告成后，所必应筹办及之者。明瑞进兵时，当随地留心，豫操成筭，将来办理善后事宜，即可就所经历，秩然有条，措置自裕如矣。至我大兵深入，声势甚盛，所向必皆披靡，自不难扫荡贼巢。而既定阿瓦，规模甫就，远人心志，未必遽能齐一，又不可不暂驻重兵以镇之。或外地不便久留，则于边境要区，权宜遥控，此亦凯旋时所当计及者。著于明瑞奏报之便，谕知之。俾得从容筹度，以期万全。"

107.《清高宗实录》卷791，乾隆三十二年闰七月

（第十八册 第708页）○丙辰○云南巡抚鄂宁、提督谭五格奏："闰七月十二日，据总兵书敏专差千总高起需，到省面禀。七月二十九日，贼匪约有千余，潜渡小猛仑江，将防守兵练冲散。闰七月初三日，已到茨通，总兵书敏由补角驰来堵逐，请速添兵援应等语。臣鄂宁，查九龙江一带要隘，俱分布防兵，何以贼匪竟敢深入。其茨通原驻兵一千二百名，书敏等先又移驻何处添防，未据报明。遂细询该千总，据称猛仑一隘驻防兵，大半染瘴，至此股贼匪，是否即系召工等与叭先捧夙有仇嫌，寻踪斗杀；抑或系猛□等处难民，结队流窜，询之千总，俱不能辨悉。臣谭五格，已于昌日抵云南省城，蒙恩调补云南提督，普洱边境情形，即当亲行阅历。但书敏

亟请添兵援应，自必该处防兵多染瘴疠，难以御敌，必须益以精锐。臣等商议，现在调到黔兵，即拨留一千名，臣谭五格亲自带往普洱应用。此外滇省临元镇禁及新嶍、元江二营官兵，俱附近普洱，臣等先行飞调临元镇兵四百，新嶍营兵二百，元江营兵三百，星夜前往。臣谭五格，即于闰七月十六日，带领黔兵起程，俟到茨通，查明实在情形，一面相机迅速办理，一面将贼匪如何潜渡混窜，及书敏等因何疏于防御之处，一并具奏。"得旨："览奏俱悉。谭五格领兵前去，甚合机宜，速将一切详悉情形奏来。"

（第十八册 第709页）〇戊午〇谕军机大臣等："鄂宁等奏，据总兵书敏差弁到省面禀，小猛仑地方，约有贼匪千余，将防守兵练冲散。闰七月初三日，已到茨通，现经提督谭五格带领黔兵，前往办理等语，已于折内批谕矣。看来此次窜至茨通贼匪，似与缅子无涉。若系缅匪敢于滋扰，则当在永昌一路，不应绕至普洱。此等乌合之众，或是召散余党，与叭先捧有仇，见其退避，遂乘势欲图报复；或边外难民，结队流窜，因而滋事，皆未可知。现在谭五格统兵前往，甚合机宜，到彼总须相度实在情形，或剿或逐，迅速妥办。此时瘴气尚盛，谭五格亦不必带兵深入，静听明瑞于九月以后克期大举。但滇省弁兵，大率气馁胆怯，遇事不免风声鹤唳，骤难期其鼓励。将来进兵之时，总恃京城劲旅，壮军声而资制胜，并济以川黔新调之兵，用其锐气，自即可克敌奏功。至各处所有滇兵，除防守外，不必调充征剿。鄂宁现在省城办理普洱之事，总以镇静为主，即谭五格、书敏，亦不可稍涉张皇。著将此传谕明瑞、鄂宁、谭五格知之。"

108.《清高宗实录》卷791，乾隆三十二年八月

（第十八册 第713页）〇戊辰〇又谕曰："德保奏，七月初八日，贼匪滋扰小猛养地方。是夜五鼓，官兵听得九龙江内有贼匪船只声音，即将军装、器械抛去，各自逃散，德保现在退驻思茅等语。前据鄂宁、谭五格奏称，有贼匪千余，潜渡小猛仑江，已到茨通，书敏由补角驰往堵逐。至德保在九龙江，曾否驰援，询之书敏所差千总，未能详知。谭五格随带黔兵千名，前往办理，已传谕谭五格相度妥办矣。德保在九龙江驻扎，原系带兵防守。乃该兵丁等，一闻贼匪声息，辄尔弃仗纷逃，固由滇兵怯懦不堪，风鹤皆惊，难以复期鼓励。但兵丁遇有贼踪，竟敢不顾统兵将领，四散奔窜，其情实为可恶，此必因前次扬宁在木邦打仗时，右翼官兵逃散，未将查出逃兵，严行治罪，故九龙江兵丁，仍蹈故辙。此次若再不示以严惩，则各处兵丁，相率效尤，何以饬军律而作士气？况木邦之事，尚可云扬宁等初到，正值杨应琚办理不善之后，是以未能振作。兹则鄂宁在省筹办普洱事宜，明瑞到滇，已将三月，一切措置，自当另具规模。何以贼匪窜入边界，该处兵丁复有望风逃避之事？岂明瑞等仅于永昌一带筹画进剿机宜，而于普洱边外，未经留心调度乎？亦不免疏略之失。念其尚系初次，姑从宽宥，此后若再有此等情事，明瑞、鄂宁即不能辞咎矣。谭五格现虽驰往九龙江一带，其责在于剿逐贼匪，至查办逃兵一事，非伊所能经理。著鄂宁即行前往该处，确查办理，俟办竣此事，再赴永昌，亦正当集兵进剿

之时矣。至德保所奏兵丁闻有贼船，即行潜逃远避，如果系实情，则德保尚可从宽免究，以励后效。所有逃兵，速即查拿，重加治罪，以示惩儆；若德保所奏不实，或别有畏葸退缩情事，即将德保严参重处。再此项贼匪，或系缅子由木邦绕至其地；或系莽子由整欠阑入边内；抑系边外避难土民，借端滋扰，俱应明晰确查。又所称，兵丁多染瘴患病，不能御贼。果尔，则贼众又何能冒瘴远来？看来兵丁内未必无藉称受瘴，巧为躲避者，亦不可不彻底查核。并著明瑞、鄂宁一并查明，据实复奏，将此速行传谕知之。德保折并著钞寄。"

（第十八册 第715页）○辛未○谕军机大臣等："德保奏，总兵书敏于闰七月二十日，在九叠地方病故。小猛仑等处，俱被贼匪占踞，关系紧要，已于二十四日带领官兵五百名，自思茅前进剿贼一折，所奏总不明晰，已于折内批谕矣。前经降旨，令该抚鄂宁，前往该处确查办理。鄂宁到后，所有贼匪情形，及系何处乌合之众，并德保从前因何退至思茅，今又领兵前进各情节，自能查明具奏。至九龙江边外一带，现在瘴气既盛，谭五格带领黔兵前往，止宜相机剿逐，妥协速办，使内地土司无扰，以待将来大举，断不可冒瘴深入，亦无庸带兵久驻边外。此等贼众，看来并非缅匪正贼，不过召散余党，或边外流民，借端滋扰土境。原属不成事体，此时总宜静镇。谭五格于办竣此事后，可回至思茅，驻兵防守，候将来进兵时，再听明瑞调度。至所奏书敏病故一事，或系病亡，或系染瘴身故，及该镇领兵向在何处，因何欲回思茅，在中途病故。且书敏既在前，德保何以先行退回，亦著鄂宁查明复奏。"再降谕旨："著将此传谕鄂宁、谭五格及明瑞知之。"寻鄂宁奏复："查德保驻守九龙江，于闰七月十七日逃回思茅，复于二十四日领兵前往，彼时贼匪已散，无贼可剿，乃并不据实奏明，犹敢以虚词妄渎。其畏葸欺朦情节，经臣等查奏，自难逃洞鉴。"批："实在可恶。罪浮于李时升等。亦是汝等公忠，方能如此查奏。若杨应琚，又复欺奏矣，然岂终能欺朕耶？"又奏："查此股贼匪，系召工、召渊等为首，勾结鬼家、整欠等处乌合之众，实非缅匪正贼。书敏自贼匪窜入小猛仑，不能堵御，由猛宽、茨通，退驻倚邦。前据普洱府等报称，于闰七月二十日，行至九叠地方病故，查明委系染瘴所致。至书敏与德保，本系两路分驻，一在补角，一在九龙江。书敏因贼匪窜入，退至倚邦，离思茅尚有五站；德保则在九龙江宵遁，由小路直奔思茅，是以德保退回在书敏之先。"批："亦系退回，无可宽罪。"

109.《清高宗实录》卷796，乾隆三十二年十月癸亥（第十八册 第747页）

○谕军机大臣等："据熊学鹏奏，拿获应发乌鲁木齐改发烟瘴之脱逃监犯孙耀周，即于该处正法等语。此等积匪猾贼，本系免死发遣之犯，在乌鲁木齐等处，如有脱逃被获，本应即行正法。今既改发烟瘴，乃于监禁时伺隙潜逃，其情罪与发遣乌鲁木齐之犯无异，熊学鹏所办甚是。著传谕各省督抚，嗣后凡遇此等改发之犯，再有脱逃被获者，均照此例办理，毋得稍有宽纵。即至遣所，亦应照乌鲁木齐之例。"

110.《清高宗实录》卷798，乾隆三十二年十一月庚子

（第十八册 第771页）○谕军机大臣等："明瑞现在进剿缅匪，计此时可到木邦，至直抵阿瓦城，约在腊月中旬，即军务速竣，而办理善后事宜，转盼即届春初。尔时若遽议凯旋，途次或值瘴气渐生之时，殊于军行无益。阿瓦城，向为聚落之地，水土自与边界不同。朕意不若在彼暂驻，一切从长经理，待至来年秋爽，徐回内地，方为妥协。惟是现在裹带口粮，不过足支数月之用。已一面传谕鄂宁，令其将起程办理情形，并将来作何接济之处，一一据实筹画具奏。但思目今克期锐入，如需攻城打仗，自可因粮于敌。若一举扫平缅众，既入其城，则彼旧时窟穴，即我版图赤子，又须加之体恤。缅酋慉驭，必有岁征赋税，明瑞到彼抚定之后，自须酌立章程，即核其岁收所入，是否足供大兵驻扎供储。若大兵酌留在彼，是否足资弹压？如欲令永昌近边，源源接续，而道里相距辽远；或就阿瓦城附近土司等采办给军，而该处甫经惩创，物力不免稍艰，又须酌量宽裕发价，俾不致拮据滋累，以示恩威并济。此等处务宜先时通盘计议，成算在胸，以便次第行之，无不洞中綮要。将此寄知明瑞，一面留心规画，一面随进折之便，详悉奏闻。"

（第十八册 第772页）○又谕："前据鄂宁奏，明瑞统兵进剿缅匪，所有行粮等项，俱已备带宽裕。现在存贮米石，甚属充余，可资接济等语。军行粮石，最关紧要。从前明瑞奏筹办进剿事宜折内，曾称兵丁口粮，约须裹带两月。此时大兵深入，约计将次木邦，至直抵阿瓦城，已在腊月中旬。即迅速奏功，转瞬将及春初，或值瘴气渐生，莫若在彼存驻，经画善后事宜，以俟秋来，振旅凯旋，计议方为尽善。现在大军在途，或需打仗攻城，自可因粮于敌。但自永昌直达阿瓦城，道途既远，时日亦长，其沿路赍粮，如有未敷，作何源源接济之处？著传谕鄂宁，令其通盘计算，与明瑞彼此熟筹，详悉奏闻。"

111.《清高宗实录》卷799，乾隆三十二年十一月

（第十八册 第777页）○己酉○谕军机大臣等："据明瑞等奏称，大兵至底麻地方遇贼，遣莽喀察、齐哩克齐等，带兵前往，共杀贼匪三十余人，并生擒三名，随整兵向木邦前进等语。莽喀察等，遵派杀贼，甚属可嘉，交明瑞分别赏赉。明瑞统兵前进，贼匪慑于兵威，自必潜行逃窜，断无撑拒之力。然彼处路径，官兵多所未悉，万一贼匪从曲径旁出，或潜蹑我军之尾，抢掠口粮，均未可定，宜加意防备。再将来大兵扑灭贼匪，克取阿瓦城，安插此等缅子，必须置一头目人，求其耆旧用之，令众心倾服。即木邦安置头目人，亦宜择众心悦服之人用之，始于事务有益。著传谕明瑞等，豫先妥筹，以便临时办理。至功成回兵，恐值瘴作，朕深为廑念，不如在新定地方多住数日。著传谕明瑞，妥协办理。此际伊等已至何处？歼贼情形若何？即速奏闻，并传谕额尔景额等知之。"

（第十八册 第782页）○戊午○谕军机大臣等："前朕降旨令，明瑞等攻克阿瓦城，将诸事办讫，回兵时若值瘴作，即在新定地方多住数月。明瑞等统兵前进，谅不日即抵阿瓦城，可以蒇功。万一兵至彼处围攻，贼匪死守不出，则旷日持久，其

城不能邃下，我兵口粮饶裕，甚属妥协；倘稍有不敷，与其在彼拒守，不若撤回木邦，相度情形。如现在兵数尚少，即奏请由京派兵前往，再行进剿。但此不过设想之言，谅亦未必至此，著密谕明瑞知之。伊统兵现抵何处？情形若何之处？奉到此旨，即速复奏。"

112.《清高宗实录》卷801，乾隆三十二年十二月

（第十八册 第803页）〇甲申〇谕："昨据鄂宁奏，进剿缅匪，在途脱逃兵丁，有自行投首者，请发给乌鲁木齐等处种地兵丁为奴一折，其为宽纵失当，殊出意料之外，已于折内详悉批饬矣。鄂宁自简任巡抚以来，诸事尚知竭力整顿，从未有如此错误者。滇省绿营兵弁，恇怯已成痼习，非大加惩创，无以振刷颓风。前此鄂宝奏报，黔省余丁脱逃，尚应按律正法，何况身隶绿营正兵，又当入队出征之际，敢于藐视军纪若是。若因一经投首，遽免其死，是该犯等，前因贪生而不肯冒瘴冲锋，后复以畏死而诡为束身自首。使怯懦之徒，始终售其巧计，而国法不得一伸。为督抚者，倘更从而曲贷之，将劣兵等辗转效尤，非导之使为不逞乎？况现在新疆屯收有资，已成乐土，名为遣发，实获安生。揆之情法，岂可谓平？从前明瑞未即严查奏办，已属非是。且将来大兵功成奏凯时，明瑞自不能久驻滇中，一切督理营伍，正系鄂宁专责。此时所以力为执法惩一儆百者，正为该抚将来永靖边疆计耳。倘存姑息从事之见，无论于弁兵习气无裨，即于该抚职守，庸有益乎？鄂宁著传旨严行申饬，再从前随营脱逃兵丁，自应查有确数，现在正法者几人？其未经拿获者仍有若干名？著鄂宁即行查奏，一面上紧严拿。倘不实力躧缉，任其幸逃法网，则惟鄂宁是问。仍著明白回奏。"

（第十八册 第804页）〇丙戌〇谕军机大臣等："李清时拿获改发烟瘴之中途脱逃遣犯冯五。据供，与同案军犯贾二、冯七，递至江西建昌县，一同脱逃，潜至江南地方，与贾二、冯七分路，独自逃回原籍，经陵县知县访闻拿获正法等语。此案遣犯在江西地方脱逃，虽据该抚奏闻，而既已逃至江南，逗遛自非一日，该地方官何以漫无闻见，至令要犯潜踪，久而不获？则平日所为编查保甲，又属何事？此时二犯，或尚藏匿该省，亦未可定。著传谕高晋，速饬各属，严密躧缉务获，毋得仅以通缉了事。"

113.《清高宗实录》卷803，乾隆三十三年正月戊申（第十八册 第828页）

〇又谕："征剿缅匪，与准夷回部情形不同。准夷生衅抗拒，又逼近喀尔喀地方；回众则初为准夷所困，自我平定伊犁，释放霍集占，伊不知感恩，反行戕害使臣，此皆不可宽贷者，是以朕决计剿灭，专派大臣驻扎弹压。若缅甸系绝徼极边部落，即得其地，断无遣派大臣驻扎之理。特以刘藻办理不善，杨应琚又复贪功轻进，使贼势猖狂，骤难结局，朕始派将军大臣，分路进讨，特欲扬天朝兵威，使贼知惧，并非欲破阿瓦城也。况缅地瘴盛，我兵虽勇，止能临阵奋勉，贼若坚守不战，亦无用武之地。今自明瑞进兵以来，连破坚寨，想贼已经丧胆。若果有畏惧情形，理宜

酌量办理，不可拘泥必破阿瓦城，如准夷回部之例也。倘贼不知惧，竟有抗拒猖狂形状，则决不可轻恕。"

114.《清高宗实录》卷804，乾隆三十三年二月甲子（第十八册 第851页）

○吏部议准："两广总督李侍尧奏称：'广西义宁县所属之龙胜地方，烟瘴深重，水土恶劣，请将原定苗疆久任之桂林府龙胜通判，并五年俸满、在任候升之龙胜巡检二缺，俱改为三年俸满，撤回内地候升。其原定驻扎龙胜五年俸满保题之义宁协副将、左营都司二缺，改为三年俸满，在任候升。'"从之。

115.《清高宗实录》卷805，乾隆三十三年二月戊寅（第十八册 第873页）

○署贵州巡抚良卿奏："黔省兵丁，膂力弓马，虽逊北省，而极能走险耐瘴。滇省办理缅匪，先后调贵州兵一万三千名，闻在军营，甚为得力。查贵州现存营兵一万九千名，虽于防汛无缺，然亦并无多余。请于中营兵丁子弟，及土著流寓民人内，酌募枪炮、藤牌兵五千名，交各营操练。倘滇省尚须调拨，先尽旧兵挑选。新兵内，如有汉仗技艺可用者，一并入选。即以所余新兵，防守汛卡，将来既可挨补额缺，并可就近调充滇省营伍。黔省各营，无虞溢额。"得旨："所见甚好，即有旨谕。"

116.《清高宗实录》卷805，乾隆三十三年三月己酉（第十八册 第904页）

○谕军机大臣等："永昌军营留驻之兵，不下一、二万人，现在由京陆续派往满兵，又有六千余人，若俱屯驻永昌，恐难弹压。因思普洱一路，俱系滇省无用之兵，若将满兵分驻，更可藉壮声援。著传谕永瑞，所领湖广满兵二千五百名，不必前赴永昌，即往普洱，择无烟瘴地方屯驻。并谕阿里衮、鄂宁等，将应行储备军粮等项，速行随时筹办。"

117.《清高宗实录》卷808，乾隆三十三年夏四月

（第十八册 第914页）○壬戌○谕军机大臣等："昨适念及普洱边外一带土司，近日作何情形，未据鄂宁等奏闻，因传旨询问。今日果据阿里衮奏报，九龙江、橄榄坝等处，现有贼匪滋扰等语。可见该处沿边一带，原不应置之不问，今既有贼匪蠢动之事，尤须查究。此项贼众，是莽是缅，或止系召散余党，潜踪生事，且又闻宫里雁之妻囊占，在彼煽诱，总未得其确信。该处土司如叭先捧等，皆熟悉夷情者，若即就近查问，必当得其实在。至折内所称，俟大兵进剿阿瓦后，顺道剿除等语，又非目下筹办机宜。征剿缅匪一事，今年已暂缓进兵，自应将普洱边外零星贼党，先行剿灭。将来或必须进兵，即由此路直抵阿瓦，似属出其不意。况现在派往京兵四千名，合之上年旧存之兵二千余，声势亦不为小。即使攻剿贼巢，或不无尚须筹画。若以此力量，歼除此辈么麽小丑，又有何难？著传谕阿里衮等，先行查明贼匪底里，至秋冬瘴退时，阿里衮即统京兵，赴九龙江外一带查办。如遇贼众抗拒者，

即剿杀无遗，使之闻风胆落。设有诚心降附者，亦当令其畏服德威，不敢复存反侧，方为妥协。彼时舒赫德，亦当至普洱、思茅等处，策应声援。现今云南省城，并无急需办理事务，而舒赫德到永昌后，尚有应与鄂宁等面商事宜。鄂宁著仍回永昌，会同悉心妥办。鄂宁此番办理诸事，尚属妥协，独急于回省城，朕所不喜。"

（第十八册 第914页）〇又谕："昨经降旨永瑞，带兵至滇省，不必前往永昌，即往普洱，觅无瘴气处所屯兵。如思茅等处无瘴气，即进兵于思茅等处驻扎，尤为妥协。将此传谕永瑞，令其带荆州之兵，即行前往普洱。著一并传谕阿里衮、舒赫德、鄂宁知之。"

（第十八册 第916页）〇甲子〇谕曰："鄂宁复奏，额勒登额退却迁延，丧心贻误，所有奉到廷寄，及清字奏折，并不告知谭五格一折，实出情理之外，深堪痛恨。今日适当理事之期，诸王大臣等俱在，因将鄂宁奏折，及朕去岁秋间极论额勒登额、谭五格之不堪任事，节经传谕案档，令众阅看，可知朕早已豫料及之矣。进剿缅匪一事，前经刘藻、杨应琚等，种种措置乖方，其势出于不得不办，屡降谕旨甚明。至明瑞奉命往藏其事，一切经画调度，俱能勇往振作，所至致果克捷，贼众望风披靡。计自木邦、宋赛，以至猛密一路，摧破贼垒，击败丑徒，一一力争胜势，亦已宣示中外，莫不共见共闻。惟明瑞初议，欲令额勒登额，分道督兵前进一节，朕早烛其委任非人，叠为传旨训饬。不得已特令额尔景额，前往参赞，以资救正。迨额尔景额在军营病故，虽非意料所及，然使尔时朕若早计及一军整顿乏人，即令阿里衮前往统率，即不能直进阿瓦，亦必能应援明瑞，而木邦已得之城，又何至复为贼众觊觎？乃朕既以轻视缅匪，且以道里辽远，恐鞭长不及，未即别简大臣往代其军，致额勒登额节节贻误，纡道旷期，甘心引贼，并力于我大军。试问从来偾事失律之人，有至于此极者乎？此则朕不能不深自引咎者。至明瑞深入贼境，鼓励将士，歼馘因粮，无不自摅胜算。即至小猛育之役，犹分遣偏裨，率领前队，自以大营疲病之兵，不忍轻弃，乃身为殿后，拥卫全军，且行且战，迨乎屡冒锋镝，履险如夷，遂不惜捐躯临阵。盖其秉志坚贞，先有自誓百折不回者，否则文员在军，如钱受谷、冯光熊等，尚皆随队旋归，并无挠阻，况以将军统率大众，更何难回至宛顶哉？又如明瑞所领兵众，为数万余，数月经历瘴乡，处处冲突接仗，今合计次第撤回者，所失乃不过十分之一二，可见前此深入以来，我兵奋击连胜，并不至大有损伤。特缅酋以不足比数之汙猥，而失我为国勤事之荩臣，为重可轸悼耳。若额勒登额之罪大恶极，迥非情理所应有，但其素行即甚无良，敢于悍然不顾，亦何至冥心决裂，竟出于此。朕细思之，或由比年来西域大奏肤功，国家势当全盛，而朕持盈保泰之心，犹有摅持未至。是以天心仁爱，于席丰履顺时，默示以满损之徵耶。朕于此又不敢不倍增寅畏矣。现在阿里衮、舒赫德等，已先后抵滇，与督抚鄂宁、明德等，会同熟计，俟京兵陆续会集，将截边进剿机宜，详筹定议外。所有此次军行始末，及朕前后办理，不肯委过臣下之本怀，明切宣谕，俾众共知之。"

（第十八册 第917页）〇谕军机大臣等："昨经降旨阿里衮等，今年进兵，既经暂缓，所有普洱边外零星贼匪，自可先期剿灭，以靖边徼。今据鄂宁奏，九龙江外莽子等，不过三四百人，其中有头目召光、召斋等，在彼滋扰。此等当即系召散余党，并非缅匪出没。但召散既逃匿缅甸，必与缅贼声息相通，况其地亦有路可通木邦，安知前此侵扰木邦，非即此等乌合之众，往彼助恶。况又敢时肆窃发，尤不可不先为悉力扑剿，以振军威。著再传谕阿里衮等，遵照前旨，酌量情形，于秋冬瘴退时，调集兵众，前往该处，相机筹办。现在京师劲旅陆续赴滇，统计前后，不下六千有余，以此歼除乌么髍，势如摧枯拉朽。务令沿边一带奸宄，净尽根株，不致少留余孽。则党与廓清，于将来进剿声势，亦为有益。将此详悉传谕知之。"

（第十八册 第919页）○丁卯○谕军机大臣等："前据阿里衮奏，九龙江外，现有贼匪滋扰。当经降旨阿里衮等，俟秋冬瘴退时，酌量机宜，将普洱以外零星贼匪，先期剿灭。今据阿里衮奏到，据该处镇将等禀报，有探事兵目，路遇自贼营逃回夷人，询系眼见莽子约有三四百人，其余是猛勇、整欠、猛迗、蛮狙、蛮累、摆夷，共有八九百人，听得说官兵很多，伊等伤损二百余人，连夜逃往猛混等语。猛混距九龙江不远，岂可令贼匪在彼盘踞，且此等乌合之众，屡在土司边界，敢于侵扰，若不大示惩创，恐伊等玩视肆行，罔知畏惧。至此辈系召散余党，其势必与缅贼狼狈为奸，纵令近边侵轶，是尤当先翦其羽翼，以壮我声威。计京兵前后赴滇者，几及六千余人，又有西安新选之厄鲁特兵，皆系得力之人。征剿缅匪，今年已暂缓进兵，若集我劲旅。以除么髍小丑，自非难事。阿里衮可遵照前旨，至期统兵前往，相机妥办。至整欠土司叭先捧，久经内附，且为土司中出力之人，伊现在何往？何以整欠摆夷，亦有随贼之事？其猛勇、猛迗、蛮狙、蛮累各处，前此曾否内附？有无土司管理？并著阿里衮、鄂宁一并查明，即速奏复，可将此传谕知之。"

（第十八册 第923页）○辛未○谕军机大臣等："据阿里衮等奏，大山土司瓦喇之侄阿陇，因伊父罗旺育特，随在军营行走，阿陇于小路相失，同都司哈廷标，来至永昌，现在给与养赡，俟进兵时带往，酌量交还等语，所办非是。昨以大山土司久经投诚，极为恭顺，未知迩日情形若何，已降旨询问阿里衮等，查明速奏。今其侄阿陇，因在军营迷道，随回兵来至永昌，若即时将伊护送归巢，示以天朝恩德，或可因此得彼处虚实，自是极好机会。况彼处无人前来，尚当遣人往探消息，岂有其亲属来投，转为羁留不遣之理？可谓不善办事。著传谕阿里衮等，即于贵州兵丁内，选派妥干能事之人，及沙练、摆夷内之熟悉路径者约四五十人，令哈廷标带领，将阿陇送回大山。途中设遇贼匪，止须绕道相避，不可与之接仗，总期令彼遄归该境。至阿陇起程时，可谕以该土司屡次迎导大军，馈送粮食，诚恳可嘉，特加恩赏给瓦喇二品顶带，并酌量赏赉缎疋等物，以示奖励。使外夷益感国恩，弥思报效，并使其闻知，现在厚集八旗劲旅，克期进剿，且不妨铺张声势，听伊回至该境传播，壮我军威。但不必告以进兵时日、路径，既以固大山内向之心，即使缅贼闻之，益令贼众怀疑，闻风震慑。宣谕阿陇时，阿里衮等务督令通事人等，详悉开示，使彼明晰感悦。哈廷标所带兵众等，前往大山，如能得缅匪的确信息，及彼处实在情形，回至永昌，告禀阿里衮等，即可据以奏闻，并将探信之人，量加优赏。此旨到时，若瘴气已盛，阿陇或以幼稚，惮于冒暑远行，亦不必相强，姑暂行留住，加意抚恤，俟秋深再行遣送。可将此次所降之旨，详谕阿陇，俾知感慰，或另得妥便。将阿陇不愿触瘴回程，及加恩之处，先行传谕瓦喇，于事亦为有益。再哈廷标可任此事否？若不能，另派贤员妥当晓事者往，著将此详谕知之。"寻奏："查大山土司，外似恭顺，察其心尚不免首鼠两端，即其两次遣人馈粮，共不及二百名，闻其馈送缅粮食较多，是其实在倾心向化与否，及现在作何光景，自应乘伊侄阿陇迷道，随来永昌之机会，即为遣人护送加巢，藉以探听虚实。但闻大山寨子，已被缅匪残毁，该土司瓦喇，及阿陇之父罗旺育特，俱无下落。臣等酌商，暂留阿陇在永昌，俟得大山确信，再送回阿陇，并遵旨查办一切。"得旨"览。"

118.《清高宗实录》卷809，乾隆三十三年四月

（第十八册 第930页）○丙子○又奏："查缅匪敢于抗拒王师，必当大申天讨。特以边末禽兽，其事本不足办，且滇省山多路远，一切筹办不易。查满兵千名，须骑马二千，驮马三百；裹粮及跟役，需马一千五百；是满兵万名，须马三万八千。绿旗兵千名，须骑马三百，驮马三百；裹粮余丁，须马一千三百；是绿旗兵万名，须马一万九千；若三万名，即须用五万七千。而官员乘骑，驮载裹粮，及安台续运军装粮石，又须备马数万。以满汉兵四万名计算，共需马十万，各省拨解，既费周章，购备草料，亦复匪易，此办马之难也。至于米石，查永昌地处极边，官鲜积贮，民少盖藏，且连年用兵，米粮消耗。今计兵备粮，兵四万名，日需米四百石，以十个月计算，需米十二万石。永昌无马料，以米代之，马十万匹，每马一升，日需米千石。现在通省可拨之仓粮，只三十五、六万石，粮既不敷，加以每三夫运米一石，用夫百余万人，且远者二三十站，往返转运，沿途须三四十万人，路费脚价甚繁，此办粮之难也。又查永昌出口道路，一由腾越之虎踞等关，一由永昌之宛顶等处。两路山峻道窄，两人不能并行，每路数万人，绵长至数十余里，前营已到，后营尚未起程，前后难以相顾。闻边外更险，势难遄行。至永昌之潞江以外，腾越之南甸以外，俱系土司地方，连年用兵，夷民逃避，一切军装粮运，无夫可雇。内地民人，雇令赴口，虽重价不应；即迫胁使行，往往半路逃亡；若仗马骡驮载，马夫亦无从雇觅；若用兵牵赶，需兵又复不少，口粮草料，在在掣肘。又永昌所产食物、菜蔬，仅敷一郡之用。今聚兵累万，不独食物昂贵，且恐不给，是以臣等现议分驻，以裕兵食。再查永昌百里之外，至潞江烟瘴渐盛，其余土司地方，亦皆有瘴，每年冬月渐减，至正月复生，一年之内，无瘴时甚少。且边外冬月，虽无瘴疠，而水寒土湿，易患疟痢，是以旧岁锡箔一路官兵，病者接踵。即猛密路之官兵，虽未深入，而驻扎老官屯、旱塔等处，水土恶劣，亦病者累累。又闻其地险隘异常，贼人形同狗兔，登山下箐如平地，而我兵无可用武，及至深入，兵将即精壮如常，马行险峻数月，大半疲敝无用。加之入贼境一二千里之遥，粮不能继，实无胜算可操。臣等悉心计议，贼匪虽屡次抗我颜行，皆是自救其死，并未敢稍轶内地，必有留为求作天朝仆隶地步之心。臣鄂宁当妥密访查，若得其实情，可以抑邀恩赦之时，即行奏闻请旨。"得旨："朕早知尔等必为此无耻之见，大非矣。且舒赫德临去时，朕未曾面谕

乎？汝一离朕前，必有乖张之事，竟是不知改之，庸愚耳。"

（第十八册 第932页）○又奏："臣鄂宁，曾嘱钱度、哈国兴，密商设法招致缅夷投诚。今舒赫德到滇，公同反复商定，即密札钱度，嘱与哈镇密办之事，即妥速办理。但钱度现奉谕令赴黔抚新任，可否恳恩，将伊暂留滇省，将军务料理清楚，再赴新任。若钱度可以暂留永昌，宫兆麟即可在省城办事。"得旨："另有旨谕。"谕军机大臣等："舒赫德、鄂宁所奏密陈情形一折，深属乖谬。进剿缅匪之事，朕审度全局，此时原无必欲歼渠扫穴之意，但事势遽难中止，自不得不熟筹妥办。至滇省办理粮马，未免艰难，朕前阅鄂宁奏折，早已鉴悉，并屡诲伊等从长计议，舒赫德在京，尤熟闻之，何待伊等复为琐屑指陈？且军行需马，给用虽有成数，然亦何妨因时因地，酌量调度。若必如此斤斤计数，则是跬步不可行矣。即如康熙年间，征剿吴逆，滇黔一带，未尝不调集兵众，何彼时未闻办马竭蹶耶？若所称招致缅夷一节，更属无耻，大出意料之外。缅匪屡抗颜行，实声罪致，讨所必及。即或以其地险瘴重，不值劳师勤远，亦当整顿兵力，审势缮边，徐图机会。设果难措手，即明降谕旨，暂行撤兵，犹属光明正大，何至为此掩耳盗铃伎俩？且前经传谕，以此时缅匪即有投诚之信，尚当责其酋亲至恳求，或遣大头目奉表输忱，不得仅以无名贼众，一诣军门，便欲了事。舒赫德在朕前，不惟习闻朕旨，即伊在京时，亦曾言断不可遣人往彼招致。何一至滇省，顿作此不顾颜面之词，至于此极？试问此事即降旨中辍，于国体已非所宜。若彼未来求，而先示之以意，此宋明诸朝庸馁不堪者所为。岂我国家势当全盛，转效彼自欺欺人之计耶？是必舒赫德因长途劳顿，其气已怯，且沿途目击办理兵差，故欲为此息肩之地。而鄂宁去年筹办粮马，诸事已觉竭力，此时未免畏难，是以两人意见相投，遂不复顾计，率尔为此。若谓其事专出自鄂宁之意，则亦不类大学士鄂尔泰之子矣。至舒赫德在京，受朕调度，承办诸事，颇能尽心。而一离朕前，即有此冒昧乖张之举，实难倚任。舒赫德、鄂宁，俱著传旨申饬。折内所奏，令钱度、哈国兴密为设法之处，断断不可。著传谕阿里衮，速令停止。若哈国兴处已遣人赴缅，亦当即速追回，切不可稍露形迹，为贼所轻笑。前已有旨，令鄂宁来京面受机宜。此时舒赫德留滇，亦属无益，奉到此旨，二人即一同驰驿，作速来京。著将此速行传谕知之。"

（第十八册 第934页）○丁丑○又谕："昨舒赫德、舒密，密陈情形一折，所见大谬，已传旨申饬矣。征剿缅匪一事，朕初未尝有必办之心，因杨应琚措置乖张，其事出于不得不办。然现在相机筹办，其地路险瘴重，不得不审慎为之，原非必欲歼渠捣穴，为劳师勤远之策。舒赫德在朕前皆所习闻，何以一经赴滇，竟茫然不省若此？即如办理粮马，该省情形未免拮据，朕于新正阅鄂宁折，早已鉴悉，即降旨询问，且令鄂宁来京，面商一切。舒赫德在京，同军机大臣无日不备聆训旨。岂滇省办理棘手之处，朕尚未周知，而必待伊等张皇其词，妄为恐吓耶？至所云每京兵千名，需马三千九百，此亦拘泥成例而言，若因时制宜，自当通融酌量。况前此西北两路用兵，五年之内，成此大功，亦未尝必需十万之马，舒赫德在军营，宁不知之？又如康熙年间，征剿吴逆，未尝不用兵滇黔，若必如此措置周章，则吴逆尚不知若何猖獗，又安能克期剪灭耶？至欲设法招致缅匪一节，尤为荒唐无耻，可鄙可怪。缅匪僻在荒徼，即果艰于进剿，亦何妨降旨撤兵，尚属光明正大之举。特以国体所关，势难中辍，此时原可从容经画，以俟机会。即彼有乞降之信，尚当加之驳斥，不宜轻许，屡经传旨甚明，伊等岂得委为不知？且舒赫德前此闻杨应琚受莽聂眇遮之降，有进献盐鱼等语，方且以为非笑。即起程前，朕虑其偏于苟且完事，舒赫德自以更历已久，断不致复蹈前辙为奏。乃一离朕前，竟尔自相刺谬，实在情理之外。独不思缅匪，专以诈降为长技，彼自来尚当拒绝，岂有转授意招之使来，是其可笑并出进献盐鱼下矣。至折内称，鄂宁在永昌时，即与钱度商酌招致之事，其见几与绿营粉饰陋习无异，大学士鄂尔泰之子不应若此。且鄂宁与明瑞，同任此事，明瑞勤事捐躯，始将伊擢用总督，伊宁不动于心，思欲殄仇雪愤，顾忍付之漠然，且甘为不惜颜面，急图草率完事耶？今年既暂缓进兵，诸事正可从长筹度，有何迫不及待，遽为此自欺欺人之事？此必舒赫德目击沿途接办兵差，彼又兼程劳顿，遂尔气馁。鄂宁亦因承办军需，不无竭蹶，即欲藉此息肩，是以一见投合，不自知其谬妄。二人俱委任军务，而庸猥至于此极，独不扪心自问天良耶？舒赫德、鄂宁著再传旨严行申。"……

119.《清高宗实录》卷810，乾隆三十三年五月辛丑（第十八册 第956页）

〇又谕："昨据阿里衮等奏称，缅贼于猛卜等处屯田，驻兵扎营防守等语。我前往侦探之人，由永昌行十日，即至木邦，路不甚远，四月间尚能往来，所言夏令瘴气难行，亦属太过。如进兵踏扰贼匪所耕之田，尚属美事。选彼处厄鲁特、满兵一二千名，别项兵、一二千名，现存二万马匹内，每人或拨二匹或三匹遣往。著阿里衮会同明德、五福，及随明瑞经事大臣官员，熟思定拟，具奏办理。如果难行，即不必遣兵。但本年贼匪，必恐我进兵，以全力备兵防守。如俟瘴气稍缓，始行进兵，恐寡不敌众，反至受伤，断然不可。若乘贼苗未获，七八月间，虽有瘴气，尚可避行，猝然冲入，贼匪一切不暇，可望得利。我若不时扰踏，贼势必穷，但兵在健锐，不在于多，绿营兵无用，切不可派，只派满洲、厄鲁特兵。著再传谕阿里衮，由满洲厄鲁特兵内，挑派精壮奋勇二千名，作为二队，著五福带头队先行，派经事领队大臣一名，带兵续进。阿里衮再带兵数百名，于宛顶等处，驻扎声援。仍明白告知五福等，如能冲入，即行冲入，然我兵势单弱，不比全力之兵，即能败贼远逃，不过追至附近臼小之处即止，不可深入。偶有挫衄，反损我威，无庸强办。如果可办，本年办理亦可，明年亦可，本年、明年节次能办，愈为妥协。如必不能办理，不妨据情奏请停止，可相机筹办，切勿拘旨强为。"

120.《清高宗实录》卷811，乾隆三十三年五月

（第十八册 第958页）〇甲辰〇协办大学士公副将军阿里衮、尚书参赞大臣舒赫德复奏："查普洱边外，九龙江、橄榄坝等处。九龙江土司，即古之车里，系缅甸分支。康熙年间，土司刀孟挑内附，属宣慰司统辖。普腾、六困、整董、猛旺、

乌得、猛乌、猛腊、猛阿、猛遮、倚邦、易武、猛笼是为十二土司，加以宣慰司为十三版纳，自各土司内附，缅甸屡屡滋扰土境，而各土司俱不为贼用。至召散，本系缅甸所置孟艮土司猛孟容之侄，后谋夺伊叔之职，众夷不服，共立猛孟容之子召丙为土目，复为召散驱逐，召散遂分扰打乐、九龙江等处。其整欠夷人，亦系缅甸附属，前年官兵出口，该夷逃窜，杨应琚将随征效力之土目叭先捧，立为整欠土指挥，众夷不服，致整欠头人召教、召渊，及猛勇之召工等，勾结缅贼，与叭先捧仇杀，由整欠攻破猛□，追逐叭先捧。此等贼匪，实与缅贼狼狈为奸，至是莽是缅，在内地夷民呼为缅子，外夷则称莽子，不过强为分别，其实各种皆为缅贼，实属一事。统容臣等秋深瘴退后，带兵亲往普洱、思茅一带，确勘情形，务在剿杀，以清边境。"得旨："另有旨谕。"谕军机大臣等："今日阿里衮等奏到各折，其中多有早经传旨询问，久应复奏之事。阿里衮前此何以未经次第办理，直至舒赫德到彼，方行汇奏？看来阿里衮，于领兵颇能向前，而经理事务，则未能剖决明捷。若舒赫德于常行案件，似所优为，而于大处又不足恃，可见用人之难。著传谕阿里衮，嗣后诸事务须加意提策，随到随办，毋致再有迟搁。"

（第十八册 第963页）○壬子○谕军机大臣等："今日阅户部题销湖南省派往云南造船兵匠，应支行装、盐菜等项一本，虽系照例核销，但此项造船兵匠，系上年调往备用。今春据阿里衮鄂宁复奏，新街、蛮暮一带，内地船只难以前达，无庸打造等语。是该兵匠等，业已无所用之，自应及早撤回，不当久留滇省，仍滋糜费。阿里衮等，何未闻筹办及此，至频年经画军营诸务，凡有先行调集豫备，而其后无可需用者，当不止此一事，阿里衮等并宜逐一查明，即行酌量缓急，分别去留，庶事归实济，而帑项亦不致虚糜。仍将如何办理之处，迅即奏闻。再新街一带，向为缅夷贸易之所，自用兵以来，节经饬禁商民外出。昨因询问缅匪历来交易情形，旋据阿里衮等奏称，缅匪向时仰给内地，钢铁绸布等物，而黄丝针线之类，尤所必需现。在各口隘，俱严行查禁，不许商人偷越。随即降旨，令伊等实力稽察申禁，无或始勤终懈，稍任透漏。但沿边各隘，袤长辽远，僻险小径，处处可通。且目今瘴气方盛，官弁兵役，不免惮避远居，致疏盘诘。而奸民趋利如骛，无所畏惧，或窥伺禁防稍懈，冒瘴行险，私越外境者，不能保其必无，不可不加意防闲，以杜奸弊。至腾越等处所有马匹，向闻缅匪以贵价买之，此而不查，是借寇兵而资盗粮也，尤关紧要，更宜不时稽察，毋致偷贩出境，或官以厚价买之，收为我用。阿里衮等，其即严饬防守官兵，日夜巡逻，不得丝毫疏漏。倘奉行不力，致奸民仍有违禁私出情事，一经发觉，恐阿里衮、明德不能任其咎也。将此传谕知之。"

（第十八册 第967页）○丙辰○云南巡抚明德复奏："成都满兵一千五百名，分作十五起，间日一起，陆续赴永。查自省赴永，有大理府属之赵州、云南县，均可岔路。由蒙化、景东二府，前赴普洱，路平无瘴，现饬前五起成都兵，即由此路前赴普洱。至京兵百名，连官员跟役，需马一百七八十匹，通计需马七八千匹，现尚不敷。查前此黔、蜀二省，解到马骡甚好，且与滇省水草相投，该二省又系产马之乡，现拟量加购办。"得旨："诸凡皆妥，勉为之。"

121. 《清高宗实录》卷813，乾隆三十三年六月戊寅（第十八册 第 983 页）

○谕军机大臣等："阿里衮奏称本年于永昌不进兵，俟秋后赴普洱，遵旨于总兵、副将内，选一二员，遣往安抚沿边贼匪。又称，苗贼踏扰大山地方，法拉等俱被拿获。大山土司之侄阿陇，请暂留永昌，俟瘴气消后，探听大山实信，再行遣回等语。附近普洱、九龙江等处，止系零星贼匪，无甚紧要，不值阿里衮亲赴办理。永昌系险要口隘，阿里衮如驻扎在此，一切有益。俟秋后巡查附近普洱、九龙江等处，安抚沿边贼匪，甚属便易。事如可办，即令哈国兴前往，会同永瑞、五福，到彼办理；如不必办，本年莫如且缓，俟哈国兴来京定拟。著传谕阿里衮、明德，阿里衮不必赴普洱，只驻扎永昌，会同明德办理一切。至大山土司法拉，已被贼拿获，伊侄如回，能安抚伊等人众，俟瘴气消后，遣送伊回。如幼稚无知，即送回亦无益于事，莫如弗遣，令其驻扎永昌，尚属妥协。再将此传谕阿里衮、明德知之。"

122. 《清高宗实录》卷816，乾隆三十三年八月辛酉（第十八册 第 1058 页）

○谕曰："云南迤南道龚士模，普洱府知府唐宸衡，思茅同知黑光，宁洱县知县张轼，先经该督抚等奏请升署、升补，均已降旨准行。但题升人员，例须送部引见后，申报到任日期，方准扣算俸次。今思迤南等四缺，均系烟瘴边地，例准三年报满。而龚士模等，因现在办理军务，未得先行引见，不能与寻常题升引见人员，一体算俸，未足以示鼓励。所有业经奏请升署迤南道之龚士模，升补普洱府知府之唐宸衡，思茅同知黑光，宁洱县知县张轼，均著先行申报到任，即准其扣算俸次，俟军务告竣后，再行给咨送部引见。"

123. 《清高宗实录》卷817，乾隆三十三年八月甲戌（第十八册 第 1073 页）

○又谕："据阿里衮、明德议奏，本年瘴气消时，派兵防守各隘，并令领队大臣分管等语。龙陵、腾越派兵之处，应如所奏。其普洱、思茅一路，距永昌较远，阿里衮等不能兼顾，著令永瑞、五福统辖。遇有应奏事件，一面具奏，一面咨报阿里衮。缅宁一路，亦属要隘，著派本进忠，前往领兵驻守。再前发往之甘肃厄鲁特兵三百余名，实为健锐，著分给满洲大臣驻扎地方，设卡防守，与满洲兵一体调用鼓励。著传谕阿里衮、明德知之。"

124. 《清高宗实录》卷818，乾隆三十三年九月丙申（第十八册 第 1099 页）

○又谕曰："阿里衮等查奏，前年去年，征剿缅匪，所有阵亡、伤亡及瘴故、打仗未出各弁兵，造册咨部核办一折，办理尚未允协。官兵等身临行阵，如果奋勇效命疆场，自应查明恤赏，以昭激劝。但亦须核其用力多寡，是否杀贼临阵捐躯，必功状分明，权衡悉当，始足以昭军纪而服人心。今滇省绿营兵弁积习恇怯，木邦等处遇贼，率多逃窜，甚属怯懦。即有阵亡之人，亦非蛮结等处出力打仗者可比。若漫无区别，一例从优予恤，则滇省恇怯弁兵，益不知奋勉。著该部详查此内阵亡、伤亡官兵，俱减半给与恤赏；其染瘴病故者，既与身冒矢石不同，而打伏未出之人，更无实在下落，均不应议恤。"

125.《清高宗实录》卷820，乾隆三十三年冬十月辛酉（第十八册 第1131页）

○又谕："昨命永瑞、五福，驻兵九龙江一带，遇有紧要事件，一面奏闻，一面咨报阿里衮等。并屡降旨，谕令如有贼匪潜来，即带兵剿杀，仍招抚降人，以分其势。今阅时既久，瘴气已消，伊等竟未将如何分兵驻扎，贼匪曾否潜来，作何剿杀之处，逐一具奏。朕业将此路专委伊二人总理，岂得仍谘阿里衮等调度耶？著传谕永瑞、五福，务留心妥办，毋得观望取咎。并谕阿里衮等知之。"

126.《清高宗实录》卷823，乾隆三十三年十一月壬寅（第十八册 第1172页）

○谕军机大臣等："前因各省积匪猾贼，情罪较重，定例改发新疆。嗣以此等匪犯，在新疆聚集太多，不无怙恶滋事，降旨停止，仍发云贵、两广极边烟瘴充军。第思阅时既久，各处遣犯，又将日积日众。此等原系生事不法之人，虽经投畀远方，岂皆尽知惩创？况居处相近，引类呼朋，尤易复萌故智，甚至酿成事端，皆势所必至，近日昌吉之案，即其明验。虽事后原可尽法严处，但与其治于既犯，何如先事立法稽查，严行管束，使奸徒不致轻罹法网，尤为缉匪安良正道。著传谕督抚、将军、都统等，各就本管地方，所有发遣积匪猾贼，以及定地问拟流徒各犯，俱责成该管官实力体察防范，毋令其彼此群集，勾结生事。如有不遵约束者，量其所犯轻重，随事查办，俾之共知凛畏，杜防未形，庶足以儆奸宄，而资绥靖。可于各该处奏事之便，传谕知之。"

127.《清高宗实录》卷825，乾隆三十三年十二月辛巳（第十八册 第1210页）

○谕军机大臣等："前降旨普洱一路军务，阿里衮等不能遥顾，特派永瑞、五福驻扎九龙江等处，令其探访贼匪消息，剿抚兼施。曾据奏，分路驻防，而于该处情形作何办理之处，尚未复奏。现在永昌一路，已谕阿里衮等酌量进兵。其九龙江一带，若有缅匪潜据，或别部人有从贼者，亦宜乘瘴气未作之时，速往捉生攻掠，以分其势，不可株守防边，致误机会。著传谕永瑞等，速将附近九龙江等处，系何项部落，曾否归附缅匪之处，遵旨详访，相机妥办，仍速行具折奏闻。"

《清实录（十九）·高宗纯皇帝实录（一一）》

128.《清高宗实录》卷826，乾隆三十四年春正月丁酉（第十九册 第14页）

○又谕："闻药材内有阿魏一种，善能避瘴，番舶多有售者，粤东省自易于购觅。但假造乱真者不少，该督可即悉心备办真正阿魏，务在多多益善，就近委员，送往云南，交与该督明德收贮备用。著将此传谕李侍尧知之。"

129.《清高宗实录》卷828，乾隆三十四年二月

（第十九册 第43页）○乙丑○吏部议准："广东布政使欧阳永裿奏称：'定例

各省调补烟瘴人员，俸满时，或撤回内地，或在任候升，俱令该督抚考核。其有办事因循、年力就衰者，勒令休致。查调瘴之员，或有视为升迁捷径，一经调补，顿改前辙者，当随时纠劾，毋庸更立俸满休致之条。倘迟至俸满考核，则在任贻误已多，应将徇隐之各该上司参处。'"从之。

（第十九册　第48页）○戊辰○护理广西巡抚布政使淑宝奏："前奉旨，各省流徒等犯，责成该管官体察防范。现查粤西各府，集犯多至三、四百名，少或数名，应请酌州县大小，概为均拨。其原犯边远、极边烟瘴者，务各名称其实。并嗣后各省指配柳州、浔州、桂林三府人犯，依闽、浙例，解巡抚衙门酌发。再粤西向令聚处城厢，既按府均发，则各处保甲，十倍于所辖配犯。除附近苗寨安边，及猺、獞、土狼各保甲不宜安插外，应饬州县查到配半年安分各犯，匀交内地保甲长，由附郭及四乡，分领收管。仍就近以分防佐杂专管，朔望会同汛弁查点；未设分防者，该吏目、典史及汛弁轮查。"得旨："如所议行。"

130.《清高宗实录》卷829，乾隆三十四年二月癸酉（第十九册　第54页）
○谕军机大臣等："现在云南军营，有额勒登额所领满兵一千名，前在老官屯驻扎多日。，并未剿杀贼众。今新派兵到彼，伊等或以路险瘴恶等危难之语，耸动军心，于事大有关系。著传谕阿里衮、阿桂等，将此项兵丁，交海兰察等遣往普洱，归入落卓一路进兵队内，令五福、丰安、乌三泰等带领进剿。于现在普洱之成都满兵内，如数出派，令雅郎阿带赴永昌。其遣往普洱之兵，令阿里衮等晓谕云：'今派汝等前赴落卓者，因汝等比成都兵得力之故。到彼务当极力奋勉，若仍前退缩，必重治其罪。著即由僻路前往，不必给以马匹，令其缓缓步行。不独军需、马力宜惜，亦可稍释伊等从前退缩之罪。'"

131.《清高宗实录》卷830，乾隆三十四年三月丁亥（第十九册　第67页）
○又谕曰："杨廷璋奏，羊贩回民，践食麦苗，持械行凶一折，所办尚未甚合，已于折内批示矣。此等不法回民，敢于结伙多人，驱羊恣食麦苗，村民出与理论，辄行持械凶殴，致伤多人。迨官役往捕，又敢不服拘执，情罪甚为可恶，仅拟外遣，不足蔽辜。著传谕杨廷璋，即速严行审鞫，将起意拒殴为首重犯，应照光棍例拟罪。其擅驱羊群食麦，及动手伤人之犯，并发往伊犁、厄鲁特为奴。即在场随从情节较轻者，亦应发往烟瘴地方。如此分别严惩，庶此等凶徒闻之，各知炯戒。如案内尚有未获逸犯，务即上紧缉拿，全行弋获，按罪究治，毋任一人漏网。其余各州县，如有似此凶横羊贩，不法滋事者，并著照此办理。至该县刘毓德，平时既不能早为严办，禁于未发。及同营员带领兵役查拿，又止将跪地就缚之犯带回，其余伙犯羊只，悉任远扬，其为选懦无能，已可概见，并著杨廷璋即行参奏。"

132.《清高宗实录》卷833，乾隆三十四年四月
（第十九册　第104页）○辛未○谕军机大臣等："昨据傅恒等奏称，蛮暮以北野

人山顶，可得造船木料，已令傅显带兵一二千名，前往修造等语。此项兵丁，必须满汉兼派方妥。彼处修造船只，若野人稍不恭顺，即应立时剿办。此等野人，不可深信，恐其佯为恭顺，阴通缅夷，务宜留心筹度。再前经降旨，著乌三泰在落卓一路进兵，已调伊为成都副都统。今傅恒复派令造船，则落卓一路，须另派一干练领队大臣。至造船一事，朕彻夜思之，所关甚要。观所进地图，野人山西北，即系贼人巢穴，相距甚近。倘野人阴通缅匪来侵，有误船工，大有关系，必须重兵驻守，方可无虞。计今岁于七、八月间进兵，此山既距进兵路近，瘴气亦轻，莫若移兵屯扎于此，以为声援。九月间，想船只亦可造竣矣，如此办理若何？可传谕傅恒，令其察看地势，相度事机，熟筹妥议具奏。此事甚要，朕时厪念也。"

（第十九册 第109页）○壬申○又会奏："敬陈军营事宜。一、老官屯为贼人水陆咽喉，今拟于上流蛮暮、戛鸠一带造船。进兵时，一由戛鸠江西，取道猛拱、猛养，直捣木梳；一由水路，令福建水师顺流而下；别遣兵一支，在江东猛密地方，相机剿杀。老官屯腹背交攻，不战自溃。一、前拘泥避瘴，九月后进兵，缅匪得计期豫防。此次应出其不意，先进数十日，将来师旋，不致遇次年盛瘴，更可从容展布。一、马匹已由远及近，递调沿边饲养，进剿可期膘壮。惟分马时，先尽大臣挑用，次官员，再次兵丁，非鼓励军心之道。今拟分为三等，膘壮者，分给索伦；次及别项兵丁；大臣官员，分例本多；再次者，均匀搭散。一、火药铅弹，照兵丁应得分数给与，每致遗失。今酌于应得之数，十给二三，其余专员运送，随时接济。向来用竹篓、木箱装贮，遇雨辄漏，且易抛散，今酌改用牛皮袋。一、弓箭非绿营所长，此次毋庸佩带，箭枝转可匀给索伦备用。绿营兵饬令多带鸟枪、藤牌、刀矛。又思短兵相接，用斧亦可，而攻斫木栅，尤为得力。现饬制三斤重斧，酌量配带。一、现觅善铸大炮工匠，先造炮模，并带铜铁，随时铸造应用。又多带劈山、五子各大炮，均能打远适用；至鸟机等炮，徒费扛抬，不济实用，俱不运带。至绿营鸟枪，大半堂空口薄，只食子药三钱，演时多在平地，临阵下击火，未发而子已落。现按提水枪法，令枪子与枪口吻合，间有小者将黄土树叶探塞，并新造食子药四钱鸟枪，分给演习。一、兵将责于相习，现交提督哈国兴查明，各归各伍。续到之兵，亦各按标营，统归一队。即有添派别省将领者，亦必豫期指派。一、从前进兵，意在缅匪，其胁从土司，不忍概诛，反致尾扰大兵。此次除实在归诚者，收其米石、牲只，倘首鼠两端，即行剿灭。一、现在运贮并各处采买之米，共九万余石。合计调集之兵，现给两月口粮，约需二万五六千石，所储尚有赢余。进剿时，口内按站关支，口外分领裹带，并多备干粮，便于轻赍速进。一、永昌、顺宁所属十四土司，荷戈御贼，原非所长。此内或有熟悉贼中径路，及与边外土司相识者，拟不拘名数，酌带备用。其边外波竜、养子、野人、摆夷等，如有实心投顺者，亦可供向导之用。以上各条，酌举大端，未能豫定者，随时陈奏。"得旨："览奏欣慰。阿里衮、阿桂岂肯如此用心。"

133.《清高宗实录》卷835，乾隆三十四年五月庚戌（第十九册 第150页）

○谕军机大臣等："前据经略傅恒等奏称，据莽秀供，从前缅匪在遮放、陇川抢掠内地民人甚多，将妻孥羁留，令男子假作贩卖咸鱼，潜至内地侦探消息。傅恒现差人沿边密访查拿等语。此时倘有所获，询出缅匪情形，及土司地方若何之处，速行奏闻。朕意缅匪既令此等人等至内地探听，自因伊等是内地人民，易得消息。莫若将计就计，著傅恒等留心查勘，如其人诡诈，即行看守；如人尚朴诚，言语可信者，先耀以兵威，再详加开导，谕以：'尔等皆内地民人，被贼掳去，羁留妻子，令汝等潜至内地探听，原出无奈。若执而戮之，是自戮吾民也。今加恩仍行释回，俟十月瘴退之后，我兵仍由木邦前进。汝等回至阿瓦，即告知被掳之人，及缅子中素苦懵驳之虐者，倘能纠合人众，于大兵到时，作为内应，先来出迎。不惟不加诛戮，且各送回原籍。其有杀贼立功者，尤当倍加赏赉。'如此晓谕后，再行遣回。缅匪闻知，定全力移守木邦。且以大兵十月方进，此时防守必疏，我兵于八月，乘其不备，分路进剿，可以直抵阿瓦。而内地兵、民再为内应，于事大有裨益。至我兵八月间，由戛鸠、猛密进剿，及水路尚有舟师之处，不可泄露。反复思维，此乃计之得者，傅恒等宜相机办理。"

134.《清高宗实录》卷836，乾隆三十四年六月乙丑（第十九册 第168页）

○经略大学士公傅恒等奏："粤东办送阿魏三千斤解腾，臣等统计兵数，概行散给。查沿边虽有瘴气，讹传太甚，人心遂因疑生畏。今使人人得有避瘴良药，不特实能避瘴，并可释其疑惧，于军营大有裨益。"报闻。

135.《清高宗实录》卷837，乾隆三十四年六月庚辰（第十九册 第184页）

○又谕："据经略傅恒等奏称，本年进兵时，倘贼匪死守老官屯，兵船不能过，或以炮攻取，或以计攻取，固善。倘仍不能，我兵既占据桥梁，令兵渡至西岸，收取西偏村庄，绕过老官屯，在西岸驻守，截断阿瓦城接济兵粮，贼人落胆，自难固守。此时猛拱人等，请攻剿戛鸠，自可不论气候，仍照前奏，先行带兵前进等语。此次进兵，必先攻克老官屯，留兵驻守，方为计出万全。今傅恒等奏称，倘不能径渡，令兵绕至西岸，断其接济兵粮，亦系一策。我兵据江上流，两面夹攻，固善。或环攻老官屯，令贼匪无计可出，再取阿瓦城亦可。但如此办理，必需兵三四万，方足敷用。此时我兵较少，仍应攻克老官屯后，留兵固守，再取阿瓦，方为万全。若谓老官屯难取，弃之而前先攻阿瓦，断断不可。贼匪在我后路，必抄袭我兵。阿瓦乃其巢穴，防守视老官屯尤坚。万一我兵到时，攻取稍缓，未免前后受敌，所关匪细，此处应熟筹之，朕意仍应先攻老官屯为便。惟我兵直逼贼寨，恐致士卒多伤，应造大炮攻取，或设计攻取，即多需数日，亦无不可。将此传谕经略傅恒等知之。傅恒等所奏，总以进兵为急，朕甚嘉悦。然进兵之道，必当计出万全，不可不筹算周详也。且瘴气亦属可虞，齐凌扎布即染瘴身亡，官员兵丁染瘴者甚众，亦当在意，相时而动。可传谕傅恒等，遵朕节次所降谕旨，相度机宜妥办。"（P184 3-3）

136. 《清高宗实录》卷838，乾隆三十四年秋七月丁亥（第十九册 第193页）

○又谕曰："傅恒等奏称，定于七月二十日进兵等语，及早进兵，迅速奏功，办理甚善。但天气尚热，瘴气宜防，野牛坝地势微高，现有造船事务，傅恒到彼，暂驻数日，官兵既可到齐，瘴气亦可少退。至带兵前进时，沿途遇瘴气地方，须觅高地，设法躲避。人数众多，气候不佳，勉强进发，亦属不可。著传谕经略傅恒等遵照办理，并将现在有无贼匪消息，迅速奏闻。朕即欲听捷音也。"

137. 《清高宗实录》卷844，乾隆三十四年冬十月壬戌（第十九册 第289页）

○又谕："据户部议准文绶奏，滇省低铜未到，暂配黑铅鼓铸一折，已依议行矣。陕省委员赴滇采办铜斤，滇省自应上紧赶办给发，以资该省鼓铸之用。何以阅时三载，始据自滇领运，办理殊属延缓。且自陕赴滇，运铜往返程期，先经户部议准四百八十余日，即在滇守候，亦何至迟逾一年零六月有余？陕省因何竟不按限行催？滇省因何不知早行拨给？均难辞咎。著传谕文绶、明德，即将迟误缘由，查明复奏。至折内称，滇省咨报该委员，本年七月内领铜，因瘴盛于十月起运，更不成语，已交军机大臣将此语删节发钞。滇省即有瘴气，不过边外地方。若运铜所经，皆系腹内地面，安得以瘴盛为辞？此乃委员等因逾限已久，藉词支饰，该抚何得辄为听信，据以咨报，殊属不知事体。嗣后办理内地事务，不得以有瘴托词展限，将此一并传谕知之。"寻陕西巡抚文绶奏："查滇省厂铜不敷，现有贵州、广西等省，采办在陕省之先，挨次拨给，故至稽迟。但各省办买滇铜，陕西最远，嗣后应咨商云南巡抚，通计地方远近，先行拨发。"报闻。

138. 《清高宗实录》卷846，乾隆三十四年十一月

（第十九册 第328页）○辛巳○谕军机大臣等："据傅恒等节次所奏，官兵遇贼，俱各奋勇，但染病者多。阿里衮现亦患病，深为廑念。前此以为缅地瘴疠所致，今气候渐爽，仍复如故，恐贼匪诡谲，施毒水中，亦未可知。现在占据上游，尚不足虑。若得老官屯后，深入贼境，须防其于上游暗施毒物。著传谕傅恒等随时留意。"

（第十九册 第332页）○乙酉○又谕："据傅恒等奏称，率领官兵，占据南江上游，合力攻剿贼寨等语。傅恒所办，甚合机宜。看来现在情形，贼匪新添木寨，甚为强固，我兵并力夹攻，又增铸大炮，谅易克取。此时若已破老官屯，贼必胆裂逃窜，即乘胜前驱，犁庭扫穴；倘贼众全力固守，直至此旨到时，仍在老官屯抗拒，则已相持月余，势难必克，又何能深入阿瓦？况前途瘴疠更甚，我兵恐不能支，自应寻一屯驻处所，或遣人往谕缅匪投诚，或以已获大捷，奉旨撤兵之言，宣示于众，即可筹画旋师。著传谕傅恒等，酌量办理，不可拘执。"

139. 《清高宗实录》卷847，乾隆三十四年十一月

（第十九册 第338页）○丙申○经略大学士公傅恒等奏："臣等进攻老官屯，日

夜黾勉，急图成功。现在贼情，不过藉木栅为固守计，若分兵前取木梳、猛密等处，贼必接应，再绕后夹攻，自当易克。奈因本年瘴疬过甚，交冬未减，原派各营兵三万名，满兵一千名，现计仅存一万三千余名。加以领队大臣，亦多患病，未能分路击取，贼匪得以全力自固。"得旨："以此观之，撤兵为是，早已降旨矣。"谕军机大臣等："昨傅恒等以攻击老官屯情形具奏，已节次降旨，令其筹画万全。倘势难前进，即乘时撤兵。及阅今日奏到折内，现届冬令，瘴气未消，叶相德等皆染病身亡，缅地气候恶劣，徒伤人众，断难深入。傅恒等当即遵前旨办理。老官屯既不可久驻，野牛坝地方尚高，酌量于该处留兵屯守。并著土司等于关外相度地势，驻扎防范。令其以暂时退驻，明年再行进兵之言，宣示于众，谅贼等必不敢来犯。此内惟猛拱土司浑觉，我兵一到，即行投顺，理宜内徙安插。伊若不愿，听其自便。著传谕傅恒，将善后事宜，交阿桂筹办，即速驰驿来京。"

（第十九册 第343页）○甲辰○谕军机大臣等："据阿桂奏称，傅恒身染瘴疬，现患腹泄，颇形羸弱等语。此次进剿缅匪，事难中止。从前军营大臣等，并未将实在情形，明白具奏。及傅恒请往，朕早为地方险峻，气候恶劣，究竟可办与否，须到彼详加审度。复以事机难定，于今岁祈谷时，默祝昊苍。若此事必难办理，则傅恒患病，即不复举兵，前已谕知傅恒及军机大臣矣。乃傅恒至腾越，一路无恙。收服猛拱、猛养等处，并在新街、蛮暮，屡获大捷，是以令其前进。及至老官屯，水土毒恶，日夜攻取，积劳成疾，今未就痊。此即上苍垂示，无庸深入之意也。且官兵俱不耐瘴疬，伊等皆朕之臣仆，心实不忍。且以缅贼故而致多损伤，亦属不值。此旨到时，傅恒即驰驿来京，留阿桂在彼筹画撤兵，先于归路两旁设伏，防其后袭。随将吉林、索伦、厄鲁特兵，编队前行。其余于野牛坝地方，酌量暂驻。所有船只，或即烧毁，或寻一妥处安放。彰宝想已到老官屯，著传谕阿桂，即会同彰宝办理。"

（第十九册 第345页）○丁未○经略大学士公傅恒等奏："大兵围攻老官屯，贼势窘迫，贼目诺尔塔致书恳乞解围。经臣等传谕饬，嗣又遣小头目节缀，赍呈懵驳书函，吁请停兵，词颇恭顺。诺尔塔复谒见哈国兴，叩求回书。臣等查其情词，似非狡诈，遂缮书晓谕，令其具表求降，送出内地被留之人。其投诚土司，嗣后不得侵扰，若能悉遵约束，即当奏请撤兵。付书遣去。"得旨："知道了。另有谕旨。"傅恒又奏："臣自抵腾越以来，领兵前进，惟期迅奏肤功。讵意戛鸠渡江后，官兵多苦瘴疬。臣到老官屯，即患腹泄，至今未痊，诚恐有误国事，更念此次用兵，众以为难，独臣执意请行，致负委任，应请从重治罪。"得旨："另有谕旨。"谕："缅甸僻在炎荒，不足齿数，向来潜踪岩箐，从不敢侵轶边界，而中朝亦惟以化外置之。乃历任总督，自张允随，即已废弛边备，不能整饬营务。嗣是爱必达、吴达善等，亦因循不振，致缅匪易视内地绿营与沿边土司，渐滋事衅。而刘藻办理莽匪侵扰九龙江一事，既已畏葸无能，由思茅退回普洱，辄行畏惧自戕，缅匪遂尔鸱张无忌，此历来贻误情形也。至命杨应琚往彼接办，调度乖方，致贼匪阑入关内，骚扰土司。虽衅端不由伊肇，而其种种欺谩，屡饬不悛，其取罪实在于此。及再命明瑞前往，仍令以总督经理边情，并未遽欲兴师远涉。而所统八旗劲旅，不过二千，且又分其半与额勒登额，由旱塔一路，取道合剿。迨明瑞自锡箔、蛮结，拔寨杀贼，乘胜深入，转战至小猛育，为时已久。屡促额勒登额移兵往援，乃敢抗延不赴，又复纡道回内地。明瑞等犹沿途接仗，力期殿护全师，竟以策应不前，捐躯以殉，其事遂难中辍。彼时缅酋懵驳，虽曾具书军营，恳停进剿，而所遣乃内地被留之兵丁许尔功等八人，并未专派大头目赍表乞降。此则国体所关，岂宜轻纳，是以置之不答，然犹冀其悔罪输诚。果能请命如礼，尚可宥其既往，并非必欲劳师动众，为犁庭扫穴计也。讵待至一载，逆酋仍顽梗怙终，而我国家当全盛之时，岂可任小丑跳梁，竟不示之惩创？况滇省绿营，恇怯积习，久为贼匪所轻。而阿里衮、阿桂，在彼亦未能相机部署，是以调遣吉林、索伦等惯能杀贼之人，并闽省水师，同赴滇省，水陆夹攻。又因大学士傅恒屡请前往督办，情既恳至，谊亦难辞，且其实心体国，经画有方，至彼体察形势，所言始为可信，遂命为经略，往莅其事，此朕不得已用兵之苦心。屡经筹议，不特军机大臣闻之至熟，即王大臣等亦尝谆谕及之也。至傅恒于七月间，自腾越进兵，视前此师期较早两月，贼匪未及豫为防备，因得由戞鸠一路，统兵直进，收取猛拱、猛养。而其所经山径崎岖，江河纡阻，越险济军，备尝劳瘁，且因敌刈粮不藉内地转饟。及至新街会兵，策励将士，无不贾勇争先，于江岸沙洲，已连夺贼砦，歼贼五百余，并殪其头目，获取舟航虆械，贼皆望风披靡。如此殚诚宣力，不畏艰阻，实从来领兵大臣所罕觏者。及进次老官屯，率众攻剿，而贼人守拒甚固，猝未能下。遂克彼屯西一寨，诛戮贼众，绝其粮援，复悉力围其大寨，势可计日而取。但其地水土恶劣，官兵在彼，多生疾病，即领队大员，亦间有染患身故者。现今冬令瘴退之后，顿驻尚不相宜，则当阳生春至以后，虽得老官屯，不可以深入明矣。且将士等为国抒诚效力，义应不避锋镝，若对敌畏却不前，尚当治以军法。其能杀敌致果者，虽殁于行阵，朝廷自有优恤之典，即伊等亦安于分谊所当然。顾以我勇敢士卒，不用之于战阵，而徒令其尝试毒疠，于心实有所不忍。前经傅恒等节次奏到，朕以国威固不可不伸，而叠经夺砦殄贼，殄彼渠凶，亦既奋扬我武。况瘴乡绝徼，气候与内地迥殊，我兵之不宜久留彼土，实属地势所限，非兵力不足，军储不充也。朕筹办军国重务，一切惟顺天而行。今审时度势，自当知难而退，不宜复执直抵阿瓦之说。是以于半月前即迭传谕旨，决计撤兵，惟谕傅恒等将善后事宜，妥协经画，实朕熟思慎处，久定于中者。今据傅恒等奏，缅酋懵驳奉有蒲叶书，遣老官屯大头目诺尔塔，赍诣军门，吁请贷其声讨。傅恒等移檄使受约束，义正词严。前既谆谕撤兵，此时自应姑从所请，以完此局。在么麼丑类，反复不常，原难保其经久驯服。但贼众甫经创衄，谅不能遽萌故智。即或迟至数十年后，复有蠢动，自可随时措办，以靖边圉。因以原折令王大臣等阅看，在众人未尝不以为此事为机会适合，或有喜动颜色者，而朕实觉恶然。若竟以此举遽为欣幸，则与众人之见何异？至傅恒另奏请罪一折，若仅以攻寨未能迅克为歉，则阿桂亦同时任咎，尚为近理。乃以为力违众议，执意请行，将此次出兵，引为一人之罪，殊为未喻朕意。此次出兵，原属万不得已，并非好大喜功。而傅恒承命经略，职分应尔，设以为办理非是，朕当首任其过，其次方及傅恒。岂宜独以为己责？昔我皇祖于吴三桂一事，谕令廷臣集议，众意佥以为不可遽移，而主撤藩者，惟米思翰、明珠数人。后逆藩抗命，众皆归罪议撤之人，甚有以请诛之说进者。皇祖深辟其非，宣谕云：'朕自少时，以三藩势焰日炽，不可不撤。岂因吴三桂反叛，遂诿过于人？'大哉圣言，足为万世法守。朕惟仰绍祖训，奉为权衡，傅恒此事，即可援以为例。前于傅恒收服猛拱时，曾赐三眼孔雀翎，以示褒宠。傅恒即具折，恳俟功成后，再行戴用。今既未经攻克贼巢，前所赐翎，即著缴回，仍用伊原戴之翎。即此于伊请罪之意，适足相当，想王大臣等亦当诚心允服。将此宣谕中外，并将原折音汉发钞。所有撤兵各事宜，著傅恒等悉心妥议具奏。"

（第十九册 第348页）○戊申○谕军机大臣等："据傅恒等奏称，懵驳遣人呈书，并诺尔塔叩见哈国兴，吁请撤兵解围等语。前因缅地水土毒恶，官兵不耐瘴气，曾经降旨撤兵。今懵驳又遣使乞降，自应照所请办理。但此后须定规模，不可令缅酋骄纵。即如书内恳求通商一事，尚应斟酌。懵驳如愿为臣仆，纳贡输诚，则缅地皆我版籍，贸易无妨相通。倘止求撤兵，未请纳贡，通商断不可行。著传谕傅恒等，即将此旨明切晓谕，再严禁内地商贩，不得出关交易。"

140.《清高宗实录》卷851，乾隆三十五年正月丁未（第十九册 第401页）

○经略大学士公傅恒议奏缅酋纳款善后事宜一折。得旨："军机大臣议奏。"寻议："一、遮放、猛卯、陇川、盏达四土司，经贼扰散，来归无力耕作，且军兴曾出力。应如所请。交地方官，查借牛具籽种，并酌借银二三千两修署，分限五年缴。一、普洱边外十三版纳，现隶内地，未被贼，耕作纳税如初。应如所请，交督、提于本年瘴退后，查其曾被扰之穷户，借给牛具籽种，设法安集。其近日招降之整欠、景海野人，未与各土司同供职，应令地方大员晓谕，令就各处土产，数年一贡。一、猛密大山境内，波竜老厂、新厂等处，恐兵后有潜往开挖滋事者。应如所请，永禁，犯者从重治罪。至茂隆，自葫芦酋长，献厂纳贡，相安已久，且距缅远，无庸防禁。惟沙丁丛集，应责厂员造册，按季由府申院，核查收除人数。仍令沿边各土司，禁内地厂民，越江偷渡。一、永昌、腾越、人所典、干崖、盏达、南甸、陇川、猛卯、遮放、芒市各土司地，应如所请，派道、府、督同地方官严查，示知该民、夷，立将典押产，开报造册毋隐，照本利多寡，收过年租若干，定限八年、九年，以次退出，嗣后永禁，犯者地入官，承典人治罪。并严禁内地人，在夷地开铺及与摆夷婚。一、竜陵地无瘴气，其外即芒市、遮放，与外夷密迩。查永昌府，同知无专辖事。应如所请，移驻该处，定为竜陵厅，并于厅裁武职内移驻游击、守备各一，拨留应裁兵六百，定为竜陵营，同司稽查弹压。一、腾越以外万仞等七关，并木邦、中山、杉木笼等处，旧设抚夷厂，该州、协等并不申报上司，又无定额，有名无实。应如所请，定为额缺，每关、每处设抚夷正副二人，给以外委职衔顶带，并与兵马，钱粮按季支。现即行令该州、协，会遴承充报督抚，给印照咨部存案。缺出照旧慎选，仍令该管上司，留心访察，毋许滥充滋弊。不惟弹压野人，保护行旅，并可稽查内地民人私越关隘。一、滇省绿营，怯懦成习。永昌、腾越、顺宁，为全省西南门户，专营紧要。应募兵半系游手无赖，不堪训练。应如所请，先期按户选充，如一家有丁壮三人，察其年力汉仗，挑一人。该地方官，先查所属乡里户口若干，约挑若干，详上司察核后。会同该镇、协遴选登记，申督、抚、提存案，遇缺以次充。其年久衰弱，不堪顶补者，临时更换。至挑兵时，胥役等不得藉端需索，硬派私放，犯者加倍治罪。一、此次进剿，炮位最为得力。除京城送往冲天炮四位，仍送京外，所有经略大学士公傅恒所铸大炮二位，蒙恩赐名大神威，应即存腾越，留镇地方。又续在老官屯，铸食五十余两神炮八位，及四川解往九节炮十位，亦应于永昌、腾越、龙陵、普洱分贮，均令每年各操演十日。其四川省咨送劈山炮八十位，据川督奏明，已另行补造，并留滇省，酌量分给各标管。一、查木邦土司线瓮团、蛮暮土司瑞团等，先经阿桂、彰宝奏，伊等或令回故土，或择地安置，俟询明再办。其余久经归顺之整欠土弁叭先捧，六本土司召猛斋，景线土司召呐赛，景海土司召罕彪，猛勇土司召叭护，孟艮土司召丙，整欠土司召□，猛勇土司召瞵南，孟艮土司召猛乃等，分住普洱沿边一带之猛□、小猛仑、橄榄坝，及思茅、普藤、猛腊等处，人数既众，情形亦殊。应如所请，并俟彰宝等，秋间查办十三版纳，到普洱查明应回、应留妥办。一、耿马土把总罕朝玑，奉旨赏五品顶带，给与花翎，以守备题补。查罕朝玑等，前岁回滇染病，留省城，未随进兵，且系夷人，题补守备，不能办绿营事。应如所请，毋庸题补，只给守备俸薪。俟病痊，归总督衙门差委。至大山头目之侄阿陇，安于内地，衣食不欲即回，仍与养赡留住永昌。俟大山有人来内地，阿陇如见伊亲故，意欲同回，该督抚再行查明，令归故土。"从之。

141.《清高宗实录》卷853，乾隆三十五年二月壬申（第十九册 第422页）

○谕军机大臣等："征剿缅匪一事，因老官屯水土恶劣，我兵在彼，疾病者多，势难久驻，是以降旨撤兵。适缅酋懵驳，遣使至军营投诚，姑允所请，以结此局，虽不过就事完事，其实亦不能不如此办理。但缅酋既诚心投顺，何以距今三月余，尚无信息？看来其初遣人投诚时，必系闻新街战胜之信，摄我兵威，且不知我兵声势若何，遂尔惧而请命。及我兵既退，彼或窥见端倪，渐生观望。而其遣使至军营时，系哈国兴与之接见传语。未必非哈国兴，狃于绿营积习，急图了事，从中迁就调停，为之粉饰其词。竟若缅酋实能恭顺输诚者，至浑觉本一茫无定见之人，其在猛拱投降，原系为兴堂扎寻至，迫于无可如何。今遣伊回归缅境，必诿罪于兴堂扎，而将我军中虚实，尽行告知，以图幸免。缅酋闻此，必且悔其前此投诚之举，不然彼即办理贡物，何至濡迟许久？且如前此呈送军营毡布诸物，未尝不可以充贡，彼何所畏惧，必欲造办奇巧贡品，旷日羁时？且彼土又有何奇物可办，必待迟之又久，不即奉表纳款，急践前言乎？缅酋既如此迁延，其情伪殊不可信。彼所略有顾恋者，惟贸易一节，急欲求通中国，而内地亦惟此一节，尚足以扼其肯綮。总之彼贡表一日不至，沿边货物一日不可令通。此时务须设法严查，勿使奸劣商民，丝毫透漏。若稍有疏懈，仍归有名无实，则并此不足恃，更复无可把握，所系非浅鲜也？更可虑者，缅酋或知我进兵时，粮马运送之难，及将士病损者众。而现在八旗劲旅，又俱撤回，彼深悉滇省营兵之怯弱无能。益复无所顾忌，或渐扰我沿边土司地界，亦未可定。今永昌、腾越，尚有黔兵屯驻，较滇兵稍为得力。万一匪酋或有侵扰，虽不值复为征剿，而就近拣派留驻黔兵，统以勇敢将弁，出边剿杀，尽歼丑徒，使知惊畏，庶足示威杜患，并当一面办理，一面奏闻。前此缅匪之事，皆由爱必达、吴达善、刘藻历任总督之姑息养痈，继以杨应琚之乖张偾事，纵令贼匪日肆鸱张，遂致大费兵力，经理数年，仍不能集勋藏事。此因循贻误之咎，不可不引以为切戒也。彰宝，向日颇属能事，到滇以后，又能实心出力，是以即用为总督。此时既已撤兵，即阿桂亦不能在彼久驻，滇省沿边诸事，乃伊一人专责，朕亦惟伊是倚。哈国兴，虽在滇年久，究系武夫，识见有限，或并沿袭绿营恶习，遇事一味掩饰弥缝，止图弭目前之非，而不顾贻后来之患。彰宝断不可为其所惑，与彼扶同一气，上下相蒙也。若稍不经意措置，不能合宜，或缅匪侵扰沿边，不知痛加惩创，甚且匿不上闻，设或贼众渐至阑入内地，并且侵及腾越、永昌，尚能讳匿乎？若至彼时，再行奏闻，朕惟于彰宝是问。杨应琚复辙具在，足为炯戒。即彰宝自忖，亦复何颜见朕乎？著传谕彰宝，务须实体朕意，以副委任。仍将现在边禁如何，严密防察，及缅匪有无贡表消息，即行奏闻。并将此谕令傅恒知之。"寻彰宝奏："缅性多疑，真伪难定。前遵旨留黔兵，并云南昭通兵，共三千余名。分令昭通、鹤丽、永顺三镇臣，带驻虎踞关之陇川，及盏达、遮放等处，严查商贾私漏。又于沿边小口，严饬地方官防范。其永昌、腾越沿途道路，添派弁员稽查。现据永昌守令报，于龙陵访获违禁私贩外夷盐斤之犯。再查缅夷从前贸易，俱在秋冬间，询土人知交四月后，雨大瘴发，道路难行，不能通市。其进贡尚无消息，各处官兵，星罗棋布，声势联络。似有瘴时，酌移龙陵、南甸等处，离各关隘不远，声气相通，缅夷必不敢犯边。设有侵扰，定率弁兵剿杀。如遇事，有未得主意处，惟据实奏闻。绿营怯弱，而永昌、腾越尤甚，地较紧要，现在选练操防，有截存粮，可敷留驻兵支用。"得旨："此亦寻常复奏，何亟亟六百里为也。"

142.《清高宗实录》卷854，乾隆三十五年三月壬午（第十九册 第431页）

○又谕："据熊学鹏奏，应发新疆改发烟瘴之窃犯陆贵珑，在司监收禁，越狱脱逃，现经拿获正法，请将管狱各官，分别革职议处一折。司狱华灿，于司监所禁要犯，任其乘间脱逃，实属有乖职守，罪应褫革，固不待言。至按察使，为通省刑狱总司，凡所属囹圄，并宜申严防禁，毋稍疏虞，方为无忝厥职。乃于专管之司监，毫无防范，致有越狱之犯，尚复成何事体？"……

143.《清高宗实录》卷859，乾隆三十五年五月

（第十九册 第509页）○庚子○又谕："据彰宝奏，外委钟朝相回关带有诺尔塔回文，狂吠可恨等语。彰宝此时始知不出朕所料，又复何益？此事皆系阿桂所误。去冬在老官屯，缅酋差人恳求解围，彼时大学士傅恒，病势甚重，精神恍惚，岂能复为计画？阿桂身为副将军，自应将傅恒先送进关调理，彼仍整兵驻老官屯，以观

动静，或五日、或十日徐徐撤退，庶贼人不知我浅深。乃一闻贼匪纳款之信，如获更生，各路官兵同时俱撤。贼众窥见我兵利于速退，回军狼狈之状，致贼心生轻慢，而遣回浑觉，尤为失算。浑觉与我兵同行日久，军中一切虚实皆所熟悉，虽云边外野夷，知识浅陋，其耳目所及，岂能瞒彼，安得云彼竟无知？阿桂在彼，何以全不计及，率行遣归？浑觉既去，有不将我军营情事尽告贼酋，自图免祸之理？贼众闻知，尚复何所畏惧，有不悔其前此投诚之说乎？朕筹虑缅事之必不妥顺，实在我兵轻撤及遣回浑觉之时，不待今日始知其反格也。至彰宝请即时进兵之说，实属大谬。去年厚集兵力，所用皆八旗劲旅，奋勇直前，虽有新街一捷，而水土恶劣，尚且不能成大功。今瘴疠方盛，所留不过云贵兵万余，势不及上年百分之一，轻率前进，徒令士卒损伤，于事毫无裨益，即此可见彰宝之不知事体。但窥其意，亦不过以身任总督，姑为此语自存地步，原非出于诚心大臣为国家筹办边情，自当策及万全，何得以此必不可行之事，巧为塞责乎？此时自宜处以镇静，严饬边守，以防贼匪之潜谋侵轶。或俟冬间瘴退时，选派精锐二三千人，统以勇敢将领，乘其不备，袭击而进，掩杀贼众，以申我威棱，虽于事无甚大益，亦庶几稍纾愤懑耳。至折内所称，将千总鲜玉追回，所见亦是。但苏尔相为彼拘留，尤难置之不问，自应再发檄谕，严饬诺尔塔向其索还。已命军机大臣，代拟檄稿，寄到后可即令通习缅文之人，译出缅字，同汉字一并缮写，如式发往。即遣此番送信之外，委钟朝相赍去，并令其面谕苏尔相云，尔身为都司，带有兵丁同行，岂无藏有防身器械？前日诺尔塔请尔进城，逼尔接阿瓦来信，尔即当同众兵舍死并命，杀伤彼众。即不然亦当挺身骂贼，何竟束手无策，听其拘绊？即此已为武职大员之玷，使彼时即为贼目所害，尔子孙亦必蒙优恤，乃竟甘心隐忍为此？诘责时，当令诺尔塔闻知，并不妨告以，尔即将我陷害，我亦无所畏怯，我子孙亦必蒙大皇帝加恩等语。使徼外贼目，知天朝兵弁仗节不屈，庶足以折其心，不得复如苏尔相之默默无能也。阿桂此时自已前赴永昌，惟当与彰宝同心协力妥筹一切，不得稍存畛域，自速重戾。总之此事贻误，实由阿桂，将来如自知悔悟，竭诚奋勉，尚可稍赎前愆。若竟下愚不移，自问当得何罪乎？至哈国兴，于老官屯接见缅匪，传述言词，其中自不无粉饰。去岁傅恒病中，或亦为其所朦，今伊将次到京，经朕面询，自难逃朕洞鉴。但此时因诺尔塔向苏尔相索取土司，辄谓粉饰显然，亦不足以服其心，已于折内批谕，并将此详悉传谕阿桂、彰宝知之。至缅匪近日情形若何，及此次檄谕后如何回复，务即速据实奏闻。"外寄军机大臣代拟檄谕一道，檄谕："老官屯头目诺尔塔，知悉上年官兵攻围老官屯时，尔阿瓦王子差人至尔砦中，同尔诣军门，赍书恳求解围，情愿奉表纳款，送还内地之人。彼时本将军等，鉴尔王子情词恭顺，遂与尔立定教约，给尔回书撤兵停剿。乃迟至数月，杳无信息？本将军等以尔投诚之语，曾经代尔奏闻大皇帝。尔等即敢于欺诳，本将军等如何敢于大皇帝前，蹈欺罔之咎？因檄示尔王子索取被留之人，此尔王子遣尔诺尔塔等，向我军营恳求之事，何竟敢行反悔？今尔王子并无回信，尔诺尔塔何物，辄敢向我索还土司，并拘留我送书之苏尔相，且敢投书与本将军肆行狂吠，实为复载所不容矣。苏尔相一微末武弁，汝即留彼、害彼，于天朝毫无所损，正恐尔负此重罪，莫可逃诛，且尔缅国生灵，又将涂炭矣。尔自思尔一虫蚁不如之人，辄敢违尔王子去年纳款书词，向本将军等抗词蔑礼，尔尚可比于人类乎？本将军总督奉命镇守边境，视尔穷荒匪目，何等么麿，岂容尔妄自尊大，出言无状乎？亦岂容尔以尔王子愿受约束之语，擅自反复乎？为此再檄谕尔诺尔塔，即将我所遣都司苏尔相，如礼护送入关，并即寄信尔王子，将从前所留之人速即查明送还，以全尔王子之礼信，毋稍执迷不悟，自贻后悔，祸福惟尔自取，慎之凛之。特檄。"

（第十九册 第513页）○辛丑○又谕："昨岁征剿缅匪，选派八旗劲旅，厚集深入。乃其地水土恶劣，官兵在彼，多染疾病，难以久留，因传谕撤兵。旨未到而缅酋适有差人诣军营投诚之说，亦遂就事完事，原不必于缅匪之果奉表纳贡也。但彼既禀受教约，其被留之人，自应即行送还。因其日久不至，恐贼匪见我去冬退兵急遽，明示之弱。而浑觉遣归，断不能不泄我军中虚实，未必不心生反悔。曾谕阿桂、彰宝，檄谕缅酋，催其速行送还被留之人。乃老官屯头目诺尔塔，于未奉檄谕之前，辄敢致书将军等，索取木邦、蛮暮各土司，且将我赍檄之都司，拘留在彼。而所递书词，肆行狂吠，其反复已属显然。窥其意，不过自恃险远，且深知我军行拮据，欲以此激我用兵，而彼得以逸待劳，坐乘便利。自不可堕其术中，且师出无名，亦不值复有征调。此时且宜处以镇静，惟严饬边防，无稍疎懈。或于冬间瘴退时，就云贵兵丁中，选派精锐，前往袭击掩杀，稍可振我军威。但彼处绿营将弁，率系懦怯无能，不足胜带兵之任。现在选派侍卫等，前往滇省，以备巡边及统兵之用，俱随时陆续起程。著各该督抚，于伊等经过各省时，止须按寻常出差之例，不动声色，由驿应付，不必照上年官兵经行，大为豫备。至现在缅事未竣，滇省文报往来，尚关紧要。并著各督抚，转饬各驿站，照前上紧递送，毋稍迟误。其原派稽查驿站各大员，并留心妥协查核，毋涉张皇。将此密谕各督抚知之。"

（第十九册 第514页）○又谕："办理缅匪一事，实为阿桂所误，已另降旨严饬，令其明白回奏矣。昨据奏到，诺尔塔缅字回书，敢肆狂吠，并将所遣之苏尔相拘绊，实为可恨。看来贼匪诡诈百出，既窥见我去岁撤兵时急遽光景，又浑觉到彼，告知军营一切情形，深知中国军行之难，而彼以逸待劳，利于我往，以乘我之敝。现在诺尔塔之敢于如此无状，显欲激我用兵，岂宜堕其狡计？夫用兵贵于知彼知己。去岁以我八旗劲旅，厚集兵力，尚且不能有成，总由该处水土恶劣，为地势所限。今所存不过滇省绿营，怯懦无用之兵，即黔兵稍为得力，其视我满洲、索伦，百不当一，若冒昧轻进，徒致损伤，而于边务毫无裨益。似此显而易见之事，阿桂等岂有不知。乃彰宝昨奏，即请带兵进剿，而阿桂亦有来年大举之说，若以口头语聊且塞责，已非出于诚心。所谓色厉内荏，深足嗤鄙，若此等机宜，其尚不能了然于心，又安望伊等之筹画妥善乎？看来诺尔塔，竟是一狡黠多计之人，且能为其王子实心筹画。而阿桂、彰宝为国家大臣，经理边情，其识见转出边徼匪目之下，宁不自愧。是彼虽属边僻么麿，尚知上下同心，自操定算。而我大臣等，惟图自便苟安，全不肯发谋出虑，非惟智不若人，即天良亦澌灭殆尽，思之实为愤懑。至诺尔塔敢于如此无礼，明系轻视我大臣等之懵无知识，不能察其底里。彼未必不以此自鸣得意，竟宜直为揭破，使知鬼蜮隐情，难揣我大臣等之料度，可稍挫其奸谋。诺尔塔此后若再递狂悖书词，即不妨告以：'尔敢于抗词肆诞，不过自恃险远，激我疲劳兵力，尔得坐乘便利。此等伎俩，不能欺我三尺童子。本将军总督，岂能为尔朦蔽，堕尔术中？且堂堂天朝，以威信抚驭外夷。既已许尔王子投诚，岂肯师出无名，复事征剿？？惟严饬我边备，观尔动静。尔若敢作不靖，近我边境，我兵炮矢之威，尔所深知，无难令鼠辈尽为齑粉，则是尔自取灭亡。尔自度之。'如此方不致为贼匪所轻，亦料敌制胜之一端也。为今之计，自宜且处以镇静，视冬间瘴退时，选派精锐数千，乘其不备，往彼袭击，剿戮其人，蹂躏其地。但绿营将领，懦弱不堪，统率亦属无益。自宜派我侍卫等，往彼带兵前进，现已另行详晰传谕。至阿桂、彰宝，同驻永昌、虎踞、铜壁各关隘，防守侦逻，自应加意严密。其普洱边外九龙江一带，向来贼匪出没之所，而召散又潜窜其地，不可不一体慎防。今雅郎阿所统满兵，又已撤回。彰宝今秋，又不能复照前议，亲往巡阅整顿。此时虽有总兵喀木齐布在彼驻守，恐未能经理合宜，而兵力亦恐未甚充足。阿桂、彰宝，并宜悉心妥酌，先事豫防，毋致稍有疏懈。其如何筹备之处，仍速行详晰妥议具奏。再昨日诺尔塔书词内，有得的兵丁二百多、三百有余，要送下阿瓦等语，所言甚不明晰。细察其意，似非指从前被留之人，而我去岁未出弁兵，止报有福建水师八十余人，其数又不相合。或系滇省绿营兵丁内，尚有未出之人，而领兵将弁，未经呈报，亦未可定。并著阿桂、彰宝，确查具奏。"

（第十九册 第516页）○壬寅○又谕："现在缅匪一事，自当处以镇静。诺尔塔敢于如此无礼，实欲激我用兵，断不可堕其狡计，昨降谕旨甚明。惟于今冬选派精锐，往彼袭击剿杀，以申我军威，亦断不可少。但绿营将领，怯懦无能，若令其带兵，恐于事未能有益。现令鄂宁等仍往云南，听候差委。阿桂等可豫为悉心筹度，俟秋末冬初瘴退时，拣派贵州兵之精壮者，及昭通镇所留得用之兵二三千人，令侍卫等统领，前往出其不意，或破彼附近小砦，剿戮贼众；或取彼田禾，蹂躏其地，使彼猝不及防，庶足示之惩创。阿桂等总以悉心妥筹，核其时日不先不后，方于事有济。切不可稍愆期候，坐失机宜。若现在留驻永昌等处之绿营兵丁，不敷选派，或须挑用贵州之兵，不妨将需用若干之处，咨黔省如数慎选。即令前赴永昌军营，俾得稍为休息，以备秋冬应用。至贸易一节，不足制缅匪死命，前已详悉传谕。但各关隘稽查防诘，不可稍有懈弛。阿桂等务须严饬守口官弁，若此时缅匪或带有货物，诡称入关交易，即当立时擒获，差委妥员，解京审究。设缅匪藉称贸易为名，潜随贼众，或二三百，或千余人，希图窜入内地滋事，更当就近速派弁兵，出关邀击，歼殪丑徒，不得稍有轻纵。绿营兵虽素多悾怯，岂竟毫无愧励之心？如我兵攻围贼众，负固力守，暗施枪炮，尚可云彼易而我难，势不相敌。若贼人来至近边，不过蜂屯蚁聚，并无木栅可凭，与之交锋接仗，劳逸主客之间，我操胜势。又何畏于彼，而不奋勇掩杀乎？若彼来近边筑栅，则断其粮路，亦不必攻栅，而贼自困矣。且守边杀贼，尤防戍士卒分所当然，又非不惜其身命，责令攻坚陷险，若漫地剿战，再不知努力自奋，则平日豢养若辈何为？即令伊等自揣，亦何至甘不如人，徒受退缩之咎，而不思励勇直前，得功受赏乎？阿桂等教练伊等时，亦当明晰开导，使之激发天良，共效敌忾，以收实用。将此传谕阿桂、彰宝知之。"

144.《清高宗实录》卷861，乾隆三十五年闰五月甲戌

（第十九册 第554页）○谕军机大臣等："办理缅匪一事，因出于不得已。去岁进兵太早，由戛鸠纡路行走，人马受伤，于事无济。阿桂在彼年余，地势事机，自无不知。傅恒甫经到彼，未能深悉，伊应劝阻。如傅恒不从，即应参奏。乃并不披陈所见，又不据情具奏，但以为有傅恒在彼，一味推诿，非有意贻误国事乎？即以阿桂一路之兵而言，伊在蛮暮时，苏明灿前来告称，贼目诺尔塔，黄夜令伊入垒，复乘夜遣出。彼时缅匪尚未有备，阿桂诚能率师掩袭，自可攻克老官屯。乃迟疑不进，致失事机。其后守御既严，水土又甚恶劣，徒致弁兵受伤。朕洞鉴其情，是以谕令撤兵。此旨未到之前，贼匪被官兵痛剿，又复急攻其垒，军威大震。当撤兵之际，阿桂若扬威振旅，使缅匪震慑，伊又何敢于乞降之后，旋即食言，一至于此？若谓傅恒有病，不便在彼久住，宜先将傅恒送回，伊统兵在彼，多住数日。乃于此等处，并不留心，而与哈国兴水乳相投，希冀草草了事。一似撤兵，即得重生。将军大臣下至兵丁等，并无队伍，纷纷而回，缅匪始得知我虚实。前据伊等将撤兵时二更起程，兵丁被人戕杀一事奏到。朕即降旨饬谕，撤兵不比进兵，应整旅缓退。黄夜亟行，成何事体？若谓水土恶劣，久留徒伤多人。然官兵所伤已多，再留数日，亦不过伤数人而已，焉有因此即不顾贻误事机之理？阿桂之意，以为即使得罪，情愿自任，以沽为众之名，此非阿桂昧良丧心乎？人生莫不有死，阿桂令众人感念其死，岂能将伊入祀贤良祠？果能将国事办理妥协，日后必加恩入祀，伊宁不计及此乎？至浑觉，系随营最久之人，我兵丁伤损情形，伊皆目睹。将伊遣回，是使之告缅匪也。傅恒至京，自行请罪，遣回浑觉，所办错谬。伊若病势渐痊，朕必不宽贷。今病势昏瞀，朕又何忍将伊治罪？彼时傅恒患病，诸事皆由阿桂办理，不过于具奏时，列傅恒之名而已，岂可诿过于傅恒乎？将此传谕阿桂，令其明白回奏。朕今并未治伊之罪，仅将伊二子革去侍卫，嗣后但宜遵旨，加意奋勉。若仍复如此心存草率，贻误国事，应得何罪，阿桂自知。至苏尔相至老官屯，缅目收其器械，理宜慷慨奋拒，即为贼所戕，朕必加恩于其子嗣。乃任其销辱，实属有玷官职。从前达什扎布，乃一新降之厄鲁特，因不屈骂贼而死。彼无子嗣，朕尚施恩，将伊弟彦扎布补放二等侍卫，在乾清门行走。苏尔相何不思抗节邀恩，甘受贼辱乎？此时诺尔塔若将苏尔相送回，即派妥员解送来京。至绿营员弁，殊属无用，即巡逻扑击，亦不可全仗此辈。瘴气消退之时，由京另遣侍卫等员前往。将此传谕阿桂、彰宝知之。"

（第十九册 第556页）○副将军阿桂复奏："上年七月进剿缅匪，系与经略傅恒，定议迅办。不意雨多瘴盛，至损人畜。遣回猛拱土司浑觉，原欲藉慉驳戕害，结怨于彼，未念及告知军中虚实。"批："若然，汝每日在梦中乎？"又奏："未奉旨撤兵以前，慉驳请降，将军伊勒图与臣议，拟给回书允准。傅恒令询问领队大臣及

侍卫等意见云何，众人意见相同，傅恒令将伊等所言，逐一画押，未觉傅恒动怒。及书押后，傅恒怒形于色，即欲缮折参办，臣等并未多言而退。至撤兵，虽奏称二十日实自十七、十八两日将伤病兵先撤，十九日傅恒带撤兵三千，臣与伊勒图拟于二十日带兵起程。"又批："汝尚以为迟，真不足与言矣。"又奏："是日，因未得毁船确信，又住一日，于二十一日撤回。其时傅恒尚明白在湖右地方，等候同行。夜间起程，护军福尔苏哈被戕，实臣疏防。迨缅匪改悔观望，又未先发檄谕，致失机宜，愧恨莫及。奏请整军进剿，只因一时愤激。今蒙训示，无辞登答。"又批："实系忘恩，仍复巧辩，汝尚有人心乎？将仓遽撤兵之处，付之闲言，岂非汝之诈术，汝视朕为何如主耶？著明白回奏。"又奏："臣办理不善，应从重治罪。蒙恩仅将臣二子革去侍卫，稍示薄惩，予以自新之路，惟有竭力报效，以赎前愆。"得旨："已有旨了。"谕军机大臣等："阿桂奉到令其明白回奏之旨，虽逐一回奏，而词意之间，仍有自占地步、巧言掩饰之处。即如伊恖遽撤兵一事，并未明白声叙，于闲言中混过。复称，十四日发给缅子书字，于二十一日，伊始领兵起程，以见伊并未遽退，迟迟而归之意。十四日发给缅子书字，即可谓之事毕乎？况阿桂原定于二十日退兵，因是日缅子进献物件，迟滞一日，于二十一日起程。阿桂折内乃称二十日未得拆毁船只信息，是以多宿一日，于二十一日退回，是狡诈以欺朕也，阿桂复有何辞？伊视朕为何如主？实忘朕恩矣。"

145.《清高宗实录》卷862，乾隆三十五年六月庚辰（第十九册 第564页）

○又谕："今日阿桂、彰宝奏到各折，种种不协事理，已于折内严切批谕矣。如请将贺丙移至内地安插一节，可谓太不晓事。贺丙去岁随经略傅恒，由戛鸠一路进兵，身充向导，乃缅匪所知，亦犹兴堂扎之不能复与缅合，何虑在外滋生事端。至其在句帽时，向□夷有勒索情事，亦系倚仗大兵声势而然。今我兵已撤，则贺丙在彼，不过一寻常土目，安能复向□夷需索。彼既愿在南底坝居住，不妨任其去留，又何必鳃鳃过虑，强令搬移耶？其另折所奏，以黄海失事情节，询问贺丙。因所乘船数不符，细加诘讯，尤属拘泥可笑。黄海踪迹下落，固当查问。既据贺丙供称，闻在宋猛地方，遇贼被害，似非尽属荒唐。其船只多寡，并非紧要关键，何必复向其穷诘？伊等于边防要务，每多疏略，转以此等细微节目，辨驳不休，岂如此遂得谓之办事精到乎？至所奏量移防兵，折内有贼匪敢于狂吠，不可不防其暗蓄奸谋，乘我不意等语，尤属不通之见。缅匪诡诈反悔，敢将苏尔相拘留，特欲激我用兵，而彼据以逸待劳之利。若虑其扰我边境，亦计及数年以后，或乘我疏懈，先侵沿边上司，渐及内地，断无敢有突然犯边之理。且此时边外瘴气方盛，我兵既不能往，彼又安能遽来？惟当照例办理，何至为此张皇过当之语。至边口私贩，偷越往来，或漏泄内地事机，乃不可不实力查禁者，伊等转视为末务，识见颠倒，措置失宜，尚得谓之稍知事体乎？阿桂等身膺重寄，军务边情，皆当筹画妥善，以副朕怀。乃今日奏到三折，无一中窾。岂万里以外，必待朕烛照远及，豫为筹度，伊等竟不能经理一事，是其智且诺尔塔之不若，复将何所倚望乎？朕实为之太息愤恨，伊等宁不知自愧。将此详悉饬谕知之。"

146.《清高宗实录》卷863，乾隆三十五年六月

（第十九册 第575页）○壬辰○军机大臣等议复："监生邹玉堂丁忧后，浼同县人章文代考。詹事府主簿戴怀德，冒昧出结。邹玉堂枷号三个月，发烟瘴充军；戴怀德革职；章文在逃，获日另结。"从之。

（第十九册 第578页）○乙未○又谕："据阿桂等奏，请派兵三千名，分驻陇川、遮放，至冬间派员带领，袭取猛密。各兵俱令步行，裹带回粮，仍派兵二三千，以为后援等语。因所言尚觉奋勉，已谕令至期，派海兰察、哈国兴为前队，并令阿桂在后策应。今思猛密更在老官屯东南，我兵前往该处，必不能飞越老官屯境地。万一贼人佯为不知，让我深入，而于旱塔、马脯子等处，截我归途，不可不虑。即有援兵在后，亦只能防其最近一层。而老官屯距猛密，贼匪路路可通，岂能尽为堵御？再我兵一经分驻，贼人断无不知。若猛密豫得信息，坚壁清野，欲进则无所得，退则贼乘我后，是腹背受敌，为兵行所最忌。且今岁选派之兵，不过就滇黔绿营内，短中抽长，较去岁所派八旗、索伦劲旅，百不及一。转欲深入重地，攻取坚城，何所恃以无恐？至我兵但令步行，以省马力。固为近理。但军行仗械，及火药铅丸必需之物，自系各兵随身携往，岂能复有余力裹粮？而一兵所需两、三月之粮，即极为撙节，数亦不少。今既不用马匹，又何法裹带？不知伊等曾否筹画及此？且贼匪反复狡诈，明欲激我用兵，若我所办局面愈大，费用愈多，贼人愈为得计。朕意原不过就冬间瘴退时，派兵一二千，攻其无备，掠取村庄，以挫贼势。我得操纵自如，有利无害。设如阿桂等所议，派兵至五六千人，已不免于劳费，岂不转堕贼人之术？不知伊等如何画策，而贸贸然出于此？但万里之外，诸事难以概为悬揣，或伊等实操必胜之算，断无意外之虞，奋勉一往，以伸国威，岂不甚善。现已传谕阿桂等，令将因何如此筹办之处，详晰回奏。哈国兴在滇年久，缅地情形，最为谙习。现在阿桂等所议进兵之路，兵行之法，是否合宜，此举能否得利，哈国兴知之必深，计之必当。且伊即系领兵之人，著传谕哈国兴，悉心筹酌，直抒所见，据实复奏。如哈国兴以此事为可行，能保握全胜而无后患，则彼原系带兵之人，即当以此事任之；倘非动出万全，则国体所系，自不可轻为尝试。哈国兴毋稍存调停迁就之见，依违两可，负朕询问之意。将此传谕哈国兴知之，并钞寄阿桂等阅看。"

147.《清高宗实录》卷864，乾隆三十五年秋七月乙卯（第十九册 第599页）

○谕军机大臣等："据阿桂等将扑击进兵时，提兵四千余名遣往，及备办一年需用米粮、马匹、牲畜之处议奏。进兵扑击，原应少派兵丁，轻装前往，乘贼匪之无备，蹂躏其田禾，随便剿杀捉生，惊扰贼匪，并非大举也。是以朕昨降旨，不必多派兵丁，但调一二千名，于九月间前往，拟定地方，俟疼月瘴退，酌量进兵扑击。明年正月，即各归本处，办给四月口粮，已足敷用。若支给终年口粮，坐守边境，有是理乎？且据称扑击之外，复守地方，犹属不成事体。伊等出此言语，岂不自愧？

即云扑击，亦不过至旱塔，再往前进，亦不过至老官屯附近地方，不必过于深入。即如去年以许多劲卒，尚不能攻克老官屯，今以数千汉兵，岂能攻克？伊等之折，除交军机大臣议奏外，今日海兰察、常保住因赴云南请训，经朕召见，将此彻底训示。仍谕以伊等前往，务期捉获真正缅匪，不可俘及摆夷而回。并命其传谕阿桂、彰宝，著伊等前往扑击，得利则进，不得则退，断不可使贼匪得计。务期计出万全，留心筹办。"

148.《清高宗实录》卷866，乾隆三十五年八月丁亥（第十九册 第630页）

○谕军机大臣等："前以阿桂等奏请，派兵分驻陇川，袭取猛密一事。谕令哈国兴，将所议进兵之路，兵行之法，是否合宜，据实复奏。今据伊所奏两路情形，及探听贼匪信息之处，或攻其无备，或在猛密一带搜剿，情形较阿桂前奏，稍为明晰，不似阿桂前奏不明，看来或可如此办理。其袭取事宜，节经传谕甚明。著阿桂等，仍遵朕后一次所降之旨，妥协经理。至哈国兴在滇年久，于边外情事，素为谙习，将来自应令其带兵前往。阿桂等酌量进兵程期，一面奏闻，即就近檄调该镇赴滇，以资委用。其古州总兵事务，仍遵前谕，令拜凌阿前往驻扎兼署。至阿桂前奏，俟十二月起程之说，为期太迟。今年腊月内即交立春节，距瘴发之候甚近，若时日太促，于军行一切，殊非所宜。自当在十月抄，十一月初，定期进兵，则往返从容，方为妥善。著阿桂等再行悉心筹办，定议奏闻，哈国兴折并钞寄阅看。并谕哈国兴知之。"

149.《清高宗实录》卷873，乾隆三十五年十一月癸亥（第十九册 第707页）

○谕军机大臣等："缅匪恃其险阻烟瘴，料内地之人，不能受此，激我进兵，而又拘留苏尔相，计殊狡狯，甚属可恶，固不可堕其术中。若置之不问，又于天朝体统有关。是以降旨令每年少派兵丁，乘其不备往剿，并蹂躏其地，贼力自然疲乏。昨据阿桂、彰宝等奏请，各派兵由猛密一路攻剿。朕以伊等之意，尚属奋勉，况仅于沿边扑击，亦无紧要，是以允其所请。但思去年特遣将军大臣，出派满洲、索伦、吉林等兵数万攻击，并未擒贼，仅至老官屯半途而止。今各处兵俱撤，彼处止剩绿营兵，即派侍卫等前往，与去岁兵力悬殊，焉能望其克奏肤功？况猛密在老官屯之东南，倘我兵过后，贼匪从后阻断，何以处之？且进兵所需粮石甚多，伊等如何备办，折内并未声明。惟含糊奏称调兵进取，是存何意？或阿桂等因贼本难办，不愿进兵，姑为此奏以尝试，则大谬矣。为臣子者，办理国家政务，理宜筹画妥协，务期事有实济。岂可因事较难，遂将就以一死了事？即阿桂有可杀之罪，亦当明正典刑。朕岂肯使贼匪戕害，以坏大事。阿桂如此居心，实属良心丧尽，岂能逃朕洞鉴耶？著传谕阿桂等，令其据实明白回奏。至哈国兴，在彼最久，彼处事件，伊皆深知。并著传谕哈国兴，将如何办理之处奏闻，候朕另行裁度，再降谕旨。"

150.《清高宗实录》卷874，乾隆三十五年十二月丙戌（第十九册 第723页）

○谕军机大臣等："前据阿桂奏，缅匪遣人送书，即作回书，令他矣细赍回，余人俱留未遣，朕即降旨申饬。今再四思维，伊等所办大错。缅匪狡猾，我遣往之人，彼既拘留，谅彼亦必料及遣来之人，我必拘留。必遣微末缅子，不遣真正头目。我若遣之使还，贼匪可以得我消息；即留而不遣，彼亦无所顾惜。且贼匪留我多人，不行送还。而贼匪遣来之人，我反放回，有是理乎？阿桂等一闻贼匪遣人前来，即谓可以草草了事，并不详计，即将他矣细遣回。不但贼匪可得我消息，且转为其所轻，阿桂等亦意料不到乎？此事在阿桂、彰宝二人，系出于何人主见，著据实明白回奏。贼匪此际已得我消息，谅再不遣人前来，万一复遣人来，断不可遣回，即全行送京。今年虽不进兵，若依阿桂之意，一味草率完事，亦断不可。从前平定西北两路，往往不利，其后反得乘机奏功，因得平定准夷回部。今办理缅匪，殊非西北两路可比，此皆由阿桂等办理不善所致，坐失机宜。然缅匪获罪于天，灭亡有日，我宜相机办理。近据阿桂等，以老官屯贼目诺尔塔遣人送书前来，恳请今年不必进兵。而我今年自遣苏尔相后，并未另遣人去。今阿桂等复将他矣细遣回，贼匪闻今年不进兵信息，必不设备，此机断不可失。明年瘴退之后，乘其无备，整旅剿灭贼匪，方为妥协。但我兵明年进发，断不可稍露形迹。即我腾越等处人，亦恐有潜行通信与贼者，宜密而又密。著顺便传谕阿桂、彰宝，此际密访识路人，按该处地方形势，详问何路瘴轻，利于进兵；如何整兵进剿，使贼匪防备不及之处；通盘筹算，详细妥议具奏。"

151.《清高宗实录》卷875，乾隆三十五年十二月（第十九册 第729页）

○甲午○谕军机大臣等："据阿桂奏，缅匪畏惧天朝，故将杨重英等至今尚留养阿瓦城；且拘留苏尔相，不送阿瓦，仍置之老官屯。此次复遣人来呈递书信，看来贼匪料及事无底止，频有悔心。且自禁止贸易以来，伊处必用之黄丝等物，价增十倍，现在上下莫不需此，而去岁亦颇有苦于兵革之状等语。缅匪天性狡猾，敢于食言，拘留使人，毫无畏惧之意，阿桂所奏甚谬。至缅地贸易，与俄罗斯不同，俄罗斯每年以数万金，由内地买其必需之物。至若黄丝，并非缅匪必需要物，无关轻重，谓藉此可以制贼之命乎？且不得黄丝，上下急迫之语，乃缅匪故造流言，殊不可信。阿桂等因存草率万事之见，藉此为词，甚属错谬。再伊等欲添兵办理，虽合机宜，乃又称明年再将贼匪情形察看一年，并未提及进兵之事，一味辗转支吾，不愿大举，故如此搪塞具奏。缅地险恶难攻，朕岂不知？但今年贼匪遣人送书，因而停止，明年岂可又不攻剿耶？此际必须密行备办，务期明年进兵，俟瘴气一退，即行前进，出其不备，痛加剿杀。缅匪拘留我所遣之人，若彼处再遣人来，断无遣还之理，悉行留下，尽数解京，看来贼匪不将拘留人送还，谅再不遣人复来。著传谕阿桂等，妥协办理，明年大举．加意访查贼匪消息，如遣人再来送书，或访得一切情形，即速奏闻。"

152.《清高宗实录》卷879，乾隆三十六年二月庚寅（第十九册 第769页）

○谕军机大臣等："据阿桂奏称，缅匪狡猾已极，应于今年大举进剿，请入觐请训，俾得详悉面奏一切等语。阿桂殊属可恶，又以狡计尝试朕矣。朕因贼匪地方，路险瘴深，原不宜于内地之人。故从前令于每年秋后瘴消时，带兵进剿，只图为困贼之计，俟有可乘机会即当一举成功耳，此等处阿桂岂竟不知？乃以本年大举为请，其意何居？如傅恒从前办事，俱秉天良，进兵亦能奋勇。前岁遣伊征剿缅匪，其所带之兵，俱系劲旅，尚不能一举荡平，只以其人笃诚自矢，犹得招降猛拱、猛养等。至老官屯环围取胜，阿桂岂能追踪耶？即伊现在奏派之兵，未尽精锐，且复毫无忠忱，即欲大举，朕亦焉肯委任？若谓另有良策，有何不可具奏之处，即云折奏难悉？彰宝现在进京，又何不可告伊代奏？显系思家念切，奏请来京，其心尚可问乎？再侍卫等彼处俱应备用，今遣回又属何意？种种令人不解，著传旨申饬，并令明白回奏。伊诚有大举良策，即令告知彰宝转奏，并将此时贼匪情形，一并奏闻。"

153.《清高宗实录》卷884，乾隆三十六年五月

（第十九册 第843页）○乙巳○谕："昨因阿桂奏请大举，以断不可行之事，用智取巧，饰词渎告，实为丧尽天良，故降旨交部严加议处，并令明白回奏。今据阿桂奏到，自知咎无可逭，仍复支离其说，以自售其遁饰之长。阿桂尚得谓之稍有人心者乎？缅匪凶顽诡诈，恃其有险可凭，兼之水土恶劣，我将士深入非宜，意在激我用兵，彼得坐乘其利。故断不可堕其术中。即以征调馈运而计，方今帑藏充盈，八旗又多劲旅，用非不赡，力非不给，无难大图集事。第因办理军务以后，马骡不及孳生，并不欲以转输执役之劳，屡烦我内地民力，前降谕旨甚明。实深悉其事，为天时地利所限，非可拂逆而行，所谓止乎其所不得不止。若汉、唐、宋、明之君臣，习尚怯懦，托于大度包容，而饰为得人不足臣，得地不足守之虚言，朕不肯为也。但缅匪于乞降纳款之后，旋生反悔，竟不归我掳人，且敢将总督所遣持檄责催之苏尔相拘留贼寨，其罪恶实甚。若竟置之不问，则与唾面自干何异？国家当全盛之时，顾听么髍之鸱张自恣，不为控制，威令安在？因议用偏师袭击，积以岁年，使贼匪不得休息，以疲其力，此亦事之所不可少，而理之断不能已者。今阿桂乃谓贼性狡猾，若我兵前往掩袭，贼或豫行躲避，乘间取路，转滋扰我沿边土司及摆夷地，其说尤为荒诞，其心更怯懦不堪。贼匪不过负其险阻，恃其瘴疠，是以我兵难于深入制胜耳。若至平地接仗，贼匪不但不能敌我八旗劲旅，即绿旗无用之兵，贼人亦不能撄其锋也。且彼设果有窥伺近边之意，我即不往，彼亦能来，岂有因我袭击，彼方为报复之理？大臣身膺重寄，不能视国事如己事，辄复构此谬谈，妄思罢役归家，可乎？阿桂既无以自解其前言，其辩愈曲，其设心愈不可问。伊自委任滇省军务以来，全不知自效悃忱，稍图出力。始终惟逞其小智，昧良妄奏若此，难以望其后效，实不可复示优容。但竟令罢斥闲居，转得遂其畏葸自全之愿。阿桂著照部议革任，仍留于军营，在兵丁上行走，效力赎罪。温福著驰驿前往云南，署理副将军事务，此旨即著温福赍往宣谕，并将此通谕知之。"

（第十九册 第849页）○癸丑○谕军机大臣等："据萨载奏，拿获脱逃军犯周

富，请旨正法一折，所办非是。该犯以积匪猾贼，改发极边烟瘴充军。辄敢于配所收管官房内，与别案军犯吴二等，商同锉镣揦锁，逃出潜回苏州原籍，其情甚为可恶。既经弋获，即应照例，就该处立行正法，该抚乃复具奏请旨，使该犯得稽显戮。岂此等久经遵办之例，该抚竟未之知耶？除折内所称移咨协缉案内在逃之石万荣，另行传谕福建、江西、浙江、四川各督抚，速饬严拿，务获具奏外。萨载著传旨申饬。"（P849 1-4）

154.《清高宗实录》卷887，乾隆三十六年六月乙未（第十九册 第885页）
○署云贵总督彰宝奏："龙陵营新设兵六百名，及南甸地方分驻兵二百名，经臣于内地标营裁兵内挑补。缘营制初立，未建兵房，兼上年边地粮价稍昂，俟平减后，兵房完竣，即令搬眷同居，以为长久之计。其中所有缺额，臣思每岁各关隘防兵数千，如于撤回时裁留拨补。上年冬防时，曾调曲浔协兵四百名，驻扎缅宁。今春撤防之后，将曲浔兵就近移于腾越操演，即以之拨补腾越、龙陵、南甸等营，甚属有余。今署督臣德福，请将永顺镇标及腾越协旧营兵，先令拨补，亦因本处应募乏人，曲为调剂。至腾越都司陈谟，操演兵丁，清理饷项，俱实力黾勉。臣二月内，在腾越细加考察，见其所管鸟枪精熟，且耐习劳苦，较前可观，似不至于贻误。"得旨："已有旨了。"谕："前据德福参奏，都司陈谟，废弛劳务，年在七旬以上，精力已衰一折，降旨交部议处，并令彰宝明白回奏。今据奏复，该都司实力黾勉，耐习劳若，不染边瘴，虽年有六旬以外，尚属老健等语。该员年齿精神，乃一望立辨之事，陈谟虽已照部议革职，仍著该部行文调取来京引见，再降谕旨。"

155.《清高宗实录》卷889，乾隆三十六年七月丁卯（第十九册 第925页）
○刑部议准："江西按察使欧阳永裼奏称：'江西匪船，每揽客诱赌，折没货物，掯留行李。前任按察使廖瑛奏请，初犯一二次者问徒；三次以上及再犯者，发极边烟瘴充军；经部复准，立法綦严。无如此等匪徒，至今未敛。如李正茂一犯，前经破案问军，今又逃回诱骗。系因原议未定刺字之条，兵役客商，均难辨认。请嗣后拿获此等匪船，无论犯案次数，概于左面刺诱赌匪犯四字。"从之。

156.《清高宗实录》卷891，乾隆三十六年八月丙申（第十九册 第952页）
○四川总督德福奏："缅贼狡诈，与苗种相仿，然无妄念，只图报复，不敢侵扰边界。从前起衅，俱系土司与缅属夷人争闹，并非惛驳轻犯边境。且关外崎岖林箐，兼有瘴疠，我兵不能久驻，请暂停袭击之举。"……

157.《清高宗实录》卷894，乾隆三十六年冬十月戊辰（第十九册 第999页）
○又谕："昨降旨将德福革去总督，虽略言其应行罢斥缘由，与办理小金川大概。而于德福之乖谬取巧，及小金川不得已于申讨之故，尚未详为宣示，恐无知者且将为德福称屈，而疑朕之意或喜兵，不可不明白申谕，使众共晓。小金川乃九土司之一，久隶内地，曩为金川侵扰摧残，特兴师命将，征服金蛮，二十余年，得以安居乐业。数年前，金川间与绰斯甲布各土司交哄，节经督提等遣员诫谕，随即辑和。朕知番俗蠢顽，穴斗乃其常事，原可毋庸过问。去年春间，小金川土司指称沃克什土司，用法诅咒，致其父子同时染病。僧格桑遂借搜取咒经为名，引众前往攻杀。经该督委员查办，虽暂停兵革，仍未遽解围。彼时阿尔泰意欲剿抚兼行，朕以其衅端虽暧昧难明，而蛮触相争，互存曲直，不宜有所偏向，轻议加兵。且僧格桑犊性未驯，罔知利害。因谕该督等，详悉开导，冀其感悟自新。阿尔泰、董天弼即于八月内前至土境，僧格桑迎见督提，跪聆训教，悔罪汗惶，情愿退地撤兵，永不侵犯，具结遵依，遂亦宥其既往。孰意僧格桑怙恶不悛，抗违教约，于本年六月，乘间攻围沃克什，并占瓦寺之巴朗拉，拒阻援兵，寻且侵及明正土司地界。是其藐视督提，肆无忌惮，岂复可以口舌化诲？而阿尔泰等，惟思姑息了事，意见游移。虽云当临以兵威，不过虚张声势，无论其不足以慑凶渠之胆，即使其暂时求息，勉强面从，而我兵甫回，贼众复集，致令封疆大吏，仆仆靡宁，成何事体？且小金川以内地土司，敢作不靖，暴侮邻疆，弁髦国法。此而不声罪致讨，朝廷威令安在？况抚驭番蛮，怀畏自当并用，若于梗化之人，不大加惩创，则懦弱几无以自存，而犷悍者必效尤滋甚。渐至徼内土酋，跳梁化外，何以绥靖边围？至于加兵之戒，朕所深知，岂肯稍存好大喜功之见？如前此平定准部回城，皆由叛贼之负因逆命，伐在必申。即近年征讨缅甸，亦因懵驳之屡抗颜行，事难中止。然察其水土恶劣，官兵非可久留，随命整旅而还，不复再议大举。即贼酋狡计激怒，亦不肯堕其术中。是朕不欲黩武之心，与知难持重之意，实无不可共白于天下也。若今僧格桑之冥顽不率，非擒戮无以肃宪典，而欲擒凶竖，非攻剿无以抵贼巢，是此小金川之兵，诚有不得不用者。然犹不欲特发京兵，劳师远涉，惟以阿尔泰未娴军旅，恐误机宜。因命温福兼程赴川，董率调度，以冀克期集事，无使我兵练等久劳行阵。此朕审慎筹度之衷，与必应剿刈之势，更无不可共白于天下也。且朕春秋已逾六旬，御宇三十六载，经事已多，临事知惧，岂不欲宁人偃武，顺适几余？况既云用兵，运筹每萦宵旰，而军书夜阅，宁不疲劳？即如前日董天弼间道进攻，久无奏牍，辄为廑念不置，至于废寝，朕又何所乐而必欲用兵乎？而用兵之事，于朕躬有益乎？无益乎？此愈无不可共白于天下也。至德福前在阿克苏时，一闻乌什之事，即仓皇无措，思弃阿克苏而回，因将伊革退，留于新疆效力。而派明瑞统兵，剿定其城，意彼经前番儆戒，或稍知悔改，是以弃瑕录用，复不次超擢，授为巡抚，颇觉奋勉有为，因命其两署督篆。其初至云南时，所奏各折，尚似实心整顿，方谓其足以任事，为国家得力之人，因即命为四川总督，令驰驿遄行，往助阿尔泰，协力妥办军务。乃伊既至四川省城，并不计及小金川之当作何筹办，转具折陈缅贼情形，谓不宜进兵袭击，其识见乖谬，实出意料之外。夫袭击一事，与大举不同，并非欲直捣阿瓦，亦非欲径取猛密，其速办、缓办，原属无关紧要。第因贼匪敢于反悔诡诈，岂可竟置之度外？不过出其不意，蹂彼近疆，乘势诛掠焚烧，令贼匪知我并未歇手，稍为畏惧。且涉冬而往，开春而还，亦不致轻冒瘴疠，何至过于顾虑，以为必不可行耶？

至所称恐其报复，尤属荒唐可鄙。缅匪所恃者，地险而气恶，惟能以逸待劳，并非勇于战斗。从前数次之阑入内地，皆由彼时沿边无备，而赵宏榜、李时升、朱仑又庸劣不堪，兼之滇省绿营兵弁，怔怯无用，致贼匪得以尾追直入。今数年来，边防颇为整饬，且特派大臣，统八旗劲旅在彼，若贼匪敢于轻离巢穴，侵及边境，正可奋勇出击，悉力歼擒，使之丧胆。何反虞其乘机掠我土司耶？至其所画之策，则欲令哈国兴屯驻边外，差传诺尔塔到营宣谕，更为愚谬无识。以诺尔塔之狡谲，哈国兴用何法招之使来？且彼未经挫衄，又何畏哈国兴，而能一呼即至？揆之情理，实所必无。并恐诺尔塔不来，而哈国兴转为诱往。昨年彰宝所遣之都司苏尔相，为贼拘留，特一偏裨耳，思之尚为切齿。今哈国兴以总镇大员，设为贼羁而不返，岂不失体损威？德福身系封疆大臣，独不思以国事为重，而逞其臆见，自诩为能操胜算乎？然察其所奏，名为不必袭击缅匪，其心实不肯办理小金川，故为指东击西，以售其诋欺之术耳。如果确有所见，发自天良，则彼自今年三月接署云贵总督，距其七月间自永昌起程，已将半载，何不于在任时及早敷陈？直待行抵成都，方为此奏。若以为事体重大，必须面达，则彼八月初，甫至黔省，途中虽并程驰传，亦须俟朕行围事毕，出哨后始得陛见，已届九月中旬。即使朕允其所请，迅速传谕温福，计温福接到时，业经进兵袭击，已属无及，德福岂不筹度及此？其意不过以幸得总督实缺，急图完局撤兵，安享丰厚，而又不敢明言，故借缅事以巧施曲说。此等伎俩，岂能于朕前尝试乎？至其明白回奏之折，一味支离，理穷辞遁，不啻见其肺肝，更无庸置论矣。今彼两折具在，均著发钞，使见之者知其罪由自取，乃德福负朕委任期望之恩，朕于彼并无丝毫屈抑也。将此一并通谕中外知之。"

158.《清高宗实录》卷895，乾隆三十六年十月癸巳（第十九册 第1032页）

○刑部议复："山西巡抚鄂宝奏称：'军流人犯，聚处过多，约束难周。请将潞安府属军流，在汾、蒲二府酌派。大同、朔平、宁武三府，并吉州军流，在平、代、忻、沁、保五州酌派'。应如所请。再伊犁、乌鲁木齐等处，发遣人犯，更与内地不同，应一体酌量通变。请嗣后新疆地方，除奉旨发往，及例应发遣为奴外。其余情节稍轻者，改发云贵、两广极边烟瘴充军；情节较重者，发往黑龙江等处，充当苦差。内外问刑衙门，所有临时酌发人犯，一体分别办理。"从之。

159.《清高宗实录》卷896，乾隆三十六年十一月丁酉（第十九册 第1039页）

○定边右副将军尚书温福奏："臣于十月十八日抵成都，询知桂林，于十月十六日前往打箭炉。至阿尔泰久驻章谷，董天弼已于九月初，自西路卧龙关改由木坪一路，目下攻剿情形，无从询悉。适各路差人回省，询称南路打箭炉至章谷，四百五十里，阿尔泰现在驻营约咱，去章谷二十余里。副都统铁保等，领兵攻打。阿尔泰于十月十五日，亦往约咱。又雅州前抵木坪，至尧碛一百二十里，董天弼定于十月十四五日，由木坪进攻尧碛。又西路自汶川县至卧龙关，二百七十里，卧龙关至山神沟口七十里，总兵福昌，于该处安营，近日建碉一座，防守路口。八月十三日带兵千余，进攻巴朗拉，夺得石卡三座，攻打碉楼。因连日大雨，枪炮难施，十九日仍回山神沟等语。臣查此事办理之始，所以兼从南路进兵者，原因金川占据革布什咱，是以于此进剿，道路迂远，本非进兵正路。察看情形，当以西路为正兵。南路自章谷进攻，西路自北直进，取其中坚，前后夹攻，使腹背受敌，自不难于殄灭。董天弼舍此不攻，改由木坪，不解何故。拟同阿桂先赴章谷，与阿尔泰公同商榷，约计官兵到日，趋赴西路，统领进剿。又现在所调征兵，南路为多，此路虽距贼剿较远，但兵丁已前往。若西路奋力攻剿，南路亦可乘机进取，以分贼势，自不便将现驻兵，分移西路。臣现带贵州兵三千，又密饬贵州豫备二千，飞调赴川，径往西路。但统计西路福昌现带之兵，及臣带往满兵二百，黔兵三千，续调二千，数仅七千。该处在在坚碉，口隘甚多，均须派兵分布。臣先统现有之兵，尽力攻剿，揆度事势，尚须添兵。查陕甘兵素称强壮，且与川省毗连，似可调用。"得旨："所见已得要领，仁俟捷音。"谕军机大臣等："办理小金川一事，总由阿尔泰、董天弼姑息了事，并未早为筹办。将来办理葳事，阿尔泰、董天弼功罪自不容掩，此时姑且无庸置议。况董天弼不过武夫，非若阿尔泰以阁臣兼办总督，经理不善者可比。而其渐染绿营恶习，专务虚夸，实为可憾。伊现从尧碛一带进攻，若果自知奋勉，勇往建绩，未尝不可抵盖前愆。设复观望不前，坐昧机要，即于军营正法示众，亦其罪由自取，必不能复为曲贷耳。至温福以西路与贼巢最近，欲于西路进攻，自为扼要之见。但其形势，亦不可不为审度。贼人所以拒守巴朗拉者，原因攻围沃克什，遂于要隘设筑碉卡，扼我援兵。贼既倚为负隅之势，且图自卫其死，守之必固。而番人之碉卡，其料皆取于近地，集众合作，不难终日而成。无论大炮轰击，未必能顷刻摧坚。即幸藉大炮之分，攻破一碉，贼即乘其残垒，退而复筑，势岂能层层攻击？若于用炮之外，令士卒轻冒矢石，奋力攻取，倘或稍有挫损，更觉不成事体。看来小金川壤地有限，人户无多，除约咱及巴朗拉两处外，断不能分布抵御。此时南路既有重兵，西路复添兵力，声势极盛，僧格桑自必尽力守此两路，不暇他计。朕意总以为攻取要策，必当避其碉卡，越道而进，使贼人失其凭恃，官兵得以乘间捣虚。若能径抵贼人巢穴，擒获凶渠，则两路虽有坚碉，不攻自破，如此方为制胜之道。况小金川蕞尔蛮陬，尤非缅地瘴疠可比。而其人众，又俱资耕作为业，更非能经久相持。惟在各路急攻弗懈，使贼首尾不能兼顾。并遵朕昨降之旨，设法招诱，使其自相解体，可望速奏肤功。至此次进剿小金川，必当一举集事。如兵尚不敷分拨，即添拨陕甘官兵备用，亦所宜然。朕惟期于事有济，并不惜此添调之费。现已谕令文绶，密为选备二三千名，兼为筹办军械等项，听候调拨。著传谕温福，悉心筹办。如果尚须添兵若干，即飞咨文绶，如数派拨。将此并谕桂林知之。"

《清实录（二〇）·高宗纯皇帝实录（一二）》

160.《清高宗实录》卷900，乾隆三十七年春正月己酉（第二十册 第15页）
○钦差侍郎玛兴阿，会同河南巡抚何煟奏："河南鲁山县贡生张进孝，赴都察院呈控该县知县吴居澳，侵扣军需，婪赃不职，审属虚诬，应革去贡生，发极边烟瘴充军。吴居澳于县民上官修自缢一案，伊妻王氏，误指斗殴伤痕。虽审实自缢，但因王氏泼骂，滥行枷指，请革职。"得旨："此案内知县吴居澳，以王氏控告命案不实，复在县堂辱骂，辄行枷指，将该县拟以革职，未免过当。有司用刑轻率，虽有不合，但因民妇撒泼，气愤示惩，情理本不甚重。若缘此即予罢斥，所属民人将不知畏惧官长，于吏治民风，均有关系。吴居澳不必革职，著交部照例察议。余著该部核拟具奏。"

161. 《清高宗实录》卷901，乾隆三十七年正月己未（第二十册 第24页）

○谕军机大臣等："据彰宝、长清、海兰察等奏称，因未擒活口，奉旨后，随各派人在关隘外，分路捉拿缅匪活口，访闻消息，即速具奏等语。彰宝、长清、海兰察，均司缅匪之事，捉拿活口，访闻消息，皆分所当为。伊等果以为事，自应早派人往拿，必经朕屡次降旨询问，始奏派人前往，有是理乎？今已届春瘴，即派人往拿，业已逾时，于事何益？且未声明令何人统领？曾派几人？由何路前往？由此观之，彰宝等派人往拿之言，亦难深信。迫于朕旨，不得已姑具奏塞责而已。彰宝、长清、海兰察俱属不堪，著传旨严行申饬。"（P24 1-7）

162. 《清高宗实录》卷903，乾隆三十七年二月辛巳（第二十册 第48页）

○刑部议复："湖北巡抚陈辉祖奏称，烟瘴省分，惟云贵、两广，所属又不尽烟瘴。例遣军犯，若循烟瘴之名，尽发该四省，恐匪徒日积滋事。请仍循旧例，以极边四千里为限，匀发各省，刺明改遣字样。到配，派当苦差，以别常犯。查发遣军犯，旧例极边烟瘴，俱发四千里。如无烟瘴地方，即以极边为烟瘴。乾隆三十二年，经兵部以定里数，改发极边，与烟瘴罪名未协，奏明停止。但拘泥罪名，令匪徒群聚四省，亦觉可虞。请嗣后将从前新疆款内改发烟瘴人犯，照旧发遣，面刺改遣字。其本例应发烟瘴，及名例内改发烟瘴人犯，均以极边四千里，按表内省分，酌发充当苦差，面刺烟瘴改发字。脱逃，照烟瘴人犯脱逃例治罪。"从之。

163. 《清高宗实录》卷905，乾隆三十七年三月己未（第二十册 第97页）

○谕军机大臣等："彰宝奏驻防兵移居等事。今时已渐热，瘴气方起，口外驻防兵，俱已撤回。从前由京差往副都统海兰察，乾清门侍卫、侍卫章京等，与其在彼闲住，不如拨回为妥。著传谕彰宝，俟海兰察等撤回永昌时，即编队陆续起程回京。秋间如有用处，该处豫行具奏，再另派往。"

164. 《清高宗实录》卷911，乾隆三十七年六月乙酉（第二十册 第199页）

○谕军机大臣等："据彰宝奏，缅匪大头目得鲁蕴，差其亲信缅子孟矣等四人到关，称得鲁蕴自阿瓦差到老官屯办送贡礼，并送还内地之人，请限六月初十日亲自来见。现将孟矣等看守在营，至期酌办等因一折，已于折内批示。缅地水土恶劣，非人力所能施，是以早经定意，不欲于瘴疠之乡，复劳师旅。非若两金川，以内地土司，负隅逆命，必应剿除者可比。如果懵驳诚心悔过，送还内地之人，纳贡求降，原可允其所请，将就完事。但必须将杨重英、苏尔相，及有可稽考之官员，概行送回，方成事体。"……（P199 1-5）

165.《清高宗实录》卷928，　乾隆三十八年三月甲辰（第二十册 第489页）

○刑部议准："甘肃按察使图桑阿奏称：'定例回民行窃，结伙在三人以上，发极边烟瘴充军。其恃强抢夺，未设专条，向仅分别人数多寡，予以杖徒，未免轻纵。请嗣后如结夥三人以上，不分首从，俱发黑龙江，给兵丁为奴。倘有脱逃，即行正法；其不及三人，而有纠谋持械，逞强情形者，发极边烟瘴充军，照例刺字；如无逞凶情状，照抢夺本例拟结，以儆凶顽。'"从之。

166.《清高宗实录》卷930，乾隆三十八年闰三月丁卯（第二十册 第508页）

○谕军机大臣等："据彰宝奏，译出缅匪回信，并讯取蛮袭供情一折。缅匪狡诈百端，本不足信。且得鲁蕴尚未复至老官屯，又未给有孟矣回信，其递来之字，系苗温出名。而苏尔相所具禀词，仍系盏拉机授意，尤不足凭。此时总宜付之不理，不必给与回檄，使之无从窥测。至所云：'求大人们差一明白人，赏一明白字。'其说更属荒唐，切不可堕其术中。又云：'闻天朝现在办理军务，要调四十万兵，进木邦各路，某处若干，造船一千只，直下阿瓦。'缅国谁人敢当等语，名为畏惧天朝，其实深知官军不习彼处水土，而天时瘴疠，又不相宜，必不能在彼久留，为攻围之计。且从前我兵攻老官屯，将士得病者多，旋即退撤，贼匪皆所熟悉。故欲以此示怯，耸我进兵，彼得坐收以逸待劳之利，断不可为其所愚。至于乘便伺隙，以出奇袭击，只可俟将来相度机会而行，此时无庸办理。若云盼望开关贸易，思享太平，亦不过蛮地人民私见则然，未必真出匪酋本意。或其承管头目，希冀于中觅利，亦未可定。彼既以此为言，惟当严饬各关隘，加紧巡逻，勿使货物丝毫偷漏，或亦控制之一法。至昨岁得鲁蕴，差孟矣等进关恳求，原说将羁留内地之人全行送还，并进贡乞降。果如所言，尚可将就完事。今忽改作仅送回苏尔相、多朝相二人，其局如何可了？恐缅匪竟送苏尔相等回内地，并附有贡物，彰宝不得主意，临时始行请命，转为所笑。著传谕彰宝，如果缅匪将苏尔相送到时，止将苏尔相等收存，其贡物不拘多少，仍行发还。谕以：'从前缅酋懵驳，差人至老官屯军营纳款，原称将阿瓦所留内地官员等概行送回，仍纳贡请罪。彼时据情奏闻，蒙大皇帝格外矜宥，俯俞所请。嗣以该酋杳无音信，逾四月之久。本督部院恐干欺罔咎戾，因遣苏尔相等赍书诘问。该匪目等竟敢将苏尔相、多朝相拘留，其情固为可恶。但此仅系本督部院所委偏裨，尚与全局无涉。非若杨重英等内地官员，为缅匪所掠，久在阿瓦羁留也。杨重英等在内地原属无关轻重之人，但缅酋敢于久拘不遣，实属梗顽抗违。如果全行送还，尚得为之诚心悔罪，因而进贡输诚，大皇帝原许网开一面，宥其前非，仍准开关交易，使尔等共享安恬。今乃以苏尔相等搪塞，此辈末弁，尤非所必需。业经奉有谕旨，本督部院不便因此渎奏。至中国富有四海，何物不得，岂屑视尔小邦贡器？尔若全还内地之人，具贡请罪，或可鉴尔悃忱，代为进献。今复悔前说，仅送回一二员弁，是匪酋尚未知获罪之由，岂可便令进贡？所有贡物，仍饬令付来人赍回。并为明白晓谕，尔果欲求弛禁，如常交通贸易，非将杨重英等概行送回。难于允准。勿再以此等诡计，轻于尝试也。利害尔自择之。'如此檄谕，且视其举动若何，再行奏闻定夺。至苏尔相、多朝相送回时，均应解京质讯。多朝相不过微末土弁，且系随苏尔相同行，无足深责，止须照常押送。若苏尔相身系都司，乃任贼拘系，腼颜苟活。此次具禀，非但听贼指挥，且措词用意，隐欲为缅匪卸罪。该员在老官屯两年之久，或竟至降贼，亦未可知。其情罪实为重大，自应严加锁枷，选派干员，管押解京。仍饬委员，沿途小心防范，勿致疏纵。将此由六百里传谕知之。"

167.《清高宗实录》卷932，乾隆三十八年四月己丑（第二十册 第536页）

○又谕："据舒赫德奏，努鲁布控告巴勒党等，商议欲逃往俄罗斯，审系诬告。随令巴勒党仍回游牧，努鲁布及妄证不实之沙尔玛克，俱移于察哈尔居住等语。努鲁布既系诬告，即应照内地例，拟以反坐正法。纵因伊等愚顽，不照内地例办理，亦宜酌治其罪，以整刁风。乃舒赫德于审明后，仅将努鲁布移居察哈尔，不足以昭炯戒。努鲁布著发往南省烟瘴地方安置，沙尔玛克著移居察哈尔。又据奏，渥巴锡属下人众，恐不无疑惧，欲行脱逃者，拟向渥巴锡询明，将此等疑惧者移于伊犁居住等语。从前伊等生计不敷，或尚多疑惧。今其生计，俱代为筹办，自知感戴朕恩，岂尚复萌异志？舒赫德惟当将现奉谕旨宣示渥巴锡，再谕以此后益当约束属人各务生计，毋滋事端，方足以示体统。将此传谕舒赫德知之。"

168.《清高宗实录》卷933，乾隆三十八年四月甲辰（第二十册 第550页）

○谕军机大臣等："彰宝奏，先据镇道等报称，车里宣慰土司刀维屏，因江外有匪类潜伏形迹，过江探听堵御。至夜，有贼数十，拥入土司家内，刀维屏与其妻小，即行逃避。又据禀报，贼匪系由猛笼潜至九龙江，其宣慰土司刀维屏带同土兵等过江，现与贼匪同在一处各等语，所报甚不明晰。刀维屏既系土司，焉肯弃其职守土地，挈眷潜逃？即或云因其父胁制，不能自安，亦何至转与贼匪同在一处？若非降顺缅匪，安能与贼混处无别？其故殊不可解。至刀绍文，前因莽匪侵扰，并不防御，辄即逃遁，本系有罪之人。既已革退，即不应令其仍居故地。从前杨应琚所办，原未妥协。且土职既令其子承袭，并为换铸印信，另给号纸，尤不应复令其父在彼，以致把持滋事。今彰宝既已亲往该处，自应查明妥办。但现在正当瘴盛之时，断不宜轻举妄动。不但彰宝不可触瘴而行，即孙尔桂为总兵中熟习边情得力之员，亦不可冒昧轻往。下至弁兵等，又岂可使之与气候尝试？彰宝查明后，如有必须兵力整理之处，先行具折奏闻，俟秋深瘴退时，再行酌办，但此时不可豫泄机宜，使贼匪得以豫作准备。将此由六百里传谕彰宝知之。"

169. 《清高宗实录》卷934，乾隆三十八年五月戊辰

（第二十册 第572页）○谕军机大臣等："据李湖奏，彰宝前赴普洱，途中感染瘴气，病势日渐沉重，深为廑念。前经彰宝奏闻，赴普洱查办边事，朕即以该处正当瘴盛之时，断不可冒瘴轻往。乃彰宝竟因此致疾，实为不值。普洱距京甚远，难以遣医诊视。著传谕彰宝，即回省城调理，早离瘴疠之乡，回至内地，自可日望就痊。彰宝即全愈后，亦止须前赴永昌经理边务，不必复往普洱。至李湖奏称，已于二十八日自省起程，赴普商办等语，更可不必。刀维屏一案，本系孙尔桂等去岁查边时，明知刀召厅之不法，并不将伊撤回内地，仅尔捆绑恐吓，旋即释放，办理不善所致，原亦无关大体。现在查缉刀维屏等下落，已责成孙尔桂。若须至边外擒拿，亦应俟瘴退之后。设或刀维屏竟敢勾引缅匪，侵扰边境，又须至时另行奏闻筹办，并不在此时之急于措置。今彰宝已因冒瘴成疾，若李湖前往，复受瘴气，更属不成事体。著李湖亦即速回至省城，不必前往普洱。此旨著由六百里加紧发往，传谕知之。仍即将彰宝病体向愈情形，迅速驰奏。"

（第二十册 第572页）○又谕曰："李湖奏彰宝办土司刀维屏挈眷叛逃一案，前赴普洱，途中感染瘴气，病势日渐沉重等语，深为轸念，已谕令彰宝即回云南省城调理。据李湖所奏，彰宝现在病症，头痛、腹胀、目眩、面肿、作呕、冷汗、手足颤动、四肢厥逆、精神恍惚、心悸昏迷，其势甚为危笃，未识能否医痊。云贵总督员缺紧要，且尚须筹办边务夷情，非实在晓事之人，难以胜任。李湖虽办事认真，尚非总督局面，设或彰宝有事，通计督抚中，可当此任，无出李侍尧之右者。著传谕李侍尧，即速起程，由广西前往云南。此时事尚未定，李侍尧仍带两广督篆，前赴广西，以查阅边境为名，在广西界内听候朕旨。如彰宝已愈，即传谕令回广东之任；若竟须调任云贵，李侍尧即由广西驰驿速赴云南；将两广总督印信，委员赍交德保，暂行署理。李侍尧到滇后，亦止须在省城办事，再赴永昌经理边务，断不可复冒瘴前至普洱。该处现在惟查办刀维屏下落，已责之孙尔桂，此外并无必须督抚亲办之事。即或瘴退后，有应办及者，亦止须总督调度派员，并可无庸亲往。设或刀维屏竟敢勾引缅子，侵扰边境，又须奏闻，另行筹办。彼时已在深冬瘴退，或可亲往督办，亦当酌量行之。将此由六百里加紧传谕李侍尧知之。所有节次传寄彰宝谕旨，并著钞寄阅看。"

170. 《清高宗实录》卷935，乾隆三十八年五月

（第二十册 第585页）○己卯○谕军机大臣等："据彰宝奏，猛遮土目管送宫里雁，属下投诚之桂家头人叭立斋等，率领大小男妇四百余丁口，恳求内附一折，已于折内批示矣。该夷等向与缅子为仇，今既穷蹙来归，自应准其投诚，无可疑惑。现在边内闲旷之地尽多，自可妥为安插，俾得安居乐业。但须与缅子地界隔远，不使交通滋事。至叭立斋等，在缅地稽滞多年，缅匪情事，自应略有闻见。彰宝可即询之叭立斋等，缅酋近日行为若何？内地前岁撤兵之后，彼有何议论？近日闭关不

与交易，贼酋是否著急？其将诺尔塔撤回，差得鲁蕴至老官屯，究系何意？据称，闻缅子将各处土练撤回之语，缅酋遽尔尽行撤兵，又属何心？著彰宝逐一询问叭立斋等，令其详悉对答。再该夷众系投诚之人，彰宝务设法随常询诘，勿似审事之稍示恐吓，使无畏惧，庶可得其实情。仍将询明缘由，即行复奏。再李湖前奏，彰宝染瘴病剧，甚为悬注。接彰宝四月二十八日所发奏折，已在李湖具奏之后，见其办事尚能如常，所患自不至甚重，稍用慰怀。但折内并未言及病体若何，仍然厪念。今据奏，病已渐减，始为欣慰。此时彰宝谅已接奉初次所降谕旨，普洱现无应办之事，该督自必遵旨回省，务即善为调摄，以冀全痊。彰宝当卧病时，仍复力疾办公，具见留心任事。李湖一闻彰宝有病，即趋赴普洱，亦深知大体，均属可嘉。彰宝、李湖，著各赏小荷包四个，用示优奖，将此传谕知之。"寻彰宝奏："叭立斋等投诚，暂令搬至思茅城内安置，臣回省时亲询。据供：'我们与缅子有仇，逃在猛街萨芒山，躲避五年，常想投诚。因猛勇、孟艮、猛佤、猛街等处，俱有缅兵把守。今年猛街土司传说，现在缅子撤回各处土练，攻打莫蓝、莫连，无人堵截，故趁此时内附。至阿瓦隔萨芒山甚远，彼处情形，实不得知。即今缅子去攻莫蓝，莫连，亦不知因何起衅？'臣以其新附，或未尽吐实情，当交迤南道贺长庚安置。今飞札贺长庚，令将叭立斋送省，再加详询另奏。"报闻。

（第二十册 第588页）○乙酉○谕军机大臣等："前据李湖奏，彰宝在普洱染瘴患病，该抚驰往亲视。彼时据奏，似彰宝病体颇剧，恐一时办事乏人，是以传谕李侍尧，即以巡查为由，前赴广西与滇省接壤边境候旨。嗣据彰宝两次奏事，知所患渐痊。今据李湖奏，彰宝系途中触热痰喘，嗣经服药调治，近日病已稍减，力能照常办事，该抚已由普洱起身等语，览奏甚为欣慰。彰宝病体既已就痊，昨已有旨，令其回省摄养，自可即日复元。且李湖现在起程回省，李侍尧即可仍回粤东办事，著将此由四百里传谕知之。"

（第二十册 第590页）○丁亥○又谕："据彰宝奏，请将车里司宣慰土缺裁汰，于其地改设专营，移驻都司守备，拨兵巡防等因一折，所见甚是。车里土司设立之初，原因其率土投诚，颁给印信、号纸，授以宣慰之职，递传四辈。前此莽匪滋扰，该土司刀绍文懦弱无能，躲避获罪，虽经革退，仍令其子承袭，已属格外施恩。今刀维屏无故弃地潜逃，实系自行灭绝，断不应令其再袭。并据该督查十二猛各土职，俱非颁给印信、号纸土司，若于此内选择一人升袭，未必遽肯受其钤制。自应将车里宣慰司，即行裁汰，改设专营，移驻都司等官，带兵镇守，兼辖十二土弁，于边境夷情，更为得要。且于高爽瘴轻之地，建立衙署营房，自不虑其沾染瘴疠。而近边千把兵丁，与彼水土素习，较由他处拨往者，自更相安。即所需移驻之守备都司，亦可择各员中之能耐瘴气者前往，酌定年分轮换，于事尤为有益。况前有宣慰土职时，内地兵役常往勒索，近经彰宝查明，俱即正法。此后兵丁等，自更知畏惧，而有专营大员在彼驻守，其于弹压稽查，亦必倍加严密，无虑复有扰累土境之事。至该土司所属夷民，或可仿照川省屯兵之例，量给口粮，令其一体当差防守，伊等自必共知感奋出力。所有安营设官，及酌改屯兵各事宜，并著彰宝详悉妥议具奏。"

171. 《清高宗实录》卷 936，乾隆三十八年六月辛丑（第二十册 第 606 页）

○又谕曰："舒赫德奏称，前因努鲁布诬告巴勒党等逃往俄罗斯，将努鲁布解往陕甘，俟刑部拟定发往何省烟瘴地方，再行发遣。将沙尔玛克并其户口，解送理藩院，交察哈尔安插等语。谅此时努鲁布、沙尔玛克已送到陕界。著传谕勒尔谨，俟努鲁布、沙尔玛克前至陕省，即派员将二人看守，解送热河，沿途断不可疏纵，以致免脱。其沙尔玛克户口，著暂留陕省，俟定案后，另为办理。"

172. 《清高宗实录》卷 940，乾隆三十八年八月甲午（第二十册 第 701 页）

○步军统领衙门奏："贼犯孟九拿获，请发遣烟瘴地方。"得旨："孟九，节年随营肆窃，赃物累累，其情罪甚为可恶。若仅照积匪猾贼，拟以发遣，仍必逃回扰害地方。即并赃照窃盗满贯科罪，亦所应得。孟九著交刑部，另行定拟具奏。"

173. 《清高宗实录》卷 942，乾隆三十八年九月庚午（第二十册 第 749 页）

○又谕："前据彰宝查奏，车里宣慰土司刀维屏挈眷潜逃江外一事。孙尔桂、唐宸衡于去岁查边时，明知刀召厅不法，并不将伊撤回内地，仅尔捆绑恐吓，旋即释放，致令怀恐滋事。并经彰宝亲赴普洱，查出兵丁龙上得等，复有屡次勒索土司银两情弊。节经降旨，将唐宸衡革职留滇，自备资斧效力。孙尔桂拔去翎顶，革职留任，仍责令将刀维屏、刀召厅等，上紧缉拿，是孙尔桂、唐宸衡已属格外宽典。今据彰宝奏，刀维屏等去向踪迹，尚未据该镇孙尔桂侦访确实等语。此案孙尔桂、唐宸衡于起事之始，不能得驾驭边夷之道，以致刀维屏等漫无顾忌，潜酿事衅。两人之办理错谬，其罪维均。今唐宸衡业经革职自效，而孙尔桂尚留总兵之任，未足以昭平允。著传谕彰宝，现在已当瘴退之时，可即严饬孙尔桂，再予限数月，令其上紧搜捕。如于限内捕得两犯，即行奏闻请旨；若逾限仍未弋获，则为期愈久，该犯必远扬潜匿，未必更能侦捕，即应将孙尔桂照唐宸衡之例，革任留滇效力，以示惩儆。"

174. 《清高宗实录》卷 951，乾隆三十九年，正月丙子（第二十册 第 890 页）

○又谕曰："李侍尧查奏揭阳县贼匪爬城起衅缘由一案。据称该县先有陈阿高等，聚众结盟，经巡抚德保核审，拟以绞候，发回监禁。匪徒林阿裕等，与陈阿高交好，探知罪名已定，起意纠匪，潜谋劫狱纵放。遂乘该署县交卸之际，约期举事，潜匿城外。适遇民人洪阿四，携眷探亲，见而惊散，幼子落后，遂被杀死。匪众黄夜爬城，闻地保声喊，始行逃逸等语。林阿裕等，敢于潜谋劫狱，情罪实为可恶，已交李侍尧即速严审从重定拟矣。此案皆由陈阿高拟罪过轻，匪徒见其久系囹圄，遂尔潜谋滋事，致皆身罹重典。使陈阿高犯案时，即行正法，林阿裕等无隙可乘，转得杜其奸谋，亦即可全其躯命。所谓辟以止辟，用意正复如此。"……"且陈阿高，年仅二十二岁，案犯较其年长者尚多，而众皆推之为首，即属匪党巨魁，更非序齿结拜弟兄者可比，自当另定例条，以示创惩。所有陈阿高罪名，已谕令李侍尧归于林阿裕等案内，从重定拟。至嗣后遇有此等案件，如何另行定例之处，著刑部详细妥议具奏。"寻奏："凡异姓人，但有歃血订盟，焚表结拜弟兄者，照谋叛未行律。为首者，拟绞监候；为从，减一等。若聚众至二十人以上，为首者，拟绞立决；为从，发云贵、两广极边烟瘴充军。其无歃血盟誓焚表事情，止序齿结拜弟兄，聚众至四十人之多。为首者，拟绞监候；为从，减一等。若年少居首，并非依齿序列，即属匪党巨魁。首犯，拟绞立决；为从，发极边烟瘴充军。如序齿结拜，数在四十人以下、二十人以上，为首者，杖一百，流三千里；不及二十人，杖一百，枷号两个月；为从，各减一等。"从之。

175. 《清高宗实录》卷952，乾隆三十九年二月乙酉（第二十册 第901页）

〇谕军机大臣等："据李湖奏，新正赴永昌昭督臣彰宝，见其虽勉力照常办事，精神较前少惫，面肌黄瘦，手足拘挛，致成风痹，服药骤难见效等语。览奏深为廑念。彰宝体气素属强壮，上年因赴普洱边外，染瘴致疾，随降旨令其回省调理，旋即就痊。今驻永昌办事，复又染病，自因该处地近沿边，气候水土，究不如省城之善，彰宝自宜回省城调治。至永昌现在无事，即缅匪此时，亦未必敢于潜出滋扰，惟当严守沿边关隘，勿使奸民偷漏，最为紧要。其事久经彰宝定有章程，只须选派妥干大员，在彼遵照旧办事宜，切实巡防。设有应酌办之事，仍可禀知彰宝，就近指示。如或有必需亲办之事，临时酌量精力复元，再为前往，亦无不可。著传谕彰宝，奉到此旨，将该处应办事务，料理就绪，即回省城，加意调摄，以期速痊。并将近日病体若何，先行复奏，以慰悬切。将此由五百里谕令知之。"

176. 《清高宗实录》卷953，乾隆三十九年二月癸丑（第二十册 第924页）

〇云贵总督彰宝奏："陇川、盏达、缅宁及张凤街、三台山等处，上年派拨分驻兵四千五百名，春深瘴发，例应撤移平善地方。今岁节候较早，雨水亦多，现拟于三月初十日为始，分起撤移，约于三月底撤毕。其曩宋、龙陵二处，仍照旧截留兵二千五百名，分驻防守，余均遣回原营。又上年分给官员领骑出防马二百二十匹，系附近各标营内挑拨。撤防后，应归原营骑操，仍支营马草乾。又普洱一路，新设普安营，衙署兵房，建盖将竣，新营官兵即可移驻。其每年出防茨通、补角二处，兵一千名，亦应于三月中旬，撤回原营。"报闻。

177. 《清高宗实录》卷955，乾隆三十九年三月庚午（第二十册 第940页）

〇谕曰："总兵孙尔桂，于土司刀维屏等挈眷潜逃一案，始由驾驭不善，继又缉捕逾时，曾降旨将孙尔桂革职留任。并谕令彰宝，于瘴退时，再行予限数月，饬令上紧搜捕，届期将能否就获之处，奏闻请旨。今据彰宝奏，孙尔桂于上年十月初旬出防，迄今数月，犯无弋获。原限届满，请将孙尔桂革任，留滇效力等语。孙尔桂著革任，仍留滇省，自备资斧效力，并责令协缉。所有普洱镇总兵员缺紧要，著该督于通省总兵内，拣选一员调补。所遗员缺，著郝开甲补授。"

178. 《清高宗实录》卷958，乾隆三十九年五月己未（第二十册 第986页）

○又谕："据阿桂奏，四月十八日谷噶军营东南山梁，偶有枪声，差员星往查看。因哨望之兵丁陈升、萧太等，先经昏睡，忽闻崖下声响，即发喊奔逃。而坐卡之外委安辉，及各兵亦均睡熟，及梦中惊起，即踉跄奔逸。除萧太业已跌死，即将安辉、陈升立时正法。其余各兵，均予棍责，插箭游营示儆等语。此等绿营兵弁，怯懦偷安，实堪痛恨，即留之军营，亦属无益。仅予棍责插箭，不足蔽辜。著阿桂即将此次离卡避匿之兵，逐一查明，革退名粮，发往烟瘴省分安插。并著传谕各该督抚，于该兵丁解到后，严行管束。如有在配脱逃之事，即行拿获，于该处正法，毋得稍存姑息。"

179. 《清高宗实录》卷961，乾隆三十九年六月戊戌（第二十册 第1020页）

○吏部议复："前任云贵总督彰宝等疏称：'普洱府分防思茅同知，地处极边，管辖八猛土司，与外域南掌、孟艮、猛勇等接壤，最为扼要，重地必须添官助理。请将嵋峨县兴衣乡巡检裁汰，移驻思茅，作为思茅厅巡检，兼管司狱及巡防捕务，并改铸印信，添建衙署。至该处系极边烟瘴，必谙练人员，方能服习水土，应请在外拣选调补。'应如所请。"从之。

180. 《清高宗实录》卷967，乾隆三十九年九月丙子（第二十册 第1164页）

○大学士舒赫德等奏："臣等于二十二日接周元理札，知贼匪侵扰河西直境营盘。即令侍卫音济图、带兵二百名接应。臣等随后统兵遄行。复派青州满兵三百名。山东绿营兵七百名。令副都统伍什布、侍卫伊琳、带领先行。二十三日辰刻。抵临清。贼匪早于旧城外。聚集五六百人迎拒适臣阿思哈、徐绩、带兵赶到。一齐掩击。杀贼数十名。余窜入城内。……亦当分别发往伊犁烟瘴，不宜复留内地。"……

181. 《清高宗实录》卷968，乾隆三十九年十月

（第二十册 第1190页）○壬午○谕军机大臣等："阅舒赫德奏到孟璨供单内称，二十八日子时，阎吉仁同梵伟等带领七八十人，去攻寿张。有入道之寿张衙役刘焕，带领二十人，爬城进内，开门放进众人等语。刘焕身充县役，乃敢引贼爬城，戕官害民，甚属可恶，断不可令其漏网。著舒赫德查已获众犯内有无此人。如尚未就获，即速严密查拿到案，讯取确供，立即凌迟示众。又供有王伦将吴清林、李忠，放为元帅领兵之语。吴清林已在昨日获解各犯内，其李忠曾否同获，未据声明，亦即查明。如尚未弋获，立即严拿解京审讯。又国泰拿获褚文讯供，临清人李浩然，八月中曾到恩县招引康三等语。李浩然曾否就获，应即查明缉拿，严究确情，从重办理。看来临清从贼之人，谅必不少，当就已获各犯追求拿究。至旧城所有居民店户，若官兵到时，尚与贼同居。此时贼败，经官兵拿获者，不可作胁从轻宥。即讯无助贼抗拒情由，亦当遣发新疆及烟瘴等处安插，不可复留内地。"……

（第二十册 第1191页）○癸未○谕："此次逆贼王伦，攻扰临清。其新城居民，随同地方文武尽力守御，得以保护无恙，甚属可嘉。且撄城固守半月余，作息经营，不无荒废，生计未免拮据。前已传谕该抚查明入告，酌量加恩。今逆匪现已剿除，自应即敷惠泽。所有临清新城居民，本年应征钱粮，已纳若干？未纳若干？从前有无借欠未完之项？并著杨景素查明奏闻，再降谕旨。至旧城居民，有甘心从贼，抗拒官兵者，自应同贼骈诛。其为贼供役之人，即未拒敌，亦当分遣新疆烟瘴，以示惩儆。"……

（第二十册 第1194页）○甲申○谕军机大臣曰："徐绩奏前后剿捕情形，颇为详晰。何不早为陈奏，直待严行申饬，始奏及此。逆匪王伦敢作不靖，煽惑滋扰，戕害多人。而官兵剿杀时，节次歼戮者，更复不少。此皆为枭獍逆犯所害，而贼首转得幸逃寸磔，实堪切齿。该犯王伦之子，共有几人，自应即速查拿，代其重罪。前已谕令舒赫德查明驰奏，今尚未奏到。现在获解之逆党王经隆等，即日可到，自可讯得其详，仍著舒赫德速即确查奏复。至各处所杀贼众，确数虽难尽知，亦可约计而得。著舒赫德同杨景素，即速查明，核数奏复。此等被歼匪犯，通计虽不免太多，然其死皆由自取，亦无足惜。至现在审讯之一千三百七十二犯，其中如尚有曾受贼人伪官及其头目，并随贼拒捕伤人者，仍当讯明正法，不可姑息。其曾经供贼役使，及打仗时徒手随行者，虽无抗拒情形，亦当严切讯明。仍量其轻重，分发伊犁及吉林、黑龙江等处，给兵丁为奴，并烟瘴地方安插。"……

（第二十册 第1203页）○庚寅○又谕曰："舒赫德等奏到，审办逆匪案犯，所拟凌迟斩决，俱属允协。至逆匪缘坐家属内，王正月儿系王经隆之子，虽年仅二岁。但王经隆与王伦同日起事，逆恶重犯，岂可复留遗孽？著交刑部监禁。其王伦新掳之妻王张氏等，均给功臣之家为奴。又所称贼犯中，有报知王伦等住处颜文韶及郑乾二犯，尚无与官兵打仗之事，且能逃出报信，情有可原，自可贷其一死。但究系曾经从贼，不便仍留本处，应酌发云贵、川、广地方充军。又另折所奏溃兵甚多，实为可恨。若仅查拿倡逃之十余人正法，尚不足示儆，自应严拿务获，多办数人，以肃军纪。余亦当分发伊犁及烟瘴等处，不可稍存姑息。"

182.《清高宗实录》卷970，乾隆三十九年十一月乙卯（第二十册 第1236页）
○谕："据周元理奏，审拟船户刘治，偷卖漕米，发烟瘴充军，从犯分别拟徒一折，已批交该部核议矣。其从犯内方天秃，声明系旗人，应折枷鞭责完结等语，固属照例办理。但同系旗人，其间亦各有分别。如果身居京师，食饷当差，在官服役之人，身犯流徒等罪，原可折枷完结。"……

《清实录（二一）·高宗纯皇帝实录（一三）》

183.《清高宗实录》卷979，乾隆四十年三月丁丑（第二十一册 第82页）
○署云贵总督图思德奏："各关隘出防官兵，向于春深瘴发时，酌移水土平善地方，以资防守。现拟于曩宋关扼要处，酌留兵二千名，屯扎大营、杉木笼、黄林岗、关邦、中山等处。均设总卡，遴选将备，驻守稽防。至龙陵关路通木邦、腊戍，亦酌留防兵五百名，派员管领，余俱撤回原营差操。又普洱地方，地气炎热，烟瘴早透，所派驻防兵七百名，亦即同期陆续撤回。"报闻。

184.《清高宗实录》卷985，乾隆四十年六月壬寅（第二十一册 第147页）

○军机大臣议复："署云贵总督觉罗图思德奏称，永昌府属龙陵、腾越二厅州，接壤缅境。腾越控制八关，龙陵路通宛顶，均属重地。向例，每年秋防，于通省各标、镇、协、营内调兵四千五百，分拨巡防。春深瘴发，留兵二千五百，移驻曩宋、龙陵二处，余二千名，撤回本营。窃思各路调兵，所费既繁。且该兵丁等，往返跋涉，心悬两地。莫若量移腹内之兵，携家常驻，尤于边地有益。并条列移驻营制：一、永顺镇旧设镇将备弁等共四十员，请全数移驻腾越，改为腾越镇。其额设兵丁，除腾越原设兵一千五百外，再于永顺镇标裁拨兵一千五百，共足三千名，以备分派曩宋以外各关隘防守。一、腾越原设将、备、千、把共十九员，请全行移驻龙陵，改为龙陵协。其额设马步兵，除龙陵原设兵六百外，再于永顺镇标裁拨兵八百四十，提标裁拨六十，共足一千五百名，以备分派三台山一带防守。一、永顺镇既移驻腾越，应另拨兵移驻。查楚姚协，设有督、抚、提、标重兵分布，毋庸设协，所有该协将、备、千、把共二十八员，全移永昌府城。其马步兵一千五百，酌留八百，作为楚雄营兵额。余兵七百名，再于督标裁拨兵四百，抚标八十，提标二百八十，鹤丽镇三百四十，昭通镇二百，共足二千名之数，移驻永昌，改为永昌协。一、楚姚协既移永昌，楚雄府城应改设专营。请将龙陵营旧设游、备、千、把移驻楚雄，改隶楚雄营管辖，裁协兵八百名，归提标统辖，均应如所请行。至新改之永昌协，应否并隶新设之腾越镇管辖，抑归提标统辖之处，未据声明，应令该抚查明。又称腾越、龙陵、永昌各镇协，移驻将弁及兵六千五百名，每岁出防四千五百，尚余兵二千足资控御。如届秋深，应听该督率同提镇，酌拨各关隘分防。其兵丁就近调拨，并请照土练出防之例，每日给米一升，折银二分，亦应如所请行。"得旨："依议速行。"

185.《清高宗实录》卷992，乾隆四十年十月己卯（第二十一册 第249页）

○又谕曰："永瑞、绵康父子，前往云南军营，俱受瘴气身亡。虽非阵亡者可比，究属为公捐躯，情殊可悯。永瑞之弟永泽，著加恩赏给辅国公。"

186.《清高宗实录》卷995，乾隆四十年闰十月癸酉（第二十一册 第306页）

○又谕："据多敏奏，接奉谕旨，乌梁海等偷盗哈萨克马匹属实，将为首之人，即行正法；其为从者，分别治罪。遵将为首之塔奔，即行正法；其为从之阿木尔、巴图尔、贝克等，发往烟瘴地方等语。前据多敏查明，乌梁海塔奔、阿木尔、巴图尔、贝克等四人，偷盗哈萨克马匹属实，将该犯等暂行监禁候旨。俟奉谕旨后，不分首从，传集哈萨克，将塔奔等正法示众等因具奏。朕即降旨，塔奔等胆敢偷盗马匹，如此之多，理应无分首从，即行正法。且偷盗哈萨克马匹，尤宜立寘重典，与哈萨克等观看。多敏既已审明属实，即应一面具奏，一面在边卡办理。乃仍监禁候旨，殊不晓事。今多敏尚未接到此旨，接奉初次分别首从办理谕旨，系从前军机大臣等换写错误者。因另折请罪，已批令该部严察议奏矣。但此究非伊应得之罪，不必因此察议。至多敏不将塔奔等即在哈萨克前正法，仍行监禁候旨，其罪乃在于此。多敏著交部严察议处。"

187.《清高宗实录》卷1005，乾隆四十一年三月戊戌（第二十一册 第494页）
○又谕："从前调派各省官兵，其余丁有脱逃者，缉获之日，令各该督抚，将该犯问拟死罪，牢固监禁。原以军兴之际，余丁虽非正丁，乃敢任意脱逃，不可不严示惩儆。今大功既已告竣，若仍前牢固监禁，该犯等转得坐食囚粮，甚属无谓。著交刑部通查各案，将该犯等，或改发伊犁等处，或发往烟瘴，分别安插，酌量定拟，汇折具奏。嗣后如有续获者，即照新定之例办理。"

188.《清高宗实录》卷1026，乾隆四十二年二月辛亥（第二十一册 第763页）
○定首告忤逆发遣律。谕："昨江苏巡抚杨魁题请，将桃源县民孙谋，掌殴伊父孙尚文，并咬落指节，拟以斩决一疏，已批法司核奏矣。查阅本内，孙尚文供，伊子孙谋平昔不孝，屡次违犯。曾于三十七年九月，禀县枷责等语。彼时办理，实属非是。该犯孙谋忤逆，既经伊父禀县，即应严行惩治，或发烟瘴，或发他省，使伊父得安居守业。岂可仅以枷责从轻发落？此等不孝之徒，所谓下愚不移，何得留于其家，复致日后酿成事端？向来刑部办理呈告忤逆之案，皆按律科罪，即从轻，亦拟发遣。前此孙尚文控告伊子时，地方官若照此办理，何至尚留败类，任其回家，肆行狂悖？幸而孙尚文被咬未死，设使因伤致毙，或竟有逆伦之事，则是因一时姑息之心，留此枭獍，使得肆毒于其父母，于伦纪风教，大有关系。所有从前办理此案之府县，实属疏纵。至臬司刑名总汇，巡抚察吏安民，何俱漫不经心若此？著查明一并交部议处。嗣后各省似此首告忤逆之案，俱应照例坐以发遣。著刑部定议具奏。"寻奏："嗣后忤逆之案，其父母呈控到官，恳求发遣，及屡次违犯，逆迹显然者，即将伊子发烟瘴地方充军。若系旗人，发往黑龙江。"从之。

189.《清高宗实录》卷1027，乾隆四十二年二月庚申（第二十一册 第772页）
○吏部议复："贵州布政使郑大进奏称：'黔省跬步皆山，非特州县多系苗疆。即州同、州判、经历、县丞、吏目、巡检等官。均有地方之责，苗疆佐杂缺出，每难其选。请嗣后苗疆州同等官，照知县以上例，未届俸满，遇有事故离任者，俟该员应补时，由本籍给咨赴原省，以苗疆要缺即用，亦属慎重边缺起见。'应如所请。嗣后各省苗疆、海疆、烟瘴佐杂各缺，未届俸满人员，缘事离任，该督抚核其才具可用，并熟悉风土，于咨内声明，俟该员应补时，由籍给咨赴补。"从之。

190.《清高宗实录》卷1028，乾隆四十二年三月丁丑（第二十一册 第788页）

○谕军机大臣等："前经传谕阿桂、李侍尧等，将得鲁蕴等还人进贡一事，悉心会商，严密妥办。至钦差前往，尤有关系，将来如何结局，阿桂等奉到此旨，自即遵照筹办，迅速复奏。今已隔数日，未见图思德等奏到节盖、孟干等信息，实深盼望。看来此次还人进贡，原系得鲁蕴希图开关，有益于彼，即滇省商民，及地方文武各员，亦无不欲开关了事。图思德、长清等，据属员所禀具奏，其中似不无粉饰之处。至从前图思德屡次奏闻，还人进贡之折，专系据得鲁蕴来禀。昨所奏折内，译出缅禀，又有绽拉机名字。查从前乾隆三十八年彰宝奏，兴得夹供内，老官屯没到过，只听得换了头目绽拉机，那旧头目诺尔塔，因办事不好，调到阿瓦已经杀了等语。是绽拉机原在老官屯，得鲁蕴在木邦，何以两人又同在一处办事？均应密访确实奏闻。再绽拉机与得鲁蕴意见不合，赘角牙此时必偏向一人。就目前情形而论，缅匪忽求差官到马脖子面商一切，明系绽拉机从中作梗，赘角牙偏听其言。若果如此，则得鲁蕴计议不行，伊必心生疑惧，或可乘此机会，设法招致。如果得鲁蕴带其所辖木邦人众、前来投诚，亦系好事，朕必加恩赏以官职，且可得缅匪真实信息。此朕偶然想及，不过如偏方治病之类，或可如此办理。阿桂深悉缅地情形，著与李侍尧相度机宜，悉心筹画。此时已届三月，转瞬间瘴气即起，难通信息。阿桂系钦差前往受降之人，众共闻知。试思若不能结局，延至秋深，又将如何办理？朕心深为廑念。著阿桂、李侍尧将此等关系紧要情形，一一熟筹详议，迅速由六百里复奏。此旨著由六百里发往。"（P788 3-8）

191.《清高宗实录》卷1029，乾隆四十二年三月壬辰（第二十一册 第798页）

○谕军机大臣等："今日据阿桂、李侍尧等奏，先后行抵云南省城，面商筹办缅匪事宜。内称图思德所奏，得鲁蕴遣孟干等到关，藉词象只未到，并请差官赴马脖子与节盖说话。经提臣等，将孟干暂留，饬令跟役，先后前往晓谕。节盖不敢进关，迄今尚未据图思德等知会信息，计此时瘴疠盛发，目下已无可办。前说似觉荒唐，臣等即起程前赴永昌，察看情形，面商另奏等语，所奏是，已于折内批示矣。盖开关通商一事，自图思德以至滇省文武、官民人等，无不愿为。想因适有得鲁蕴遣人来禀，遂皆怂惠禀报，图思德辄据以入报。经朕洞烛情伪，明晰谕知，今果不出朕所料。至进贡还人之事，系得鲁蕴先遣人禀知，何以中途反复，藉词象只未到，又添出与绽拉机商量情节？并请差官赴马脖子与节盖说话等情，种种支离谬妄，可恶已极。此事系得鲁蕴先发其端，并非自我而起。今节盖既不敢进关，朕意以为，竟应或用计，或用力，使干弁带兵一二百至马脖子，将节盖拿进关内。询以得鲁蕴何故如此说谎？其意竟欲何为？讯得实情，即应将节盖留住，另遣伊手下明白夷目回缅，晓谕得鲁蕴等：'以此事从前缅匪，敢于将苏尔相等掯留，则此时拿获节盖留住，实所应当。况此次贡象还人之说，由尔等先行具禀，今忽又反复，岂有不拿人究问明白之理？'如此传谕诘问得鲁蕴等，谅伊亦无可置辩。即因此复生事端，伊如果敢于侵犯边境，则正可乘此机宜，以逸待劳，大加惩创。滇省兵力，亦尽可办理。盖进兵往缅，则尚限于地势气候，恐徒伤病我人，故不肯用兵。若彼既离巢远来，至我边境，则剿杀实不为难，朕意定以如此办理。著传谕阿桂、李侍尧，悉心筹酌，一面办理，一面奏闻。自古中国之驾驭外夷，自应示之以威，令其慑服，则可保边境宁谧。若稍存将就姑息之见，则是示之以弱，未有不因此受害者，此理甚明。恐启边衅，乃汉、唐、宋无能为之言，非我大清国全盛时之言也。阿桂、李侍尧等，皆通达事务之人，自应见及于此。图思德、长清各有本任事务，今缅匪现在既无可办之处，留驻于彼，亦属无益，自应各令回任。将此由六百里加急发往，仍即速回奏。谕令阿桂、李侍尧等知之。"

192.《清高宗实录》卷1030，乾隆四十二年四月戊戌（第二十一册 第805页）

○谕军机大臣等："前此屡经传谕阿桂、李侍尧，令其悉心筹办得鲁蕴等差人进贡，并往拿节盖一事。此时谅可陆续接奉，相机妥办矣。前因图思德等奏，得鲁蕴约定日期，贡象还人，确凿有据。是以专差阿桂，赴滇办理开关受降等事。而善后事宜，则非图思德所能办，因特调李侍尧为云贵总督，董率文武，实心妥办。并令阿桂于受降事后，将关隘应行查核章程各机要，告之李侍尧，酌量妥办，阿桂即可回京。昨据阿桂奏，缅匪迄今尚无信息，目下瘴气盛发，已无可办，前说似竟荒唐等语。则从前图思德所奏，实被通省文武、商民人等怂恿，冀图将就了事，露有端倪，致得鲁蕴等窥破，翻行捏说欺朦，而图思德等复为所愚耳。至昨降旨，令阿桂或用计、或用力，选派干弁带兵一二百，至马脖子将节盖拿进关内，审问确供，在天朝体制，自应如此。但节盖果否实在马脖子地方，殊难深信，且马脖子距老官屯不远，似无令节盖在彼独住之理。不过饰为此言，欲诱内地官员出外，复为羁留耳。此等情形，阿桂自能筹度妥办。如因瘴气已盛，兵弁难以出关，阿桂自亦能悉心酌定。若得鲁蕴等既无消息，而节盖之事，又难往拿，则阿桂在滇，并无可办之处。若留驻永昌，坐待缅匪纳贡诳言，更觉不成事体。阿桂只须将交彼会同李侍尧办理之事，告明李侍尧，及查办铜盐诸事完毕，即可回京。至于严守关隘，设法稽查，及每年无庸多派提督等统兵防边之处，其大纲细目，阿桂自当与李侍尧面为酌定，即起程来京。李侍尧素称能事，自必实心筹办。且以本省总督，在彼专办，则事权归一，更可期有成效。李侍尧谅能善体朕心，不负委任也。将此由六百里加紧，传谕阿桂、李侍尧知之。仍令将遵办缘由，先行迅速复奏。"寻奏："四月十五日据报，绽拉机、节盖已将苏尔相由马脖子退回贼巢，事无可办。若再试探，恐为所轻。"批："是。图思德何能见及此？故为其所愚耳。"又奏："张凤街一带兵，撤回避瘴。并令弁目等，不与缅夷稍通言语。会办铜盐事竣，臣阿桂即回京。"得旨："知道了。该部知道。"

193.《清高宗实录》卷1034，乾隆四十二年六月：

（第二十一册 第862页）○乙巳○军机大臣议复："大学士阿桂等奏称，普安营瘴盛，兵丁等惮于派拨应募。且孤悬江上，不足控制各猛，请撤普安营。其景蒙移徙来兵，仍还本营。查思茅营近九龙江，城外厂地可设营，即将元江营移往兵二百十六名，添设该处，归思茅营游击管辖。原造普安营署舍，甫建旋朽，其银著承办各员及各上司赔缴，以为添盖思茅营弁兵房署，及扩修城垣之用等语。应如所请。仍令李侍尧先行严估，拨项兴建。又称，刀氏管理车里夷众，已二十四代，众不能忘。自刀维屏弃职潜逃，曾委刀应达暂管宣慰司，转滋事故。查有同刀维屏投归之刀士宛，尚知奉法畏罪，请赏给宣慰土司，管理车里地方，以靖各猛之心等语。亦应如所请。并将私庄八处，给刀士宛交纳额赋。刀维屏仍旧监禁。"从之。

（第二十一册 第863页）〇丙午〇谕："前此批阅《通鉴辑览》，以石晋父事辽国，而宋徽、钦之于金亦称臣、称侄。旧史于两国构兵，皆书入寇，于义未协，因命用列国互伐之例书侵，以正其误，并以大旨批示简端。今馆臣校勘刻本，复因当时所改，仅自石晋为始，其朱梁、后唐诸代，尚未一律改正。将书内应改之处，黏签进呈，已照所请行矣。朕之厘正书法，一秉至公，非于辽、金有所偏向。盖历代相承，重在正统，如匈奴在汉，颉利在唐，凡与中国交兵，自宜书寇，以正大一统之义。即宋室运际凌夷，然自徽、钦以上，共主位号犹存，书法尚宜从旧。若五季时，中国已瓜分瓦解。不独石晋为辽所立，即梁、唐诸代，亦难与正统相衡，犹之南宋以后，不得与汉、唐、北宋并论也。且朕意在于维持正统，非第于历代书法为然。洪惟我国家开创之初，当明末造，虽其国政日非，而未及更姓改物，自宜仍以统系予之。至本朝顺治元年，定鼎京师，一统之规模已定。然明福王，犹于江南仅延一线。故《纲目之编》及《通鉴辑览》所载，凡我朝与明交兵事迹，不令概从贬斥。而于甲申三月，尚不遽书明亡，惟是天心既已厌明，福王又不克自振，统系遂绝。若唐、桂二王之窜徙无常，亦如宋末昺昰之流离瘴海，并不得比于高宗南渡之偏安。盖能守其统，则人共尊王；失其统，则自取轻辱；实古今不易之通义也。朕评论及此，惟准以大中至正之道，为天下万世严予夺。即以是示创惩，且使我世世子孙，咸知恪守神器，兢兢业业，常保此统绪，以绵亿万载丕丕基，所为诒谋垂裕之道，亦即在是也。将此明降谕旨，俾众共知之。"

194.《清高宗实录》卷1042，乾隆四十二年十月辛丑（第二十一册 第957页）
〇兵部议复："大学士管云贵总督李侍尧奏称：'茨通地方，自设普安营，弁兵瘴故甚多，奏准撤去。查原立驻防时，设都司一、守备一、千总二、把总四、外委千把六，马步战守兵五百名。今既裁去驻防，除都司一员，毋庸复设外。其景蒙营拨来之守备一、千总一、把总二、外委千总一、外委把总二，兵二百八十四名，请撤回景蒙本营。景蒙自兵弁分拨普安后，原设参将改为都司。今兵复前额，请裁都司，改设游击，以资弹压，缺由部推。元江营原拨兵二百一十六名，即拨添普洱镇右营，思茅新城驻防，交游击管辖，以壮边营。尚余普安营千总一、把总二、外委三，均请裁汰。现任各弁留省，遇缺轮补。'应如所奏。其改设拨回各员弁，即令咨部换给关防、扎付。"从之。

195.《清高宗实录》卷1045，乾隆四十二年十一月

（第二十一册 第994页）○癸未○陕甘总督勒尔谨奏："河州民黄国其家，聚众拒捕，臣亲往查办。该州已拿获从匪石忠信等七名，讯明倡教首匪，名王伏林，自称弥勒佛转世，聚集二千余人，拟攻河州，先令石忠信等赴州探信，即被拿获。现在调兵一千，并力擒拿。"谕军机大臣等："据勒尔谨奏，于十一日抵河州，已据该州拿获匪犯石忠信等七名，审讯录供，现在调兵，并力擒拿等因一折，所办尚好。但此等奸民，既已就获，即应立时审明，一面正法，一面奏闻，方为妥协。若羁禁日久，恐匪徒等或纠众劫牢抢狱，更觉不成事体。此内石忠信，系邪教中四教主，郝天祥系其伪军师，此二犯即应押赴市曹，凌迟处死。其张成、张大仁、张进朝、张六五、张哈哇五犯，俱已相随入教，亦应即行斩决。仍将各犯首级枭示，以申国法，而示惩儆。著勒尔谨即速照此办理。此后续获各犯，亦俱随获随审，将曾受伪封，及曾经拒捕伤差者，即行凌迟。其随教入伙，现被擒拿者，即行斩决。惟实系被贼逼胁，或自行脱出、赴官投首者。审明，尚可贷其一死，然亦不可存留内地，并不宜发往新疆，当分遣云贵烟瘴等处。该督务须切实分别，妥为办理，不可稍存姑息。"……

（第二十一册 第996页）○甲申○谕军机大臣等："昨据勒尔谨奏河州奸民王伏林倡教聚众一案，已获犯七名，所办尚好，业经谕令，分别妥办矣。……亦不可留于内地，再不可改发乌鲁木齐等处。恐伊等到彼，又复蛊惑新疆人众，更属不成事体。只可酌发云、贵、川、广等省烟瘴地方。如因人数太多，即改发东三省，给索伦为奴，亦可。勒尔谨务须妥协速办，不可稍存姑息。此旨著由六百里加紧传谕知之。仍将现在曾否全行获犯完案情形，迅由六百里加紧复奏。"

（第二十一册 第999页）○乙酉○又谕曰："勒尔谨奏河州逆匪王伏林等倡教聚众一案，已于十三日带兵至王家坡地方，将各犯或杀或擒，立即完结等因一折，所办极为妥速，甚属可嘉。……改发云、贵、川、广烟瘴地方，及发东三省，给索伦为奴。其发遣时，并当分起派委妥员管押，并行知沿途各督抚，一体添派员弁防护，勿使稍有兔脱。至此案王伏林倡立邪教，必非始于此时，今获犯甚多，无难细讯。著勒尔谨查明该犯等所立邪教，倡自何年，及节年如何惑众纠伙，详晰确查。并将历任失察职名，及现署知州之杨赓扬，因何得以先事发觉，一并查明具奏。"

196.《清高宗实录》卷1046，乾隆四十二年十二月己亥（第二十一册 第1013页）

○又谕："河州逆匪王伏林等，聚众念经，拒捕伤差一案。昨因该督尚未将审结情形具奏，业已传旨申饬。今据勒尔谨奏称，前获之石忠信、郝天祥，已经遵旨正法。……又甫被招引入伙及被强胁者，俱发边远烟瘴，自应分别办理。"……

《清实录（二二）·高宗纯皇帝实录（一四）》

197.《清高宗实录》卷1050，乾隆四十三年二月辛丑（第二十二册 第33页）

○又谕曰："李侍尧复奏缅匪情形一折，已于折内批示。缅地水土恶劣，实非可用武之地，且缅酋业经送还苏尔相，其事已完。至送出杨重英与否，于事实无关轻重，不值勒兵向索。即或该处有可乘之隙，亦不肯兵出无名，兴师涉远，朕久有定见，屡降谕旨甚明。今据奏称，将来该匪或因内讧外衅，危亡立待，实有唾手可取之机，亦必备细陈奏，恭候睿算万全，方可遵办，此时断不敢略有轻率等语，所奏甚是。李侍尧在滇一载，已熟悉缅地情形。且其平日阅历年久，遇事亦知慎重，自不肯稍涉喜事，轻举妄动。若缅匪内讧已成，上下瓦解，其大头目又纷纷投出，能深悉其底里，实在唾手可取，则又机不可失，李侍尧自当酌量为之。惟须详悉妥筹，确见兵出有益，不致延阻滋事，方可办理。然亦不值远派京兵及他省调派，只宜就滇省防兵内，择其勇往者，于瘴退时，派大员统领前往，兵至即可成功，原不妨为因利乘便之图，自不宜坐失机会，李侍尧即足身任其事。如以为实在可行，即一面筹办，一面奏闻。若事机已形，不宜稍缓，并不必奏请指示，徒致往返多延一月也。至木邦旧土司线瓮团，久经投顺，安插大理。猛密头人线官猛，亦同在大理猛拱土司浑觉，前经归顺，素有图报之心。如李侍尧遇应行办理时，或可遣线瓮团、线官猛各回故土。并传檄浑觉，令其各收服所属地方，于本城守御。则缅匪近北一带，皆归内地，已可去其小半之势。但只可令该土司等，自护其疆界，设法堵拒缅匪。若该土司欲请内地发兵助守，则又不可从也。至现在尚无信息，李侍尧惟当仍照前严饬各边隘，实力稽察，勿致稍有疏懈，静以待之而已。将此由六百里传谕知之。如缅匪有遣人纳贡之信，即速由驿驰奏。"

198.《清高宗实录》卷1054，乾隆四十三年夏四月己亥（第二十二册 第86页）

○又谕："据绰克托等奏，拜城回人呢雅斯，控告阿奇木伯克阿布都里提布，常与伊寻隙，并恃强索伊地亩，审明系呢雅斯挟嫌诬控，请将呢雅斯发往烟瘴地方充军等语。回人呢雅斯，因该管阿奇木伯克，催纳正赋，辄敢捏词控告，情殊可恶，著即发往广东烟瘴地方充军，交勒尔谨小心递解，毋使脱逃。从前准部各城伯克，常有扰累属下回众之事。自准部投诚，朕即加恩，赏给伯克等养廉。倘伯克等不改旧习，一经告发，自应从重治罪。而属下回众，挟嫌妄控，更不可不示以严惩。呢雅斯一案，因系初犯，如此完结。嗣后如再有似此者，该大臣审实，即拟死罪，请旨在该处正法示众。将此交绰克托等遵办外，并通谕各城回众知之。"

199.《清高宗实录》卷1058，乾隆四十三年六月辛卯（第二十二册 第137页）

○又谕："上年秋间，苏尔相到京。朕念其在缅羁留日久，加恩升用游击，并令回原籍看视。嗣因其与得鲁蕴相熟，恐得鲁蕴到关进贡，应令前往接受，伴送来京，是以令其俟事毕回籍。今当盛夏，边地瘴发，现无可办之事。著传谕裴宗锡，即令苏尔相乘此闲暇之时，酌给假期，回籍看视，于冬间再行赴滇。将此由五百里传谕知之。"

200.《清高宗实录》卷1059，乾隆四十三年六月戊午（第二十二册 第162页）

○又奏："普洱境外磨黑汛，为各路赴普洱总路，应派员弁驻守，其盘查分别赏罚，照潞江等处例。至思茅以外，惟九龙江为锁钥，地有烟瘴。刁士宛已复土职，责令专司查缉。又倚邦、茶山一带，商民采贩之所，严饬思茅同知加意查核。"得旨："好。知道了。"

201.《清高宗实录》卷1066，乾隆四十三年九月丁亥朔（第二十二册 第253页）

○又谕："据正黄旗满洲都统奏，云南镇雄营参将达福病故，所有应分赔掩埋阵亡瘴故骸骨银两一千一百五十九两零，并无产业。请将伊子永海马甲饷银，按季坐扣一半完项等语。达福不过一参将，并非武职大员，且系掩埋骸骨之项，为数自属有限。何以该参将名下分赔至一千一百余两之多？则不必赔而开销又当凡几？此事原办时，必有情弊。或因达福已故，可冀宽免，故于伊名下分赔独多，亦未可定。著传谕李侍尧，即将此案彻底通查。已开销若干？应赔之数共系若干？原系何人所办？几人承办？作何分赔？达福名下赔数，因何如许之多？有无影射情弊？详悉查明，据实复奏。"寻奏："达福分赔等项，并无影射情弊。请将该员应追银，著落前抚臣明德及军需局员，与未能妥办之历任督抚，分股摊赔。"下部议。

202.《清高宗实录》卷1077，乾隆四十四年二月辛未（第二十二册 第455页）

吏部议复："闽浙总督杨景素等奏称：'台湾俸满人员，向俱循例报满，并无甄别。请嗣后照台湾俸满武职例，一体察验。'应如所请。今该督抚甄别，照烟瘴俸满例，政绩卓著者，保题升用；无实政，而年力富强者，仍补原官；将俸满应升查销，无劣迹，而办事因循，年力就衰者，勒休。"从之。

203.《清高宗实录》卷1078，乾隆四十四年三月辛卯（第二十二册 第482页）

○又谕："本日据正黄旗满洲都统英廉等奏，原任广西镇安府知府舒世泰，丁忧回旗，旋准该抚咨明，俟该员服满应补时，该旗照例给咨，发往原省。俟有沿海烟瘴地方缺出题补等因。乃本旗参领等，于该员服满引见时，遗漏原咨，并未呈明办理，请分别交部。至舒世泰，系本省职官，既经该抚出具考语，服满仍咨本省，以烟瘴缺补用，不得诿为不知。到京后，并未呈明，恐有规避情节。传讯该员，据称，服满后仍咨该省补用之处，该抚实未告知，亦未给有咨文等语。著传谕吴虎炳，即将从前该员丁忧回旗时，曾否将服满后，尚须赴该省候补之例，向其告知，及有无给与咨文赍回之处，即行据实复奏，以便交部分别办理。将此由四百里传谕知之。"寻奏："舒世泰丁忧回旗时，因已有文，咨明吏部、本旗，未将服满仍须来粤例告知。其应送部、旗、家口册咨文，当发给该员收领。"下部知之。

204.《清高宗实录》卷1079，乾隆四十四年三月壬寅

（第二十二册 第498页）○谕军机大臣等："据驻扎西宁办事副都统法福礼奏，拿获离罗克番子策令等六名，令其解京，转发烟瘴地方。已谕令该副都统选派弁兵，管押起解。所有经过省分，著各该督抚，豫派妥干员弁，于番子解到时，即速督率兵役，小心护送出境。如有中途脱逃者，即速严缉务获，于该处立行正法，以示惩儆。各督抚务须实力妥办，毋稍疏懈干咎。将此由四百里传谕知之。"

（第二十二册 第498页）○又谕："据法福礼奏，扎萨克台吉罗布藏丹津呈报，上年十二月，差往探听郭罗克贼番之昆都色布腾达尔集，带领蒙古兵丁，在察罕果尔地方，拿获郭罗克贼番策令等六人，已有旨令押解来京，交刑部审明，发往烟瘴地方矣。郭罗克贼番，向每至蒙古游牧地方，抢掠偷盗，甚为可恶。今番子策令等六名，经蒙古拿获，虽严讯现无盗劫之事，罪不至死。但越界潜至蒙古游牧地方，必系计图偷窃，自当发往烟瘴，以示惩创。著传谕特成额、文绥详悉宣谕郭罗克头目，务须管教所属番人，止许在伊本境打牲，如敢潜越蒙古地界，犯有抢劫伤人之事，必严拿就获，立即正法。即无偷窃之案，但经越界潜往者，一经拿获，均照此发往烟瘴，不稍宽贷。该头目务谕番人等，凛遵法度，毋稍违犯。若头目等不行教约，致令滋事不法，该头目亦难辞咎。将此由四百里谕令知之。"

205.《清高宗实录》卷1084，乾隆四十四年六月甲寅（第二十二册 第561页）

○吏部奏："外任旗员丁忧，其现任腹俸实授者，回旗百日孝满后，令在原衙门行走。至苗疆、烟瘴等边俸，以及升署题署，未经实授，分发试用。未经得缺人员，因有将来仍赴原省例，遇丁忧在旗，闲居守制，殊未画一。请嗣后除现任实授各员，照例办理外。至边俸未满，及未经实授得缺人员，丁忧回旗后，亦应俟百日孝满，由该旗咨报臣部，在原衙门当差。如无原衙门可归，及原衙门无相当缺，臣部签掣各部院衙门行走，支给公费俸禄。再此项人员，未便奏署额缺，服满即令离任，臣部给与执照，赴原省候补。其在部行走时，仍属各该堂官考察。"从之。

206.《清高宗实录》卷1090，乾隆四十四年九月乙未（第二十二册 第646页）

○军机大臣等议复："乌鲁木齐都统索诺木策凌奏称：'巴里坤屯田遣犯，定额三百五十名。后因额缺，奏准截留乌鲁木齐遣犯顶补。现又缺六十余名，请将发给绿营兵及厄鲁特为奴等犯，择其年力强壮者，截留拨补。'查此等人犯，情节较重，若截留种地，年满后又得邀恩为民，不足以示惩儆。现因新疆遣犯，聚集过多，改发烟瘴地方充军。请交部择其中情节重者，给兵丁为奴。轻者，即发往巴里坤等处，补耕屯缺额。"从之。

207.《清高宗实录》卷1091，乾隆四十四年九月

（第二十二册 第652页）○辛丑○又谕曰："李侍尧奏，普洱总兵张和，闻车里土司刁士宛报，有猛勇头人召斋，与景线投诚安插之喇鲊占烘有仇，纠集野匪四千余人，至境报复。张和遽带兵往援，且欲穷追，殊属非计。已札饬该镇撤回官兵，

并谕刁士宛，自率土练，极力防御，官兵断不能代为驱剿么髏等语，所办甚是。夷疆仇杀事所常有，总兵镇抚其地，只应随时授以机宜，令其自行妥办。即或土司求援，亦只可酌于附近内地之处，带兵扬威截堵，以助声势而防窜逸。乃刁士宛既办理不善，张大其词，希图耸听。张和不加审察，轻率带兵前往，又不顾瘴发路险，致官兵染病多人，甚属不值。虽其心近于勇往，而冒昧从事，实未得用兵机要，看来张和竟不晓事。幸李侍尧为之明晰指示，将来或可稍知慎重，不复轻妄。朕向以张和人颇明白，在总兵中似尚出色，意欲俟其历练，擢为提督。今看此事之漫无成见，率意妄行，或系外观有余，而中鲜实济，恐难膺专阃重寄。李侍尧在滇三载，于张和底里，知之必深。著传谕李侍尧，将张和为人究系若何，向后能否堪胜提督之处，据实复奏。此旨著由五百里发往。仍著将召斋喇鲊之事，曾否查明，及该匪近日，是否安静之处，即行具奏。"

（第二十二册 第655页）○戊申○又谕："据李侍尧奏，普洱镇总兵张和，冒瘴染疾，病势沉重，一时恐难痊愈等语。张和患病甚重，难冀速痊，著解任调理，俟病痊奏闻，另行简用。其普洱镇总兵员缺紧要，著喀木齐布调补。所遗鹤丽镇总兵员缺，著罗江鳞补授。"

（第二十二册 第655页）○又谕军机大臣等："普洱镇总兵张和，于土夷仇杀细故，不加审察，轻率带兵前往，致士卒触瘴患病者多。本欲治其冒昧之罪，念其心尚近勇往，姑免深究。今既冒瘴染疾，势甚沉重，若竟因此不起，究属没于王事，亦属可悯。著传谕李侍尧，如张和因病身故，即行奏闻，候朕酌量加恩，以示优恤。"

208.《清高宗实录》卷1092，乾隆四十四年冬十月壬子（第二十二册 第659页）

○谕："据李侍尧奏，普洱镇总兵张和，因野匪召斋与喇鲊占烘仇杀滋事，带兵追捕，回至思茅，冒瘴染病身故等语。张和于土夷仇杀细故，不加审察，轻率前往，难免冒昧之咎。但念其心尚近勇往，今既因冒瘴染病身故，究属没于王事，亦为可悯。张和著加恩，照从前瘴亡之例议恤。"

209.《清高宗实录》卷1096，乾隆四十四年十二月甲寅（第二十二册 第697页）

○户部议准："广西布政使朱椿奏：'修理衙署，所借官项，例于本任分年扣俸。粤西苗疆、烟瘴、佐杂官，调回内地与推升，均有一定年分。该员知离任日近，任内扣项无多，率请借项修署。应请分别定限，三年调回者，限到任一年内请修；三年候升者，限二年；五年者，限三年。并请州县官，及云、贵、川、广、闽省之苗疆、烟瘴缺，均照此例。'"从之。

210.《清高宗实录》卷1110，乾隆四十五年秋七月戊寅（第二十二册 第838

页）

　　○又谕曰："文绶奏，拿获瞻对所属擦马所，焚杀麻塘寺喇嘛各凶犯一折，办理仍属姑息。据称，凶犯阿雍、达尔结二名，已据该土司将首级献出等语。阿雍、达尔结二犯，系此案为首凶番，情罪最为重大，必须拿获到案，明正典刑，枭示各番。方足以肃刑章而惩凶暴。乃仅据该土司等，献出首级二颗，并无人认识真伪，亦无人目睹杀死。且该土司，因何将此二犯自行杀戮？又既肯将首级献出，何不即生擒献送？种种疑窦，全未根究的确，遽信以为实，岂不思从前庆复办理瞻对劫杀之案？先据奏称，班滚业经焚毙，既班滚复出，庆复因此获罪正法，文绶宁不知之？该番等情性狡诈，最难轻信。设使阿雍等二犯尚在，文绶其能当此重戾乎？再噶马林津一犯，既据审明系焚烧寺屋，捆缚喇嘛正犯，自应一面与特成额会衔具奏，一面即行正法枭示。又何必俟特成额回省复讯，再行办理，以致凶番久稽显戮。至四郎达结、阿撒二犯，虽讯系被诱随行，并未入寺。但既经随往，即系助恶之犯，岂可轻纵？该二犯著即发遣云南烟瘴地方，以示惩儆。"……

　　211.《清高宗实录》卷1111，乾隆四十五年七月己亥（第二十二册 第854页）

　　○又谕曰："特成额奏，审办三暗巴焚劫麻塘寺一案番犯，将同行之色楞达结、阿撒二犯，照例发给明正土司为奴一折，所办又属错误。色楞达结、阿撒二犯，虽未同噶马林津等入寺焚杀。但既被诱同行，即为同恶相济。系此案为从之犯，自应从重问拟，发往广西等省烟瘴地方，方足以示惩儆。乃特成额等，仅将该二犯发明正土司管束，办理实属宽纵。特成额、文绶著传旨严行申饬。其色楞达结等二犯，著另行定拟具奏。"

　　212.《清高宗实录》卷1118，乾隆四十五年十一月庚辰（第二十二册 第932页）

　　○谕："本日吏部将烟瘴未经俸满，服阕仍发原省之原任广西镇安府知府舒世泰，带领引见，固系照例办理。但满洲道、府等官，丁忧回旗，每年十月带领引见。如才堪外任者，仍予记名录用，原不必再照汉员之例。嗣后烟瘴未经俸满，丁忧回旗之满员，毋庸仍发原省。至烟瘴苗疆等项人员，未经俸满，遇有事故离任，仍发原省。本系给事中何曰佩条奏。俾得积算前俸，仍予即升，既不没其前劳，兼以杜其规避。但其中事故亦有不同，如告病终养等项，恐有规避恶缺情节，是以定例俱应坐补原缺。至丁忧人员，事非得已。服阕后，自不必仍发原省候补。嗣后各边省烟瘴、苗疆历俸未满，离任各汉员，除告病终养者，仍照旧例坐补外。其丁忧服阕各员，著归入起复应补班内，由部照例铨补。所有仍发原省，交该督抚酌量题补之例，著停止。"

　　213.《清高宗实录》卷1120，乾隆四十五年十二月乙卯（第二十二册 第960页）

○吏部议准："广西巡抚姚成烈奏称：'思恩一府，向为苗疆要缺。查该府事简民淳，所辖猺獞，与齐民无异，请删去苗疆字样，改为腹俸部选，所属经历、司狱如之。至百色同知、巡检二缺，与右江镇总兵同城，烟瘴颇重，应请仍旧。'"从之。

《清实录（二三）·高宗纯皇帝实录（十五）》

214.《清高宗实录》卷1131，乾隆四十六年五月乙未（第二十三册 第122页）

○谕军机大臣："此案用旧教而除新教，最为吃紧关键。盖旧教相沿已久，回人等耳濡目染，习惯性成，今欲去之，势有不可。譬如僧道未尝非异端，亦势不能尽使为民也。而新教则如白莲等邪教，平日虽亦拜佛念经，而惑众滋事，其名目断不可留。将来办理之法，首先分别新旧名色，即其中有已归新教，而仍自认为旧教者，是尚知畏罪避祸。查办时，亦只可因其避就，量予生路，所谓法外之仁，不得不网开一面也。至逆犯等家属，将来俱应问拟缘坐。前经降旨，就近发往伊犁之厄鲁特、索伦、察哈尔等兵丁为奴。但念此等缘坐之犯，既非善类，新疆地方亦不可不防其复行煽惑。莫若改发云贵等省极边烟瘴之地，较为得宜。"……

215.《清高宗实录》卷1132，乾隆四十六年闰五月癸卯朔（第二十三册 第127页）

○又谕："阅阿桂等奏到供单内，据买成伏供，有贼人因西宁粮草最多，令其前往探听虚实之语。贼匪自知计穷垂毙，必思铤而走险，乘间窜逸，断不肯束手就缚。西宁一带，山多地旷，兼粮草富足，尤不可不加意防范。若贼人乘机结队，夺路冲逸，尤属不成事体。著传谕阿桂等，逆匪首犯，若能设法生擒，固为尽善；倘一时不能擒获，即被枪炮歼毙，甚或自焚自戕，得有确尸，亦可完事。断不可令其乘机兔脱，以致别滋事端。又阿桂等前奏，贼人所掠粮草，仅能资给月余。今又阅数旬，自已匮竭，贼人又从何处得有接济？恐仍有潜出抢掠，及附近匪徒暗为运送之事，著阿桂等严密防捕，毋使暗中接济，得以苟延残喘。至逆犯家属，将来办理时，其妇女幼孩，不可合为一处。所有妇女，仍发厄鲁特等处为奴；其男丁虽幼孩，改发云南烟瘴地方。著阿桂等于剿贼完竣后，分别遵照办理。"

216.《清高宗实录》卷1136，乾隆四十六年秋七月壬子（第二十三册 第186页）

○钦差大学士公阿桂、署理陕甘总督李侍尧奏："本月初五日，臣等带兵直至华林寺墙边攻扑，贼抵死抗拒。午后，退窜寺屋及围墙内藏匿，我兵用树枝等物焚烧寺基。酉刻，屋檐坍倒，打死焚毙之贼甚多。余俱窜至后墙及两厢墙圈内，用枪石抵御。"……"此等从逆回民，露有形迹证据者，必须全行搜查，不可稍存将就了事之见。至省城及循化、河州等处，监禁逆犯之妇女幼孩，人数甚多。著阿桂等查明，将应发烟瘴者，即行分别发遣，毋令久稽监狱。"（P186 3-9）

217. 《清高宗实录》卷1137，乾隆四十六年七月壬戌（第二十三册 第204页）

○谕曰："常青等奏称，署理察哈尔正白旗总管之参领三都克呈报，拿获偷马罪犯哈尔齐该、都噶尔、诺尔布三人，派骁骑校图古勒岱并护军托果齐等十名看守。乃图古勒岱，收受托果齐等七人银米，令其回家，只剩兵三名，闲散一名。夜深时，该三犯扭开镣铐，将闲散巴图殴毙，又将图古勒岱、护军额尔德尼等，捆打昏晕。逃走后，旋将都噶尔、诺尔布二名拿获，审明请旨即行正法，并俟哈尔齐该拿获到日，亦照此办理。图古勒岱发往云贵烟瘴地方；护军托果齐等七名革退，各枷号三个月，鞭一百；余俱革退鞭责。该署总管等，交部严加议处等语。偷马罪犯，罔知忌惮，罪大恶极。常青等即应于审明都噶尔、诺尔布时，一面正法，一面奏闻，乃复拘泥奏请，实属不合，著严行申饬。都噶尔、诺尔布，著即处斩枭示。哈尔齐该拿获到日，即照此办理。图古勒岱并不小心看守，并收受银米，令托果齐等七名回家，以致两人毙命，三犯脱逃，营私舞弊，酿成巨案。常青等仅拟发遣，不足蔽辜。图古勒岱著即正法，以为贪黩枉法者戒。托果齐等七名，著于枷号鞭责后，仍从重发往云贵烟瘴地方。余俱照所请行。"

218. 《清高宗实录》卷1139，乾隆四十六年八月丁酉（第二十三册 第253页）

○钦差大学士公阿桂、署理陕甘总督李侍尧奏："臣等饬拿洪济桥、唐家川数处从逆余党，及缘坐家属到省，亲加严鞫。逆犯马六六等，或为贼扎筏济渡，或熬茶接待，或抗拒官兵。其缘坐之犯，非父兄从逆，即子弟党贼，质对确凿，应即正法。其马复才之兄马进朝，在监病毙，当即戮尸。至唐家川、循化厅等处，续获缘坐妇女共一百二十五口，幼男共六十五名，应仍发伊犁、云南普洱、广西百色烟瘴充军。"从之。

219. 《清高宗实录》卷1144，乾隆四十六年十一月乙巳（第二十三册 第337页）

○刑部议奏："向例川省啯匪，在场市抢劫，五人以上，不论得财与否，为首斩决；为从绞监候。拒捕夺犯伤人，斩决枭示；在场加功者，绞决；未在场者绞监候。旷野拦抢，止二三人者，除实犯死罪外；未经伤人之犯，该徒罪以上，不分首从，俱发烟瘴充军。近年川省啯匪，结党延蔓，多至百十余人。经部议，将在场市抢劫之犯，为首均改拟凌迟，家属缘坐；从犯俱拟斩决。惟在野拦抢，旧例止载二三人。未经伤人，该徒罪者，发烟瘴充军。其自四五人至八九人，十余人者，并无治罪明文。是以川省办理旷野拦抢之案，遇有多名，但不伤人，亦均照二三人例问拟，未免法轻易犯。请嗣后将在野拦抢，未经伤人之案，除数在三、四人下者，照旧办理外。如四五人以上，至九人者，不分首从，改发伊犁给厄鲁特为奴，均面刺外遣。逃脱拿获，即行正法。伤人，即拟绞监候，入秋审情实。若十人以上，无论伤人与否，为首斩立决；为从绞监候，仍入秋审情实。被胁同行者，发遣为奴。倘有夺犯杀人等事，即照场市之例，将首伙各犯，分别斩枭绞决监候。"从之。

220.《清高宗实录》卷1147,乾隆四十六年十二月丙戌（第二十三册 第375页）

○裁各省武职名粮,核定养廉额数。……得旨："依议。云南提督总兵,及福建台湾总兵,或地当烟瘴,或远隔重洋,均与腹地不同。著加恩于议给养廉外,云南提督加赏银五百两,云南总兵及福建台湾总兵各加赏银二百两,以示朕轸念岩疆,加惠戍行之至意。著为令。"

221.《清高宗实录》卷1148,乾隆四十七年春正月辛亥（第二十三册 第395页）

○谕军机大臣等："据闵鹗元奏吴江县拿获聚众行凶丐匪审办一折,内称流丐约二十余人,借求讨为名,勒索钱食,并殴毙行内火夫,及棍伤邻人等情。旋即率属分投追拿,至吴江县地方,将各犯全行拿获等语。……即无别项情罪,所有此次案犯,审明供词,亦应从重发烟瘴充军,以示惩儆。闵鹗元平日办事,每涉姑息,并著传旨严行申饬。"（P395 3-9）

222.《清高宗实录》卷1155,乾隆四十七年四月壬辰（第二十三册 第478页）

○军机大臣会同宗人府议复："查宗室奉恩将军伊冲额,系由宗室恩封承袭,今既犯罪,例应停袭。嗣后有类此者,即照此办理。至嗣后宗室人等,如犯极边烟瘴充军者,折圈禁三年,始行释放;近边者,圈禁二年半;犯流罪三千里者,圈禁二年;二千里者,一年半。其犯徒罪者,核其情节轻重,递减至一年或半年,始行释放。"从之。谕曰："宗室伊冲额殴死雇工一案,将宗室致死人命,应如何定议之处,交宗人府详议定例。其奏:'今军机大臣等会同宗人府定议,嗣后宗室等,若犯军流徒等罪,照例所折圈禁之罪,较从前分别年限,加增具奏。'朕如所奏,著为定例。但朕定此例,原欲宗室等知惧知惩,不至任意妄为,自然犯法者少。著宗人府晓谕八旗宗室,嗣后令伊等各体朕爱护之至意,谨身惕志,毋蹈罪愆。"

223.《清高宗实录》卷1159,乾隆四十七年六月庚寅（第二十三册 第521页）

○谕："据富纲等奏探明缅酋更换情形一折,内称据腾越总兵许世亨等禀称,探得缅酋赘角牙,被老酋甕藉牙之孙孟鲁乘间杀害。旋有甕藉牙四子孟陨,复将孟鲁杀死,自立为酋。凡懵驳、赘角牙信用之头目土司,尽行调回。其所用大头目,悉系甕藉牙旧人等语。缅甸自乾隆十五年以后,甕藉牙占踞为酋,伊子懵驳继立,自外生成,首先抗逆。其子赘角牙,世济其恶,反复不常。今孟鲁将赘角牙杀害,而孟陨又构害孟鲁,自立为酋,骨肉相残,辗转袭杀。缅酋恶逆之报,自为天理所不容。但伊等穴中之斗,不值烦我天朝兴师致讨。况从前首祸,系懵驳、赘角牙父子。彼时因缅地瘴疠,我兵疾疫频仍,不能久驻,又值该酋等畏罪哀恳。朕体上天好生之德,许其罢兵,已历有年所。今该酋等,并不敢侵扰边关,若遽因其争立内讧,兴问罪之师,不特师出无名,且转似为造恶之懵驳父子报复,尤属不成事体。

况得其地不足守，非如新疆、伊犁等处，西师成功后，可永远耕屯，巩固金汤者可比，此事竟可无庸办理。富纲等当仍遵前旨，示以静镇，不可稍涉张皇。朕非因年老畏事，意存安逸。此时自揣精力，军书午夜，尽可耐劳。若果当问罪兴师，如去岁苏四十三之事，何尝置之不办？又何尝不早夜筹画耶？况军务在于知己知彼，即朕欲办理此事，亦不付之富纲也。但此时实不值办理，即阿桂熟悉彼处情形，素能晓事，亦必与朕所见相同。著传谕阿桂，令其据实复奏外。并传谕富纲等，此事非富纲所能办，凡事须知彼知己，富纲于无事时，仅堪自守，伊亦当有自知之明，不可存便宜之心。海禄亦不可存见长之意，但须静镇，谨守边防为是。此时亦不必遣人至阿瓦探信，富纲亦不必至永昌等处，致露张皇。若孟陨于此时，因将赘角牙戕害，仍恭顺天朝，虔修职贡，遣人叩关哀恳。自应据情入奏，准其输诚，于事体亦顺。即或该酋等观望不前，亦可置之化外，但当严守边界。如此时有赘角牙头人，因彼处不能容身，窜入内地，若人数众多，即另为安插远处，不可留于滇省；若人数无多，及无关紧要之人，仍可遣还。总之此事权其轻重，缅甸不但水土非宜，况从前既允其纳款乞宥，降旨赦其前罪。今又乘其危乱，出师进讨，殊非天朝堂堂正正之义。朕筹之已熟，并令大学士、九卿等，公同详议具奏，将此传谕富纲等知之。并将遵旨毋庸办理缘由，迅速驰奏。"寻阿桂等奏："缅酋比年以来，并不敢侵扰边圉。今若乘其内衅，兴师问罪，实非所宜。我皇上睿算宸谟，不遗纤悉。从前平定两金川，去年歼除回逆，断不肯以应办之事，置之不问，今此事实不值烦我兵威。臣阿桂曾在云南，情形较为谙悉。即臣三宝等，熟思审计，无不钦服睿虑之周密。"报闻。又富纲奏："臣奉谕即饬各该将严守关隘，镇静如常，倘有赘角牙头人窜入内地，酌量安插遣还，如新酋孟陨效贡叩关，亦即据情驰奏。"得旨："以汝之材，只可安分守己，勿生妄想。"

224.《清高宗实录》卷1163，乾隆四十七年八月戊子（第二十三册 第577页）

○谕："甘肃捏灾冒赈一案。所有查明逆匪滋事时，曾有微劳之舒玉龙等二十四犯，已降旨照万邦英之例，加恩免死发遣矣。其善达、承志二犯，因其身系满洲，辄敢随同舞法营私，罪难末减，仍交刑部入于朝审办理，实属法无可逭。特念该二犯，于贼匪滋事时，究有协同守城、派防要隘一节，尚可贷其一死。又乌鲁木齐浮销粮价案内之傅明阿、木和伦二犯亦系满洲，原拟应斩监候，自属罪所应得。但其侵冒银两，究由上司勒索，与监守自盗者，尚属有间。所有善达、承志、傅明阿、木和伦四犯，俱著从宽免死，发往烟瘴地方，虽遇大赦，不得援照省释。所生亲子，皆系旗人，未便令其闲住，著交该旗存记。除亲军、护军、披甲等差使准其充当外。其有顶带职分，概不准其挑补，以示惩儆。又乌鲁木齐案内之徐维绶、张建庵，亦系定拟斩候之犯。今查徐维绶，前在张掖县丞任内，曾经调令帮同万邦英守城；张建庵，侵冒银数较少，俱尚有一线可宽。徐维绶、张建庵均著照万邦英之例，免死发往黑龙江充当苦差，虽遇大赦，不得省释。其亲子，亦不准应试出仕。"

225.《清高宗实录》卷1166，乾隆四十七年冬十月戊辰（第二十三册 第630页）

○谕军机大臣等："上年苏四十三滋事一案所有该犯等家属，除已经正法外，其男丁发配烟瘴地方，各犯到配后，已一年有余，是否尚属安静？著传谕富纲、刘秉恬、李本、朱椿留心查察。如有不安本分，在配滋事者，即行奏明，从重办理，毋得稍存姑息。"

226.《清高宗实录》卷1167，乾隆四十七年十月庚寅（第二十三册 第651页）

○谕："甘省收捐监生，本欲藉积贮监粮，为备荒赈恤之用。前次开捐时，已不免稍有弊端，经大学士舒赫德奏请停止。……并因兰州被贼滋扰时，曾有守城等事微劳者，格外贷其一死。除侵冒银数在二万两以上者，业经陆续正法，及降旨加恩免死发遣各犯外，本日朝审勾到，尚有二十三犯，内陈起㧑、史载衡、伍诺玺、孙元礼、吴鼎新等五犯，侵冒银俱在一万两以上，又无守城微劳，法无可贷，现已予勾。其余各犯，侵冒银在五千两以上，及五千两以下之奇明、周人杰、杨赓扬、布瞻、景福、顾芝、广福、吴应祥、李立、佛保、刘炯、郭昌泰等十二犯，及捏结收受馈送之陈之铨、潘时选、熊启谟等三犯，俱著加恩免死。内旗人奇明等五犯，著照善达等之例，发往极边烟瘴地方，虽遇大赦，不得援照宽释。"……

《清实录（二四）·高宗纯皇帝实录（一六）》

227.《清高宗实录》卷1199，乾隆四十九年二月甲戌（第二十四册 第32页）

○谕军机大臣曰："雅德奏，台湾械斗焚杀案内各犯，应从重改发伊犁、乌鲁木齐者，共二百八十九名口。现准部咨，伊犁遣犯过多，酌拟改发。请将此案人犯，发极边烟瘴充军等语，所办太属拘泥，已于折内批示矣。前伊勒图因该处遣犯过多，酌请分别停遣，原指积匪及窃盗等犯而言。今此案人犯，均属械斗焚杀、犷悍不逞之徒，岂可容留内地？况该犯等犯事系在例前，又何得援新定之例，率拟改发？且案犯不过二百八十余名，伊犁等处亦何至难于安插，不能容留耶？雅德所奏，实属太不晓事，著传旨严行申饬。所有此案人犯，仍照原拟发遣。将此传谕雅德，并谕伊勒图、海禄知之。"

228.《清高宗实录》卷1202，乾隆四十九年闰三月癸亥（第二十四册 第78页）

○又谕曰："李侍尧奏，河州回民马成基等，呈控马来迟之孙马五一，并同党马国甫、马万德等坚守改教一案。因该州出示，不许回民从习新教，脱鞋念经，令各出具甘结。马五一始则随同具结，继乃诡言奉官饬取不许念经甘结，即系不念沐浴经文，妄欲众回民随伊具结，藉以行其祖父之教。并在该犯家内，起获明沙经一本，当即销毁外。请将马五一、马国甫、马万德三犯，发往琼南百色烟瘴地方，分别安插等语，亦只可如此办理，已于折内批示矣。"……

229. 《清高宗实录》卷1203，乾隆四十九年闰三月壬申（第二十四册 第89页）

○谕曰："福康安等奏，审拟清河县民刘光文等，控告县书王立本、杜秀峰冒销赈银一案，实属虚诬。将刘光文依枉告人死罪未决，应拟杖流律，请从重改发伊犁，给厄鲁特为奴；武生李枚，一并从重发往伊犁充当苦差等语，所拟未为允协。李枚身系武生，理应安分守法。乃因永兴镇勘不成灾，未经报赈，辄诬捏县书冒赈情节，架词妄控，希图讹诈分肥，其罪与刘光文相同。该犯名列胶庠，非平民可比，情节尤属可恶，尚当较常犯加倍治罪。乃福康安等，于刘光文既拟以发遣为奴，而李枚则定以充当苦差，同罪异罚。明系因李枚身为武生，稍从末减，殊属宽纵，福康安、杜玉林、闵鹗元、永保俱著饬行。至县书王立本、杜秀峰于灾赈重务，辄敢营私受贿，亦非寻常蠹役诈赃可比，拟以近边充军，尚不足蔽辜。应加重发极边烟瘴充军，仍枷号三个月示众，满日再行发遣。余著行在该部议奏。"

230. 《清高宗实录》卷1208，乾隆四十九年六月壬辰

（第二十四册 第190页）○谕："本日据伊星阿奏到，五月二十四日，有发配烟瘴之甘省邪教回匪马五一等三犯，解抵长沙。另有文牌无名，跟随到楚之河州回民丁正祥、马三格、马五十一等三犯，讯系马五一等亲属，一路跟随做饭。所过州县盘诘，俱称起解时，回明跟来，并搜获各犯等，随身俱带有银两、帽缨等物等语。马五一等三犯，因坚守邪教，恐其煽惑人心，复为滋扰，是以免其一死，发往琼南百色烟瘴地方安插，与寻常军流人犯不同。"……

（第二十四册 第191页）○谕军机大臣等："据伊星阿奏，湖北省解到充发烟瘴之甘肃邪教回民马五一等三犯，此外尚有回民丁正祥、马三格、马五十一等，随同到楚，系文牌内无名之人。讯系马五一等亲属，因迷恋异教，情愿远道跟往。已将马五一等即行正法，并将丁正祥等，均拟绞候。又搜出马五一等所带银二百四十余两，凉缨六百余头，概行入官等语，所办甚是。马五一等，系充发烟瘴重犯。其亲属不惮远道跋涉，跟同前往，可见邪教煽惑人心，牢不可破。"……

231. 《清高宗实录》卷1211，乾隆四十九年七月乙亥（第二十四册 第236页）

○谕："据富勒浑等奏，粤省黄亚水案内，供扳之闽省民人黄江水一犯，讯无书符念咒骗钱等事。惟该犯在粤时，曾得受黄亚水钱文，帮同打锣，合依左道惑众为从例，改发云贵、两广烟瘴地方充军等语。此案钟亚金等，在粤省行医卖卜，骗钱分用，地方官辄据民人吕邦球原控，锻炼刑求，将隐形轮奸之处，逼令诬服。经朕降旨，令舒常等复加研讯，始究出刑逼情节。是本案业已平反，其诬扳之闽省黄江水一犯，先经粤省刑求诬认，及解回闽省，经富勒浑等讯无书符念咒等事，自系实情。所有黄江水定拟之处，著刑部同前案一并核议具奏。"

232. 《清高宗实录》卷1213，乾隆四十九年八月癸卯（第二十四册 第265页）

○谕："刑部议驳，福崧条奏台湾械斗匪犯请停发新疆一折，所驳甚是，已依议行矣。前因积匪猾贼，历年发遣新疆者，为数太多。经伊勒图具奏，仍改发云贵、两广烟瘴地方。至此等械斗焚杀，并非事所常有，且案内发往新疆者，不过二百余犯，何至遽难安插，辄援照积匪猾贼之例，奏请改发内地？况此案人犯，业已起解，因甘省有逆回滋扰，是以暂行截留在浙。今回匪剿灭净尽，福崧止应照例饬属，妥为转解。如果该犯等，必应改发内地，雅德系福建巡抚，富勒浑系闽浙总督，伊等亦应早行筹办及此，何必待邻省抚臣之代为借箸耶？封疆大臣办理公务，固应随时留心，然必先尽其职分所当为，不可越俎于境外。福崧此奏殊觉多事无当，著交部议处。"

233.《清高宗实录》卷1217，乾隆四十九年十月：

（第二十四册 第323页）○辛丑○又谕："据雅满泰奏称，本年朝觐之喀什噶尔噶匝纳齐伯克莫罗尔咱，来至库车，于伊所雇回民韩德车内，搜出阿克苏居住之名唤伊斯迈勒之回民，寄与库车回民马起蛟即伊提勒，书札经卷，将马起蛟一并解送福康安处审办等语。雅满泰虽应严拿携带私玉，若将年班朝觐回部伯克行李，一概搜查，则属非是。年班朝觐回部伯克，夹带些须什物来京售卖，有何不可？著传谕海禄晓示回部伯克等云：'昨将此次雅满泰搜查回部伯克行李之事，奏闻大皇帝，蒙大皇帝降旨，申斥搜查之非。尔等遇年班朝觐，稍携什物进京售卖，亦听。'以此等语晓谕，庶可以杜其疑。再新疆地方贸易回民有如马明心之兴起邪教、念经惑众者，自应搜查。似此经卷，皆回民俗习之经，若一经搜获，即将回部伯克头目尽行查办，不特使回部心生疑惧，亦殊非朕柔徕回部至意。嗣后惟当留心访查马明心亲眷，及伊门徒马姓回民外，再不得于回民内如此纷纷查办。今雅满泰既将拿获回民马起蛟等暨经卷解送福康安，即传谕福康安，俟解到讯问，如无别项情弊，即发往烟瘴。如再有马明心近族，须留心防范，毋使偷越边隘。并著福康安，将此旨晓示年班朝觐伯克等知之。"

（第二十四册 第325页）○丙午○谕："据都尔嘉奏称，审拟拿获偷挖人参盗犯王世新，曾娶赫哲之女雅郎伊为妻，已生一女。请将王世新发往烟瘴地方，枷号两个月，杖责发落。将其妻雅郎伊，并三岁之女，赏给有劳绩之兵为奴等语，所办殊轻，且未周到。偷挖人参盗犯王世新，擅敢违例娶赫哲之女为妻，任意挖参，已经数冬，甚属可恶。若发至烟瘴地方，始行枷号，则无以示惩。著将王世新即在吉林乌拉枷号一年，以示儆戒，俟满限日再发烟瘴。其妻雅郎伊，并三岁之女，著照都尔嘉所奏，赏给有劳绩之兵为奴外。至进官貂赫哲西贝钩，任意将伊女雅郎伊给与偷参人犯王世新为妻，不得谓为无罪。著交都尔嘉，将赫哲西贝钩另行议罪具奏。"

234.《清高宗实录》卷1228，乾隆五十年夏四月己丑（第二十四册 第462页）○谕曰："福康安奏，库车办事大臣拿获携带回经出口之回民马起蛟等，审明定拟，将马起蛟等四犯，均发往云南、广西烟瘴地方安插一折。又夹片内奏称，该犯等携带经卷，实系寻常诵习之经，若遽行发遣，似稍可矜等语。马起蛟等，携带寻常经卷出口，虽不在查禁之例，拟以烟瘴，固属可矜，然竟从宽贷，亦不足以示儆。乌鲁木齐距甘肃不远，马起蛟等四犯，著改发乌鲁木齐安插管束。"

235. 《清高宗实录》卷 1235，乾隆五十年七月庚午（第二十四册 第 598 页）

○吏部议复："云贵总督富纲咨称：'边疆俸满应升人员，若因有逃兵处分，遂令久任，非限年撤回之例意。请将现任瘴盛留边之缺，历俸满三年者，照例保题，一面撤回补用原官，扣限开复，咨请升用。至三年、五年，在任候升烟瘴稍轻之缺，计历俸应行优叙加衔升用者，照例保题注册，俟限满开复销案后，分别升用。'应如所奏办理。至苗疆、海疆各缺俸满人员，有督缉逃兵处分，予调不予升者。如未经援例开复，统俟年满开复后，再行升用。"从之。

236. 《清高宗实录》卷 1262，乾隆五十一年八月戊申（第二十四册 第 1001 页）

○吏部议复："广西巡抚孙永清奏称：'柳州府属罗城县三防塘，与黔省接壤；西林县八渡墟，与滇省毗连；皆猺獞杂居，商贾骈集，为极边要地。其三防塘向设之通道司、八渡墟向设之潞城司两巡检，俱相距辽远，且微员不足弹压。请裁通道镇巡检，于三防塘适中地方，改设主簿一员管辖。其西林县潞城，为滇粤孔道，巡检未便议裁。请将南宁府属果化土州吏目所管事务，归隆安县典史，就近兼管，裁汰吏目，改设主簿一员。分潞城巡检原辖之上林亭等一带地方，就近归主簿管辖。命盗重案，移各该县审详，仍照烟瘴地方例，三年俸满。'应如所请。其改铸关防，移建衙署，饬该抚题咨办理。"从之。

《清实录（二十五）·高宗纯皇帝实录（一七）》

237. 《清高宗实录》卷 1290，乾隆五十二年冬十月乙未（第二十五册 第 290 页）

○又谕："据长麟奏，推升广西柳州府知府之现任山东运同王讷，才情拘谨，难胜知府之任，请照例加一级，留运同原任，仍给咨送部等语，所奏情弊显然。柳州向系烟瘴，唐时柳宗元曾贬官其地，人所共知。虽今昔情形不同，但该处究属边远，不免视为畏途。今王讷现任山东运同，缺分本为优厚，推升柳州知府，自更惮于远涉。该抚所奏，虽以王讷才情拘谨，难胜知府为辞，而该员转得以升衔仍留运同之任，享其厚禄。是名为刻核，其实隐为属员规避地步，所谓害之，实以爱之也。此等情节，岂能逃朕洞鉴？今于该抚瞻徇及王讷规避之咎，姑免深究。但王讷若准仍留运同原任，转得遂其规避之私，无以示儆。王讷著照例加一级，即以原品休致，毋庸送部引见。至嗣后各督抚，若因有此旨，而于由部推升人员，无论其才具胜任与否，并不据实陈奏，听其升任。则该员等原皆应送部引见之人也，彼时经朕看出才具平庸，难以胜任，惟该督抚是问，恐不能当其咎也。"

238.《清高宗实录》卷1294，乾隆五十二年十二月甲辰（第二十五册 第371页）

○又谕："本日据孙永清奏到二折一单，装贮一封，朕次第披阅。其第一折，系请将知州陈章，升署百色同知；第二折，系照例奏明动支耗羡银两；又一件，则系陈章参罚清单；叙次参差，殊属淆混。该抚所奏升署烟瘴原缺，自应将参罚清单，附入一封，方合体式。何以又将动支耗羡之折，搀入其中？前后舛错若此，孙永清向在军机司员上行走，岂于此陈奏事件，亦不谙体制耶？孙永清著传谕申饬。"（P371 2-8）

239.《清高宗实录》卷1302，乾隆五十三年夏四月

（第二十五册 第516页）○甲午○刑部议奏："遵旨更定反狱、劫狱、越狱等罪例。一、纠众行劫狱囚，及罪囚由监内结伙反狱等案。如有持械拒杀官弁者，不论原犯罪名轻重，将首从各犯，均照谋反大逆律凌迟处死。子十六岁以上者，拟斩立决；未及岁者，同妻妾，俱给功臣家为奴；其下手帮拒有伤之犯，拟斩枭示；随同余犯，拟斩立决。若拒伤官弁，及杀死役卒者。为首，并豫谋助殴之伙犯，俱拟斩决枭示。止伤役卒者。为首，并帮殴有伤之伙，犯俱拟斩决；随同助势者，虽未伤人，亦拟斩候；秋审入于情实。若劫狱、反狱，并未伤人，将起意首犯，拟斩立决；为从，拟斩监后；秋审亦入情实。一、罪囚在狱，纠伙三人以上，潜行脱逃者。除斩绞立决，应即正法外；其原犯斩绞监候人犯，无论首伙，俱改为立决。原犯军流，律应加等者，俱改为拟绞监候。秋审时为首，入于情实；为从入于缓决。原犯徒罪，律应加等者。为首，改拟绞监候，秋审入于缓决；为从，发给伊犁兵丁为奴。原犯杖笞，律应加等者。为首，发给伊犁兵丁为奴；为从，实发烟瘴充军。若仅止一二人乘间脱逃，并无豫谋纠伙情事。除斩绞立决，仍即正法外；原犯斩绞监候，应入情实者。无论首从，俱改为立决；应入缓决者，俱改入情实。原犯军流，律应加等者。为首，改拟绞监候，入于缓决；为从，发给伊犁兵丁为奴。原犯徒罪，律应加等者。为首，发给伊犁兵丁为奴；为从，实发烟瘴充军。原犯杖笞律应加等者。为首，实发烟瘴充军；为从，改拟满流。再嗣后各省遇有劫狱、反狱等案，审明实系首恶，情罪重大，决不待时者。该督抚一面具奏，一面将该犯即行正法。其余为从，及越狱人犯，按律定拟，统俟部复后，再行处决。"得旨："是。依议。"

（第二十五册 第524页）○壬寅○又谕："据尚安奏，发遣乌鲁木齐、巴里坤、古城等处，给满洲兵丁为奴之厄鲁特、土尔扈特、布鲁特、回子等犯，请改发烟瘴地方等语，所奏尚是。乌鲁木齐等处，即系蒙古地方，去伊犁、回子各城及土尔扈特游牧处，均不甚远。厄鲁特、土尔扈特、布鲁特、回子等犯罪，若发往该处满兵为奴，不特易于逃逸，亦且无以示儆。著照所请，解交陕甘总督，拟定地方，改发烟瘴。嗣后均照此办理。"

240.《清高宗实录》卷 1306，乾隆五十三年六月丙申（第二十五册 第 576 页）

○谕曰："富纲奏，接据顺宁府全保等禀，四月二十日，有缅甸孟陨，遣大头目业渺瑞洞、细哈觉控、委卢撒亚三名，恭赍金叶表文及金塔、宝石、驯象等项，赍至江边，恳求进贡。并称老官屯一路，山高瘴大，象只难行，故从木邦前来等情。查孟陨差遣头目，具表纳款，虽情词恭顺诚恳，但缅性多疑，此来虚实，不可不详慎办理，随差副将定住驰往察看。经该协将译出表文，及验明贡物，录报前来，似属可信。现飞饬该副将，会同顺宁府等点验明白，先行带至顺宁地方安顿，臣即日亲赴该处料理一切，俟奉到谕旨，即派大员伴送进京。又据另片奏称，因该头目等，此次未带杨重英同来，向其根究。现经该头目等遣人回国，能否即行送出杨重英，尚难遽信等语。富纲此奏，竟不晓事，用心于无用之地。缅甸僻在荒服，我国家帑藏丰盈，威稜远播。朕之所以停止进剿者，并非因兵力不足，特以该处水土恶劣，地多瘴疠，派往官兵等往往染病身殁。出征将士，若临阵退缩，不肯效命，自当重治其罪。乃因不耐烟瘴染病，且有身故者，殊堪悯恻，朕之罢兵以此。又值该国畏惧恳求，朕体上天好生之德，遂谕令撤兵。自撤兵后，十余年来，边境相安。且懵驳与伊子赘角牙，相继作孽，自外生成，俱已身遭夷灭。孟陨本在缅寺为僧，前此之事，与伊无涉。今因该国无主，众头目等推举掌管国事，差遣头目，赍表纳款。阅其表文，情辞甚为恭顺诚恳，此系好事。将来该头目等到时，朕方欲重加赏赉。富纲接据禀报，自应一面具奏，一面即遴员护送来京。乃始则疑其狡诈，派员前往察看虚实，已属过虑。继复以无关紧要之杨重英，向其根究，尤属糊涂不晓事体。杨重英不过监司职分，并非大员。况伊至缅甸，亦系用兵时，为之裹去，与叛而逃往者不同。临阵对敌，彼此裹掠人口，事所常有。从前征剿缅甸之时，兵弁被裹者亦复不少，岂能一一向其根究索取耶？总之督抚等，养尊处优，胸无主见，遇事畏葸不前，而见恭敬可欺负者，即又傲睨自大，多方刁蹬。设缅夷等因该督向其盘诘，心生疑畏，岂不负其向化之诚？试思缅夷若果倔强不服，以富纲之才具，岂能使之畏威怀德，遽可平定安集耶？朕前已屡经训饬，富纲何仍不晓事若此，著传旨严行申饬。并著传谕该督，接奉此旨，即一面遴派妥员，护送该头目等迅速前来行在，呈进表物。如能于万寿以前赶到热河固好；若计算日期，八月初旬前后不能赶到，即于出哨前，赶到热河祗候。维时蒙古诸王公，皆扈跸山庄，俾远国贡使，同入筵宴瞻觐，尤为盛事。其所进象只，若沿途累重难行，不妨另委妥员，按程护送至京，以免迟滞。惟须饬令派出之员，带同大头目等亲赍表文贡物，趱紧行走，如期赶赴，勿误为要。至根究杨重英一节，富纲所办实属大错。并著该督即传知该头目等，以此事系伊办理错误，前已具折奏闻。今大皇帝旨到，将伊严行申饬，所有该国恳请进贡，业经具奏，荷蒙大皇帝加恩允准，即令该头目等起程进京。如此旨到时，其续派回国之小头目已经带同杨重英到滇，即另委妥员解京；如此旨到日，杨重英尚无送出之信，并著该督传知该头目等，令其遣一小头目，速回该国告知该国长，以杨重英职分甚小，又系无足重轻之人，从前不过被伊国裹去者，此次送出与否，均无关紧要。况杨重英在该国居住多年，亦无颜再回，竟不必复行送出之语，剀切晓谕，使之不生疑畏，方为妥善。仍一面先送该头目等速来行在，不必等候此信，将此传谕知之。"

241. 《清高宗实录》卷1307，乾隆五十三年六月

（第二十五册 第600页）○甲寅○大学士、九卿议复："钦差协办大学士陕甘总督办理将军事务公福康安、福建巡抚徐嗣曾奏，清查台湾积弊，酌筹善后事宜。除禁革私役额兵，轮查出奏考语，道员专折陈事，以上三条，均已奉旨施行外。一、水陆各营，应照操演枪炮之期，将备逐名点验，分别等第开报，镇臣亲自校核。其分防各汛，亦令如期操演，随时抽验，统于年终将名单汇送总督衙门查核，仍留档册一分，俟将军督提亲巡时，照册查验。兵丁技艺娴熟，奏请交部议叙，捏报者参究。一、水师将弁，应亲自出洋巡哨，将出汛、回汛日期，报明督提各衙门稽核，有擒获盗匪者，记功升用。若仅在内港往来，空文申报，即行严究。一、每年总兵巡查各营，北自淡水石门，南至凤山水底蒙，毋论冲僻汛地，应一律操练兵丁，点验屯番。所有供应夫价，尽行裁革。随带弁兵，酌给路费，在本省公费项下支销。事毕，将营伍地方情形汇奏一次。一、兵丁除操演日期点验外，应令镇将各官，派员逐日稽查。有擅离兵房者，革伍枷号半年，递回原籍；在外贸易者，照空歇军役例治罪；倘敢仍前包庇娼赌，照窝顿娼妓例治罪；其分驻地方，即饬汛弁稽查。一、换防戍兵调集厦门时，应令水师由陆路提督，陆路由水师提督，互相点验，必须年力壮健，方准配渡。一、鹿耳门沿海一带口岸，应将向有炮台数十处，照旧安置。并于新建城垣之地，酌量添设炮位。一、台湾械斗相寻，往往酿成巨案，应从严定拟。其起意纠约，及杀人之犯，照光棍例，拟斩立决；伤人者，从重问拟发遣。仍遵照前旨，与盗案一体立限两年，俟限满后人知畏法，再行声请照旧。再抢案聚至十人以上，与虽不满十人，而持械逞强者。为首，照粮船水手抢夺例治罪；为从，发给新疆种地兵丁为奴。其数在三人以下，审有恃强情形；与虽未逞强，而数在三人以上者；照回民抢夺例，发极边烟瘴充军，亦俟两年后，再行声请照旧。"……（P600 1-9）

（第二十五册 第604页）○乙卯○《御制平定台湾告成热河文庙碑》文曰："昨记平定台湾生擒二凶之事，亦既举平伊犁、定回部、收金川为三大事，专文勒太学。其次三为诛王伦、靮苏四十三、洗田五，以在内地，怀惭弗芟其事，而平定台湾介其间，固弗称勒太学。然较之内地之次三，则以孤悬海外，事经一年。命重臣，发劲兵，三月之间，擒二凶，定全郡，斯事体大，讫不可以不纪。因思热河文庙，虽承德府学耶。而余每至山庄，必先展拜庙貌，秋仲丁祭，常遣大学士行礼，则亦天子之庠序矣。且予去岁筹台湾之事日于斯，天佑予衷，命福康安、海兰察率百巴图鲁以行，及简精兵近万，亦发于斯。而诸臣涉重洋，冒艰险，屡战屡胜，不数月而生擒二凶，且无一人受伤者。是非上苍默佑，海神助顺，曷克臻斯。则予感谢之诚，兢业之凛，亦实有不能已于言者。筹于斯，发于斯，臻于斯，文庙咫尺，我先师所以鉴而呵护者，亦必在于斯。记所谓受成告成，正合于斯地也。则平定台

湾，告成热河文庙，所为礼以义起，非创实因。且予更有深幸于衷，而滋惧于怀者。予以古稀望八之岁，五十三年之间，举武功者凡八，七胥善成，其一惟征缅之事，以其地卑湿瘴疠，我军染病者多，因其谢罪求罢兵，遂以振旅，是此事究未成也。近据云南总督富纲奏报，缅甸谢罪称臣奉贡之事，命送其使至热河，将以赐宴施惠，是则此事又以善成于斯矣。夫奉天治民，百王谁不为天子，而予以凉薄，仰赖祖宗德施，受天地恩眷独厚。近八旬之天子，蒇八事之武功，于古诚希，示后有述。使一事尚留阙欠，予之怀惭终不释也。自今以后，益惟虔巩持盈，与民休息，敢更怀佳兵之念哉。夫天地，天子之父母也，子于父母之恩，不可言报，中心感激，弗知所云已耳。系之辞曰：'瀛壖外郡，闽峤南区，厥名台湾。'古不入图，神禹所略，章亥所无，本非扼要，弃之海隅。朱明之世，始闻中国，红毛初据，郑氏旋得。恃其险远，难穷兵力，每为闽患，讫无宁息。皇祖一怒，遂荒南东，郡之县之，辟我提封。一年三熟，蔗薯收丰，渐兴学校，颇晋生童。始之畏途，今之乐土，大吏忽之，恣其贪取。既嬉其文，复恬其武，匪今伊昔，叛乱屡睹。向辛丑年，昨丙午岁，一贵爽文，其乱为最。水陆提督，发兵于外，奈相观望，贼益张大。天启予衷，更遣重臣，百巴图鲁，勇皆绝伦。川湖黔粤，精兵万人，水陆并进，至海之滨。至海之滨，崇武略驻，后兵到齐，恬波径渡。一日千里，以迟为速，百舟齐至，神佑之故。驰救诸罗，群贼蜂拥，列阵以待，不值贾勇。如虎搏兔，案角陇种，顷刻解围，义民欢动。斗六之门，为贼锁钥，大里之杙，更其巢落。长驱扫荡，如风卷箨，夜携眷属，内山逃托。生番化外，然亦人类。怵之以威，赍之以惠，彼知畏怀，贼窜无地。遂以成擒，爽文首系，狼狈为奸，留一弗可。自北而南，居上临下，海口遮罗，山涂关锁。遂缚大田，略无遗者，二人同心，其利断金。曰福康安，智超谋深。曰海兰察，勇敢独任。三月成功，勋扬古今。既靖妖孽，当安民庶。善后事宜，康安并付。定十六条，诸弊祛故。永奠海疆，光我王度。凡八武成，蒙佑自天。虽今耄耋，敢弛惕乾。如曰七德，实无一焉。惟是敬勤，励以永年。"

242.《清高宗实录》卷1314，乾隆五十三年冬十月壬寅（第二十五册 第762页）

○谕曰："孙士毅奏，广西右江镇总兵苍保，烟瘴俸满，例应撤回内地。该镇现在办理边防，请俟军务完竣，再行撤回等语。苍保著照该督所请，留办边防，俟军务完竣，再行撤回。该部知道。"

243.《清高宗实录》卷1317，乾隆五十三年十一月壬午（第二十五册 第802页）

○又谕："军行后路，最关紧要。况现据潘启德禀称，前经投出之陈名炳，在处北地方接伪官吴初之信，仍复投回，为其所用，并带领贼兵，在屯占守。夷情反复，实为可恨。虽阅所进图内，大兵尚未过处北地方。将来兵进时，陈名炳所带贼兵，如果近前抗拒，正可趁势剿杀，将陈名炳生擒，立予枭首。若进兵之后，陈名炳仍复来降，更当加意防范，或即诛之。惟贼人谲诈多端，当防其在官兵后路侵轶，孙士毅务宜随时留心，不可稍忽。至孙士毅现带各兵，除沿途留驻防守外，存营兵只有千几百名，略觉单少，不妨俟官兵到齐，以全力进剿。计粤东官兵不日可以全到，现又降旨催令乌大经带兵，由开化一路速进会剿。若阮惠现在黎城，正是就我樊笼，孙士毅与乌大经即可两路夹攻，以期擒获首犯，尤为省事。至阮惠送回内地把总许昌义等，递禀诡称黎维㦃系已故国王黎维祎之子，以次当立，黎维祁不知下落，请接伊母眷回国，求天朝罢兵等语。并据孙士毅询之陪臣黎侗称维㦃为人痴呆，明系阮惠以其易于愚弄，假伊出名诓回黎维祁眷属，希图戕害。孙士毅现向通事痛加呵斥，名正义直，足丧贼匪之瞻，所办甚好。惟许昌义称贼人在富良江造有大船，旁设多桨，并将二三十斤之炮子夸示等语。许昌义系被风漂至该国，经阮惠送回之人，其所称该国情形，不过是阮惠欲令传说，以缓官兵之计，自未便宣扬于众。盖军行全在气盛，恐我兵不察虚实，闻而气馁，殊有关系。孙士毅何未虑及此？嗣后遇有此等传说贼匪情形，总宜密之又密，不可宣之于众。即有如此员弁，亦宜留于附近，切勿任其妄言惑众。至安南内讧一事，孙士毅因该国臣服天朝日久，最为恭顺，势难置之不办。乃阮惠以土酋恃强占夺，黎维祁不能自振，是以该督奏请带兵出关，为之剿贼收复。阅节次所奏之折，俱一力肩承，志在灭阮扶黎，所见甚正。但办理大事虽不可存畏难将就之见，而筹画亦当归于万全。此事若果能捣穴擒渠，将阮惠及其党羽全数擒获，永靖该国后患，固属全美。但恐阮惠等自知罪在不赦，见大兵势盛，逃窜远匿，搜捕需时。而安南又有瘴气，自不值以中国钱粮兵力，久驻炎荒，为属国防戍。孙士毅则当俟收复黎城后，遵照谕旨，将黎维祁敕封，妥为安顿，令其加意自强振作。并将要隘处所，酌派该国可信有用之土官兵民，严密防堵。并令该镇目等为之齐心固守，御侮有方，孙士毅亦可撤兵回至内地，不必在安南久驻。总之该督此次带兵前往，能将阮惠等生擒，固为上策。否则收复黎城，俾黎维祁收复其境土，不失天朝字小存亡之体，足以蒇事，亦即为中策。看来收复黎城，尚为易办，而生擒阮惠或不免远窜负隅，在孙士毅既力任于前，自不肯复将碍难办理情形，遽行陈奏。而朕反复思维，不得不豫为指示，予以退步。俾临期有所遵循，不至涉险持久。想该督系晓事之人，倘阮惠无难速获，断不至拘泥此旨，将就了事，反致疏纵。设实有难办之处，不妨俟收复黎城，使黎维祁复国后，若果阮惠远遁，难于生擒，即据实奏明，带兵回粤。惟在该督善体朕意，动出万全。”

244.《清高宗实录》卷 1319，乾隆五十三年十二月

（第二十五册 第 833 页）〇丙午〇谕军机大臣等：“朕前此即虑攻复黎城后，阮惠等畏罪远扬，不值以天朝兵力，久驻炎荒，为属国搜缉逋逃，耽延时日。屡经降旨谕知孙士毅，临期酌量办理，孙士毅拜发此折时，自尚未接奉前旨。今据该督奏，黎城距广南贼巢，尚有二千余里，而黎维祁又属无能，于造船雇夫之事，坚复不能赶办。孙士毅续调之兵，以及粮饷等项，尚未出关。俟兵饷齐集，再由黎城起程进剿，已届春雨时行之际。安南地方，向多瘴疠，倘内地官兵不服水土，致生疾病，

尤为不值。此次安南内讧，阮惠等攻破黎城，黎维祁已无寸土，眷属颠沛流离，叩关吁救，天朝将伊母妻等妥为安顿。孙士毅亲率大兵出关，屡次克捷，未及一月，即收复黎城，敕封黎维祁为国王，并送回眷属，于字小存亡之体，已为尽善尽美。不特书之史册，足以超越千古，即外藩属国闻之亦当同深感畏。是以孙士毅奏到时，即明降谕旨，将伊晋封公爵，并赏戴红宝石帽顶，以示酬庸。明岁新正重华宫联句，即以戡定安南命题。原因此事办理至斯，已足撤兵定局，若此时必欲穷追深入，而贼巢险远，万一稍有阻滞，一时不能迅速擒渠，转致欲罢不能。办理大事之人，必须通盘筹画，计出万全，不可知进而不知退。孙士毅当遵前旨酌量情形，或略进兵巡其边界，代黎维祁划定疆域，设立卡汛，妥为安顿。谕令该国王振作自强，并派该国有能为可恃之人，率领土兵人等，严密防守，以御外侮。孙士毅即趁巡查边界之便，撤兵回粤，不可遽由黎城撤回，致贼知我虚实。其滇省一路，仍一面知照富纲、乌大经，以便同时并撤。至现在孙士毅固不必统兵深入，但据奏该国从贼地方接到檄文，多已纷纷投出，而阮岳、阮惠弟兄又不相能。若孙士毅竟驻扎黎城，不为进取之势，恐贼匪窥探官兵不复进讨，未免观望迁延。朕意目下孙士毅，宜略为前进，乌大经亦带兵赴广南一路，遥为粤西声援，仍探听孙士毅信息，以为进止。再孙士毅所奏，详询该国臣民俱称阮岳甚恨伊弟阮惠，与大兵节次打仗，均系阮惠所为等语。此语系得自黎维祁，抑系得自该国臣民等？并著孙士毅遇便复奏。"

（第二十五册 第837页）○己酉○谕："安南内讧一事。阮惠等攻破黎城，其地方全为所占，黎维祁已无寸土，眷属颠沛流离，叩关吁救。经巡抚孙永清奏闻，朕以安南臣服本朝，百有余年，最为恭顺。特谕令将伊母妻妥为安顿，优加饩廪衣履，勿稍失所。并命总督孙士毅星赴广西，就近筹办。节据该督奏，檄谕该国各镇目、厂民等，去逆效顺，齐心剿贼，已纷纷来投。该督复力肩重任，自请带兵前往，朕以所见甚正，允从所请，并令滇省亦进兵会剿。孙士毅于十一月二十八日会同提督许世亨，统率大军出关致讨。阮匪令贼目等在寿昌、市球、富良等江岸，安设贼屯，希图拦阻。经官兵奋勇剿杀，屡次克捷，将已降复叛之贼目陈名炳等生擒正法。于江之僻处，设立暗渡，使贼惊官兵从天而降，闻风胆落，与朕谕旨指示之处，适相符合，办理深得机宜。是以官兵出关未及一月，即能将黎城收复，仍立黎维祁为国王，另给敕印，并将该眷属等护送回国，于字小存亡之体，已为尽善尽美，即此原已可蒇事撤兵。因于孙士毅奏到时，即明降谕旨，将伊晋封公爵，赏给红宝石帽顶，以示酬庸。现在阮惠等逃往广南藏匿，据孙士毅奏黎城距广南约有二千余里，俟筹办台站事宜就绪，即领兵前往，进捣贼巢等语。朕思此事黎维祁被阮匪攻逐，国祚几绝，经天朝为之恢复，恩逾再造。今黎维祁业已重邀封立，举家完聚。阮惠等虽潜窜未获，究为属国之逋逃。且阮匪现逃之所，系在占城故地，原非安南境土，是该国地方，亦经全行收复，自无烦天朝兵力，久驻炎荒，为之搜缉叛臣，防护外侮之理。昨据孙永清奏，自黎城至广南，应设台站七十余处，约用夫十万余名等语。但思该国地方僻小，又多瘴疠，一交春令，阴雨潮湿。不特内地兵夫，易染疾病；且雇夫至十万余名之多，又加以官兵不下二万；虽粮饷一切，皆由内地办运，并不丝毫取给该国；孙士毅复能严束弁兵，毋许滋扰，第究恐兵夫人众，查察难周，若在彼久稽，夷民等难免心生疑骇，转非体恤新造小邦之道。我国家幅□广阔，亘古未有，朕临御五十余年，平定伊犁、回部、两金川等处，拓地不下二万余里，武功赫奕。计区区广南贼巢，岂能负固抗拒？然此事办理之始，原为安南臣服已久，猝被土酋占夺，不得不加征讨，为之继灭存亡，初非利其境土，亦并无好大喜功，穷兵黩武之见。今安南大局已定，阮惠等畏罪远扬，不过苟延残喘，又何必深入穷追，耽延时日？致大兵在彼久驻，于该国反多有未便，自应作速撤回，以示体恤。孙士毅接奉此旨时，若未经起程前赴广南，即著妥为安顿，撤兵回粤；如已起程，即代为巡设边防，令其严安汛卡，顺道撤回。其云南一路，亦著孙士毅咨会富纲、乌大经同时并撤。所有朕此次办理安南兴灭继绝，及轸念夷民，一视同仁至意，著通谕中外知之。"（P837 1-8）

245.《清高宗实录》卷1320，乾隆五十四年春正月

（第二十五册 第856页）〇己巳〇驻藏大臣巴忠奏："遵旨至扎什伦布，将三处第巴逐加研讯，惟聂拉木第巴桑干，私增税课，致酿事端，应照唐古忒式例，应斩之犯，深透刺字，发往烟瘴桑盖囚种地方。其济咙宗喀第巴，贼至不能堵御，拟解至前藏枷号一个月，满日重责，再发唐古忒近边地方，充当苦差。"谕军机大臣等："据巴忠奏，审明聂拉木第巴桑干，私添税课，以致激起事端，甚属可恶。其济咙宗喀第巴，虽无情弊，而贼至溃逃，各失所守，俱当严行治罪。著即照巴忠所拟，分别办理，以昭炯戒。巴勒布人众，在藏往来贸易，由来已久，一切税务，自有成规，第巴等何得滥行增额？且巴勒布于去岁呈请进表纳贡，即因添税一事。噶布伦等平日受第巴贿赂，恐该番等赴京控告，有心袒护，妄以表文傲慢为词，寝而不奏。此事若置之不办，将来复何所底止？著传谕鄂辉、成德、巴忠，传集唐古忒人等，明白晓谕，使知该第巴等罪在不赦，故尔加以严惩。朕办理庶务，一秉大公，即边远之区，功罪惟视其人之自取也。鄂辉等现已在第哩朗古会合进兵，此旨到时，恐该处天气融和，冰雪已化。著即遵照节次谕旨，妥为办理，以冀迅速藏功。"

（第二十五册 第857页）〇庚午〇谕军机大臣等："昨巴忠奏，行抵扎什伦布，即向胁噶尔前进。想此时业与鄂辉、成德先后晤见，伊三人会同妥商，藏事自属更易。但我兵撤回之后，尚恐贼匪乘间窃发。著传谕鄂辉、成德，于巴勒布头目唤到时，告以：'尔等系边外小番，何胆敢侵扰天朝藏界？如果不用尔等新钱，必系所铸之钱，银色低潮，故藏内人不愿使用。试思尔等常在藏内交易，设唐古忒等将丑恶货物，高抬价值，或于银内镕化铜铅，转相售给，尔等亦岂甘承受？至加增税项一事，尔等亦可遣人告知噶布伦，令其查明究办，何遽妄自兴兵？想因索诺木旺扎勒平日向贸易人等苛求勒索，已非一日。聂拉木第巴桑干，又复加税不止，尔等欲奉表进贡，藉以呈诉天朝，又被噶布伦等谎言阻止，匿不上闻。尔等负屈含冤，末由解释，以致激起争端，此事大皇帝洞鉴隐微。索诺木旺扎勒虽系身故，其台吉职衔，不准伊子承袭；桑干亦已照例拟斩，先行刺字，发往烟瘴；并将驻藏二大臣革

职治罪。大皇帝天下一体，并不以尔等僻处外番，视同膜外。有善必奖，有恶必惩，何所偏倚于其间？今我等带兵至此，本应痛加剿戮。姑念尔等究系徼外番夷，不晓大体，暂为宽恕。若再似此妄为，断无轻纵之理。必将尔全境荡平，不留遗孽，后悔何及？'如此剀切宣谕，方足坚其感戴畏服之忱。再达赖喇嘛，系出家长厚之人，今闻庆麟、雅满泰等治罪，或欲代为恳求，向鄂辉等言及，亦未可定。如有此事，即告以：'伊二人在彼办事，种种失宜，是以降旨治罪。此正大皇帝仁爱达赖喇嘛，及整饬卫藏之至意。今达赖喇嘛欲为伊二人邀恩，恳请代为陈奏，我等若不据情入告，则亦同庆麟、雅满泰之糊涂；设或奏而不准，则又与达赖喇嘛颜面攸关，此事正难悬定。'伊复作何言语之处，并著遇便奏闻。"

246.《清高宗实录》卷1321，乾隆五十四年正月

（第二十五册 第860页）○癸酉○又谕曰："孙士毅奏，大兵抢渡富良江时，水师参将许廷进及都司富桑阿、卢文魁，千总王成杰，把总张振祥五员，或则抢夺过江，或则在岸杀贼，实属奋勇向前。又副将德克精额、游击王檀，防守后路，不避瘴疠，督率弁兵，往来严密搜查。署广东罗定州严守田、广西佐杂高廷枢、王方维，随在军营，代办一切紧要事件，均能加倍奋勉。土田州岑宜栋，带领土兵，赴高平牧马一路进剿，以分贼势，将该国太原一路，全行肃清，尚属出力。以上文武共十员，土知州一员，可否分别赏戴花翎等语，著照所请。德克精额、许廷进、王檀、严守田、岑宜栋俱著赏戴花翎；富桑阿、卢文魁、王成杰、张振祥、高廷枢、王方维俱著赏戴蓝翎；严守田、高廷枢并先赏给升衔顶戴。俟军务完竣，该督出具考语，给咨送部引见。"又奏："官兵在市球江，与贼匪打仗时。有副将庆成家人麻图，见庆成奋勇杀贼，其时枪炮如雨，麻图恐伤及庆成，直前迎敌，为炮子所中，洞穿胸背而出，日来渐能起坐饮食，可否量加恩赏等语。麻图并著照台湾军营普尔普家人马亩什之例，作为另户，仍赏给护军蓝翎长，以示奖励。又据孙士毅奏，垦辞公爵及红宝石帽顶，并许世亨奏恳辞子爵等折。此次孙士毅、许世亨带兵出关，能遵照朕节次指示，奋勇杀贼，未及一月，即收复黎城，仍立黎维祁为国王，并送回眷属，于字小存亡之体，已为尽善尽美。即属孙士毅、许世亨之功，是以于奏到时，即加恩将孙士毅晋封公爵，赏给红宝石帽顶，许世亨赏封子爵。该督尚奏请俟安设粮台，诸务就绪，即带兵直捣贼巢。朕以黎城距广南，道路险远，需用人夫众多，恐于安南新造小邦，转多未便，是以谕令撤兵。由于朕旨，并非孙士毅、许世亨之畏难中止，其收复黎城，办理妥速，自不可不加懋赏，以示酬庸。朕于赏功罚罪，务归至当，从不存畸重畸轻之见，至恩赏稍有冒滥。此事前曾降旨，以孙士毅若能捣穴擒渠，当照阿桂、福康安之例，再格外加恩，特昭宠异。今阮惠既未就擒，是以不复加赏。其公爵与红宝石帽顶，孙士毅自当承受，不必辞缴，孙士毅既毋庸再辞，所有许世亨奏辞子爵之处，亦著不必。又孙士毅奏，黎维祁咨请代奏，本年三月先令伊弟黎维祇赴京，代谢天恩。俟国事稍定，恳于五十五年恩准进京，叩祝万寿，并瞻仰天颜等语。著孙士毅传谕该国王，务宜振作自强，力御外侮，将国事加意整顿，

酌量可以放心远涉，即于五十五年准其来京恭祝万寿，以遂其瞻仰感戴之诚。将此通谕中外知之。"

（第二十五册 第867页）○壬午○两广总督孙士毅奏："黎城收复后，其迤南一带，仍与贼境毗连。本年正月初二日，据黎维祁告知，该国王所派防守官兵，俱被贼人赶逐，声言欲报仇泄恨。臣等随派官兵前进剿杀，连败贼兵。讵黎维祁闻阮惠亲至，心胆俱裂，手抱幼孩随同伊母逃过富良江，众情慌乱，国民纷纷逃窜。臣与提督许世亨复督率官兵，决一血战。无如贼众甚多，将大兵四面密围，臣与提督许世亨不复见面。臣夺围而出，前至浮桥，令总兵李化龙过江，占住北岸。讵李化龙行至桥心，失足落水。臣令副将庆成等回头施放鸟枪，带兵徐徐由浮桥撤至北岸，回至市球江驻扎，一面令人赶赴谅山、南关一带，访查黎维祁母子，暂令进关存活。臣膺兹重任，不能及早藏功，此次复被贼匪截扰，请革职从重治罪，以为调度乖方者戒。"谕军机大臣等："朕前以黎维祁巽懦无能，毫无振作，看来竟是天厌黎氏，不能护助。而安南民情，又反复难信，早经节降谕旨，令孙士毅作速撤兵。若孙士毅接奉前旨，即遵照撤回，计此时官兵早已进关。今阮惠复敢前来截扰，究由孙士毅希冀阮惠等悔罪投出，以臻全美，略耽时日所致。现在已交春令，该国向多阴雨瘴气，即欲整兵大举，亦非其时。况广东、广西续调兵夫，皆已停止，若又纷纷檄调，不但缓不济急，而且未免惊骇听闻。总以完师撤回，善全国体为要。孙士毅为军营总统之人，万不可稍为冒险，该督夺围而出，所见甚是。其次则许世亨系提督大员，并关紧要，现无信息，深为廑念。伊二人务宜加意慎重，率领官兵，妥速进关。现据孙永清奏，黎维祁已于正月初七日投进关内，暂送南宁安顿。从来行军之际，原不能一往顺利，即如新疆西路，及两金川等处，亦皆小有挫失，旋即成功。此次孙士毅带兵前赴安南剿贼，成功太易，今有此波折，安知非阮惠自取夷灭？此时必须孙士毅、许世亨带领大兵，完全而出，无损国体。将来办与不办，操纵在我，自可徐为酌定。至孙士毅奏请革职治罪之处，此事系出自意外，非该督冒昧之罪，何出此言？该督惟当倍加镇定，料理撤师事宜，不必心忙意乱，此为最要。料阮惠等亦不敢竟至天朝边界，但关隘一带，亦须安顿兵力，以壮声势而资接应。现据孙永清奏，调兵一千余名前往，合之原有防兵共三千名，俾资添拨等语。著传谕孙永清，再加酌量，如续调兵丁尚不敷派拨，即于附近各营，一面再为抽调，一面奏闻。至粤西官兵，现已撤出。则云南一路，亦应由宣光、安边等处迅速撤回。滇省各营兵额较多，若富纲、乌大经现带各兵不敷拨用，亦不妨再为酌调，于沿边一带安设，于声势益加壮盛。"

（第二十五册 第869页）○癸未○谕曰："孙士毅奏，正月初二日黎维祁到营禀称，闻阮惠有纠众前来抢夺黎城之信。孙士毅与许世亨等分兵前进，初三日即遇见贼众，连次奋力剿杀，贼匪败退。讵黎维祁闻阮贼亲至，即携眷潜逃，以致该国百姓慌张逃窜，贼势散而复聚。孙士毅因黎维祁业经先逃，黎城难以久驻，应行撤兵，即带兵先至市球江，抢占北岸，以待大兵之撤。总兵李化龙行至桥心，失足落水淹毙，浮桥随断。提督许世亨，总兵张朝龙、尚维昇，参将杨与龙、王宣、英林，游击明柱在市球江以南追杀贼众，未及过桥，现无信息，自系身殁。现查点入关兵丁，已有三千数百名，余尚陆续前来。其未出官兵，俟确查续奏。黎维祁与伊母并伊子，俱投到镇南关内，送至南宁安顿。并据富纲、乌大经奏，滇省官兵，已前后全行撤出各等语。此事前据孙士毅奏，安南国内因土酋阮惠等称兵构乱，黎维祁为其所逐，藏匿民间，竟无尺土之阶，眷属颠沛流离，叩关吁救。朕因安南臣服天朝，百有余年，最为恭顺，乃猝被强臣篡夺，其母妻亲来控诉，若竟置之不办，殊非天朝字小存亡之道。是以即令将伊眷属收留安顿，并令总督孙士毅驰赴广西，就近筹办。节据孙士毅奏檄谕安南各镇目及厂民人等，无不闻风响应，愿效前驱。该督复力肩重任，自请统兵出关，朕以所见甚正，是以降旨允行。该督与提督许世亨出关后，屡奏克捷，痛歼贼众，未及一月，即能收复黎城，仍封黎维祁为国王，成功实为妥速。朕以孙士毅办理此事，为天朝字小存亡，体统所关，厥功甚钜。且汉大臣中有此全才，能为国家带兵宣力者，自应特沛殊恩，俾得共膺异数，用昭奖励。是以于奏到时，即降旨将孙士毅晋封公爵，并赏给红宝石帽顶，许世亨亦晋封子爵，以示酬庸。复念安南向有瘴疠，且兵夫人数众多，若在彼久驻，转于新造小邦，多有不便。况安南虽蕞尔一隅，然黎氏立国已久，其兴废亦未必不关乎气数。黎维祁似此儒懦无能，毫无振作，看来或者天厌黎氏，不加护佑。朕从来办事，无不顺天而行，是以节经降旨，谕令孙士毅作速撤兵。该督若遵照前旨，迅即撤回，计此时早已进关，乃在彼耽延一月有余，致贼众乘间复发。盖由孙士毅希冀阮惠等投出，或被旁人缚送，未免意存贪功，因有此意外之变，朕与孙士毅均不能辞咎。况阮惠既经逃回，复率众前至黎城滋扰，必非旦夕所能纠集。且其中亦未必尽系贼党，自系附近黎城反侧之徒，见贼匪潜至，从而附和，遂至蚁聚蜂屯。孙士毅在彼，何不留心侦察，豫为布置？乃待贼至，始行迎堵，桥座又复中断，致损官兵。究系孙士毅成功后，不无自满之心，稍存大意，有此挫折。但核其情节，与有心贻误者不同，或因贪功自满，致亡提镇大员，不特难膺懋赏，即令其仍留两广总督之任，威望已损，亦不足弹压海疆，且转非保全该督之道。朕于臣工功过，无不权衡悉当。其收复黎城之际，办理妥速，即沛恩纶，虽该督具折力辞，亦未允准。今该督既有此失，未便尚邀恩赉，仍任封圻。所有孙士毅前封公爵及所赏红宝石帽顶，俱著撤回，并著来京另用。两广总督员缺，已另降旨将福康安调补。福康安接奉此旨，即著星驰前赴镇南关任事。福康安未到任之先，仍著孙士毅暂行署篆，在镇南关驻扎。俟福康安到彼交代，再起程来京。至许世亨子爵，虽与孙士毅同时并赏，但该提督业经身殁，究为可悯。且撤兵事宜，应听孙士毅调度，与许世亨无涉，其子爵著加恩准令伊子承袭。总兵尚维昇、张朝龙，参将杨兴龙、王宣、英林，游击明柱因桥断不能过江，杀贼阵亡，俱著从优议恤。总兵李化龙虽因失足，落水淹毙，实属殁于王事，亦著照阵亡例议恤。其未出各官兵，著该督查明，另行咨部，照例分别赏恤。至此事皆由孙士毅贪功久驻，不能遵照谕旨作速撤回，以致变生意外。提镇大员亦因桥梁断坏，不能撤出，遂至身殒。但阮惠以安南土酋，逐主乱常，经天兵致讨，屡次败逃之后，尚敢纠众潜扰，伤及官兵，实属罪大恶极。现交春令，该处系瘴疠之区，未便即行深入问罪。著沿边各督抚，将各营兵弁及时操演。务使饷足兵精，听候调遣，以备声罪致讨。将此通谕知之。"

（第二十五册 第872页）○又谕："现因孙士毅奏，阮惠复纠众前至黎城滋扰，提督许世亨力战阵亡，已降旨令孙士毅来京，将福康安调补两广总督矣。此次安南内讧，朕因孙士毅力肩重任，自请带兵出关致讨，是以允行。该督出关后，屡次克捷，未及一月，即收复黎城。朕以安南人情反复，而黎维祁又巽懦无能，节次降旨，谕令作速撤兵。乃孙士毅意存贪功，不即遵照撤回，在彼久驻，故有此意外之变。阮惠不过安南一土目，方今国家全盛，若厚集兵力，四路会剿，亦无难直捣巢穴。但该国向多瘴疠，与缅甸相同，得其地不足守，得其民不足臣，何必以中国兵马钱粮，糜费于炎荒无用之地？是进剿阮惠一事，此时非不能办，揆之天时地利人事，俱不值办。孙士毅现经挫失，威望已损，不便仍任总督。福康安新经平定台湾贼匪，声威已著，今将伊简用两广总督，前赴镇南驻扎。不特阮惠闻知，以孙士毅因失事解任，又另派久历戎行之重臣前往，自必为大举进剿之计，心怀震慄。即内地一带人民，见福康安到彼，足资倚仗，人心亦可镇定。福康安抵镇南关后，若阮惠等闻风畏惧，到关服罪乞降，福康安当大加呵斥，不可遽行允准，使其诚心畏罪输服，吁请再三，方可相机办理，以完此局。"

（第二十五册 第873页）○甲申○谕军机大臣等："此时阮惠等自知伤损官兵，获罪甚大，惧天朝大举进剿，自必差人至关，悔罪乞降。福康安、孙士毅俱系封疆大臣，仍宜示以严厉。若差人再四吁恳，情词恭顺，俟奏到时，朕自当相机而行。方今国家全盛，阮惠以安南土目，若集兵会剿，原不难为捣穴擒渠之计。但该处向多瘴疠，即使收入版图照新疆之例，又须分派多员驻扎，而该处贡赋所入，必不敷经费。况安南民情反复，胜国以前郡县其地者，不久仍生变故。历有前车之鉴，朕再四思维，实不值大办，莫若量宽一线，俾其畏罪输诚，不劳兵力而可以藏事之为愈，福康安等不可不知此意也。现在沿关一带，正须大员带兵弹压，孙士毅万不可轻离该处。若已起程，仍即速回驻扎，候福康安到彼交代，再行来京。至此次阮惠乘撤兵之时，前来滋扰，自系孙士毅不能慎密，豫露撤兵信息，将士思归，军纪未能整肃，以致阮惠闻而生心，伺隙侵扰。从来受降如受敌，总须时刻留心，即撤兵亦应如临战阵，倍加慎重。乃孙士毅疏于防范，以致变生意外，实属不能辞咎。现经朕格外矜全，福康安未到之前，孙士毅尤当小心妥办一切，不可心忙意乱，措置稍有失宜也。"

247.《清高宗实录》卷1322，乾隆五十四年二月庚子（第二十五册 第892页）

○又谕："据巴忠奏，探得鄂辉、成德等，已将宗喀收复，该处人民妥为安置后，即以次克复聂拉木、济咙。现在巴勒布头目，带领属下人等迎接，似欲有所禀报等语。巴勒布原系在藏往来贸易，久享天朝利益，断不敢无端抗拒。兹闻大兵一到，即迎接将军大臣，意欲禀明情节，听候剖断。是伊等尚知恭顺，必系将平日受屈之处告知将军等，恳求代为办理。著传谕鄂辉、成德、巴忠，如巴勒布头目果有诉告被欺情节，即明谕以：'尔等系属小番，料非无故妄兴争斗。明系藏内噶布伦、第巴等，平素苛求勒索，增收税课，尔等欲抒诚纳贡，藉以奏闻大皇帝，又被噶布伦等谎言阻止，因此负屈含冤，不能解释，致起兵端。大皇帝早已洞鉴隐微，一秉大公处置。噶布伦索诺木旺扎勒业经身故，将伊各台吉职衔停袭；第巴桑干发往烟瘴；藏内大臣及其余噶布伦等，一并革职治罪，想尔等亦已闻知。今深谅尔等起事之由，实因逼迫所致。且大兵到临，即谨顺乞降，是以并不严加剿办。尔等此后，益当感戴大皇帝鸿恩，安分守职，若再如此妄行，断难轻恕。'将此明白晓谕。俟定价等事完竣，即将官兵撤回。此旨到时，倘巴勒布已回本境，鄂辉等即遵照译写唐古忒字咨文，速行发往。至第巴索诺木策凌，与贼打仗，奋勉出力，著加恩赏戴花翎，并量与顶戴，俟戴绷缺出，即行补用。所有保护胁噶尔之噶布伦扎什端珠布、第巴尼玛达尔济、戴绷将结、索诺木喇什、及小第巴等六十三人，唐古忒兵丁二百十四人，虽前已赏给缎银，著再加一倍赏赉。以示奖励。"

248.《清高宗实录》卷1323，乾隆五十四年二月

（第二十五册 第908页）○壬子○谕军机大臣曰："孙士毅于黎城退撤之后，朕即以闽粤境壤毗连，福康安当先得该处信息，必不待朕旨，即奏请前往，屡向军机大臣谕及。今据福康安奏到，果与朕意相合，如此方不愧为公忠体国、休戚相关之大臣，览奏深为嘉慰。安南现有福康安前往，可以稍纾朕萦念。督抚中如福康安者，实难其选，设别需任使，安能多得此足资倚毗之人？朕念人才之难，于福康安不能不益加欣奖，特亲解御用小荷包一个，并将御膳所用奶饼黄糕一匣，随报赏去，以示优眷。此事前据孙士毅奏到，早有旨命福康安前往，福康安接奉前旨，自己星赴镇南关，筹办一切。方今国家全盛，回城、准噶尔及两金川等处，俱以次平定。况安南蕞尔一隅，原无难立就荡平，为扫穴擒渠之举。但朕思准噶尔、回城及两金川，俱逼近边陲，关系紧要，且地非卑湿，满洲、索伦劲旅，可以展其所长。是以不惜劳费，先后底定，归入版图。安南则向多瘴疠，水土恶劣，与缅甸相同，又何必以天朝兵马钱粮，徒縻费于炎荒之地？况即集兵会剿，竟收其境土，又须添兵防戍。而安南民情反复，前代郡县其地者，不久仍生变故。历有前车之鉴，又安能保一二十年后，不复滋生事端？朕再四思维，实不值大办，已经有旨谕福康安矣。福康安久历戎行，且甫经平定台湾贼匪，声威已著。有福康安到彼，一切自足资整顿。即阮惠闻知，亦必心生畏惧。总之此时既不值大办，则莫若量宽一线，俾早输诚，不劳兵力而可以蒇事之为愈。昨据孙士毅奏，阮惠差人赍表，情愿投诚纳贡。孙士毅以其不先将未出官兵送回，掷还表文而去。复有旨谕知福康安，严切檄谕阮惠，如必欲乞降，须将官兵先行送出，并将戕害提镇之人缚献，可以代为奏闻，节次指示甚明，福康安自必遵照办理。想阮惠接到檄文，心怀畏慑，必复差人前来哀求。如察其情词，实在恳切恭敬，可以允准。福康安当谕以：'阮惠胆敢纠众抗拒官兵，戕害提镇大员，其罪甚大。今尔等既已悔罪吁求，本部堂亦不能不据实代奏。'俟福康安奏到，自有定夺，详细指示，俾遵照妥办。"

（第二十五册 第913页）○甲寅○协办大学士公两广总督福康安奏："安南之事，孙士毅鼓勇于前，疏虞于后。臣此时前往，自以养军威，存国体为要。至阮惠等闻内地四路会剿，势必穷蹙款关，臣必不肯轻受其请，俟其畏极感生，然后据情陈奏，断不敢喜功好大，触瘴行师。臣奉旨后，已将闽浙总督关防并盐政印信，交抚臣署理，兼程赴粤，星夜遄行。"谕军机大臣等："所奏大端已得。此事节次所降谕旨甚明，昨据福康安奏请前往，又复详细谕知。今据福康安奏到，所见亦与朕意相合。前据孙士毅奏，阮惠差人赍表，情愿投诚纳贡。孙士毅以其不先将未出官兵送回，掷还表文而去。昨又据富纲奏，广西军营迷失弁兵，赴滇投首者，共有五百数十名。此等散失官兵，得以绕至滇省进口，足见阮惠于官兵尚不敢肆行伤害。况复差人前来赍表，看此情形，已知畏惧，断不敢复至边境滋事。目下惟须按例严防关隘，饬令加意查察沿边一带，与外夷接壤处所。即寻常无事之时，本应随时侦探，留心防范，此时亦止宜照常防驻。计日内福康安已可抵镇南关，福康安威望已著，有伊在彼，不特内地民人，皆得所倚仗，即阮惠闻知，亦必倍生震慑。想阮惠接到福康安檄文，自即差人前来，叩关吁恳，若察其情词实在恳切恭敬，可以允准，即为据实代奏，候朕详细指示。"

（第二十五册 第915页）○乙卯○原任两广总督孙士毅奏："二月初九日，阮惠又遣夷目阮有晭、武辉璞二员赍表呈进。臣谕令左江道汤雄业在关前面谕，并将表文拆阅，情词尚为恭顺。惟以官兵尚未全送出，仍令指驳，恭候训示遵行。"谕军机大臣等："此次阮惠纠众潜出滋扰，致官兵损失，并伤及提镇大员，是竟得罪天朝，在所难赦。方今国家全盛，帑藏充盈，原不难统兵进剿。现在带兵大员，谙练军务，久历戎行者亦尚有人，帑项现存贮六千余万，即费至三千万，亦断不稍有靳惜。且朕办理庶务，惟日孜孜，亦非老而畏事。惟念安南地方，水土恶劣，向多瘴疠，实不欲以天朝兵马钱粮，徒糜费于炎荒无用之地，揆之事理，实不值复行大办。但阮惠得罪天朝，此时虽遣夷目两次赍表至关，究难遽允所请。至官兵等既经陆续退出者甚多，其未出官兵，自系前在黎城跟随许世亨、张朝龙等打仗，勇往深入，以致落后被留，不能复出，其情节尚堪怜悯。将来阮惠等将此项官兵续行送出时，不但不必复治其罪，并著加赏一月钱粮，令其归伍宁家，以示格外矜恤。该兵丁等既系亲随许世亨等打仗之人，所有许世亨等实在下落，各兵自所深悉。著传谕福康安等，俟将来各兵送出时，面询确切情形，再行具奏。"

249.《清高宗实录》卷1326，乾隆五十四年夏四月

（第二十五册 第955页）○丙申○谕军机大臣等："安南一事，现在已定议不复用兵，毋须多兵驻守。所有广东兵三千名，业经降旨即行撤回，自不致久驻瘴乡，触热致病。至孙士毅受湿患病，力疾在彼办事，前已有旨谕令回京，以示矜恤。孙士毅接到此旨，即行起程，不必在彼久驻。福康安身体素为强壮，但彼处水土亦恐不能服习。该处春夏之交，瘴气尤甚，万一偶生疾病，更属不值。著传谕福康安自行酌量，或移至南宁、太平地方，或回至桂林省城料理一切。庶水土平和，易于调

摄，以副朕加恩体恤之意。"

（第二十五册 第957页）○庚子○谕军机大臣曰："安南夷目阮有晭等一闻传唤，即迅速前来。经福康安令汤雄业使之进关接见，详细询问，该夷目等语言举止，十分恭谨。看此情形，阮惠实已诚心畏罪。安南地方险远，又多瘴疠，不值大办，自不如俟其再来乞降，相机葳事。现经福康安令汤雄业，密谕阮有晭等告知阮惠，亲自到关赍表求降。若阮惠遵谕前来，福康安等当面谕以：'尔系安南土酋，乃敢抗拒官兵，戕害提镇大员，罪在不赦。本部堂奉命前来，调集大兵，分路进剿。本欲将尔地方全行荡平，抗拒之人尽数诛夷。今因尔自知畏惧，屡次叩关吁恳。且于未回官兵，不敢加害，陆续送出，尚属可原。本部堂仰体大皇帝好生之德，当为奏闻大皇帝，俯准归诚，不加进讨，或可格外施恩。'向其剀切面谕，使之束身归命，诣关恳请，候朕定夺降旨。至黎氏宗族旧臣，恐被阮惠戕害，求我内地存活，自未便拒而不纳。所有黎维□等俱应送至桂林省城，与黎维祁一同安插。但恐黎氏人数较多，生计拮据，著福康安等饬令地方官，酌量拨给房屋养赡外，并加恩再赏给银二百两，俾资用度。其潘孟赟等亦应与潘启德同住一处。潘启德始终出力，忠节可嘉，前据福康安奏请以守备千总录用，尚觉职分略小，潘启德著加恩竟用为都司。伊曾为谅山都督，其才具想属可用，著福康安再加察看。如潘启德能胜都司之任，即以实缺奏补，其所得廉俸，亦足以养其子弟。如潘启德系属夷官，未谙内地营伍，即著赏给都司衔俸，仍再赏银一百两，以示优恤。"

250. 《清高宗实录》 卷1327，乾隆五十四年四月丁未

（第二十五册 第966页）○谕："从前安南内讧，黎维祁叩关请救。朕念该国恪恭职贡，百有余年，今既远来控诉，不得置之不办，是以特允孙士毅所请，带兵出关进剿。阮惠望风震惧，遁回广南，官兵出关以后，未及一月，即将黎城收复，原无难乘胜长驱，穷追深入。但念该处地多瘴疠，兵夫易染疾病。且黎氏近年以来，构乱多故，黎维祁又复怯懦无能，优柔废弛，左右亦无可恃之人。安南虽属弹丸僻壤，而立国已久，兴废亦未必不关气数。今其国事如此，看来天心竟有厌弃黎氏之意。朕于孙士毅未奏克复黎城之先，屡经降旨，谕令于收复后，即行作速撤兵。乃孙士毅未能遵旨撤兵，耽延一月有余，以致阮惠纠众复来，与黎维祁为难。黎维祁怯懦先逃，官兵始行退出。镇将武弁，间有伤亡，亦因临阵猝遇，玉石不分。而许世亨等奋勇捐躯，均已从优奖叙。现在本应调集各路大兵，整军问罪。方今国家全盛，饷足兵精，天戈所指，无不立就荡平，区区广南一隅，岂能始终抗拒？特因安南地方水土恶劣，瘴气甚盛，实不值损我师徒。盖将弁兵丁等，若不争先用命，犹可治以退怯之罪。今举而委之瘴乡，朕心实所不忍。即使集兵会剿，竟将阮惠擒获，广南境土收入版图，又须添设官员兵弁防守其地。该处水土恶劣，不能久驻，且人情狙诈，反复无常。前代郡县其地者，不久即生变故，历有前车之鉴，难保数十年后，不复滋生事端。将来大军撤后，若又另立一人，主持国事仍与阮惠无异，岂不徒劳兵力？是此事不值大办，朕已洞烛先几，胸有成见。所以黎城奏捷之时，早经

降旨撤兵，不待事后始行定计，不复兴师进讨也。朕临御五十余年，办理庶务，惟日孜孜，并非老而厌兵，畏难息事。即如从前平定准噶尔、回部、金川及甘肃、台湾逆匪，无不运筹宵旰，指示机宜。仰赖上苍嘉佑，鉴朕不得已用兵之心，并非出于好大喜功，故能所向克捷，朕功迅奏。今安南之事，揆之天时地利，断无劳师远涉之理。且王者有分土，无分民，亦不忍使该国夷人频撄锋镝，是以决计不复用兵。况阮惠已震慑声威，匝月之间，三次乞降，且将迷失兵夫，供给资送。将来伊若果诚心恳乞，赴阙求恩，或可鉴其悔罪悃忱，量加封号。若竟疑惧不敢亲来，亦不过赦其前罪，断不加以封爵。朕之抚驭外夷，恩威并著，大义昭然，无不仰体上天好生之德，从未敢稍萌穷兵黩武之见。天下臣民，谅无不共见共闻。特将办理安南始末缘由，通谕中外，使咸喻朕意焉。"

（第二十五册 第967页）○谕军机大臣等："前因内地大黄一种，为俄罗斯必需之物，恐致透漏，节次传谕新疆驻扎大臣，严密查禁。并谕令濒临海口各省，一体实力稽查，毋许奸商私行偷贩。本日据伍拉纳等复奏，每年令兴泉道官买五百斤，带交台湾镇道，配发各铺，缴价领售。其琉球贡使回国购买药料时，所需大黄每岁不得逾三五百斤之数，无许官伴人等夹带等语，所办甚是。自此沿海关口，查禁森严，各省实力奉行，奸商私贩之弊，可期杜绝。第思大黄一种，为内地药饵所必需。若设禁过严，以致贩运不前于民间，亦有未便。即如台湾一郡，虽远在海外，究属内地。该处向多瘴疫，民间疗治，常用大黄，是此种药物，更不可缺。总须饬令员弁等妥为经理，既不使商贩暗漏外洋，复令民人得资疗疾，无虞缺乏，方不致因噎而废食也。至回部地方，与内地气候不同，本可无需大黄之处。况安集延与俄罗斯道路可通，如运贩回地，难保无辗转偷漏情弊。著传谕勒保，于嘉峪等处紧要关隘，必须严行饬禁，不准丝毫夹带，方为妥善。将此各传谕知之。"

251.《清高宗实录》卷1328，乾隆五十四年五月己未（第二十五册 第980页）
○又谕："此次阮惠又遣其亲侄阮光显赍表乞降，情词较前倍加恭顺，自属出于畏威至诚，现已明降敕谕发往，福康安等即当令阮光显遣人敬谨赍回，交阮惠阅看。俟续得有信息，即行奏闻，候旨遵行。现据福康安等奏，已将阮光显遣回谅山。福康安接奉此旨，再令阮光显由谅山起程进京，不必太急，总于七月二十外行抵热河。彼时蒙古诸王公台吉俱来朝觐，俾阮光显得睹车书一统、万国享王之盛，且得与诸王公台吉等同邀筵宴之荣，自属更善。并即令汤雄业带同来京，仍由桂林经过，令阮光显面晤黎维祁，并向阮光显告以黎维祁将大皇帝重颁印信，敢于遗弃，本应重治其罪。只因其累代恭顺，尚无违犯，是以仅予安插，岂有复令回黎城主国之理？阮惠如果于明年万寿前亲来瞻觐，大皇帝必格外加恩，或即予以王爵，子孙世守安南。'当即令阮光显将此情节，详悉寄知阮惠，俾其更不必心怀疑惧。再《御制安南记事文》一篇，前经钞寄福康安，并令宣示阮惠，使之明喻朕意。今阮惠业已诚心畏服，所有御制记事文，可以不必宣示。福康安等又奏，关前夏瘴盛发，孙士毅不必久居于此，宜即回南宁调养数日，再行起程等语，自应如此。将来孙士毅起身时，并当缓程行走，不必急于趱行，致有劳顿。前曾屡降谕旨，令福康安自行酌量，或移至南宁太平地方，或回驻桂林料理一切，此旨谅已接奉。现在阮光显业经到关，此事大局已定，福康安等亦即当遵照前旨，移驻广西内地。庶水土和平，易于调摄，以副朕体恤之意。"

252.《清高宗实录》卷1330，乾隆五十四年闰五月戊子（第二十五册 第1004页）

○谕军机大臣等："前据勒保奏，将私贩大黄之李生贵等，及私贩大黄之回子玉素普，审明定拟绞候一折。因折内声叙各案头绪牵混，业经降旨传谕勒保，即将各犯派员解京，交军机大臣会同刑部另行质讯，定拟具奏。其未解到兰州之迈玛第敏一案，亦令解京归案审办矣。本日又据勒保奏，审明郭相秦图得重价，起意贩运至二千七百余斤，定拟从重发极边烟瘴充军。韩天英、孙邦怡贩卖大黄，得有价银，王士元、柴常、李克明听从伙贩，均定拟杖徒等语，办理仍未明晰。此等私贩，总以设法牟利，交通外国，为其正名重罪，何得心存姑息，谬引内地寻常愚民之例？所办甚不是矣。所有此案人犯郭相秦等，亦著勒保派委妥员解京，交军机大臣会同刑部归案严讯，定拟具奏。将此谕令知之。"

253.《清高宗实录》卷1334，乾隆五十四年秋七月壬辰（第二十五册 第1072页）

○又谕曰："鄂辉等奏，随征屯土备弁，请照所得职衔，支给盐粮。并请将随营办理粮务，染瘴病故之降调知府，现任成都府通判孙镐，赏给知府原衔等语。川省屯土备弁，屡经出力，此次派往随征，亦属奋勉。所有应得盐粮，著准其照现在职衔支给。其病故通判孙镐，承办粮务，尚属出力，亦著照所请，赏给知府原衔，以示矜恤。"

254.《清高宗实录》卷1337，乾隆五十四年八月癸酉（第二十五册 第1124页）

○又谕曰："福康安奏，现派成林，恭捧御制诗、敕谕，于八月初一日起程斋赴安南。又另片奏称，阮光平受封后，修表谢恩。若表文递至广东，为期未免太迟，已札会抚臣孙永清拆阅，加封驰奏等语。阮光平接奉敕谕后，具表陈谢，若递至广东再行具奏，未免绕道迟缓。自应径投广西，先交孙永清拆阅驰奏。但阅福康安折内称，成林按程行走，如关外瘴气已消，约于八月二十后方抵黎城。是阮光平于受封后，豫备表文，再择吉遣人斋送至镇南关，已在九月下旬。成林到彼后面见阮光平，宣示一切，自必将该国王如何欢忭，及该国是否宁帖，明年何时即能起身情形，详晰先行禀知。孙永清可即派妥员在镇南关等候，一俟成林禀到，可飞送孙永清处阅看。即成林之禀，系单禀福康安，孙永清即先行拆阅，一面加封具折由六百里驰奏，一面再咨会福康安，庶得信较速，早慰廑注。又本日朕行围，亲射鹿二只，著将鹿肉一分，赏给福康安，以示优眷。将此由五百里各谕令知之。"

255.《清高宗实录》卷1340，乾隆五十四年冬十月丙辰（第二十五册 第1168页）

〇谕："据恒瑞等奏，请将盗窃商民货物之蒙古绰克图、达什分别拟罪。首犯绰克图，现今在逃，照例拟绞，获日绞决；从犯达什，发往云贵烟瘴地方等语，所办未协。蒙古荒野地方，并无墙垣。商人货物，蒙古人等易于盗窃，必须立法严禁，方能示惩。今绰克图起意邀同达什行窃，而绰克图尚未缉获，即将从犯达什发遣。则蒙古人等于首犯拟绞之处，不惟无从得知，难以示儆。并将来首犯就获时，伊既知无人质证，必致推委狡赖，不肯承认。著将达什暂缓发遣，送部监禁，俟缉获绰克图审明之日，再行照例发遣。如未经缉获绰克图，将达什永远监禁。蒙古地方，嗣后如有似此首犯逃逸者，俱照此办理。"

256.《清高宗实录》卷1341，乾隆五十四年十月辛巳（第二十五册 第1189页）

〇谕军机大臣曰："毕沅等奏审拟刘诗胜遣仆赴京呈控负屈不实一折，已批交该部议奏矣。至所称刘诗胜本系好讼劣监，前因诈欺胡李氏钱文，被县拿究，挟嫌上控，已经定拟充军，因患病尚未起解，复遣仆赴京妄诉等语。刘诗胜既因侵匿胡李氏赃钱，捏告挟制，经该督抚审明问拟，发极边烟瘴充军。于接准部咨后，自应即行起解。乃事隔经年，犹任该犯捏病耽延，在籍逗留，以致复遣家人邓发贵赴京控告。毕沅、惠龄于此事殊属疏懈，俱著传旨申饬。若该督等早将该犯起解，何至又有渎控之事？可见外省督抚等于发遣要犯，并不督饬所属，迅速办理。嗣后遇有此等遣犯，接准部复后，务须饬属即为起解，毋使捏病逗留，滋生事端。"

《清实录（二六）·高宗纯皇帝实录（一八）》

257.《清高宗实录》卷1381，乾隆五十六年六月辛酉（第二十六册 第528页）

〇谕："据伍拉纳奏，台湾水师副将孙全谋俸满三年，例应于内地水师副将内，拣选调补，现在乏员升调。请将孙全谋暂行留任，俟再满一年，选员调补等语。台湾副将一缺，关系紧要，必得谙习风土，熟悉情形之员，于地方营伍有益。台湾虽在海外，非若烟瘴地面，例须更换者可比。该处总兵、道、府各员，现在并无更调之例。副将等官，又何必拘例定年限，纷纷更换，致易生手？孙全谋著留台湾水师副将之任。嗣后所有俸满更调之例，并著停止。"

258.《清高宗实录》卷1396，乾隆五十七年二月辛亥（第二十六册 第749页）

〇谕："此次进剿廓尔喀，派出索伦、达呼尔兵丁，前经加恩赏赉，并特降谕旨，每兵每名各赏银二两，以资用度。本日据海兰察奏，于正月二十五日行至多伦巴图尔地方，途次遇雪二次，间有瘴气等语。该兵丁等，此次由青海行走，冲寒远

涉，踊跃从征，殊堪轸念。著再加恩于该兵丁等抵藏后，每兵每名各赏给一月钱粮，以示优恤。"（P749 4-5）

259.《清高宗实录》卷1397，乾隆五十七年二月丁巳（第二十六册 第756页）

○谕军机大臣曰："福康安自正月初二日折报后，久未接据到藏奏报，正切悬念。兹据奏到藏交界后，一路并无阻滞，随行人众，行走俱属平宁。所遇风雪瘴疠地方，并无疾病，此皆仰赖上天默佑，欣慰之余，益深庆感。至所奏接准鄂辉咨会，两次与贼接仗得胜。惟恐济咙、绒辖两处贼匪乘间窜回，飞咨鄂辉等相机堵截，将济咙、绒辖两处贼人归路先为断绝。并先派巴图鲁侍卫等，驰赴聂拉木以资调派。福康安办理数日，即起程前往，俟会集各兵，再行克期大举。仍侦探贼势，一有可乘之机，即行随时酌办各节，于筹办机宜已得窾要，看来事机极为顺利。福康安抵藏后，将应行查办事件赶紧办理。自即行起程，目下谅已早抵聂拉木边界，即日统领大兵进剿，惟计日以待捷音。至福康安询廓尔喀滋事缘由，甚为明晰。此事启衅之由，总因上次巴忠办理错谬，许银赎地所致。是以巴忠一闻廓尔喀侵扰藏地之信，即投河自尽，否则何以轻生若此？节次查询，业已得其梗概。今福康安详悉查奏，情弊显然，竟与朕所料胐合，可见天心垂眷，先启朕衷。从此声罪致讨，必蒙天佑，迅奏肤功也。至巴忠办理此事，现据福康安查奏巴忠过藏时，达赖喇嘛亦以应行进剿为言，巴忠未经允从。迨许银和息时，达赖喇嘛示以此事所办冒昧，将来必有反复，可见达赖喇嘛能识大体，人尚明白。其办理错谬之处，竟系巴忠与丹津班珠尔二人主意，贻误滋衅，即班第达亦未尝不知，但且不必深问。鄂辉、成德与巴忠等同办此事，且系联衔具奏，断无不与闻之理。今因伊二人现在带兵剿贼，是以罪坐巴忠一人。然鄂辉、成德岂得置身事外？总看伊二人如何奋勉出力，立功自赎耳。再前因巴忠在藏，并未将巴勒布、廓尔喀两处部落情形，分晰奏明。而保泰、雅满泰所奏亦属含混，朕不知详悉。恐巴勒布部落，久为廓尔喀兼并，其在藏贸易之巴勒布人等，与廓尔喀自必联为一气。是以降旨谕令福康安，到藏留心查办，伴送驱逐。今福康安传谕巴勒布头人，令其约束在藏之巴勒布人等，各安生业。该头人等俱称巴勒布部落被廓尔喀侵占，正深愤恨，今闻大兵进剿，我等私仇可藉此报复等语。可见廓尔喀恃强恣肆，人心俱不怗服。现经福康安于在藏巴勒布人，择其有家室者，酌加赏赉鼓励，带往军前，以备差遣，是巴勒布番众可为我用。或令其躧探贼情，作为向导，于进剿更为有益。前此驱逐巴勒布贸易人等之语，竟可不必提及，但于善后事宜详议可也。"

260.《清高宗实录》卷1410，乾隆五十七年八月：

（第二十六册 第960页）○癸酉○又谕："据琅玕奏，内地回民李子重等十八人，私随叶尔羌回人迈玛第敏学习经卷，审拟具奏等语。内地回民潜往新疆，私习经卷，实属不法。若发伊犁塔尔巴哈台，恐致传习彼处回民，著发往黑龙江，给索伦达呼尔为奴。迈玛第敏引诱回民，违例教经，亦属可恶，仍发回疆，不足示惩。

著解交勒保，由彼发往烟瘴。"

（第二十六册 第965页）○丁丑○又谕："据吏部参奏，秦承恩会同勒保奏，请将推升广西庆远府同知之知县张廷杰，留于陕省差遣委用，并声明庆远府同知，已据陈用敷请将肃崇阿补授，均未便准行，请令该抚即饬该员速赴新任一折。向来边省烟瘴等缺，例严规避。今张廷杰于本年四月内，推升广西庆远府同知。该抚等并未饬赴新任，迟至半年，乃复违例会同奏请留陕。名以藉资熟手为词，办理驿站非一人所独能。此奏实为属员规避远省起见，陈用敷亦不候部行知，辄行移咨陕省。此端一开，必启外省趋避之渐。勒保、秦承恩、陈用敷均属不合，著传旨严行申饬，即饬该员迅赴新任，不得藉词逗留，致干咎戾。"（P965 3-9）

（第二十六册 第969页）○辛巳○谕军机大臣等："前据琅玕奏，叶尔羌回子迈玛第敏，私教内地前往贸易回民李子重等十八名，摇头默念，大干例禁。已将迈玛第敏改发烟瘴，李子重等改发黑龙江，给索伦达呼尔为奴矣。老教回子念诵经典，向不摇头，高声朗诵，惟新教有此念法。从前苏四十三、田五等，俱因学习新教，滋生事端。经官兵平定后，叠加饬禁，始知敛戢。今迈玛第敏又于叶尔羌地方创兴新教，李子重等私相传习，已有十八人之多。看来竟因为时稍久，回民等查禁渐懈，以致故智复萌，敛钱惑众，不可不杜其渐。著传谕勒保务宜留心查察，如回民等有私习新教情事，即严拿办理，以断根株，不得日久疏懈。其李子重等十八犯，亦未便发往黑龙江等处，致滋煽惑。并著勒保于该犯解到甘省时，即饬转解刑部审明治罪，定以重辟，将来即不予勾，亦当永远监禁，庶不在外滋事也。并谕刑部堂官知之。"

261.《清高宗实录》卷1413，乾隆五十七年九月（第二十六册 第1005页）

（第二十六册 第1005页）○壬子○又谕："此次福康安等督兵进剿廓尔喀，深入贼境七百余里，瘴雨蛮烟，气候恶劣。将弁、官员、兵丁等，间有染病身故者，殊堪悯恻。著福康安等查明此项在军营病故官兵，造册咨部，俱加恩照军营伤亡之例，一体议恤。该部知道。"

（第二十六册 第1009页）丁己○吏部议奏："边省烟瘴各缺，例严规避。此案署咸阳县知县张廷杰，推升广西庆远府同知，该抚秦承恩并未饬速赴任，复会同该督勒保奏请留陕，实为属员规避远省。应将秦承恩降二级调用，勒保降一级调用。广西巡抚陈用敷并不候部行知，遽咨陕省，亦属不合，应降二级调用，均无庸查级议抵。"得旨："此案张廷杰业经推升后，其广西庆远府同知一缺，陈用敷先行拣员奏补，并不候部知照，冒昧移咨。而秦承恩既未饬令该员即赴新任，接到粤省咨会，复行奏请留陕补用，显系为规避边缺起见，其咎较重。陈用敷、秦承恩俱著改为革职留任。勒保究系会衔具奏，其过尚轻，著降一级从宽留任，以示区别。"

262.《清高宗实录》卷1415，乾隆五十七年十月丙戌（第二十六册 第1032页）

○又谕曰："和琳奏，查出五十五年廓尔喀遣人至藏，曾有谢恩表章贡物，及各信字物件等项一折。此事大奇，我国家纲纪肃清，朕临御以来，一切政务无不躬亲综理。而大小臣工，凡遇地方事件，亦无有不据实陈奏，候朕裁夺，从未有敢于匿不上闻者。今阅廓尔喀表文，因其贡使受恩回国，特差头目亲赍表贡谢恩，情辞至为恭顺，并无讨要俸禄地方之语。其禀请银钱一事，亦属无关紧要。俘习浑等纵不知事体轻重，即为讨好起见，亦应据情代奏，又何所顾忌而匿不上闻？即云伊信字中，有要照大人们所许的话行事等语，自即系指巴忠等前此在藏许给银两之事。若果于普福、俘习浑等有所干涉，或心存畏惧，自思迴护，不敢上闻，尚属情理所有。今许给银两之事，系巴忠、鄂辉、成德三人所办，与俘习浑、普福等毫无干涉，又复何所瞻顾，竟将表文贡物等项压搁不奏？专擅糊涂，竟至不解，实属可恨。凡内地事件，隐匿不奏，一经发觉，即当按律治罪。况边外重务，竟敢壅于上闻，则何事不可为？此而不严行查办，何以肃政治而饬官常？现令阿哥等同军机大臣，将普福严加刑讯。据供，五十五年七月内，鄂辉说及廓尔喀曾有人来藏，带了珊瑚、刀子等物，还有表文，说要进贡，并有给大人们信件。因见表文系属底稿，且有并无正经头人到来，已驳回叫他另换正经表文、贡物等语。此话我曾告诉过雅满泰、严廷良，其雅满泰曾否告知俘习浑，不得知道等语。据普福所供，是此事竟系鄂辉隐匿不奏，雅满泰既经普福告知，俘习浑自亦必与闻。何以伊三人扶同隐匿，并不具奏？此时福康安等均已齐集前藏，鄂辉亦即日可到，著福康安、孙士毅、惠龄、和琳即将鄂辉革职，同俘习浑、雅满泰严切刑讯，令其据实供吐，是何意见，迅速具奏，毋任稍有遁饰。至前次私许银两一节，谅系巴忠一人主见办理。今阅廓尔喀所寄信字及呈送物件，鄂辉、成德及穆克登阿、张芝元俱有信物寄给，独无与巴忠信字，可见巴忠前次在藏，心怀巧诈。办理此事，虽系伊一人主见，而暗中指使关说，全不露伊名字，即廓尔喀亦不使闻知，以为日后败露，伊转可置身事外，居心诡谲，更属可恶可恨。若使其身尚在，必当明正典刑。今先已自毙，法无可加。现在传知该旗所有巴忠子孙，除伊子僧格布前已革去官职，挑补护军效力当差外，其孙辈不准出仕，以为取巧误公者戒。至穆克登阿、张芝元系前赴边界之人，于许银说和之事，断难诿为不知。姑念伊二人系为巴忠等差遣前往，听从办理，非创意者可比，此时亦不复深究。其巴勒布商人巴特巴第，收存廓尔喀表章贡物等件，不敢擅动，一经和琳传询，即行呈出，尚属可嘉。著和琳传旨赏给银一百两示奖。至普福系和珅保举之人，和琳并不因伊兄所荐，稍存回护，据实查奏，甚为公正，著赏给御用玉扳指一个，大荷包一对，小荷包四个，以示奖励。又据和琳奏，查办沙玛尔巴亲属，请将其亲侄乐伞建本等三犯，照大逆缘坐律拟斩。其堂侄阿里等男女大小七名口，应否发往烟瘴地方安插，抑赏给功臣为奴等语。藏内人等，不谙缘坐条例，所有沙玛尔巴亲侄乐伞建本等三犯，竟著解京交部治罪。其阿里等七名口，即交四川总督，分发两广、福建烟瘴地方安插，不必解京。"

263.《清高宗实录》卷 1416，乾隆五十七年十一月丙申朔（第二十六册 第

1045 页）

○谕曰："福康安等奏，张芝元因在廓尔喀境内触染瘴疠，回至济咙因病身故，所遗松潘镇总兵员缺，请将诸神保调补等语。诸神保在川年久，熟悉番情，此次带兵前赴绒辖，亦属奋勉出力，著调补松潘镇总兵。至彭承尧带领瓦寺等处土兵，亦属出力，其诸神保所遗川北镇总兵员缺，即著彭承尧补授。候补总兵朱射斗，仍著留于四川，俟有该省总兵缺出，著惠龄即行奏补。"

《清实录（二七）·高宗纯皇帝实录（一九）》

264.《清高宗实录》卷1421，乾隆五十八年正月辛酉（第二十七册 第21页）

○谕军机大臣等："据福康安等奏，查明军需实用款项，分别请捐、请销一折。所称分赏索伦、满、汉、屯土各官兵，衣履银牌牛羊等项，并照料病兵费用。除将恩赏银两给发外，尚用银二万余两，请公捐归款一节。此等官兵，奉调赴剿，跋涉远道，殊为劳苦。而福康安等督兵筹运，懋著劳勋。所有此项赏银，不必令福康安等自行捐办，已谕令该部于核议时，准其作正开销，用示体恤。至所奏查明张芝元实系在济咙病故缘由。张芝元向来带兵打仗，尚为出力，此次进剿廓尔喀亦属奋勇。虽前次与廓尔喀许银说和一事，伊曾经与闻，但其事究系巴忠主持，张芝元职分较小，不能不听从差委，其咎尚有可原。今经福康安等查明，委系触染瘴疠，在济咙地方病故，殊为可悯，著加恩赏给银五百两，以资丧葬之费。并著惠龄查明伊子内，如有年已长成者，于服阕后送部带领引见，以示轸恤。将此传谕福康安、孙士毅、和琳、惠龄知之。"

265.《清高宗实录》卷1422，乾隆五十八年二月庚午（第二十七册 第29页）

○刑部议奏："署两广总督郭世勋奏，广东琼山县逃回烟瘴军犯黄汉章，改名教读，经人首告，差役梁姜因缌麻表亲，通信致犯潜逃。梁姜系官役，不得援亲属泄漏律减等，请照应捕人故纵与囚同罪律，发烟瘴充军。"得旨："向来官役追捕罪人，受财故纵者与囚同罪。若并未得贿，只系泄漏其事，致令罪人逃避者，减罪人罪一等。立法虽有区别，但在官人役，奉公缉捕罪人，胆敢泄漏其事，以致该犯闻信远扬，有稽弋获，情节较重。若因未经受财，得以减罪人之罪一等，则官司人役无所儆惧，纵囚之案，必至日多。嗣后除受财故纵者，仍照律与囚同罪外。其未经得贿，潜通信息，致罪人逃避者。若所纵之囚，罪应斩绞，即与同科，未免多一死罪之条，自应仍准减等问拟；若所纵之囚，系属军流以下等罪，竟当与囚同科，不准减等，并著为例。所有刑部核议广东省差役梁姜一案，即照此例办理。"

266.《清高宗实录》卷1427，乾隆五十八年四月

（第二十七册 第87页）○甲申○谕军机大臣等："据福康安奏沿途行走情形一折，内称途中加站行走，口外程途，已行十分之七，惟因感寒触瘴，旧病顿发，四月初六日至巴塘病复稍增，难以支持，暂在巴塘调理，略俟就愈，仍即按站行走等

语，览奏深为廑念。此次福康安远涉边徼，劳苦备臻。今因途路险峻，感冒风寒，触染岚瘴，旧症复发，颇形委顿，自不应急于趱程，以致过劳。现已派御医屠景云前往诊视，但伊系汉人，恐行走不能迅速，特派惠伦先行驰往看视，并解亲佩小荷包一个，奶饼一匣赏给以示眷念。其屠景云另派阿尔塔锡第，带同驰驿前往矣。屠景云曾为朕胗脉，医理明白，甚有效验，今令诊视福康安，自可即就痊愈。至福康安接到伊母病逝之信，自必心怀悲痛。但事已如此，福康安即使赶到，已属无及，转增哀痛。竟应仍遵前旨，在途成服，取道广西，俟办理事竣，即赴广东在任守制。福康安惟当善体朕意，以国事为重，不可过于哀毁，上紧调理，以期病恙速痊，为国爱身。现在安南人心镇静，可无他虑。福康安在途，不妨缓缓调理。而行计惠伦到川时，福康安已可回至成都。内地天气晴和，况福康安正在壮年，易于调理身体，自当日就平复也。将此由六百里谕令知之。并著将所患病恙是否业就痊愈之处，速行奏闻，以慰廑注。"

（第二十七册 第93页）○庚寅○又谕："前据福康安奏，途中加站行走，感寒触瘴，旧病顿发，暂在巴塘调理。当即降旨，令其缓程调摄，并派御医前往诊视，先令惠伦驰往迎看矣。数日以来正深廑念，今日福康安续有报到，拆看时至于手战，及阅至病势轻减，业自巴塘起行等语，朕心始为稍慰。此次福康安远涉边徼，劳苦备尝，复因途次感冒风寒，旧症复发。现在虽据称神气清爽，尚可支持，而趱程行走，未免又增劳顿。此时安南人心镇静，可无他虑，福康安惟当缓缓调理，按站行走，不必稍为勉强。计惠伦到川时，福康安已可回至成都，内地天气和暖，身体自当日就强健，而屠景云亦可随后赶上诊视，更易于调养复元。至福康安接伊母病逝之信，自必心怀悲痛。但事已如此，总当为国爱身，节次所降旨甚明，福康安务须仰体朕心，不可过于哀毁也。又本月连得透雨，极为优足，昨又微觉过多，今早方得放晴。向来北方四月内，干旱祈雨之时甚多，兹转因雨足祈晴，亦为罕有之事。况今早天气开霁，而福康安病痊之折，适至朕心深为欣慰。然盈满之戒，未尝一日去诸怀，福康安谅亦深知朕意也。将此传谕知之。"

267. 《清高宗实录》卷1436，乾隆五十八年九月戊戌（第二十七册 第200页）
○谕："据恒秀奏，审明韩祥生、项如宾偷换赫哲等貂皮一案。请将韩祥生等枷号两个月，杖责逐出境外等语。民人韩祥生等，胆敢豫在赫哲等来路偷换貂皮，甚属不法。若仅逐出境外，亦不过逐出吉林边外而已。吉林境外，非盛京即黑龙江地方，仍不免在彼处有偷换貂皮、人参之事。韩祥生、项如宾均著枷号两个月，满日杖一百，发遣烟瘴地方，以示儆戒。嗣后似此者，俱照此办理。"

268. 《清高宗实录》卷1438，乾隆五十八年冬十月辛未（第二十七册 第223页）
○驻藏大臣尚书和琳、副都统衔成德奏："前藏自改铸乾隆宝藏十足银钱后，于廓尔喀贸易人甚便。惟唐古忒僧俗番民，及克什米尔、巴勒布商人，并内地汉商兵丁等，愚民无知，不谕银色高低，只较换钱多寡。见新铸一钱五分重银钱，每银一两，止换六圆，遂至停积，应请停铸。专铸一钱重及五分重者，每银一两，仍旧换九圆、十八圆不等。其揽铜旧钱，虽系一钱五分重者，每两亦止准换九圆。"又奏："现获旧从沙玛尔巴出家之噶尔玛妥觉、噶尔玛策旺、噶尔玛敦垫三名，虽未同谋，究系逆犯徒弟。噶尔玛敦垫还俗娶妻，往来藏中数次，形迹尤属可疑，请旨办理。再西宁来藏喇嘛，向未领有路票，请饬理藩院行文各蒙古王公、台吉等，嗣后均由本管王公、台吉，呈明本处钦差大臣给票，方准至藏。"得旨："和琳等奏，藏地僧俗番民，不知银色高低、分两轻重。因一钱五分重新钱，所换圆数较少，停积难行。今和琳等将此项银钱停铸，只铸一钱及五分重两种，照原定之数易换。而巴勒布旧钱，亦一例准换九圆，新旧通行，上下称便，所办甚好，可谓留心，自应如此办理。又据奏，续行拿获沙玛尔巴徒弟三名，此内噶尔玛妥觉、噶尔玛策旺二犯，即由四川总督定地发遣烟瘴地方安插。其噶尔玛敦垫一犯，俟至四川，该督即派员解送来京备讯。至各蒙古人等前赴卫藏，虽有给票之例，而私行前往者，想亦不免。令和琳等奏请一体给票验行，稽察固属周密。但各蒙古地方辽阔，其游牧处所距钦差大臣驻扎地方较远者，给票之例，势难僻远周知。即使知有此例，而道路纡远，亦恐不能一一请领。驻藏大臣因其无票，不准来藏，则瞻礼达赖喇嘛、班禅额尔德尼及熬茶学经之人，未免裹足不前。达赖喇嘛等所得布施，或因此减少，亦非体恤之道。今朕为之定以限制，嗣后各蒙古人等赴藏，如在十人以上，即照和琳等所请，由本管王公、台吉呈明理藩院及本处钦差大臣，给与路票，方准至藏。其人数在十名以下者，若情愿遵例领票，仍著一体给领；若无力呈领路票者，只可听其自便。如此办理，于限制之中，仍寓体恤之意，商上布施，亦可不致缺乏，较为两便。"

269.《清高宗实录》卷 1450，乾隆五十九年夏四月己巳（第二十七册 第 338 页）

○谕："据永保等奏，查出边卡侍卫上行走之护军校察起图等，串同安集延贸易人等舞弊一案。卡上官员兵丁，理应稽察商人出入，乃胆敢贪贿，商同安集延贸易人等少开包货，希图漏税，殊属蔑法。若仅枷号发回乌鲁木齐，不足蔽辜。护军校察起图、兵丁玉德等，著照所奏，即行斥革，枷号满日，发遣伊犁，交该将军大臣等为奴。通事楚鲁克发遣烟瘴地方。此案永保等因安集延贸易人等言语支离，究出原委，甚属可嘉。伊斯堪达尔设法访获隐藏货物，亦属奋勉。永保、范建中、伊斯堪达尔均免其察议。仍著赏给永保、伊斯堪达尔大荷包各一对，小荷包各四个。伊什罕伯克呼图鲁克都斯并不袒护，讯出实情，著赏给二品顶戴，以示鼓励。"
（P338 3-1）

270.《清高宗实录》卷 1469，乾隆六十年正月
（第二十七册 第 616 页）○乙巳○又谕曰："福宁等奏，拿获贩卖小钱各犯，审

明定拟一折。内称王和茂、王泳茂二犯，合依经纪铺户人等，挽和私钱行使，不论钱数多寡例，改发云南、两广烟瘴少轻地方充军等语，所办大错。云南为小钱渊薮，该省私铸，尚未查拿净尽。今王和茂等系因私贩小钱获后，若复发往云南，是使其前往小钱最多之地，更便于作奸牟利。惠龄平日办事颟顸，或见不到此。福宁尚属留心，何亦率行定拟，似此错误？福宁、惠龄俱著传旨严行申饬。至各省小钱，现当清厘整顿，功令森严之际，岂容不法奸民，往来贩卖渔利？情节甚为可恶。王和茂、王泳茂均著分发回城，给回子为奴，以示惩创。"

（第二十七册 第620页）○庚戌○又谕："据保宁奏，拿获偷窃马匹之布鲁特、阿玉塔斯等，审明分别定拟，请旨办理等语。布鲁特等胆敢偷窃官兵马匹，甚属可恶。除已将起意之阿玉塔斯正法外，其萨达克等四犯，即照所请，发往烟瘴地方，折挫役使。德明前赴布鲁特部落将贼犯五人，并所窃马匹，全行拿获，甚属妥协奋勉。德明著遇有协领缺出，即行补放，并令由该处赏缎二匹，以示鼓励。"

271.《清高宗实录》卷1488，乾隆六十年冬十月

（第二十七册 第903页）○庚辰○谕曰："福康安、和琳访得首逆吴半生从鸭保寨来至高多寨，即四面攻围，不遗余力，将首逆吴半生擒获。现在乘胜长驱，直攻鸭保等处贼巢，览奏实深喜慰。此次逆苗滋事，福康安、和琳统领大兵，于崎岖险阻、蛮烟瘴雨之中，有战必克，朕即知成功在即，特沛恩纶，福康安晋封贝子，和琳封为一等宣勇伯。甫及十日，而福康安、和琳已将首逆吴半生俘获，逆党吴陇登等闻风胆落，断不能稍延残喘，奏凯蒇功，克期可至，福康安、和琳著再交部从优议叙。福康安之子德麟，前已承袭恩赏轻车都尉，加恩赏给副都统职衔，在御前侍卫上行走。和琳赏系黄带，以旌劳勋。孙士毅、毕沅、姜晟、冯光熊于办理粮饷、军火等事，均无贻误，亦著交部分别从优议叙。福宁虽未能督兵进剿，而帮同筹办，亦俱无误，福宁、惠龄著交部议叙。其带兵打仗奋勇之额勒登保、德楞泰、花连布、常明、纶布春五人，俱著从优议叙。其兴兆、观成、珠隆阿、那丹珠、豁隆武、色灵额、阿哈保、温春、定西鼐、巴兰多隆武、富兰富森德、西津泰、常山、吉兰泰、富魁、德胜、扎隆阿、张玉龙、富志那、赵得功、张永祺、王威宁、杨遇春、马瑀、施绥、德宁、阿林布、姜敏功、陈绍先、程文韬、双林、谢汝诚、吉林泰、魏攀举、方和、应元宽、王玉龙、五十一、褚大荣、张明诚、唐文高、王雄、黄世雄，俱著交部议叙。打仗出力之满汉、屯土官兵，著普赏一月钱粮。其守卡护粮兵丁，著查明赏给半月钱粮。至沿途台站文武员弁，驰递军报，迅速无滞，并著各该督抚查明，一体咨部议叙。兵夫照例加赏，以示旌功志喜，优恤勤劳至意。"

（第二十七册 第905页）○壬午○谕："据明亮等奏，阿尔赛系厄鲁特部落兵丁，乃起意白昼窃牛，又敢放枪拒捕，实属目无法纪。阿尔塞著照明亮等所拟即行正法，其随同行窃之阿尔擦、拜济虎、阿克拉哈俱著发往烟瘴地方，充当苦差。骁骑校拉苏郎派缉后，即将贼犯四名全行拿获，甚属奋勉。著照明亮等所请，遇有佐领缺出，即行坐补，仍著赏给该处库内大缎一匹。并赏给领队大臣那彦大缎二匹，

总管和岱大缎一匹。"

272.《清高宗实录》卷1495，嘉庆元年秋七月

（第二十七册 第1015页）○癸丑○敕谕曰："四川总督伯和琳，资性忠勤，才猷敏练。前办廓尔喀军需，于挽运维艰之际，能设法调度，源源无误，俾大军得以蒇功。嗣在卫藏办事，复力加振作，将该处数十年积习整顿扫除。迨擢用四川总督，于途次一闻苗匪滋事，扰及秀山，星赴该处，即带兵会剿。比至湖南军营，同福康安经理军务，悉心妥办，跋涉艰险，无间寒暑雨雪，劳勚备尝。是以节经加恩，赏给伯爵，晋衔太子太保，并加恩黄带紫缰，以示优奖。本年夏间福康安在军营溘逝，和琳一手总统，督率将弁兵丁，收复乾州，屡得胜仗，并生擒首逆石三保、石代噶劳绩懋著，特赏戴三眼花翎。昨据奏到平陇门户，叠经攻破，大兵紧逼贼巢，方盼其扫穴擒渠，指日蒇事，晋爵上公，以昭懋赏。乃当大功垂成之际，和琳以积劳受瘴成疾，遽尔溘逝，实深震悼。似此超众宣劳，没于王事，允宜渥沛殊恩，用示饰终令典。和琳著晋赠公爵，即著伊子丰绅宜绵承袭，赏给银五千两办理丧事。并赏给陀罗经被，派御前侍卫公丰绅济伦前往奠醊，带同伊子丰绅宜绵驰赴前途，妥为照料成服。所有任内赔罚等项，俱著宽免。降革罚俸处分，一并开复。其应得恤典，并著该衙门察例具奏，以示轸惜荩臣，有加无已至意。"

（第二十七册 第1016页）○甲寅○敕谕："昨据额勒登保奏，和琳因受瘴疫，泄痢病逝，已降恩旨，用示饰终令典矣。因思福康安溘逝时，曾令于伊家宗祠之旁，建盖专祠致祭。和琳与福康安一体宣劳，没于王事，自亦应建立专祠，用妥忠魂。但据和珅面奏，不敢开销官项，请自行建盖.著照所请，听其择地建盖，仍赏扁额，以时致祭外。再福康安经礼部题请入祀昭忠祠，业经允准。似此宣劳超众之大臣，不特忠荩可嘉，即揆诸往古贤良，实为无愧，和琳亦著入祀昭忠祠，并与福康安均入祀贤良祠，以奖贤劳而昭懋典。至和琳所建专祠，既经和珅自请建盖。前此福康安曾赏内帑银一万两，办理丧事。和琳昨已赏银五千两，著照福康安前例，再加赏银五千两，以足一万之数，用示眷念荩臣，恩加无已之至意。"

（第二十七册 第1021页）○己巳○敕谕："国家立法，诸臣中有勤于王事，功绩最著者，列入祀典，用示酬庸。其公忠体国、超众宣劳之王大臣，并有配飨之例，所以答崇勋而昭异数。本朝开国殊勋，王大臣等俱配飨太庙。即雍正年间，怡贤亲王，大学士鄂尔泰、张廷玉皆循此例配飨。乾隆年间，复将超勇亲王额驸策凌增入。今思原任大学士郡王衔福康安，久历戎行，屡著劳勚。总督公和琳，在卫藏办理军需，整顿积习，尤能不避劳怨。嗣因黔楚苗匪聚众滋扰，福康安由云南驰往，和琳亦于途次星赴秀山，将黔川逆苗剿净，同赴湖南，触暑冲寒，跋涉险阻，攻夺苗寨，生擒首逆吴半生、吴八月。将届功成，福康安因积劳成疾，溘逝军营。和琳一手总统，督率将弁鼓勇进攻，生擒首逆石三保，收复乾州，亦因染患瘴疠，相继溘逝。虽已叠沛殊恩，特建专祠，并入昭忠贤良祠，尚不足以崇奖丰功。朕早欲将伊二人从祀，未经宣示。今福康安、和琳灵柩已到，当亲往赐奠，朕心益增怅触，是用特

颁恩，赐配飨之旨，以慰忠魂。至福康安之父大学士公追赠郡王衔傅恒，曾平定金川，且宣劳日久，若不得列入，福康安心有所难安。又协办大学士尚书公兆惠，平定回、准二部，功伐懋著，均宜一体配飨太庙，以示轸念荩臣至意。该部察例即行。"

五、《清仁宗实录》

《清实录（二八）·仁宗睿皇帝实录（一）》

1.《清仁宗实录》卷9，嘉庆元年九月癸丑（第二十八册 第152页）

○谕内阁："湖南省自剿捕苗匪以来征调各兵，打仗俱为出力，屡次加恩，普赏钱粮、盐菜银两。兹闻该处山深箐密，晴雨寒燠不时，兵丁等染受瘴疠，致有疾疫。而屯土弁兵，不耐炎暑，因病身故者颇多，殊为恻然。该兵丁等出力剿贼，染疫身故，与寻常在军营病故者不同。著即交姜晟等查明，除现在患病者抽换回至辰州，俾资调养外。其有因瘴身故者，均著奏闻，照阵亡例交部赏恤。并著先行传知各兵，俾知感奋，以示朕轸恤勤劳，格外施恩至意。"

2.《清仁宗实录》卷33，嘉庆三年八月丙辰（第二十八册 第378页）

○定留养及军徒脱逃改发例。刑部议："留养一项，原系国家矜恤孤独，特施法外之仁，似应量为推广。应请将例文内情节较重者共二十五条，概不准声请留养：一、强盗窝主，造意不行又不分赃者；一、旗下正身犯积匪者；一、拿获逃人，不将实在窝留之人指出，再行妄扳者；一、发遣云贵、两广烟瘴，偷刨人参人犯，在配脱逃者；一、盛京旗下家奴，为匪逃走，犯至二次者；一、派往各省驻防满洲兵丁，临行及中途脱逃者；一、用药迷人，甫经学习，即行败露者；一、用药迷人，已经得财为从者；一、闽省不法棍徒，引诱偷渡之人，包揽过台，中途谋害人未死，为从同谋者；一、应发极边烟瘴罪人，事发在逃，被获时有拒捕者；一、开窑诱取妇人子女，勒卖为从者；一、旗人犯罪，发遣赦回，又生事故者；一、永远枷号人犯，已逾十年，原拟死罪，并应发新疆、黑龙江者；一、大伙枭徒拒捕伤差案内之壮丁窝家者；一、军营逃兵，在军务未竣以前投首者；一、军营脱逃余丁被获者；一、用药迷人，被迷之人当时知觉，未经受累者；一、聚众夺犯杀差案内，随同拒捕，未经殴人成伤者；一、州省匪徒，在野拦抢四人至九人，未经伤人者；一、台湾无藉游民，凶恶不法，犯该徒罪以上情重者；一、贼犯犯罪事发，抗拒杀差案内，为从在场助势者；一、罪囚越狱脱逃三人以上，原犯徒罪，为从及杖笞为首；并一二人，原犯军流，为从乃徒罪，为首者；一、洋盗案内被胁股役者；一、幕友长随书役等，倚官妄为，累及本官，罪应流以上，与同罪者；一、新疆兵丁跟役，如有酗酒滋事，互相调发者；其抢窃满贯，拟绞缓决，减等等项，情节较轻者。二十二条，准其留养一次：一、抢窃满贯拟绞，秋审缓决一次者；一、窃盗三犯，赃至五十两以上，拟绞，秋审缓决一次者；一、内地民人，在新疆犯至军流，互相调发者；一、引诱包揽偷渡过台，招集男妇至三十人以上者；一、调奸未成，和息后因人耻笑，复追悔抱忿自尽，致二命者；一、行营金刃伤人者；一、押解新疆遣犯脱逃，限满无获，为首情重者；一、川省匪徒，在野拦抢十人以上，被胁随行者；一、凶徒因事忿争，执持军器殴人，致笃疾者；一、伙众抢去良人子弟，强行鸡奸之余犯，问拟发遣者；一、三次犯窃，计赃五十两以下，至三十两者；一、三十两以下至十两者；一、窃赃数多，罪应满流者；一、抢夺金刃伤人，及折伤下手，为从者；一、发掘他人坟冢，见棺椁，为首；及开棺见尸，为从一次者；一、开棺见尸，二次为从者；一、窃盗临时拒捕，伤非金刃，伤轻平复者；一、抢夺伤人，伤非金刃，伤轻平复者；一、积匪猾贼及窝留者；一、回民犯窃结伙三人以上及执持绳鞭器械者；一、旗人逃走，一月内自行投回及拿获者；一、行窃军犯，在配复行窃者；如不知悛改，复行犯罪，仍不准留养，庶于矜悯之中，仍寓分别惩创之意。再查由新疆改发内地人犯，如窃盗临时拒捕，伤非金刃，伤轻平复；抢夺伤人，伤非金刃，伤轻平复；回民犯窃，结伙三人以上，及执持绳鞭器械；三项情罪较重，如有脱逃，自应照新疆人犯脱逃之例，即行正法。其余改遣人犯，本罪原止军流，如有脱逃，似未便统照外遣人犯一体办理。但究系由外遣改发内地，亦未便仅照寻常军流脱逃例定拟。应请各按现犯本罪上，加二等调发十条：一、抢窃满贯，拟绞，秋审缓决一次者；一、窃盗三犯，赃至五十两以上，拟绞，秋审缓决一次者；一、三次犯窃，计五十两以下至三十两者；一、三十两以下至十两者；一、窃盗赃数多，罪应满流者；一、抢夺金刃伤人，及折伤下手为从者；一、发掘他人坟冢，见棺椁，为首；及开棺见尸，为从一次者；一、开棺见尸，二次为从者；一、积匪猾贼及窝留者；一、行窃军犯，在配复行窃者。于犯案发配时，即面刺改发字样，以示区别。"从之。(P378 2-6)

3. 《清仁宗实录》卷58，嘉庆五年正月癸酉（第二十八册 第758页）

○又谕："据贡楚克扎布奏，土尔扈特、哈萨克偷窃马匹之克什克图等，审明定拟一折。土尔扈特等越卡窃马，例应正法。但此案两处所窃马匹，俱经如数偿还，且非案关人命。而土尔扈特亲王车琳乌巴什、哈萨克公库库岱，各将属下窃马之人查出呈送，甚属可嘉。著格外加恩，将克什克图、托克托博勒图鲁克免死，各枷号两个月，满日发往烟瘴地方。并著贡楚克扎布晓谕该王等，以朕嘉其恭顺，将其属下行窃之人免死，从轻办理，伊等宜倍加感激，诸事奋勉，以期仰承厚恩也。"

4. 《清仁宗实录》卷68，嘉庆五年五月丙午（第二十八册 第909页）

○又谕："刑部核复，屯居汉军庶吉士赵继昌，与袁凤瑞之妻袁赵氏通奸，将袁凤瑞诬欠控县，逼令退婚，收纳为妾。照依该督原拟，将赵继昌发往极边烟瘴地方充军一折。赵继昌从前会试中式进士时，朕即闻其文理不通，外间啧有烦言，是以告假多年，不敢销假散馆。此时若严行究办，必致又成大狱，因事属既往，姑免追求。至此案情节，赵继昌认袁赵氏为义女，调戏成奸。迨袁赵氏出嫁后，屡经奸占，甚至捏控袁凤瑞借欠钱文，逼勒退休，收纳为妾。刑部照原议，以袁赵氏先与赵继昌通奸，伊父母利资纵容，非良家妇女可比。又赵继昌收纳为妾在袁凤瑞退休之后，亦与强占不同，援照凶恶棍徒生事扰害良人例，问拟遣戍。第袁赵氏若果先被伊夫袁凤瑞斥其不端，自行休弃，赵继昌因而买娶为妾，尚得以本非强夺，量为末减。今赵继昌诬陷伊夫袁凤瑞，用计逼勒退休，即与强占无异，拟以烟瘴充军，尚觉法轻情重。赵继昌应即比照强夺良人妻女奸占为妻妾例，定拟绞候，入于秋审办理。至该犯原系告假庶吉士，久经在屯居住，其失察之该管旗分大臣、参领、佐领，固应照例议处。但翰林院掌院，及教习庶吉士各大臣，有稽察训课之责。于赵继昌告假期满，即当催令销籍散馆。如看出文理荒谬，不能应试，即可据实参办。何得任其藉假迁延，致倚恃职官声势，奸淫横肆？彼时该掌院教习，均有不合，著该部查取职名，一并议处。余依议。"

《清实录（二九）·仁宗睿皇帝实录（二）》

5. 《清仁宗实录》卷79，嘉庆六年二月乙亥（第二十九册 第29页）

○升任湖南巡抚祖之望奏："查出销除旗档，递解广西省烟瘴充军之书德，沿途假冒犯官，当交藩、臬两司查讯。搜出湖北学政陈崇本寄桂林府知府邱庭潍，湖北布政使孙玉庭寄广西布政使清安泰，湖南粮道陈兰森寄署桂林府知府陆受丰、署长沙府知府张五纬各书信等情。陈崇本、孙玉庭、陈兰森下部严议，祖之望下部议叙。"

6. 《清仁宗实录》卷97，嘉庆七年夏四月丙辰（第二十九册 第295页）

○又谕："本日据琅玕奏，江外猓匪窜入威远厅属抢掠滋扰一折。从前猓黑滋事时，节经官兵剿抚兼施，筹办完结。此次复敢纠合匪众二、三千人，在威远之猛撒江踹浅偷渡，肆行焚掠。经总兵书成等带兵追捕，逃出江外者有千余人，尚有一千余人潜匿岩洞窥伺，应即上紧剿办。提督乌大经著即速赴普洱一带统领弁兵，将江内窜扰之贼，痛加剿杀，俾夷匪等知所惩创。其业经逃出江外之贼，自不值动劳师旅，深入穷追。至讯据获贼，供出贼首杨金、罗小二两名，想系汉奸从中主使，实为可恶，亟须设法擒获。或即晓谕猓夷等，将贼首及早献出，免致株连，更可迅速集事。乌大经驰赴该处，总须于瘴气未盛以前，赶紧筹办，克日蒇事，绥靖边陲。一有捷音，该提督即自行由驿具奏，以慰厪注。将此谕令知之。"

7. 《清仁宗实录》卷100，嘉庆七年秋七月丁丑（第二十九册 第342页）

○又谕："琅玕奏，树苗、通甸、小川各路官兵，连获胜仗，现在合兵进剿吉尾，览奏俱悉。傈僳夷匪，经此惩创，自必畏惧。惟恒乍绷一犯，逃匿江外，伊系起事首逆，必当擒拿务获，勿令漏网。至折内称秋深瘴退，如有仍须剿办之处，再行奏办。该匪等现已逃出江外，若秋深后竟敢渡江滋扰，自应剿办。傥畏惧不出，即可不烦师旅。该夷人赋性凶顽，劫掠是其长技，遇有滋事之时，自当随案惩创。至既经慑伏之后，即兵力有余，亦断无将此种夷人诛戮务尽之理。穷兵黩武非善政，亦何忍残害无知之夷人，邀功见好耶？琅玕当查明为首之杨金、罗小二实在下落，慑以兵威，勒令该夷人速将二犯缚献，即可完事，无庸过江搜剿，务欲邀功，至不可罢兵之时，转成蛇足矣。将此谕令知之。"

8.《清仁宗实录》卷101，嘉庆七年七月癸巳（第二十九册 第351页）

○谕内阁："朕前闻广东博罗县有重犯越狱，知县刘嘉颖不行详报，臬司陈文及该管知府扶同徇隐。复告知藩司，将该县典史调补烟瘴示罚。又粤东赃罚银两，按县摊派，批解臬司，作为陋规，吴俊在任时曾经收受。升任起程时，又派此项以作路费等事。当经亲书密谕，令吉庆、瑚图礼密查具奏。朕以此事尚属风闻，虚实未定。兹据吉庆等查明复奏，皆系实有其事，将藩、臬、府、县等分别参革，并自请严议前来。披阅之下殊堪感叹，更深凛畏。各直省设立督抚，原以纠察属吏，惟在见闻周密，有弊必除，庶属员等知所儆惧，吏治自臻整肃。若必待朕先有所闻，降旨询问，督抚始行查办，则安用督抚为耶？试思四海之广，臣民之众，为人君者安能一一周知？虽以尧舜之君，明目达聪，设无九官十二牧，为之分职亮功，亦何能从欲以治乎？今粤东吏治若此，而吉庆、瑚图礼竟懵然不知。直至朕指出情节，严切密询，伊二人始访查得实。以此类推，则各省似此通同舞弊之事，或更有大于此者。未经朕闻知查询，因循不办，又不知凡几矣？知人之明，用人之难，朕实愧且惧，惟尽此求治之苦心耳。至外省一切陋规，早应随时禁革。粤东借赃罚为名，按缺派送银两，相沿已久，督抚并不查办。一经朕询问，始据实陈奏，可见此等陋规未经革除者尚复不少。今既经发觉，即不能置之不办。所有博罗县绞犯越狱一案，知县刘嘉颖私禀臬司，匿不详报，竟敢有意消弭，情殊可恶。今案犯业已拿获，姑著照所拟，革职发往伊犁效力赎罪。典史李清系管狱官，并不小心防范，以致要犯脱逃，亦著革职发往军台效力赎罪。惠州府知府伊秉绶系亲临上司，任听该县匿报，不行揭参，著革职。惠潮嘉道胡克家于所属越狱重案，不行揭报，著交部严加议处。藩司常龄经陈文告知此案，并不照例揭参，辄将该典史改调烟瘴地方，调停其事，实属胆大妄为，著先革去顶带，仍交部严加议处。臬司陈文于路过惠州时，该县已将监犯越狱之事面禀，陈文并不揭参，亦未令其通禀，且经收受赃罚银两。陈文前因年老难胜臬司之任，已令来京候旨，即著革职，交刑部审讯治罪。现在行抵何处，著该省督抚派员管押来京。升任山东藩司吴俊，于广东臬司任内，既经得受赃罚银两，起程时又复将此项作为路费，实属卑鄙，亦著革职，令祖之望委员管押来京，交刑部审讯治罪。吉庆、瑚图礼于所属匿报重案及收受陋规，漫无觉察，直同木偶，均著交部严加议处。嗣后各督抚于地方吏治，务当随时访察，釐剔弊端。如有作奸犯科之事，即当据实严参，不得徇情袒庇，亦不可为属员蒙蔽，以期大法小廉，副朕澄叙官方至意。"

9.《清仁宗实录》卷102，嘉庆七年八月辛丑（第二十九册 第359页）

○谕内阁："常龄于博罗县绞犯越狱重案，既经臬司陈文告知，并不据实揭参，已属徇庇。复擅将该典史改调烟瘴，调停其事，实属胆大妄为，著即照部议革职。

吉庆、瑚图礼于臬司借赃罚为名，收受陋规。及博罗县重犯越狱，匿案不报，俱不参办，直至降旨询问，始行陈奏，均属徇庇。吏部议以革任实降，皆咎所应得。姑念海疆重地，一时未便全易生手，吉庆从宽免其革任，仍注册。瑚图礼著从宽改为革职留任。至惠潮道胡克家，于所属越狱之案未经揭报，咎止失察，亦著从宽改为革职留任。"

10.《清仁宗实录》卷118，嘉庆八年八月乙丑（第二十九册 第572页）

○谕军机大臣等："永保等奏，设法查拿土弁刀永和，并筹办江外窥伺猓黑，及查明铜金非汉奸情形各折，览奏俱悉。刀永和畏罪逃至缅甸所属之孟艮地方，不特官兵未便前往，即该土司亦难远涉。若饬令该国王代为擒拿，殊属不值。现在永保酌令思茅同知寄信孟艮头目召布苏，若能缚献刀永和，自当酌加重赏；即不能擒拿，亦断不肯容留内地滋事之人。刀永和无可藏身，谅必潜回。复经永保劝谕刀永康、召齐翁等，赏给粮石、银牌等件，自必同心缉捕。俟刀永和拿获，此案即可完结。再威远所属猓黑窥伺，查系邦奈之带脚猓，约有千余人，偷渡猛撒江，至猛班土司边界三圈地方抢掠。因瘴气方盛，现已退出江外。又猛撒江边六困土司地方，亦有猓匪在普洱河对岸窥探。该猓匪等虽不过在边境掠食，但猛撒江与六困既有小路可通，恐两处猓黑纠结合伙，自应齐集练勇，两路夹击，驱逐出境。其沿江一带尚须择要防堵，严紧边境。设秋深瘴退，江水消落，该匪仍思窥伺，即可乘势剿办，使彼畏惧，不敢复来，庶可永靖边隅。至僧人铜金，前据初彭龄奏，系属汉奸。兹据永保查明，现在滋事之猓黑，另系一种黄脚猓，为首系杨金、罗小二、李伙头三人。铜金并非汉奸，其所管乃系大肚猓黑，近来甚属安静，并无勾结为逆情事。杨金、罗小二、李伙头三人，永保等当设法捕拿务获。铜金既无滋事不法之处，自不便遽行查拿，转令三猛五圈之人心生疑骇。其孟连土司界地，该土司既不能自行管束，岂有转向内地要粮要兵，代为剿办之理？该抚等当持以镇静，相机妥办。以上三事，俱系边地夷人互相构哄，并不敢侵犯内地。永保现已办理稍有头绪，著再妥为筹画，将集粮派练等事办定章程，即可交提督乌大经协同道、府等员接办。该抚应办地方事务繁多，责任綦重。琅玕现驻维西，省城不可无大员弹压，永保即当回省办事，不必久留该处也。将此谕令知之。"

11.《清仁宗实录》卷133，嘉庆九年八月癸亥（第二十九册 第805页）

○谕内阁："陈大文等奏，审拟私挖官堤人犯一案。讯出李元礼因黄水漫滩，淹浸田庐，纠众盗决大堤进水，以图自便。郭林高教令决堤，僧人木堂极力怂恿，纠人助挖。经该督等审明，将李元礼、郭林高二犯问拟发近边充军。僧人木堂，量减一等，问拟满徒，系照本例办理。但大堤以内，均系民田庐舍。该犯等以河滩自有之田亩被淹，辄敢决堤进水，设或堵闭稍迟，水势一经流入，则堤内田庐，岂不尽被淹毁？以邻为壑，损人利己，其居心实属忮忍。况现当大汛经临，堤工吃紧之时，非寻常盗决可比，陈大文等所拟罪名尚轻。李元礼、郭林高、僧木堂三犯，著刑部另行核拟具奏。其为从之僧道学等七犯，即照所议完结。"寻奏上。得旨："李元礼、郭林高枷号两月，发极边烟瘴充军。所有酌改盗决堤防罪名各条，纂入则例。"

《清实录（三〇）·仁宗睿皇帝实录（三）》

12.《清仁宗实录》卷197，嘉庆十三年六月辛丑（第三十册 第610页）

○又谕："此案椿龄，身系四品旗员，擅敢不戴顶帽，出城听戏。并先于铺肆聚饮，复以细故恃酒肆横，将现任职官揪扭出车，纵令家人陵辱詈骂，殊属不法，著刑部堂官提出该革员先行重责四十板，再照所拟发往伊犁充当苦差。其史三儿一犯，系椿龄雇工家人，与杨毓江有良贱之分。胆敢因碰车细故，陵辱官长，并口出狂言，甚至欲行扑殴，实属藐玩，著于刑部署前先加枷号两个月示众，再照拟改发烟瘴充军。现虽在热审期内，史三儿与案内定拟折枷之穆兰太、托克托等所犯情节俱重，均著即行枷号，无庸照向例缓至秋凉时再行送部补枷，以示惩儆。余依议。"

13.《清仁宗实录》卷199，嘉庆十三年七月壬午（第三十册 第639页）

○谕军机大臣等："张师诚奏，据泉州府金城禀称，在洋芝澳防堵，探得蔡逆从乌艇船上搬过白底船，驶进澳口。经兵役连轰大炮，击中逆船舵边尾楼，该逆惊惧，忽招各伙船向东北外洋窜去等语。蔡逆恐被官兵认识，专注攻剿，由乌艇船上搬过白底船。该府金城，既经探知蔡逆的确在内，此乃极好机会，正可诱其上岸，悉力擒获。乃虑其驶近澳口，仅令兵役施放枪炮。迨贼众抗拒，复连轰大炮，反致蔡逆招伙远扬，此仍不免意存惬怯。虽已击中贼船，尚可不加罪谴，亦无功足录。现在蔡逆由东北外洋逃窜，阿林保、张师诚惟当转饬舟师，穷其所向，上紧围捕。并饬台湾文武一体严防，无稍疏懈。至王得禄在粤洋积受瘴气，染患头风，右目生翳，近复得翻胃之证。阿林保已飞致该提督善为医治，并令王绍兰亲往探看。此时如尚未痊愈，不能追捕贼匪，即传谕王得禄在内地安心调理，不必勉强出洋，转致不能得力。所有捕盗等事，即责成署提督周国泰并总兵孙大刚，督率兵船，合力攻剿，毋得稍有松劲，致滋贻误。将此谕令知之。"

《清实录（三一）·仁宗睿皇帝实录（四）》

14.《清仁宗实录》卷230，嘉庆十五年六月甲申朔（第三十一册 第88页）

○谕内阁："祥保参奏，失察偷挖金块之额鲁特总管车伯克等，请交部分别议处，并自请察议等语。前屡降旨，严拿达尔达木图山内偷挖金块人犯。今附近达尔达木图以外布呼图山内，又有偷挖金块人犯，额鲁特等毫无觉察，不免另有情弊。总管车伯克、佐领莽租派往巡查，亦未勘出，尤属可疑。车伯克、莽租均著革职，交祥保严审。倘有贪赃舞弊等事，即行定拟具奏。并著详讯挖金人犯，究系由何处行至布呼图山地方，即将该失察驻卡官员参奏。此事由祥保风闻查拿，其自请交部察议之处，即著宽免。爱新布著交部察议。再新疆滋事人犯，向有改发伊犁、塔尔巴哈台、喀什噶尔等处之例。惟此等偷挖金块人犯，若均改发喀什噶尔等处，恐仍不免纷纷逃遁，复往产金地方偷挖滋事。著晋昌、祥保将嗣后此等滋事人犯，或改发内地烟瘴地方，或改发东三省之处，会同核拟具奏。"

15. 《清仁宗实录》卷245，嘉庆十六年六月丁卯（第三十一册 第308页）

○又谕："军机大臣会同刑部奏，审拟禄康轿夫等开局聚赌一折。此案徐四、张三，以提督轿夫，辄敢贿通禄康之管门家人等，嘱令该管地面官兵不得查禁，公然开场，引诱旗民，恣意聚赌，经年累月，各处设局，纷纷效尤，悉由此起。禄康为其朦蔽，形同木偶。该二犯实为此案罪魁，即照拟发极边烟瘴充军，尚觉情浮于法。徐四、张三著不必发遣，改为永远枷号，游示九门，俾棍徒等触目警心，咸知凛戒。其窝何一犯，系禄康管门家人，胆敢受贿包庇，酿成巨案，著加枷号三年。胡老、刘德、白幅儿俱著加枷号一年，满日再发极边烟瘴充军。杨进玉、曹斌俱著加枷号半年，再照拟杖徒，毋庸折枷发落。协尉乌尔登，有查拿赌博之责，伊系朝廷职官，即禄康意存宽纵，尚且不应听从。今乃受禄康之家人嘱托朋庇，迨禄康饬令查拿，犹复始终欺饰。且于兵丁等得贿故纵之处，伊亦知情，实属卑鄙不职，不必再交部议，著革职，责处三十板，发往伊犁效力赎罪。"

16. 《清仁宗实录》卷247，嘉庆十六年八月辛亥（第三十一册 第334页）

○谕内阁："松筠等奏，雷琼道出缺，委员递署。并称该处瘴热潮湿，水土恶劣。前任道海祥、清华二员，均因病出缺，必须谙练海疆，能耐烟瘴之员，始克胜任，请以广州府知府陈镇升署等语。雷琼道系请旨简放之缺，非例得在外题升者可比。该处虽孤悬海外，而设立道缺多年，历任简放之员不少，未闻有受瘴致病者。海祥、清华二员因病出缺，不过适逢其会。上年南韶连道出缺时，百龄等即奏请以陈镇升授，今松筠等复有此奏，显系为属员升任地步，饰辞乞恩。松筠等所奏不准行，所有广东雷琼道员缺，著胡大成补授。"

17. 《清仁宗实录》卷256，嘉庆十七年夏四月戊申（第三十一册 第458页）

○谕军机大臣等："据伯麟等奏，击退扑卡野夷，该督驰赴该处察看情形，酌量筹办一折。滇省腾越州外南甸土司地方，上年有野夷二斗木等，纠众劫杀，曾经伯麟等督饬官弁，拿获首伙各犯，分别办理。将二斗木首级枭示边外，仍饬缉逸犯务获。兹奏称，据腾越镇州禀报，探闻逸犯等有暗行勾结，欲抢二斗木首级之信。伯麟等已饬该镇州设备防范，仍购线踹缉等语，所奏殊未明晰。该逸犯欲勾结来抢二斗木等首级信息，该督等接据该镇州禀报，究竟该镇州所称探闻，又系闻自何人？其二斗木首级曾否抢去？现在仍否照旧枭示？折内均未声叙，著伯麟等查明具奏。其松园头等邑山、托盘山、砚凹山各寨野夷，据总兵李东山等查知该野夷互相勾结属实，当饬陇川土司多朝惠等，带领土练前往缉捕。又称查得盆渡、龙塘两寨，山险箐大，亦有勾结为匪之人，应请惩办等情。盆渡、龙塘二寨野夷，勾结为匪，有何实据？土司多朝惠前往剿办，该土司与该二寨素有仇隙与否？折内所叙盆渡寨夷人，并未出境焚掠，系因练勇进剿，设栅拒守。或该土司有贪功起衅情节，亦未可定，均著伯麟到彼详查奏闻。至该总兵令南甸、干崖、盏达等土司带领练勇，与官兵分路进剿。盆渡野夷竟敢抵拒，以致外委杨伟、马子金、马才周受伤身故，兵丁亦伤毙七名，其抗拒情形已成，自不能不加以惩创。伯麟业已驰赴该处，现在各寨野夷，纷纷呈送刀镖木刻，真心畏惧，不敢助逆。惟盆渡一寨，恃险孤立。如经兵练剿逐，群知悔惧，将首恶缚献。伯麟审明起衅根由，将应正法者对众惩办，亦即可就案完结。边外瘴疠渐盛，兵练亦可以时撤回，该督等斟酌情形，不可草率了事，亦不可轻举致衅，妥协筹办为要。将此谕令知之。"

18.《清仁宗实录》卷 257，嘉庆十七年五月己卯（第三十一册 第 471 页）
○谕军机大臣等："伯麟等奏，督剿野夷，缚献首恶，审明办理一折。此案野寨头目拉干与四贯纠众焚劫，伤毙弁兵，经该督等派员督率兵练，分路进剿，盆渡众野夷等畏惧，将拉干捆缚献出，并将汉奸匡老、匡混等缚送。伯麟当即审明，将各犯分别斩枭，现在边外各夷寨均各投献刀镖木刻，安静就抚。惟四贯一犯，查讯尚无下落。该犯系属首恶，著该督即责成该夷寨，令其认真访拿。一经擒获，即速解送内地，审明正法，毋任潜藏隐匿。日下边外瘴疠已盛，亦不必留兵在彼协缉，其各要隘照常安设兵练，驻扎防范。至另折奏，密查土目张辅国反侧情形一节。时届夏令，边地瘴气盛行，难以驻兵。如该土目此时实有蠢动侵扰情事，自不能不以时剿办；若形迹未露，应俟秋冬瘴退，再行斟酌办理可也。将此传谕伯麟，并谕孙玉庭知之。"

19.《清仁宗实录》卷 258，嘉庆十七年六月乙巳（第三十一册 第 484 页）
○谕内阁："近日军流人犯，往往有于配所遣人来京呈递封章之事，实为刁诈之尤，不可不严行禁止。罪因如因本案屈抑，到官申诉，即临刑呼冤，亦所不禁。至呈递封章，条陈利弊，此在平民尚当治其越职言事之咎。若不法之徒，身犯军流重罪，正所谓屏界远方，俾不齿于众庶，岂得复听其率臆妄陈，希图侥幸？嗣后军流人犯，有在配所遣人来京呈递封章者，无论所言是非虚实，均应一体治罪。著刑部酌拟罪名，定立专条，奏明载入则例遵行。"寻议："军流人犯，在配所遣人陈递封章，条陈事务，毋论所言有无可采。原犯军流，加一等调发；遣罪无可再加，即在配所枷号六个月。若呈递密折奏告人罪，毋论所控是否得实，原犯流罪，改发极边烟瘴充军；原犯军罪，改发黑龙江，仍照例分别当差为奴；原犯遣罪，无可再加，即在配所枷号一年。倘本案实有屈抑，不赴内外风宪衙门申诉，违例递折。除本案准予审明更正外，仍将该犯照冲突仪仗妄行奏诉例，发近边充军。如因呈递封章，另犯应死罪名，仍各从其重者论。"从之。

20.《清仁宗实录》卷 259，嘉庆十七年秋七月

（第三十一册 第505页）○戊寅○又谕："伯麟等奏，请照额复设防练一折。云南边外一带，野夷猓匪，乘闲抢掠。从前安设土练，俾资防范，嗣经裁撤。兹该督等奏请于缅宁、腾越等处要隘，照额复设，著照所请。准其复设土练一千六百名，以八百名驻扎缅宁之丙野，云南之马鞍对面山梁等十处，以八百名分防腾越之蛮章山等十处，每名日给银二分，并令该土司等拨给旷土耕种，以资养赡。惟是该处皆系瘴疠之地，内地官兵不能驻扎稽查。各土司操练，恐系有名无实，虚糜粮饷。著俟设立一年后，该督等再查看情形，如可无需防范，即奏明裁撤。"

（第三十一册 第509页）○丙戌○谕军机大臣等："瑚图礼等奏，审明布鲁克巴头人争殴情节，改拟罪名一折。此案前据阳春等奏，布鲁克巴头人等，因货物进关漏税，经帕克哩营官查诘，辄将正副营官揪殴，讯明问拟斩枭、斩决。续又据阳春等奏到，以接据布鲁克巴部长来禀，有营官先持刀向戳，该番民始行抵格之事。阳春等前奏，并未将情节声叙，似有意偏袒营官。并据松筠奏，向来布鲁克巴进藏货物，例不上税，曾经禁革有案。如果该营官以例外勒索肇衅，并先有持刀向戳情节，则阳春等审办不公，实不足以服外夷之心，因命瑚图礼等秉公确查。兹据瑚图礼等讯明，商上征收货税，乾隆五十七年曾经奏明有案，以后并未禁革，其帕克哩仍系循例征收，并非额外勒索。至营官持刀先戳一节，系干扎嘉图轻打伤营官之罪，谎言诬赖。虽干扎喜业经病故，而该部落头人郭勒等同辞具结，称不敢扶同诬赖。并讯据同时在场之策忍敦住等及头人百姓，亦均供营官当日并未持刀在手，其正副营官伤虽平复，而比较原报伤痕，俱属符合。是此案起事根由，尚非营官肇衅，从前阳春等原审案情，尚非虚捏。惟比照殴钦差侍卫之例，将策忍敦住等问拟斩枭、斩决，实属错谬。兹瑚图礼等改议，将策忍敦住、敦结、卜琼三犯，仍解回布鲁克巴部落，令该部长分别责惩，择其境内极边苦地发遣，所拟亦未允协。该犯等殴打营官，情殊凶横。今营官俱以办理不善褫革，若仍将该犯等解回本部落，其责惩发遣与否，内地无从得知，未免外番无所儆畏。策忍敦住、郭结、卜琼三犯，俱著发往云贵极边烟瘴地方充军。瑚图礼等将办理此案缘由，明白檄谕该部落，以：'大皇帝办理中外事宜，一秉大公至正，毫无偏倚。此案因前任驻藏大臣陈奏未明，特派本大臣复加详审，今讯明具奏。大皇帝如天好生之德，将策忍敦住三犯宽免死罪，从轻发遣，实属格外施恩。该部长及头人等应同知感畏，嗣后约束所部番人，如因事进藏，务遵守旧规。若营官等有例外勒索，欺陵情弊，必将该营官从重究治，断不袒护。若该头人等逞强滋事，亦必严行惩办，不能宽贷。'如此明白示谕，庶该夷人等怀德畏威，益矢恭顺。至瑚图礼等另折所奏，达赖喇嘛征收外番货税，请于一半年后将税课量为酌减一节，殊属非是。该处商上征收税课，既系历年办理旧规。若因此次有与营官争殴一事，递尔议减，恐长外夷强傲之渐，殊于体制有关。此事惟应遵守旧章，无庸琐屑纷更也。将此谕令知之。"

21.《清仁宗实录》卷262，嘉庆十七年冬十月癸亥（第三十一册 第553页）
○谕内阁："汪志伊等奏，海疆知县呈请终养，恳将该员调补内地一折。彰化县知县杨桂森，因伊母年老，久患目疾，远隔重洋，不能迎养，恳请终养。该督等即应据实转奏，令其终养，以遂乌私。今以改补内地知县，实属违例。此端一开，将来海疆知县或烟瘴地方，遇有缺分疲难者，家有老亲，皆得援请改补内地，易启规避之渐。杨桂森著令其回籍终养，汪志伊等所请以该员调补同安县之处，著不准行。"

22.《清仁宗实录》卷264，嘉庆十七年十二月庚子朔（第三十一册 第576页）

○谕内阁："东三省为我朝龙兴之地，因吉林、黑龙江二处地气苦寒，从前定例将获罪人犯发往该处，给兵丁等为奴。昔时人数有限，到配后尚易于管束。近缘广东、福建等省，办理洋盗、会匪等案，将伙犯情重者俱照拟发往，人数积至数千名以外。该处兵丁岁支钱粮，本有定额，只敷养赡身家。今发给为奴者，日增日众，责令收养，其生计必愈形苦累。且该处习尚淳朴，此等为奴之犯大率皆凶狡性成，百千群聚，故习未悛，甚或渐染风俗，于根本重地，尤属非宜，甚有关系。著刑部即速详查该二处现在业经到配为奴之犯，共有若干，此内核其在彼年久者，量减军流，分别改发烟瘴极边等处。其到配未久，未便减等者，即著改发新疆，并著改定条例。嗣后各省案犯，有例应发遣该二处为奴者，量为区别，酌留数条。其余如洋盗会匪，人数较多之案，均酌拟改发新疆及烟瘴等处，奏明条款，纂入律例遵行。"

23.《清仁宗实录》卷265，嘉庆十八年春正月癸巳（第三十一册 第601页）

○谕军机大臣等："伯麟奏，督饬剿办边外首恶张辅国情形一折。据称，该督自驰抵顺宁之后，据报张辅国之党目杨文星，率领众猓首先投诚，惟张辅国竟敢恃险拒捕。经派出员弁，督饬耿马、孟连、猛猛三土司带练分路进剿，连日将被贼侵占各寨分投克复，伤毙贼匪多名。现在该督复添派员弁，驰往各路督催土练进剿。张辅国势已穷蹙，不难捣其巢穴，速就荡平等语。张辅国以内地奸民，滋事不法。投诚后，赦过宥罪，令其充当土目。乃仍敢在边外跳梁，蚕食土司，肆其侵扰。并敢踞险立栅，抗拒官兵，凶悖已极。据称现在潜伏南兴地方，重重立栅，甚为坚固，附近并分布贼寨，是其势尚非十分穷蹙。此时乘胜进剿，不可稍涉疏懈。著伯麟即晓谕各土司，以伊等被张辅国扰害侵凌，衔恨已久。今仗内地兵威，捣其巢穴，能将张辅国迅速擒获，则各寨从此永享安宁。一面督令各土练奋勇进攻，并饬知该道、府将赏助该土司银米、子药，应时接济，勿令缺乏。总期于瘴疠未起之前，将首逆擒获，断不可听其势迫请降，仍留余孽。擒获审明，即奏闻立正典刑，以安边境。将此谕令知之。"

24.《清仁宗实录》卷277，嘉庆十八年十月丙辰（第三十一册 第777页）

○《御制训移居盛京诸宗室》曰："于铄大清，龙兴东海，肇基盛京。世祖入关救乱，定鼎京师。诸王、贝勒、贝子、公及众宗室，除奉祀留都者，攀龙附凤，随至北京。屏藩辅翼，云集景从，至于今一百七十余年矣。天潢蕃衍，日月引长。

仰惟皇考锡类推恩，沦肌浃髓，亲亲渥泽，不可殚述。朕祗承庭训，首重展亲，教养多方，终难遍及也。我八旗子弟，生齿益繁。亿万黎民，辐辏京邑，物产昂贵，此必然之势也。设官分职，经费有常，岂能岁增禄糈乎？亦未能尽用宗室，置满洲、蒙古、汉臣于闲地，非善政也。封建直省，其失具在前史，更不必论矣。宵旰殷怀，迄无良策。敬读我皇考《盛京赋》，启佑予衷，以祖宗之心为心，思惇本睦族之道，莫若移居故土，习我旧俗，返朴还淳，去奢从俭，诚良法也。人情狃于闲逸，同乎流俗，渐染之日深也。可与乐成，惮于谋始，巧宦之长技也。宗室中之明理晓事者，必知感鞠谋绥众之深恩。而一二不肖者，遂讹传为窜逐流放之重罚。是不但不知予求旧之心，亦非乃祖乃父之克家良嗣矣。朕志先定，询谋金同。乃命将军和宁，工部侍郎富俊，于盛京小东门外，择地建房。文学、武庙、衙署、戍楼咸备，总计八十区，周以垣墉，聚族而居，肄武习文，各恭尔事。以待器成，出为庙廊良佐，所得不亦多乎？宗室顶戴考慈，自幼即有养赡。今移居故国，尽可自备路费。然长途千五百里之遥，惟恐力有不逮。特命官雇大车，各付官价。宗室共七十户，皆诸王遴选安分朴实，深可造就之人也。逐日给盘费，先期备行装，下及仆役，皆畀以金，共用帑项万有一千有奇。择吉季秋上旬、中旬，分三队起程，言归故乡，欣然就道，其欢乐之情，自应出于至诚所格。况每起简大臣照料，关内直隶，关外盛京，各派文武官吏沿途护送，亦可谓殚思竭虑，惠我宗人矣。乃有出乎意想之外，竟倡为发遣之说，煽惑人心，不可不阐明其理也。夫犯罪之人，徒流军遣，律有明条，必申明所犯何罪？所配何省？从未有发遣至本省之军犯，军流道里，表具载其详。内地则发往新疆，新疆则发往烟瘴，远离故土，投诸四裔，遇有庆典，始赦还乡。我大清百有七十余年之律例，天下皆知，宗室转不知耶？今以衣锦还乡之乐事，转谓斥放迁徙之虐政。稍有人心者，何忍出此言哉？试问犯罪发遣之人，岂有受此重赏者乎？不辨自明矣。愿我宗人，还我故国，安常处顺，念昔先人，武备宜勤，家语须熟，行有余力，学于古训。此日为家之贤子弟，他年作国之好大臣，拭目以俟，可不勉乎？自此次移居著有成宪，闲十余年踵行一度。我朝本支百世，蕃衍炽昌。留都北京，王气连属，上慰列圣在天之灵，普锡宗室无疆之福，诚尽美尽善之政也。尔众永思予训，尚慎旃哉。"（P777 3-4）

25.《清仁宗实录》卷292，嘉庆十九年六月丁丑（第三十一册 第995页）

○谕内阁："此案已革兵丁刘觐朝，挟本管都司沈文同革除名粮之嫌。捏造剋扣兵饷，偷卖仓粮各重款，来京呈控。现经审系全虚，此等刁风，断不可长。常明仅将刘觐朝照蓦越赴京告重事不实例，发边远充军，至配所折责安置，尚属轻纵。刘觐朝著加枷号三个月，满日重责四十板，发烟瘴充军。嗣后如有革兵控告本官，审系全虚者，即照此办理。"

《清实录（三二）·仁宗睿皇帝实录（五）》

26.《清仁宗实录》卷306，嘉庆二十年五月庚戌（第三十二册 第69页）

○谕内阁："此案紊贼肆窃之回民，发遣到配后，若复潜逃回籍，必故智复萌，仍为地方之害。著交配所该管官严加管束，如在配脱逃，应如何加重定罪？其失察之该管官应如何从重议处之处？著该部酌议，条例具奏，此案人犯即照新例办理。"寻议："嗣后回民在配脱逃，被获初次，递回配所，枷号六个月；二次枷号九个月；三次以外，枷号一年。如脱逃后行凶为匪，及拒捕情事，除犯该斩、绞监候，改为立决；犯该军流发遣，改为绞候；仍照原例办理外。如犯该徒罪，递回配所枷号一年；犯该笞杖，枷号九个月。其在配行窃，初犯枷号二年，再犯枷号三年，三犯永远枷号。若在逃行窃，亦照此例办理。再请嗣后回民窝窃，罪应发极边烟瘴者，悉改发黑龙江为奴。似此严定科条，庶匪徒知所儆畏。至失察之该管官，应照寻常遣犯脱逃之例，加等议处，吏、兵二部画一办理，请分别纂入则例，由刑部通行各直省驻防，一体遵照。"从之。

27.《清仁宗实录》卷309，嘉庆二十年八月甲寅（第三十二册 第101页）

○又谕："近来河南、安徽、湖北三省交界地方，不法匪徒，纠众肆劫，扰害良民。有红胡子、白撞手、拽刀手等名目，不可不严加惩创，以儆凶顽。著刑部仿照四川省啯匪之例，从重定拟罪名，另立专条，奏明颁示，该三省一体遵行。"寻议："嗣后三省地方红胡子、白撞手、拽刀手等，如纠伙五人以上，在场市肆行抢劫者。不论曾否得财，照光棍例，为首拟斩立决，为从拟绞监候。若拒捕伤人，首犯即行正法枭示；在场加功者，俱拟绞立决；同谋抢夺，并未在场者，拟绞监候。其在野拦抢，未经伤人之案。除实犯死罪外，数在三人以下，不分首从，俱发极边烟瘴充军。如四人以上至九人者，不分首从，俱发伊犁分给官兵为奴。若十人以上，无论伤人与否，为首拟斩立决；为从拟绞监候；被胁同行者，发乌鲁木齐给官兵为奴。傥有杀人夺犯伤差等事，即将首伙各犯，分别斩、枭、绞决监候。"从之。

28.《清仁宗实录》卷311，嘉庆二十年冬十月

（第三十二册 第132页）○壬申○又谕："成宁等奏，续获从逆余匪，审明分别办理一折。此案孜牙墩，纠众谋逆，其专管塔什密里克回庄之六品伯克阿布都杂依特、七品伯克阿布都尔满毫无觉察，事起又不早行禀报。英吉沙尔六品伯克密斯肯、七品伯克阿布都尔苏、阿布都呼依木，当防御紧要之时，差遣不前，并失察所管回庄从逆匪犯，著一并斥革。其所请发往伊犁之处，办理未协。该犯等俱著改发云贵烟瘴地方安置。余俱照所奏办理。"

（第三十二册 第133页）○癸酉○谕军机大臣等："本日勾到江西省秋审人犯内，绞犯舒盛德、金成才、何石俚等三起，共三十九名，皆因朱毛俚逆案内得受胡秉耀等伪造凭票，问拟绞候，入于本年秋审情实。上年朱毛俚逆案，先由胡秉耀、杨易等起意私刻木戳，印刷龙票，并播散谣言，谓即日将有刀兵之灾，得其凭票者可免杀害，骗卖银钱使用。舒盛德等并不知所卖凭票可免何项刀兵，但冀免于杀戮，遂尔出钱买存。迨胡秉耀等破案究出姓名，拿获问拟重罪。惟是该犯等皆系无知乡

愚，受人愚惑，闲有与知逆谋，尚未得受伪封。且此外卖过凭票，未经查出者，尚不知凡几。此时若将舒盛德等概予骈诛，未免法重情轻，舒盛德等均免其一死。著阮元查明该三十九犯内，如从前曾经犯有奸赃、盗窃等项情罪，及知逆谋者，将该犯定为永远枷号，分在该省各府县枷号示众。其并未犯事，及不知逆谋者，以年岁为断，区分三等。将年力强壮者发往黑龙江，稍长者发往伊犁，衰迈者发往云贵烟瘴地方，均遇赦不赦。该抚查明后列名开单具奏，再行分别办理。其罗梯兰一犯，现据湖北拿获逸犯江得明供，有罗明标即罗梯南尚须查讯明确。著将该犯暂行监禁，俟查明审结后，再行照拟办理。将此谕令知之。"

29.《清仁宗实录》卷314，嘉庆二十年十二月戊寅（第三十二册 第177页）
〇谕内阁："先福奏，访获积年省友，从严比例定拟一折。甘肃各州县仓库粮银，亏缺累累。该省向有省友名目，在省盘踞，多由此等积蠹从中勾串吏胥，通同舞弊，自应严办示惩。此案龚世禄，以未满书吏捐职，久住会城，交结官员书吏，为玉门等三县代造销册，得钱使用，甚属可恶。龚世禄著枷号一年，满日再发极边烟瘴充军。该省现当查办亏缺之时，若枷号后听其自便，难保不复与不肖州县勾通滋弊。著将该犯提至司监，派人严密看管，如有交通漏泄情事，查明再行从重治罪。其玉门、中卫、西宁三县，若查出仓库亏短，则罪名较重，应从其重者办理。如查明无亏，其托人代造册籍，事在未行禁止以前，著加恩免议。"

30.《清仁宗实录》卷328，嘉庆二十二年三月
（第三十二册 第325页）〇己未〇又谕："伯麟等奏，确查临安边外夷匪滋事情形，分别招抚堵剿一折。逆夷高罗衣胆敢自称窝泥王，并将附从汉奸等伪封官职，裹胁至万余人，抢掳江外土司地方。复率众抢渡，窥伺内地，实属罪大恶极。事关边境军情，伯麟此折仅由三百里具奏，殊属不晓事体。嗣后奏报皆当由五百里驰递，俟办理完竣，即由六百里驰奏。现在伪封军师之汉奸章喜业经擒获，讯明该逆等犯事缘由。伯麟、双林等已调派本省官兵及广南土练，定期进剿。此事务须一鼓扑灭，不可因循疲玩。如现调兵力尚有不敷，贵州官兵素称趫健，该督即行添调，或一千名，或五百名，迅速来滇。选派曾经出师打仗奋勇将弁带领，迅即进剿。此时贼众初集，兵贵神速，趁此烟瘴未起之时，立即擒渠扫穴，不可靳惜小费，迁延时日。若办理迟缓，一至暑热瘴生，官兵即须撤退，使贼得以乘暇裹胁。秋冬再举，则劳费更重。伯麟等务勉力办理，将首逆高罗衣及逆侄高借沙等，克期擒获，凌迟处死，其余乌合之众，自必即时瓦解。其章喜一犯，暂行牢固监禁，俟首逆就擒，质讯明确，一并凌迟，以伸国法而靖人心。将此谕令知之。"
（第三十二册 第326页）〇甲子〇谕军机大臣等："本日据陈若霖奏，途次接到伯麟移咨，因该督现赴临安边境办理夷务，省城无大员弹压，兼程赶赴滇省。并称该督现在调派官兵，督同土司剿捕防守，兼谕令南掌、越南一体协缉等语。临安边界与南掌、越南境壤毗连，如逆夷高罗衣及其伙匪被官兵剿捕穷蹙，越境逃窜，该

督豫期檄知该国，令其各守本境。一有窜入该国之贼，即行拦截缚送，交该督军营，事属可行。但不可令该两国带兵出境，帮同剿办。即该国王等以此为请，该督当正辞谢却，断不可令其前来，方为得体。此事总以趁瘴疠未起之前，迅速办竣为最要。滇省距京遥远，军情重务，所有办理情形，必当随时驰奏。不可俟竣事，始行发折。该督接奉此旨，除先发奏报外，仍将现办情形，由驿迅速复奏。将此谕令知之。"

31. 《清仁宗实录》卷329，嘉庆二十二年夏四月丙戌（第三十二册 第333页）
○谕内阁："昨据长龄奏，伊犁遣犯日多，难以安置。请查核历次奏改章程，将吉林、黑龙江改发伊犁之强盗免死减发等案十八条人犯，改发极边烟瘴充当苦差，暨发极边、边远充军，量为疏通等语。新疆遣犯，日积日多，即改发烟瘴及极边、边远等处，恐亦不免壅积。朕思乌里雅苏台、库伦、科布多三处地方，从前未经议及发往遣犯。该三处均设有将军、大臣，足资管束。若将该三处增入，将犯何条罪名者，拟定发遣何处？似此分地改遣，当可以渐疏通。著交刑部通行核计，悉心妥议具奏。"

32. 《清仁宗实录》卷338，嘉庆二十三年春正月庚申（第三十二册 第467页）
○刑部奏："审拟太平仓监督长来，图得贿赂，令已满花户入仓影射一案。得旨:"长来到太平仓监督之任，甫经半月，即听信唐三怂恿，图得贿赂，令已满花户李兴、石英入仓影射，复挟花户李泳幅等不保李兴、石英之嫌，滥刑枷责，实属枉法贪鄙。著发往乌鲁木齐，于到戌之日，加枷号一个月，以示惩儆。唐三、李兴、石英均系积蠹，应分别发遣。唐三著在该仓门首枷号三个月，满日改发云贵极边烟瘴地方充军。李兴、石英著在该仓门首枷号三个月，发往黑龙江为奴。余依议。"

33. 《清仁宗实录》卷340，嘉庆二十三年三月丁卯（第三十二册 第495页）
○谕军机大臣等："伯麟等奏，临安江外土司地方夷匪，自相仇抢。现在夷匪远窜，派兵防江一折。纳更土司所属夷人，因与稿吾卡土司素有仇衅，纠众抢掠。伯麟驰抵临安查办，已据该纳更土司龙恩遣伊长子龙际清前往集练，协同各土司掌寨查探捕捉。并因该夷匪等远至界连南掌、越南之藤条江地方，窜伏无定，恐其折回内地各土司地方滋扰，复饬各土司厚集土练堵剿。并札饬南掌、越南两国边目，严防边界。于内地江边分饬镇道，派拨弁兵，于各要隘渡口，严密防堵。伯麟系总督大员，有应办地方事务。此时江外烟瘴已起，不能调兵深入，伯麟自应回省办事。至双林系该省提督，临江一带既有派兵防堵之事，自应留驻该处，调度一切。乃于伯麟回省后，该提督亦即回署，殊属怠玩。双林著传旨申饬，即令驰赴临安，带兵数百名，在彼驻扎，督率防守。如该土司等已将夷匪首从悉数擒获，则已若有扰及内地之事，双林即带兵前进相机剿办，务俾妥速竣事，以靖边圉。将此谕令伯麟、李尧栋、并双林知之。"

34.《清仁宗实录》卷345，嘉庆二十三年八月乙亥（第三十二册 第563页）

○又谕："和舜武奏，酌改窃贼窝主条例一折。近日东省纠众伙窃之案甚多，且有窝家为之渊薮，自应严立科条，俾奸民知所畏惧。嗣后山东一省窃贼，除赃数满贯，罪无可加，及行窃仅止一二人，并窝窃未及三名，仍照旧例办理外。其窃贼结伙在三人以上，执持绳鞭器械者，不分首从、赃数次数，俱改发云贵、两广极边烟瘴充军；三人以上，徒手行窃者，于军罪上减一等，杖一百，徒三年；若结伙至十人以上，虽徒手，亦照三人以上执持绳鞭器械之例办理。窝窃三名以上，坐地分赃，及代变赃物者，发近边充军；五名以上者，即发云贵、两广极边烟瘴充军。地保及在官人役，有窝贼、分赃者，悉照捕役豢窃例办理。俟东省盗贼之风稍息，再由该抚奏明复归旧例。至近日并有废员在籍窝贼，如王奎聚者，尤在情理之外。著刑部将曾任职官及在籍职官，窝藏盗贼者，另行从重定拟条例具奏。"寻奏："嗣后如有曾任职官及在籍职官，窝藏窃盗、强盗者，按平民窝主本律本例，罪应斩决者，加拟枭示；罪应绞候者，加拟绞立决；罪应徒流充军者，概行发遣黑龙江当差。以示严惩。"从之。

35.《清仁宗实录》卷348，嘉庆二十三年冬十月庚辰（第三十二册 第599页）

○谕内阁："伯麟等奏，建水等州县疫疾流行，监犯病毙多名，请免管狱官处分一折。滇省建水等七州县，因时疫传染，病毙监犯五十一名。虽瘴疠薰蒸由于天时，但军遣人犯同时瘐毙多人，殊为可悯。该督抚务饬该州县官督率夫役，扫除秽恶，散给药饵，上紧清理，人命至重，不可稍有怠忽。至该管狱官，查明并无凌虐情弊，俱著免其开参。"

36.《清仁宗实录》卷353，嘉庆二十四年春正月乙卯（第三十二册 第661页）

○又谕："伯麟等奏筹办临安江外善后事宜条款一折，朕详加披阅。内江外夷民，责成土司掌寨，严密稽查一条。夷民村寨，良莠不齐，惟土司掌寨耳目最近，著即责令该土司等督同村寨伙头招坝等，仿照保甲之法，设立户口清册，取具连环保结，按季呈报州县官查核。如有窝留匪类，将该土司掌寨等分别斥革迁徙，以专责成。其土司掌寨带练会哨一条。江外地方辽阔，著责令该土司等各带所管土练，于要隘处所及接壤地方，往来会哨。如有匪徒，立即查拿。倘有疏懈，将该管土司掌寨等严加惩处。其叛绝各产报拨充公一条。新设江内要隘，派兵常川防守，冒瘴奔驰，自应量加奖赏。著即将二十二、三两年临安军务叛绝各产，房屋招变，田亩佃种，每年租息，除完纳钱粮外，同房屋变价银两，俱解贮临安府库，以供赏需。仍将动用收存数目，报明督抚司道查核。其砍伐山木以杜藏奸一条。夷地山林丛杂，易于藏奸，应听夷民樵采，以供日用。该土司等不得私行禁止，仍于农隙时严行搜查，以绝奸宄。至收缴鸟枪器械一条。夷民自备枪械，或用以捕捉牲兽，或用以抵御盗贼。若一概收缴净尽，使夷民等防身无具，恐亦势所难行。该督等当饬属查明应收缴者，给价收缴，不得藉端讹索，致滋纷扰。又严禁夷民私置军器一条。内称除民间常用之物，一切凶器概行销毁。军器与凶器有何区别？同一刀矛，以之御侮，则为军器；以之戕人，则为凶器。此事总在约束夷民，使消其桀傲之气，不徒在查禁器械之末。若夷民家收有刀矛，即责以违禁之罪，转非绥辑之道。该督等应饬属妥为经理，勿涉烦苛。其严禁土司苛派一条。夷地民人，亦与编氓无异，该土司等科派扰累，致令饥寒不免，易滋事端。嗣后著严行诫饬，不准额外诛求，傥有不遵，将该土司等查参治罪。其严禁汉民私入夷地一条。最关紧要。夷民滋事，总由汉奸多方盘剥，并从中簸弄。除旧住各户责令土司等严行稽查外，此后汉民概不准私入夷地。贸易者，亦发给腰牌，勒限回缴。如逾限不回，查拿治罪。其命盗案件随时惩办一条。夷民各有该管地方，其争夺仇杀案件，地方官原应速为判断，以杜衅端。如土司等不行禀报，将土司等革究；若禀报之后，州县官不为审理，即将州县官参办。其广宣教化以易夷俗一条。夷俗虽犷悍成风，亦有读书识字之人。该督等出示劝化，并发给各土司广为晓谕，俾知安分畏法，行之日久，自可收移风易俗之效。其土司、土舍案件改归附近州县办理一条。著照所请，纳更土司及稿吾卡土把总所属案件，改归蒙自县承办；左能、恩陀、落恐、瓦渣四土舍所属案件，改归石屏州承办；溪处土舍所属案件，改归建水县承办。一遇命盗案件，该土司、土舍一面报明临安府，一面即就近呈报该管州县前往查办，俾免稽迟。其沿江渡口，责成土司掌寨稽察一条。沿江一带渡口，本系土司地方，著即责令各土司掌寨等派拨土练，常川驻扎。如有汉奸、匪徒私行越渡，立即拿报究办，傥有疏漏，查参重惩。以上各款，朕逐加训示，该督等惟当行之以实，持之以久，以期绥安夷众，永靖边疆。"

37.《清仁宗实录》卷365，嘉庆二十四年十二月乙未（第三十二册 第822页）

○谕内阁："御史陈继义奏，请饬边缺人员不得逗遛省城一折，所奏是。国家设官分职，各有攸司，苗疆、海疆、烟瘴各缺，设立专员，以资弹压，并定有俸满推升之例，自应常川驻守，以重地方。如该御史所奏，边缺人员或逗遛省城，或附居府城，非藉为钻营，即自耽安逸。如四川松茂道不驻茂州，广东琼州同知不驻崖州，殊非核实之道。著蒋攸铦、阮元查明该员应行驻扎之处，饬令各回本任。此外云南、贵州、四川、湖南、广东、广西各边缺，如有似此不赴本任者，俱著该督抚严行查察，不许私离职守，以杜趋避而重边防。"

六、《清宣宗实录》

《清实录（三三）·宣宗成皇帝实录（一）》

1. 《清宣宗实录》卷3，嘉庆二十五年八月己酉（第三十三册 第110页）

○又谕："吉林、黑龙江为本朝根本之地，近年发遣人犯过多。应如何再行酌定，将拟遣人犯改发新疆及各烟瘴地方之处，著刑部详查核议具奏。"寻奏："发吉林、黑龙江人犯，原例十六条，请概行停止。以九条改发云贵、两广极边烟瘴充军，以七条改发新疆给官兵为奴。"得旨："照所议办理，载入例册，永远遵行。"

2. 《清宣宗实录》卷12，道光元年春正月戊午（第三十三册 第228页）

○云南巡抚史致光奏："陛见进京，在湖北荆门州地方，接奉硃笔筹办边费谕旨。查滇省边地，烟瘴极盛，官兵不服水土，又多道路生疏，必需雇募土练协力。嘉庆二十二、三两年，剿办临安夷匪，所雇土练较官兵为多。近年腾越直隶厅边界亦设练防堵，所需经费，现系捐廉支用。滇省岁入款项，如铸息、商税、租折等款，每年均有支放。其应于何款内筹拨，必须按籍而稽，途间难以遽议。当即恭录，移知云贵督臣庆保，率同藩司玉辂确查妥议，仍再会核奏办。"报闻。

3. 《清宣宗实录》卷13，道光元年二月辛卯（第三十三册 第252页）

○又谕："庆保奏，永北厅属夷匪聚众滋事，派兵堵缉，驰往督办一折。云南招喇、阿止得一带，此傈僳摆夷猓猡，聚集千余人之多，焚烧邨寨，杀伤汉民，亟应查拿究办。庆保接据禀报后，知提督张凤、总兵高适已调派官兵，前往堵缉，即兼程驰往督办此事。应先饬知沿边营汛，周密堵御，勿令该夷匪扰及内地。一面责成土司子文俊、高善自带土练，搎拿首犯，毋令蔓延。办理边外野夷，总须先将滋事渠魁及煽惑汉奸，按名捕获，明正刑诛。其附和、胁从者分别惩办，断不可纵令带兵将弁张大其事，贪功妄杀。滇南天气早热，若至瘴疠一生，诸多棘手，该督尤当督率镇将等迅速办理，是为至要。现已谕知蒋攸铦檄派官兵，于川省边界协同堵截，该夷匪等谅可不至远窜。致该处土目，既将地土典给汉民，被其盘剥，何以不行控理，辄即聚众滋事？而梅依、老十以四川夷人，何致因滇省夷产之事，从中煽惑？滇省夷人何以即听其纠约，群相附和，肆行焚劫？其中或另有别情。庆保于到彼后，逐一根究明白，据实奏闻，不可稍存隐饰。将此由五百里谕令知之。"

4. 《清宣宗实录》卷15，道光元年三月

（第三十三册 第283页）○己巳○谕军机大臣等："庆祥奏，张格尔等逃匿，及霍罕通信情形，并筹办善后事宜各一折。逆犯张格尔、苏兰奇既已远窜，此时卡伦

外各布鲁特爱曼，查明并无该逆等踪迹，断无带兵远越外夷部落追捲之理。就现在情形，无论该逆是否逃往布噶尔，或藏匿霍罕，只可听其苟延残喘，且待其稍懈，或潜来附近游牧窥探，再行捲捕，以正刑诛。至霍罕伯克爱玛尔，藉张格尔为奇货，暗令其滋扰边界，复匿之境内，故使内地闻知，其情实为狡谲。惟此时彼尚深讳其事，以张格尔等业经窜往布噶尔，不敢容留在伊地方居住为言，其情词甚为恭顺，该将军亦未明诘其奸。看来爱玛尔之意，竟系欲藉此为通使天朝，夸耀邻封之地。霍罕在乾隆年间，曾经八次遣使入觐，非未通中国者可比。此时因朕登极初元，恳请朝觐，则允其前来，于事理俱顺。惟出于该伯克吁恳则可，庆祥断不可稍露招致之意，转以示弱。若该伯克果遣使恳求，庆祥当查照乾隆年间旧例，一切供给，悉仿成规。一面先行奏闻，该将军酌定行期，令与回城年班应来伯克一同来京，以符体制。若该使臣别有要求，旧例所有者，不妨准行；旧例所无者，即行斥驳；于羁縻抚驭之道，庶两得之。其查办善后事宜折内所请支给调用官兵盐、菜、银、面，著准其报销。至喀什噶尔帮办大臣，既与参赞大臣同城办事，一切公事，俱公同办理。则验放伯克，自应一体察看，联衔奏放，以昭公允。其补放伯克，当首以劳绩为重，次论其门第，次论其资格，即七品虚顶回子，亦以此为准。庶人知奋勉，而回情亦顺。各城阿奇木伯克，禁止与霍罕伯克通信，此乃嘉庆十九年因玉努斯获罪后所议，原非旧例。嗣后仍准其照常通问，遇有公事，禀明参赞大臣等办理。至所请伊犁换防满洲、锡伯、索伦兵三百名，永远毋庸停撤。伊犁与乌鲁木齐满洲兵一体当差，以均劳逸。及换防之马，伊犁挑马五十匹，乌鲁木齐挑马七十匹，常川在城饲养。索伦、锡伯两营之马，除牧放外，常川在本营饲养马四十匹，草乾照例支给。以罕爱里克等七处闲地，分给回民富户，饬种交纳苜蓿、高粱之处，均著照所议办理。边地武备，不可稍弛，该将军参赞等当实力简核，务令兵马精实，以重边防。立法所以惩奸，其轻重亦可因时制宜。嗣后回民有代张格尔等偷寄书信，传送钱物者。审实，将传递信物之人，即行正法；出钱帮助之人，发极边烟瘴充军。其仅止藉名敛钱、希图肥己者，将敛钱之人，发伊犁给额鲁特为奴；出钱之人，枷责示众。该将军即饬知该参赞帮办大臣，一体遵行。将此谕令知之。"

（第三十三册 第292页）○庚辰○谕军机大臣等："据庆保等奏，永北、大姚两处剿捕情形，并讯问梅依、老十供词一折。永北、大姚一带野夷滋事，业已两月有余。该逆等裹胁煽惑，日益增多，不但蔓延滋患，且恐扰及腹内完善之区。现在天气渐已炎热，永北地方虽无瘴疠，转瞬雨水盛行，山路险峻，军行诸多不便。该督等因前调官兵不敷分派，现已派调督标及临元等镇协官兵二千名，并饬调土练六百余名，雇募练勇九百余名，合之前此陆续调集官兵土练，已有一万数千人，兵势亦不为不厚。该督等固须慎重图功，亦不可怯懦畏葸，迁延时日，使贼志益张。此时大股贼匪在阿喇山后之公、母二寨、竹林坡一带屯聚；分股之贼，在吉苴、芝麻庄等处游奕。该督等请先将芝麻庄一路肃清，再行攻剿公、母二寨大股贼匪。滇南距京万里，该督等相机办理，朕亦不为遥制。庆保惟当督率将备，鼓励兵练，奋勇剿捕，务期一战成功，迅扫贼氛。勿致边地生民，横被荼毒，是为至要。至守备郭荣先派令扎卡防堵，虽因贼匪猝至，众寡不敌。乃锅帐粮石全被抢劫，伤亡兵丁至五十余名之多，实属庸懦无能，著即革职，在军前枷号示众，俟藏事后再行定拟具奏。其官兵盐菜、口粮及练勇粮台等一切军需，准其于前此调拨银七万两外，再续提银五万两，交局支用。饬知局员等撙节办理，勿稍浮滥，事竣核实报销。将此由五百里谕令知之。"

5. 《清宣宗实录》卷23，道光元年九月癸亥（第三十三册 第420页）

○大学士戴均元等奏："律载回民结伙三人以上，执持凶器之案，除致毙人命拟抵外，其余纠伙共殴之犯，发云贵、两广极边烟瘴充军。如结伙虽在三人以上，而俱徒手争殴，并无执持凶器者，于军罪上减一等，杖一百，徒三年。结伙在十人以上者，虽无执持凶器，但殴伤人，仍照三人以上执持凶器例。又例载豫省南阳、汝宁、陈州、光州所属，及安徽颍州府属，遇有凶徒结伙三人以上，执持凶器伤人之案，俱照回民定拟。盖回民与南阳等处人民，性皆桀骜，动辄纠众，故定例并严，惟必须预谋结伙，方依本例分别问拟。若猝然争斗，虽数至三人，并非预谋纠约，即不得滥引此例，并请于律例各本条内详晰添注。"从之。

6. 《清宣宗实录》卷28，道光二年春正月丁巳（第三十三册 第503页）

○谕内阁："刑部等衙门核拟曾三行窃刃伤事主一案，请酌改科条等语。此案湖南湘乡县贼犯曾三，于已经脱逃后，被事主追获，情急图脱，自割发辫，误行划伤事主。核其情节，本无拒捕之心，若依拒捕刃伤例问拟绞候，未免情轻法重。曾三一犯，著照议于绞罪例上，量减为极边烟瘴充军，定地发配，折责安置，余俱照所议行。并著刑部于修例时，纂入例册，永远遵行，以昭平允。"

7. 《清宣宗实录》卷33，道光二年夏四月庚戌

（第三十三册 第592页）○谕内阁："松廷奏，拿获分赃贼犯审明定拟一折。此案巴尔丹，听从加科班第纠约抢劫分赃。经松廷审明，该犯仅止随同入伙，并未上盗杀人。巴尔丹著照所拟，发遣云贵、两广烟瘴地方充当苦差。逸犯加科班第等，著松廷饬属严拿，务获究办。章京本木绪古、古录奇著暂行收管，俟拿获加科班第等到案讯明，另行定拟具奏。"

（第三十三册 第592页）○谕军机大臣等："长龄等奏，官兵剿捕番贼情形一折，所办好。刚咱等族番贼，一闻官兵临近，皆向西南逃窜。现据长龄督率将弁，驰赴托里地方，截击袭剿，连获胜仗，歼毙番贼一百三十余名，活捉二十余名，夺获贼畜、马、牛、羊无算。讯据番贼供称，该两族头目，商量前往贡额尔盖一带，会合别族野番，显有抗拒情形。长龄等派委各镇，将带兵分途剿捕，惟当趁番贼逃窜，主意未定之时，相机策应，赶紧办理，以期迅速藏事，勿任蔓延。至西宁口外寒瘴最大，粮运颇难，该督等奏请将打仗夺获牲畜，一半分赏出力官兵，以一半抵支口粮，著即照所议办理，以示鼓励。将此由四百里谕令知之。"

8.《清宣宗实录》卷34，道光二年四月辛未（第三十三册 第616页）

○谕军机大臣等："长龄等奏，官兵歼毙番目，余贼穷蹙散窜，现仍赶紧掳捕一折。各路镇将，带兵追剿野番，并力攻击，或夜袭贼营，或用炮轰击，连获胜仗，歼捡番贼数百人，夺获牛羊万余只，余贼俱向雪山一带逃匿。长龄等虑及余贼西窜，饬令副将丁永安等紧顾西北，知会提督齐慎移师南来。该提督探有番贼藏匿，连夜带兵进发，该匪等恃险抗拒，即分布将弁，亲督官兵，直冲山梁，复歼毙番贼二百数十人，夺获牛马羊只五千三百有奇，生捡噶布古等十六名。讯据供出刚咱族大头目乙旦木，已被官兵歼毙，现将割取首级及所穿棉甲，令喇嘛、蒙古等辨认属实，所办甚好，览奏实深嘉慰。提督齐慎，著赏给松石寿字翎管一个，白玉搬指一个，大荷包一对，小荷包四个，以示嘉奖。外发去珐琅翎管五个，洋瓷鼻烟壶五个，文竹搬指套五个，玉柄回子小刀五把，著长龄等分赏出力官弁。所有带伤官弁四员，兵九名，阵亡兵三名，著即咨部照例恤赏。现在击散番贼，俱向雪山一带窜匿，该处寒瘴最甚，断难久延。该督等当督率官兵，趁此天时暖热，赶将零匪掳捕净尽，迅速蒇事，用副委任。将此由四百里谕令知之。"

9.《清宣宗实录》卷35，道光二年五月丁亥（第三十三册 第630页）

○谕内阁："刑部奏，酌议风水重地，青椿外官山界内盗伐树株，及弁兵疏防贿纵罪名各条。官山界址，道里远近不同，自应仿照白椿、青椿旧制，立定界限，俾附近居民不致再有误犯。至弁兵专司防守，亦宜明定科条。著照所议，嗣后如在青椿以外官山界内，有盗砍官树、开山采石、掘地成濠、开窑烧造、放火烧山者，均照青椿内，于犯满徒罪上减一等，杖九十，徒二年半；从犯再减一等，计赃重于徒罪者加一等。其砍取自种私树及采樵枝叶，并取土取石者，一概毋庸禁止，仍照青椿以内，计长不得逾丈。如官山界址在二十里以外，即以二十里为限；若在二十里以内，即以官山所止之处为限。弁兵等受贿故纵者，如贼犯罪应军徒，即将该弁兵等照与囚同罪律，分别问拟。赃重者，计赃以枉法从重论。若贼犯罪应斩决，即将该弁兵等拟以绞决；未经得贿，潜通信息，致贼犯逃避者，贼犯罪应军徒，即将该弁兵等与囚同科；如贼犯罪应斩决者，将该弁兵等减发极边烟瘴充军；仅止疏于防范者，兵丁杖一百，官弁交部议处。该部即行知陵寝衙门暨直隶总督，一体遵照，并纂入则例，永远遵行。至青椿以外官山界内，应如何照所议里数定立界石之处，著该管衙门妥议具奏。"（P630 3-4）

10.《清宣宗实录》卷39，道光二年八月戊申（第三十三册 第699页）

○谕军机大臣等："史致光等奏，车里土司被缅国头目诱往孟艮，先后查办情形一折。据称云南普洱府属车里宣慰司地方，界连暹罗、南掌、缅甸，该处土司刀绳武，向与各外藩礼文往来。本年二月，有暹罗所部夷于腊头目召喇鲜布同南掌目练，来至车里边界，声称暹罗国王因闻前代办土司刀太康所送缅甸礼物，系将南掌送给之物转送，并有将南掌地土投附缅国之事，欲与讲理。当经饬令宣慰集练防堵，并查明刀太康实无以掌附缅之事。夏于腊复耸胁南掌目练，潜由土司笼户地方，进至漫满。经防练驱逐，退走缅界，被莽子攻击败溃。饬令将夏于腊妥为解释，并调拨官兵二百名，于九龙江内游巡弹压。旋据该镇道会禀，查有召士鼎故父，曾充土目，领有土司钤印，空白未缴，为召士鼎收存。兹于南掌、败练、老挝内，搜出宣慰司印信、缅文一张，内系刀绳武招约南掌，同害刀太康，并有欲攻缅属孟艮之语。孟艮缅目来至打洛，即将刀绳武及土弁刀灿星诱出边界，前往缅属孟艮地方，欲令与抢获老挝质对，现在分别查办，缮具文稿，照会缅甸、南掌、暹罗各该国王等语，所办尚为妥协。边外夷人，蛮触相争，系属常有之事，原可不必过问。此次夏于腊夷人造言生衅，并将车里土司刀绳武等诱往孟艮，自应令其速行送回。所拟照会缅甸、南掌、暹罗各该国王，令其知悉此事原委，速调目练回国，勿使再来土司边地，藉端滋事。俱著照所议行。其照会暹罗国王文稿，即著照缮，咨行两广总督转发递交。边疆重地，最关紧要，该督等务当督饬土司、土舍，多派练勇，将各要隘严切堵御。并令官兵于烟瘴较轻之处，镇静防范，遥壮声威，以靖边圉。现在明山已补放云贵总督，其未到任以前，著史致光同韩克均妥为办理，勿致别滋事端，将此谕令知之。"

11.《清宣宗实录》卷40，道光二年八月庚午（第三十三册　第720页）
〇又谕："糜奇瑜奏，体察苗疆情形，拟定应办事宜，酌立条款请旨。据称，汉苗交涉田土事件，或因借欠准折，或因价值典买，历年既久，积弊已深。请查明实系盘剥准折，利过于本者，令苗人照原借之数赎回。其出价承买，如田浮于值，以汉民应得田土若干，划分执业，余田断还苗民耕种。俟备价取赎时，全归原户。该地方官将审断过起数，按月册报，以杜衅端。又解送饷鞘囚犯，及各衙门因公往来差事，不准向苗寨签派夫役。人夫短少，应先期晓谕，公平雇募，照民夫给予钱米。又汉苗易于争角，往往因一事而牵累多人，经年累月，枝节旁生。请此后定以呈控之日起限，如人证在五十里以内者，限五日审结；百里以内者，限十日审结；百里以外者，限二十日审结；其在道、府衙门控诉者，亦不得逾二十日之限。又苗弁、土弁等平日懒于稽察，甚有倚势欺凌，以卫苗之人，转为毒苗之事。请将各属所辖土弁、土目，俟开缺后，查明应充应裁，核实奏办，通事一项，亦可酌减。又苗疆、烟瘴各官，俸满保荐，请由藩、臬两司查明，该员三年、五年之内，实系超众出色，事迹彰著，苗众爱戴者，具详保荐。傥不洽苗情，办公舛误，随时分别撤参等语。黔省各寨苗人，向来恭顺安静，因与汉民久处，被其引诱侵欺，日形苦累，不可不亟加整顿。著嵩孚于抵任后，将该藩司所奏各条，逐一体访情形，是否确实，悉心筹议具奏。务期汉苗各保安全，边界益臻绥靖，方为妥善。将此谕令知之。"

12.《清宣宗实录》卷46，道光二年十二月
（第三十三册　第817页）〇戊申〇又谕："御史尹佩棻条奏滇省地方情形。据称开化、广南各府，流民聚集过多，请妥为安插。文山县河口地方贩买私铅，其地距

交阯甚近，未便听其纷纷私贩，请饬查禁。其极边烟瘴军犯，请饬令该管专兼各官严加管束。又迤东、迤西一带，复有种罂粟花，采其英以作鸦片烟者，请交地方官严行禁止等语。著明山将以上四条，逐一详加体察，是否应如该御史所奏办理之处，查明据实复奏。原折著发给阅看。将此谕令知之。"

（第三十三册 第823页）○甲寅○又谕："庆祥等奏，塔尔巴哈台拿获盗马之哈萨克贼犯等，照例办理一折。哈萨克贼犯拜和在等，胆敢起意私入卡伦边界，盗取马匹，殊属目无法纪。经庆祥等审明，即将为首贼犯拜和在立刻正法，为从贼犯多逊发往烟瘴地方，所拟甚是。板肠沟卡伦官佛尔金保，查出贼踪，即同三音布等追赶，将哈萨克贼犯二名，并所盗马匹，一并拿获，著以功罪相抵。此次最为出力之委署笔帖式丰绅，著暂且记名，入于下次应选缺内，以示鼓励。"

13.《清宣宗实录》卷49，道光三年二月乙丑（第三十三册 第880页）

○谕内阁："嵩孚奏筹议苗疆情形一折。前据糜奇瑜条奏，黔省苗疆应办事宜，经朕降旨，谕令嵩孚逐一体访，悉心筹议。兹该抚将各款确核情形，分别具奏。所有汉苗交涉田土事件，既系从前承买，相安已久，毋庸另立章程，致滋烦扰。如呈控典卖田产之事，该管官秉公讯断，仍严禁汉民引诱侵欺。至科派夫役，向来役使苗民，擅动苗夫，本干例禁。嗣后该处一应差事，俱不准向苗寨签派。倘兵役藉端扰累，立即严惩究办。其审断词讼限期，据称定例已属周密。若仅计离城远近，限五日、十日、二十日审结，为期太促，恐该州县草率完事，转启讼端，殊不足以昭核实，著仍照旧例行。又苗弁、土弁名目，均有稽查约束之责，倘查无苗众悦服之人，遇缺应行充补者，著照历年裁汰之案，具奏办理。该土司、土弁等于所管寨内，果能化导有方，准其分别奖励。倘有抢窃命盗案件，随时记过责革。并将额设通事，酌量裁减。再苗疆、烟瘴各官，俸满甄别，例应核其实在政绩，分别保荐撤回。以后著该抚遵照定例，于该员等俸满年分，认真甄核，毋稍姑容。该抚务须严饬苗疆各员，实心经理，俾苗民安分守法，用副朕绥靖边陲至意。"

14.《清宣宗实录》卷54，道光三年秋七月戊寅（第三十三册 第971页）

○又谕："明山奏，体察滇省地方情形，分别办理一折。前据御史尹佩棻奏，滇省应办事件，降旨令明山体察情形，兹据该督酌议分别妥办，朕详加披阅。内管束烟瘴军犯一条。发滇安置各犯，陆续增添，稽查不周，该犯等故态复萌，不免有窃盗窝匪等事，自应责成专兼各官严加管束。如敢再犯，即加等问拟。倘该管官约束不严，及犯事后不据实详办，著即分别参处。其严禁鸦片烟一条。迤西、迤东一带，将罂粟花熬为鸦片，最为风俗之害。该御史原奏，并有文武衙门、幕友官亲、武弁兵丁亦食此烟等语。著该督抚严饬该管文武，在关津隘口留心查缉，并令地方官实力稽查。如本省私种罂粟花、采熬鸦片及开设烟馆，即严拿究办，不得假手书役，致滋索扰。其买食鸦片，无论官幕、营弁、兵役，一经拿获，照例惩办。至地方官拿获，量予鼓励，不行查拿，酌加处分，并著吏、兵二部妥议具奏。其福建、浙江、江南、广东各海口，查船包税等弊，著各该省督抚严行查禁，以净根株。其安插流民一条。滇省开化、广南地方，外来民人已有客长稽查，并编查保甲，自未便复事驱逐。惟良莠不齐，著各地方官督饬客长乡约，认真编查，犯案照例惩办。如有应行递籍之人，无论有无家口，仍行递籍管束。所垦地亩，已成片段，著即酌量升科。傥续来流民，并无营业及不安本分者，不得容留，即行驱逐，以靖地方。其安平居住苗民，散处沿边，著即分设头人，各将苗民另编户册，分别管束，并令附近乡约，留心查察。傥犯法为匪，即行究治。仍著该管上司巡历，随时抚辑，以昭周密。其查禁私铅一条。滇省河口地方，贩卖之铅系通商白铅，例准行销，非铜、铁、黑铅可比。该处与交阯久经通关，且交阯内附，恭顺有素，自应仍准售给交商，抵换棉花、布匹等物，以示怀柔。惟于通市之中，仍予以限制，著每年以十万斤为率，由安平同知于河口地方查验放行。如格外夹带，以及出入违禁货物，即行拿究。地方文武官弁，敢于疏纵，分别严参，并著责成厂员，随时认真查办。该督惟当行之以实，持之以久，以期绥靖闾阎，永安边圉，方为不负委任。"

15.《清宣宗实录》卷61，道光三年十一月

（第三十三册 第1074页）○丁亥○又谕："蒋攸铦奏，审拟民人诬控本管知县一折。此案吕源，为王天培主唆作呈。因署大城县知县陈晋将其掌责，心怀不甘，辄牵砌该署县侵蚀赈款重情，胪列指告，经该督审属全虚。此等健讼之徒，挟嫌逞刁，诬告官长，若因已年七十五岁，竟免遣戍，必仍怙恶不悛，适为闾阎之害。吕源著即从重发往云贵、两广极边烟瘴充军，不准收赎，以示惩儆。"

（第三十三册 第1076页）○戊子○又议复广东巡抚陈中孚咨称："匪徒捉人勒赎，致伤身死，例无治罪明文。请嗣后广东、福建两省，如有捉人勒赎，将被捉之人拒伤身死；或于掳捉后，谋故殴杀者。首犯俱拟斩立决；为从谋杀加功者，拟绞监候。若系拒杀、殴杀，为从帮殴，如刃伤及手足他物，至折伤以上者，俱拟绞监候；伤非金刃，又非折伤，及谋杀并未加功者，实发云贵、两广极边烟瘴充军；未经帮殴成伤者，发极边足四千里充军。"从之。

（第三十三册 第1081页）○癸巳○理藩院奏："蒙古现行例内，抢劫轻于偷窃，而抢夺又与强劫不分。请嗣后青海及各蒙古地方，强劫案件有杀人放火重情，照刑律不分首从，皆斩立决，仍于犯事地方枭示。其余盗劫之案，照刑律分别正法发遣；应免死发遣者，俱发烟瘴充当苦差；应拟流者，发福建、湖广等省。其抢夺未经伤人得财，数在三人以下者，不分首从，发烟瘴充当苦差；如四人以上至九人者，不分首从，俱改发伊犁，分给察哈尔及驻防官兵为奴。但有伤人及捆缚事主者，将喝令下手之犯，拟绞监候；杀人者拟斩立决。其抢夺牲畜在十匹以上者，为首拟斩监候。纠伙至十人以上者，无论伤人与否，为首者拟斩立决，为从均拟绞监候。秋审时，核情定以实缓，均籍没其产畜，给付事主，仍将该管及地方官照例议处。"从之。

《清实录（三四）·宣宗成皇帝实录（二）》

16.《清宣宗实录》卷71，道光四年闰七月戊申（第三十四册 第135页）

〇谕军机大臣等："本日都察院奏，文安县民人王敏和遣妻王吕氏，呈控高扶格强奸幼女一案。高扶格将王吕氏之幼女强奸，有官媒供单可证，不难严审定谳。该县何以不将该犯高扶格监禁，延至二十余日，转差传该民妇等赴县复行审验，其中显有别情。著蒋攸铦即提集犯证，秉公严审，务得确情，以成信谳。如该县有听嘱受贿，及意图消弭情事，即著据实严参，毋稍回护，将此谕令知之。"寻奏："高扶格强奸王吕氏十一岁幼女未成。按律拟发烟瘴充军。知县何熙绩因赴乡捕蝗，并非无故迟延，应免置议。"下部议。从之。

17.《清宣宗实录》卷72，道光四年八月庚辰（第三十四册 第158页）

〇谕军机大臣等："本日都察院奏，湖南零陵县民陈文隆，呈控伙会逼抢一案，已明降谕旨，交嵩孚审办矣。此案据称伊居住大山，有陈一炼等伙立大会，立誓鸣神，会党多系衙役。伊不肯入会，诬捏命案，县差李泰等将伊锁带拷打，抢劫钱物。复因索银未允，将伊弟陈文荣拿去，并抢劫钱谷、衣物，又将伊母私押多日。伊恐连累具控，被差役胡三元截拿押县，到家抄抢，价值五千余两等语。奸民聚集多人，倡立社会，滋扰地方，久干例禁。陈一炼等胆敢纠约敛钱，肆行抢掠，并勾串差役，私刑阻押，勒诈银两，情殊不法，不可不彻底根究。著嵩孚密切访查，如果该县差役实有党恶结会、扰害平民等事，立即严行惩办，毋稍徇纵。将此谕令知之。"寻复奏："讯明陈文隆素不务正，将伊母何氏养赡山竹砍卖。伊母投知户族陈一炼等理斥，反向顶撞。伊母气忿，赴县呈请发遣。陈文隆逃避，赴京捏控，希图拖害。审系全诬，应按律发烟瘴充军，加枷号一个月。"下部议。从之。

18.《清宣宗实录》卷73，道光四年九月辛亥（第三十四册 第177页）

〇又谕："庆祥奏，拿获偷窃马匹之哈萨克贼犯等，审明分别办理一折。哈萨克贼犯拜托尔等，胆敢起意纠同萨尔喀萨克等擅入卡伦界内，偷盗马匹，情殊可恶。庆祥审明，即将为首贼犯拜托尔正法，将为从之贼萨尔喀萨克、萨第发往烟瘴。仍严行扎饬该台吉等，将各哈萨克等通行戒谕，所办尚是，著即照所奏行。沙布尔套海卡伦之委官巴彦保，虽随同副总管和特恒额等将贼犯全行拿获。惟贼之出入踪迹，并未先行查出，且回子库尔班呢雅斯等寻踪赶至该卡伦地界，亦并未声报前往寻踪追赶，实甚懒惰疏忽。巴彦保著革去委官，枷号三个月，以示儆戒。所有捕盗奋勉之官兵，著分别记名，贼犯所骑连鞍之马三匹，并著分给，以示鼓励。"

19.《清宣宗实录》卷80，道光五年三月

（第三十四册 第293页）〇丁未〇又谕："松筠等奏，审明塔布囊克什图听从诬控，先行定拟。克什图即阿玉尔，本系喀喇沁王满珠巴咱尔旗下所属塔布囊，游食

于土默特，辄起意捏控妻兄达瓦被害，希图讹诈。业经查明，达瓦实系病故，具结销案。克什图复听从色楞旺楚克主使，叠经捏控，并随同赴京呈递，实属狡诈无耻。若仅照例拟流折枷，尚觉轻纵。克什图即阿玉尔，著革退四等塔布囊，发往烟瘴地方，以示惩儆。"

（第三十四册 第300页）○丙辰○谕内阁："松筠等奏，审拟诬控贝勒之塔布囊等一案。已革头等塔布囊顶带色楞旺楚克，前因私和人命，诈取钱文。经该管贝勒查传，抗不到案，辄以该贝勒挟嫌陷害等词，遣子赴京砌款捏控，据松筠等审系虚诬。色楞旺楚克著革退达尔汉头等塔布囊，发往烟瘴，交该地方官严加管束。其子第彦齐，巧骗拉巴珠尔，令其向阿克楚毕借银，捏以说合贿与之项。复于看押之时，自用小刀抹伤，恐吓兵役，亦属险诈，第彦齐著发往烟瘴地方充当苦差。扎米彦扎布听从色楞旺楚克指使，赴京诬控；占巴勒扎布听从索诈分赃；均著革退四品塔布囊，照例三年无过，方准开复。"

20. 《清宣宗实录》卷82，道光五年五月丁酉（第三十四册 第322页）
○又谕："庆祥等奏，严定回疆敛钱条例一折。新疆、回部地方，往往有代逆裔寄信敛钱之事，甚属可恶，不可不严立章程。著照所议，嗣后如有代逆裔寄信敛钱者，一经审实，将传递信物之人即行正法。其出钱帮助之人，发极边烟瘴充军，遇赦不赦。仅止藉名敛钱，希图肥己者，将敛钱之人，亦发烟瘴充军，遇赦不赦。被惑出钱之人，亦改发内地近边充军。该伯克等务须实力稽查，认真办理。凡请票出卡贸易回子，责令该庄温巴什具保，定限按月呈报。至安集延贸易出入，亦著呼岱达会同伯克随时严查，毋得日久生懈。"

21. 《清宣宗实录》卷91，道光五年十一月己酉（第三十四册 第476页）
○又谕："王鼎等奏，审讯徐倪氏等于犯案后，向经手官吏行贿舞弊，分别定拟一折。此案已革德清县知县黄兆蕙，于蔡鸿报案时，近在同城，借病推诿，玩视人命，以致尸骨叠遭蒸检，几成冤狱。又于和息时，得受贿银一百圆，实属贪劣不职，著从重发往黑龙江充当苦差。已革归安县知县马伯乐，虽讯无婪赃情事，惟首先承审，既未究出实情，又失察伊兄马汝霖及家人刑仵等诈索多赃，复检验不实，致酿巨案。且于该抚审讯时，谓为非刑煅炼，向副考官投递书信，希图挟制，殊属刁健，著从重发往新疆效力赎罪。已革湖州府知府方士淦，始则任德清县藉病推诿，继复听武康县以尸腐为词，不如法相验，种种督率无方，形同木偶。迨委令督同开检，又未能检出伤痕，实属昏愦，著发往军台效力赎罪。已革巡检马汝霖，于家人李明求托时，得受洋银三百圆，始而不肯成招，继复自行残伤，抗违不到，情殊刁诈。所拟发附近充军，尚觉过轻，著改为边远充军。已革钱塘县典史刘椿，于犯妇徐倪氏在监自尽，虽讯无得贿故纵情弊，惟不加意防范，致淫凶首恶幸逃显戮，非寻常疏忽可比。所拟杖六十，徒一年，尚觉过轻。著改为杖八十，徒二年。黄兆蕙家人崔涌，为伊本官过付和息赃银，又自得洋银二十圆，仅拟杖责，亦觉轻纵。著改为杖八十，徒二年。署杭州府知府张允垂，失防拟徒人犯在狱自尽，著交部照例议处。所有此案不能审出实情，并失察之历任巡抚、臬司，著查取职名，交部议处。黄鸣杰著即回籍，听候部议。其程含章前奏审拟谋杀徐蔡氏各犯及仵作讼师贿嘱各情，分别定拟，现经王鼎详加查核，情罪相符。所有谋杀加功，原议斩决之秋香一犯，著即行处斩。徐敦诚讯无同谋加功情事，著照拟杖一百，流三千里。已革府经历费文焘，以在籍职官，于谋命重案，代为主讼过付，作词捏控，情殊可恶，费文焘著发云贵、两广极边烟瘴充军。余俱照该抚前奏所拟完结。至候补知县党金衡，委提要证桂香，办理妥速，复随同昼夜熬审，不辞劳瘁。著照该抚所请，准其尽先补用，以示鼓励。"

22. 《清宣宗实录》卷92，道光五年十二月甲寅（第三十四册 第486页）
○严定私入陵寝重地偷牲失火例。先是马兰镇总兵官庆惠奏，酌议私入红椿，偷打牲畜，失火延烧，分别拟罪。得旨："军机大臣会同刑部核议，至是议奏，凡私入红椿、火道以内偷打牲畜。为首者枷号两个月，满日改发极边烟瘴充军；为从枷号一个月，杖一百，徒三年。若因偷牲失火，以致延烧草木。为首者，枷号两个月，满日发遣新疆，酌拨种地当差；为从枷号一个月，杖一百，徒三年。如延及殿宇、墙垣，为首者，绞监候；为从杖一百，流三千里。"从之。

23. 《清宣宗实录》卷110，道光六年十一月丁未（第三十四册 第844页）
○先是直隶总督那彦成奏："拟遣新疆各犯，现在各省截留，指日军务完竣，仍应照例发配。遣犯愈积愈多，夷民杂处，久之滋事扰害，驱之不可，激之生变。莫若变通于先，庶不虞拥挤，现在各省亦不致有羁留积滞之患。"得旨："军机大臣会同刑部妥议具奏。至是议上，改发极边足四千里充军者三十三条；发云贵、两广极边烟瘴充军者二十四条；发各省驻防者二条；改回内地，按犯籍发配者一条；暂行监禁者十六条；仍循旧例者九条。"从之。

24. 《清宣宗实录》卷116，道光七年夏四月丁未（第三十四册 第945页）
○严定京城兵役窝贼及包庇科条。刑部奏："凡捕役兵丁地保等，自行犯窃，罪应军流徒杖，无论首从，各枷号两个月，兵丁仍插箭游营。若勾通豢养窃贼及抢劫各匪，坐地分赃，或受贿包庇窝家，俱发极边烟瘴充军。窝藏窃盗一二名者，杖一百，徒三年；窝藏窃盗三名以上及强盗一名者，俱发近边充军；窝藏窃盗五名以上及强盗二名以上者，发极边烟瘴充军；窝留积匪，无论有无造意，但经容留分赃代卖者，亦发极边烟瘴充军。其应拟死罪者，仍各从其重者论。"从之。

《清实录（三五）·宣宗成皇帝实录（三）》

25. 《清宣宗实录》卷149，道光八年十二月癸巳（第三十五册 第290页）
○又谕："那彦成等奏，讯办被胁从逆及娶有回妇之汉回，分别定拟一折，所办甚属周妥。叶尔羌地方，拿获从前被胁从逆之汉回马伏、赵永伏二犯，著照所拟，发往云贵、两广极边烟瘴充军。其擅娶回妇之马得隆、马建林二犯，亦著照所拟，杖一百，流二千里。汉回盘踞各城，有薙发从夷及擅回妇者，作何治罪之处，例无明文。著刑部分别定罪，并将薙发而又娶回妇者，一并明定科条，奏准通行，遵照办理。"寻刑部议："汉回甘心薙发，从夷助逆者，不分首从，拟斩立决；被胁薙发，并未随同戕官抗拒，复经悔罪投回者，拟遣；如又擅娶回妇者，到配加枷号一年；并未薙发从逆，止于擅娶回妇者，拟流。"从之。

26.《清宣宗实录》卷156，道光九年五月壬寅（第三十五册 第396页）

○又谕："伊里布奏，同知边俸届满，请暂留任等语。云南思茅厅同故成斌，现届烟瘴三年边俸期满，例应撤回内地候升。据该抚奏称，该员于边界抚驭得宜，一时乏员调补。著照所请，成斌准其暂行留任，俟拣选有员再令回省。该员边俸业经报满，遇有应升之缺，仍准随时请升。该部知道。"

27.《清宣宗实录》卷161，道光九年冬十月戊寅（第三十五册 第496页）

○又谕："容安等奏，拿获逃出卡外偷盗哈萨克马匹之伊犁、察哈尔部落闲散塔喇朗等，审明遵例办理一折。察哈尔闲散塔喇朗那木济勒，胆敢起意纠约霍托依、德里克扎布偷盗哈萨克马二十匹，情殊可恶。据容安等派出官兵拿获，审明援照成案。将为首塔喇朗那木济勒在该游牧处所立即枭示；将为从之霍托依、德里克扎布拟以从重枷号三个月，发往烟瘴地方充军，所奏是。著照所请，所有失察之统辖乌柯克布克、伸喀普塔海卡伦、锡伯防御乌勒欣布，著交部严加议处。署理总管事务副总管克什克特依、布林特古斯，署佐领事务骁骑校鄂斯库，虽系失察，惟念伊等将塔喇朗四犯全行拿获，尚属奋勉，著准其功过相抵。容安、孝顺岱亦属失察，著交部察议。"

28.《清宣宗实录》卷164，道光十年春正月戊申（第三十五册 第542页）

○又谕："民人杨生发以所贩引茶图利，向私越开齐之布鲁特，易换绸匹金线，实属违禁。著照部议，发边远充军。布鲁特胡达巴尔底、阿布都尔哈里携带绸匹金线，偷越进卡，与杨生发货卖，易换茶叶，俱著发云贵、两广烟瘴地方充军。回子阿巴斯，窝藏私货，并从中说合换茶，著改发边远充军。该犯等著各于犯事地方枷号三个月，以昭儆戒。至回疆现当严禁霍罕通商之际，该部将私越该处货物入边及违禁易茶，酌定专条，著照所议。嗣后商人有携带引茶货物，在喀什噶尔等处与私越进卡之布鲁特等易换货物，或相买卖者。除违禁军器实犯死罪外，余俱照私通土苗互相买卖例，发边远充军。如系私茶，即照私茶与外国人交易例，发烟瘴地方充军。知情容留之歇家，说合之牙保，各与本犯同罪，货物入官。如商人携货私越卡外，及越卡进内交易之布鲁特，仍从重照私越开齐奏定章程，发云贵、两广烟瘴地方充军。该部即纂入则例，永远遵行。"

29.《清宣宗实录》卷181，道光十年十二月己丑（第三十五册 第848页）

○谕军机大臣等："寄谕两江总督陶澍、江苏巡抚程祖洛、江西巡抚吴光悦、安徽巡抚邓廷桢、河南巡抚杨国桢。据陶澍奏，查明安徽霍邱县汉回械斗一案，是日回民逞凶，实止杀毙汉民王三等四命，同时被伤较重之民人张席珍等六名，业已医痊。此外受伤尚轻者，旋即平复。未经报验，其不知去向之王陈氏、宋学义等，俱有著落，实无另有致毙之人。惟颍州等处回民，向来凶很好斗，一呼成群，视汉民如仇。此案被杀之王三等，及受伤之张席珍等，多非同谋对敌之人。乃回民杀机既动，迁怒旁观，乱刀混扎，枪火轰焚，竟有逢人便伤之势，情形凶横，与寻常斗殴误杀旁人之案不同。而纠人寻衅、酿成重案之在逃凶回白姓，尤为案内巨恶，土人言之，犹为切齿，必须拿获，一并按律重办。其已获凶犯杨松山等，初供尚多狡饰，现经邓廷桢提省严审等语。霍邱县汉回械斗一案，系在逃之回民白姓纠人寻衅逞凶，实为案内巨恶。该犯或逃往邻近各省，或仍潜匿安徽，均未可定，必须拿获到案，按律重办，以儆凶顽。著陶澍等即饬所属一体，认真访查，严拿务获究办，毋任远扬。将此各谕令知之。"寻奏："在湖北沔阳州拿获白秀即白姓，审明回民杨松山等，与汉民王三等邻居戏谑，杨松山被骂不甘，纠殴泄忿，各持械争斗，并放火枪，因枪筒炸裂，误然集民王得顺店内花爆，延烧草屋九十余间。白秀在场并未伤人，仅将班耀先等纠往，应发极边烟瘴充军，到配折责安置。杨松山扎伤王三致死，拟绞监候。"下部议。从之。

30.《清宣宗实录》卷186，道光十一年三月丁丑（第三十五册 第952页）

○又奏："审讯抢劫命案，供词前后未符，请饬交顺天府府尹就近检明确讯。"得旨："此案朱老儿等劫夺无名男子钱文，并捆缚毙命。经刑部审讯朱老儿初供，系刘三起意，邀伊前往同劫。又据供称，伊侄朱秋儿有加功情事。提讯刘三、朱秋儿，俱坚不承认。复据顺天府委员前往犯事地方，查勘情形，与朱老儿所供互异，自应查传尸亲，访求赃证，并蒸检尸伤，方能定谳。惟人证均在良乡、房山一带，且尸亲赃证亦应由该地方官就近察访，较为确实。朱老儿、朱秋儿、刘三、刘二并其余人证卷宗，俱著交顺天府尹秉公研讯，并遴委干员，协同各地方官勘明地界，检验尸伤，审明定拟具奏。"寻奏："审明朱老儿曾经抢夺张五米石驴头，并无劫夺无名男子钱文，捆缚毙命之事。朱老儿照例拟发极边烟瘴充军。"从之。

31.《清宣宗实录》卷190，道光十一年六月

（第三十五册 第1002页）○丁亥○谕军机大臣等："步军统领衙门奏，江苏安东县民张桥兴，抱控张克贤等聚众起会，挟嫌诬赖伊堂兄张俊达等情一案，已明降谕旨，交程祖洛审讯矣。此案张桥兴所控张克贤等，因挟伊堂兄张俊达不卖地亩之嫌，勾串地保郑部成、兵丁熊秀文等，诬赖张俊达施放火枪。又张克贯等多人，将张单氏抢去，嫁与王姓为妻，反诬赖张俊达抢夺，并贿嘱县役徐绍章等将张俊达看押各情，是否属实？著该抚提集人证，研讯确情，定拟具奏。至所控张克贤等，在

该县五港镇，聚众二百余人，起立抬天大会，藏有火枪器械。张克贤、张克贯、张克善均为会首。地方匪徒结会，例禁綦严，至聚众二百余人之多，并藏有火器，尤属大干法纪。著程祖洛密行察访，如果实有其事，务当拿获，严加惩办，据实具奏，俾匪徒知儆，以靖间阎．将此谕令知之。"寻奏："张克贤等实无聚众起会情事，张俊达依诬告重事不实律，发极边烟瘴充军。"下部议。从之。

（第三十五册 第 1008 页）○癸巳○又谕："杨国桢奏，遵旨酌拟查禁种贩鸦片烟瘴程一折。豫省地广民稠，奸民私种罂粟等花渔利，事所必有，自应严申禁约。嗣后如有盈坵成段，种植林立，为造蓄鸦片烟之用者。即将种植之人，及知情故纵之地保，照例科以军徒，田地入官；地邻人等容隐不首，照例拟杖；若首先举告，即以所种之地给赏，以示惩劝。又该省通衢四达，并无关隘勾稽，外来兴贩，易于溷迹。著责成店户及居停地主人等严密稽查，一经得实，即密报官司掤捕。视贩烟之多寡，酌赏项之重轻，自数十两至百两为率，官为捐给，以奖首报之人。若地主知情容隐，或受财故纵，即照例从重治罪。其买食之人，为子弟者，责诸父兄；无父兄者，责诸牌保；准其自行举首，将本犯业已改悔，切实声明，均从宽免罪。傥容隐不首，将纵容之父兄、牌保照例责惩。本犯初次，依例科罪；再犯酌加枷号，以为怙终者戒。其造卖烟具者，即以制造赌具论罪。各衙门如尚有买食之人，查出即将本官严参。至所称于省外各府州属之朱仙镇等十处，派员协同地方官侦查等语。该处商贾辐辏，自应严密侦查，惟一经派员，即恐藉端滋扰，且地方官转可推诿卸责。所请派员协同侦查之处，著毋庸议，即著各该地方官实力稽查，以专责成，仍令按季禀报。该管道府于年终出具所属并无种卖鸦片烟切实印结，详报该抚，于每年年终汇奏一次。务当严行查禁，杜绝弊端，不可日久生懈，视为具文，致干重咎。"

32.《清宣宗实录》卷196，道光十一年九月壬戌（第三十五册 第 1095 页）

○谕内阁："御史韩大信奏，革役把持仓务，请旨饬办一折。据称已革花户张凯，于京官承领豆石时，在北新仓花户刘大等身后舞弊。又与伙党闻四库儿、李七、徐二，并伊妻父郑八等，用水浸坏好豆，任意搀合搭放。官员领豆者不堪食用，该革役又指赴通泰碓房之张三处，多方勒折。张三碓房囤积过多，恐致招人耳目，复转卖与裕顺及合顺成米局。似此愍不畏法，必应查拿审办。著步军统领衙门，按名迅速拿交刑部严讯，无任闻风逃匿。寻刑部奏："张凯以斥革共户，影射把持，拟发极边烟瘴地方充军。余问拟如律。"从之。

《清实录（三六）·宣宗成皇帝实录（四）》

33.《清宣宗实录》卷205，道光十二年二月乙酉（第三十六册 第 26 页）

○云贵总督阮元等奏："滇省地处烟瘴，发配军犯较多，请将盐课溢余项内筹给口粮。"得旨："盐课溢余银两，固非正款可比。然获罪发遣之人，亦得钱粮养赡，其事是否可行？他处可否不致效尤？著军机大臣会同户部、刑部议奏。"寻议：

"发配人犯转得赡有资，无以劝善良而昭炯戒。且各省纷纷效尤，不惟事体未协，亦非慎重恤项之道，应毋庸议。"从之。

34. 《清宣宗实录》卷 207，道光十二年三月己酉（第三十六册 第 46 页）

○协办大学士两广总督李鸿宾等复奏："拿获会匪多名，讯明首犯胡亚、豹六，起意纠伙，歃血订盟，又共殴致死多人，应照结盟为首例，拟绞立决。张亚、东㹀等三十九名，均照听从结盟为从例，拟发极边烟瘴充军。黄亚保等六名，照被胁勉从结拜例，拟杖一百，徒三年。"下部议。从之。

35. 《清宣宗实录》卷 208，道光十二年三月辛未（第三十六册 第 64 页）

○改广东崖州营参将为崖州水陆副将，定为外海水师烟瘴题调边缺；海口协都司为崖州协陆路中军都司，定为陆路烟瘴题调缺，均驻崖州城。海口协副将为海口营参将，驻海口；海口协右营守备为海口营中军守备，均仍为外海水师题缺。添设崖州协陆路外委二员，水师外委四员，拨督标营把总一员，外委一员，兵一百名；陆路提标营把总一员，外委一员，兵六十名；琼州左右二营把总一员，外委一员，兵六十名；海安营兵二十五名，海口营兵十五名；统归崖州协管配操防。从协办大学士两广总督李鸿宾请也。

36. 《清宣宗实录》卷 214，道光十二年六月

（第三十六册 第 152 页）○辛卯○谕军机大臣等："李鸿宾等奏，分路剿捕猺匪，因中路卡房火药焚烧，与东西两路将弁兵丁均有伤亡，现仍设法剿办一折。朕盼望捷音，日日以冀。乃李鸿宾等奏到剿捕情形，虽据称三路进兵，歼毙猺匪六百余人。而中路都司王珍，东路游击谢国荣，西路游击史鹄，均因烧伤、石伤、枪伤致毙。其中路弁兵，因火烧毙及坠岩跌毙者，约五十余员名；伤亡者约二十余员名；东西两路伤亡弁兵，约共十余员名；览奏实深愤懑。且所奏俱系敷衍空言，尚多不实不尽。广东猺匪，自上年十二月楚逆赵金陇滋事，即已勾结。本年二月初间，在连山西路余高汛一带抢掠。若使及早扑灭，何至分作三路，屯聚至六七处之多？其中路猺匪，经刘荣庆带领总兵余得彪，分为五路抄围，自巳至酉，未能得手，撍卡暂息，以备次早再剿。至二更时候，有匪扑卡，经余得彪戳毙数人。兵丁向药桶取药，该匪等自山头将火包抛入，致火药轰发，草木延烧，弁兵站立不住，纷纷坠岩，尤堪骇异。此必有奸匪乘夜劫营，出我兵不意，以致堕贼奸计伤亡多员，实堪愤恨。所奏东路沿途山路，被匪挖断。此又明系数月之久，惟事防堵，将弁等未尝亲发一矢，俾匪徒得以从容先期将要路挖断，山径无处通行。虽歼毙六百余名，所得实不偿所失。试思该省调集官兵已六千名，兵力不为不厚。五月以前，因楚猺尚未扑灭，粤省未敢防剿兼行，致该匪挖路，不能前进，即绕山越险。其门前又系悬岩，置栅垒石，堵筑高坚，枪炮骤难打进。兵贵神速，岂有观望邻省贼匪扑灭，再行进剿之理？李鸿宾即不知兵，亦何至束手无措，一至于此？其所奏稍宽时日，殊不成话。

该督等既已玩泄于前，岂宜复迁延于后？前据禧恩、瑚松额、卢坤奏派新授南韶连镇总兵阿精阿，带领现未回营之贵州镇箄道标等营兵勇五百名，再令曾胜分兵五百名，交参将兴安泰带领，先赴连州听候调遣。曾胜俟办理逃匪完竣后，再带精兵一千名赴粤策应等语。现已降旨，令余步云署理广东提督，余步云久历戎行，该督等俟余步云到粤，即会同相机迅速剿办，聚而歼旃，勿留余孽，稍赎前愆，毋再迟延干咎，懔之慎之。又李鸿宾另片奏，刘荣庆不娴战阵，且年将七十，两耳重听，近又染瘴。似此年老无能，岂复能胜专阃重任？刘荣庆已明降谕旨勒令休致。其应得处分，俟事竣补参。余步云未到粤以前，著苏兆熊暂行署理。广西尚有防堵事宜，不可无大员弹压，俟余步云接印后，即回广西提督本任。所奏广西省调兵三千八百余名，乡勇二千余名，陆续撤回，并将乡勇妥为安置，俱著照所请行。傥广东省须用广西兵勇，即酌量调用可也。将此由五百里谕令知之。"

（第三十六册 第168页）○己亥○又谕："有人参奏，绍兴差役、幕友、绅士，皆为库书羽翼，已革库书潘鸣皋、徐燮堂尤为罪魁。潘鸣皋问徒遇赦，令亲戚子侄辈王耀如等三四十人，充当各房书吏及各班头役、杂役。每遇公事，潘鸣皋先入署关说，然后令其子侄辈逼索赃银。稍不如意，即遭拘系。徐燮堂于道光八年，山阴县职员周泫与周张氏争继一案，徐燮堂纠同捐纳道员章长龄率众抄抢，经刘彬士访闻斥革。该县张霄极意庇护，将从前被控各案尽行抽换，又嘱院幕任觉村寝其事。徐燮堂被革，令妻弟任炳南出名充当库书，伊在身后主持，破人家产，不一而足。徐燮堂曾充皂隶，其二子违例报捐职官。其差役最悍者，山阴则秋十锦、骆志信父子、谢三皆为潘鸣皋心腹；会稽则薛魁，即妄拿任肇基为任松宇者；其次则车耀、潘光宗、潘大五皆为徐燮堂心腹。今惟薛魁因案获罪，余仍唆讼，无所不至。即使讯明斥革，而不日更名复充。幕友如赵朗夫、徐福堂、宋三洲、陈厚斋、孙益堂，或偷漏消息，或出卖批词，或寝搁案件，或开脱罪囚，所得赃银，盈千累万。绅士如捐纳道员章长龄，捐五品衔平大治、王惟宾，捐六品衔钟南乔，皆与潘鸣皋、徐燮堂为密友。又告病臬司李沄，前因为绍兴佐杂敛钱祝寿，经王祚恺告发，解闽质讯，仍未敛迹。终年干预公事，关说讼案，过付赃私。李沄常挟妓宴饮于赵姓花园。有香店之妇淫丑凤著，李沄与其夫王文濂往来甚密等语。浙省吏治废弛，库吏专恣，差役暴横，幕友勾通，绅士干预，如果属实，大干法纪。此案著交程祖洛于路过浙江时，会同何凌汉将折内所指各情节，逐款确切讯明，严行惩办，以除民害而挽浇风，毋许存化大为小之见。何凌汉接奉此旨，著赶紧办理，录科事竣，即会同程祖洛认真查办，毋许稍有瞻徇。傥颟顸了事，经朕别有访闻，惟程祖洛、何凌汉是问，恐不能当此重咎也。原折著钞给阅看。将此各谕令知之。"寻奏："讯明库书徐燮堂并无充过皂隶，其子并非违例朦捐。惟妻弟任炳南接充库书，仍系徐燮堂暗中代办。又于周泫与周栗争继一案，照料讼案，得有酬谢，应从重发极边烟瘴充军。幕友赵朗夫，于周栗争继涉讼得赃，照例发近边充军。任炳南容留徐燮堂隐身办事，徐福堂于就馆处所销卖布匹，并差役车耀、秋十锦、骆元、谢三于控案各受饭食、钱文，俱各按律问拟。潘鸣皋尚无另犯不法劣迹，徒役未满，仍行发配。库书王耀如、粮书潘治平、潘召棠、户书徐廷椿，俱系徐燮堂、潘鸣皋弟侄亲戚，一并斥革。与已经退卯之徐廷举、徐载扬饬县存记，永远不准更名复充。捐职道员章长龄，五品衔平大治、王惟宾，六品衔钟南乔，并无关说得赃确据。宋三洲、孙益堂亦未在本地作幕，陈厚斋拟批呈词，系属照例；潘大五、潘光宗讯非徐燮堂心腹，均毋庸议。幕友任觉村查讯，尚无寝搁案件情事，仍与案内幕友，均不准在本省各衙门就馆。告病在籍枭司李沄，讯无交结干谒别情。惟在赵姓花园听唱宴饮，即与挟妓饮酒无异，应请旨革职。"下部议。从之。

37.《清宣宗实录》卷220，道光十二年九月壬申（第三十六册 第290页）

○谕内阁："玉麟等奏，拿获偷盗驼马之哈萨克贼犯，审明照例办理一折。哈萨克拜他纳、额里克拜，胆敢起意纠合卓勒多、拜卓勒岱、拜比特潜入卡伦开齐，偷盗驼马，情殊可恶。经玉麟等审明后，即将正贼拜他纳、额里克拜正法，将从贼卓勒多、拜卓勒岱、拜比特拟发烟瘴，所办甚是。甚鄂尔果准等卡伦之满洲佐领苏扬阿，虽遗漏贼犯来踪，而查出去迹，即带兵丁迅速追至哈萨克游牧地方，将哈萨克贼犯五名，并所盗马五十八匹、驼六只，全行拿获，著准其功过相抵。"

38.《清宣宗实录》卷221，道光十二年闰九月戊寅（第三十六册 第297页）

○安徽巡抚邓廷桢奏："颍州、凤阳、庐州等府，及六安州等处，有匪徒专习火器，名为枪手，纠殴者必雇为保护。因此火器伤人之案，层见叠出。嗣后此等命案，请照旧例从重问拟。枪手受雇，应照自号教师例，杖一百，流三千里。虽未受雇而学习已成者，应杖一百，徒三年。又颍州府凶徒，结伙伤人，如有枪手，应照旧例加重。三人以上者，发极边烟瘴充军；十人以上者，发新疆给官兵为奴。"下部议。寻议："该抚酌定各条，系为因时惩创起见，应如所议办理。惟回民结伙，与颍匪情罪相同，亦应一律加等问拟。嗣后安徽省回民结伙斗殴，除罪在满徒以下，仍按本例从重定拟外。如结伙罪应拟军，即将该枪手加等问拟，发往云贵、两广极边烟瘴充军，到配加枷号三个月，以示惩儆。"从之。

39.《清宣宗实录》卷222，道光十二年闰九月甲午（第三十六册 第313页）

○谕内阁："玉麟等奏，拿获偷盗马匹之哈萨克贼犯，审明照例办理一折。哈萨克阿尔克特，胆敢起意纠合克托什、哈林拜，潜入卡伦开齐，偷盗马匹，实属目无法纪，情殊可恶。经玉麟等审明，即将正贼阿尔克特正法，将从贼克托什、哈林拜拟发烟瘴，所办甚是。其托里卡伦之云骑尉倭协泰，虽属遗漏贼犯来踪，而查出去路，即行带兵迅速追出卡外，将哈萨克贼犯三名，及所盗马八匹，全行拿获，著准其功过相抵。"

40.《清宣宗实录》卷224，道光十二年十月戊午（第三十六册 第337页）

○又谕："前据穆彰阿会同陶澍，审办龙窝汛十三堡奸民挖堤一案，定拟具奏，当交刑部核议。兹据复称，奸民聚众强挖官堤，掣动全黄大溜入湖。该尚书等讯，系在逃之陈端起意为首，张开泰、赵步堂二犯听从纠人，复督同刨挖。陈明等十三犯，或在场照看，或帮同刨挖，或转为送信。将来严拿陈端到案时，照光棍例问拟，正法河干。将张开泰等二犯，依盗决堤岸过水漂没他人田庐为首例，拟枷号三个月，实发烟瘴充军。陈明等十三犯，依决堤为从例加一等，拟流二千里。惟查律载共犯罪而首从本罪各别者，各依本条科断；若罪名并非各别，则引断不容两歧。今陈端等聚众持械，捆缚巡兵，挖堤放水，决口宽大，糜帑害民，迥非寻常盗决河防可比。该尚书等声明拿获陈端时，照光棍为首例正法，固属允协。第祸固首于造意之犯，而事实成于附和之人，衡情定断，自应将听从纠人、复督同刨挖之张开泰等二犯，依光棍为从例绞候。并未纠人，亦未捆缚巡兵之陈明等十三犯，依光棍为从例，量减满流。乃该尚书等，仅将张开泰等于盗决河防本例上，分别加等问拟，一事两引，与例不符。且详核案情，颇多疑窦。原奏所称陈端赶集，遇见陈堂，谈及黄河水大，意欲纠人挖决，放泥淤地一节。盗决河防，罪名綦重。该犯等放泥淤地，希图不可必得之微利，而轻蹈必不可逃之王章，不谋于家而谋于市，已非情理。况据供陈端与陈堂在集商谋，被路过之海东楼听闻，是陈端倡议之始，既已传播于行人。而该汛弁兵，耳目切近，千总沈得功又系陈端儿女姻亲，何至毫无觉察，任令辗转纠邀？谓挖堤仅系陈端造意，该弁兵等均未同谋，殊难凭信。又陈端令张开泰转邀海东楼等，各许给钱二百文，同往挖堤一节。人孰不爱其身家，而祸莫烈于荡析。海东楼等多系沿河居民，讵不知决口一开，庐舍必遭漂没。何以一闻纠约，辄贪些微之雇值，忘荡析之奇灾，人虽至愚，不宜出此。又陈端等同至十三堡，张开泰等督众刨挖，陈端等在两旁拦截行人，并喝令数人将堡兵杨德、田赋捆缚一节。河干堡房林立，声势相联，况秋汛吃紧之时，防范尤当倍力。岂有任其拦截行人，捆缚堡兵，附近民夫并不齐集，邻堡兵丁并不趋护之理？又效用百总张有功巡见，赶至张家湾，向沈得功报知。沈得功正在张家湾抢险，闻信骑马赶至决口地方，时已天明，复折回张家湾抢镶防风一节。张家湾系在兵九堡，距兵十三堡决口处不过数堡。而沈得功供于四更闻信，若使立即驰往，各犯未必全逃，何以迟至天明，始行赶到？其情已属可疑。况本汛河堤，既经决口，即使势难抢堵，亦当俟该河督到工，听候查勘，不应遽行折回。若谓张家湾水大堤险，刻难远离，独不思十三堡决口既开，水势奔泄，张家湾相距甚近，何至复有险工？是沈得功所供，多不足凭，即难保无知情同谋，事后狡饰情事。朕详阅所驳，均属有理。著穆彰阿等再行提案，将所驳各情节研究确情，按律妥拟具奏。将此谕令知之。”

41.《清宣宗实录》卷235，道光十三年夏四月甲辰（第三十六册 第510页）
○又谕：“特依、顺保等奏，审明拿获殴伤驿站兵丁，抢掳马匹之哈萨克贼犯等，分别办理一折。哈萨克贼犯张霍卓，胆敢纠约萨图托胡勒等，入卡殴伤驿站兵丁，抢去马匹，实属目无法纪。经特依、顺保等审明，即将正贼张霍卓正法，从贼图尔棍拜发往烟瘴地方，所拟甚是。其在逃之贼犯萨图托胡勒、图尔敦默特、托胡达、齐齐罕拜等，著严拿务获。并查明张霍卓等系由何卡所入，即将失察各员参奏。"

42.《清宣宗实录》卷 237，道光十三年五月庚辰（第三十六册 第 543 页）
○谕内阁："邓廷桢奏，县役雇备差马，酿成人命，请将知县解任严究一折。安徽凤阳县知县廖大闻，前因豫陕赴闽官兵过境，饬差添雇车马支应。该役陈堂等，向振荣号何铎雇备。何铎遣伙徐五往雇，自己进城守候，即在陈堂家住宿。迟待至半夜，恐误差情急，自缢身死。此次兵差过境，该县站设马匹不敷，自须宽为雇备。如果向民间发价和雇，何至累及闾阎？况何铎系由廪生报捐训导，并非应充行户之人。纵使代雇迟误，何至情急轻生？且何以住宿差役陈堂之家？案情种种支离，显系差保藉端科派，私押诈赃，致酿人命，且恐该县有知情徇纵情事，必须严加审究。凤阳县知县廖大闻著先行解任，交该抚提同差保人等，彻底严究，以成信谳。寻奏："查讯何铎向开振荣号行户，因雇马迟延，差役陈堂之子陈培将伊锁押，加以逼吓，以致情急自尽。虽非诈赃，究属玩法，应将陈培发极边烟瘴充军。凤阳县知县廖大闻，失察差役酿命，请交部议处。"下部议。从之。

43.《清宣宗实录》卷 238，道光十三年六月癸丑（第三十六册 第 568 页）
○谕内阁："本日据卢坤等由驿驰奏，越南国呈复照会捕盗咨文，并报知漂失师船，已在该国收泊，款给修整送回一折。上年十二月二十五日，广东提标中营二号米艇，配坐官兵七十员名，遭风漂流越南国茶山洋面收泊。经该国王迎救抵次，优给供顿资用，代修船只，在彼阅四月之久。外委梁国栋，因遭风受瘴身故，复为遣官料理，祭赠有加。及师船起程，各兵又有赏赉，并拨医通行，派兵帮驾，添械防御，已于本年五月初四日驶进虎门。越南国远隔重洋，素称恭顺。今该国王因内地兵船遭风飘收到境，优待款留，种种周详曲到，虔恪尽礼，可嘉之至，著降敕褒奖。并赏赐该国王蟒缎四匹，闪缎四匹，采缎四匹，素缎四匹，以示宠嘉。此次该国带有压舱货物，及将来出口货物，俱著加恩免其纳税。仍循照旧章，先行开舱起货销售，俾免稽迟。所有颁赏该国王缎匹，著礼部于本年该国贡使七月来京回国之便带往。其该国差官黎文谦等，亦著该督抚优加赏赉，交该国王颁给。该部先行文该国王知之。"

44.《清宣宗实录》卷 244，道光十三年冬十月辛丑（第三十六册 第 660 页）
○谕军机大臣等："有人陈奏，浙江杭州府属，有不安本分士子，恃符滋扰，名曰靴党。其众著者，则有举人徐廷策，廪生邱宗宪，附生龚润、吴必祥，职员许祖兴，吏员吴葆生即小渔，尤为乡间侧目。此辈或藉词因公，联名挟制；或事非干己，挺身扛讼；或先后互寻其衅；或彼此相助为攻；或阴为挑唆，阳为调处；或名为息事，实为埋根；甚至设为影射之词，汙蔑妇女之名节，巧构株连之局，倾复良懦之身家。地方官循谨者，惟恐撄其锋，而公事为之掣肘；其贪墨者，且将利为媒，而从中恣其勒诈；蠹胥猾吏，奸奴劣幕，联为心腹。请将著名靴党密切究办等语。案关士子干预教唆，最为恶习。事隶浙省，该抚富呢扬阿忠厚有余，刚断不足，朕所稔知。若交该抚惩办，虽不敢化有为无，必致受属员朦蔽。程祖洛现任总督，浙江亦所兼辖，接奉此旨，不必亲往杭州。于所属各员中，不拘道、府、厅、县，总须结实可靠之人，密行派往，暗访明查，是否实有其人？实有其事？如有确据，即将靴党指名查拿，按律惩办，毋稍姑息。此外各州县各案，如举监生员及捐职人等，有干预教唆者，一律惩治，以儆刁风而清讼源。将此谕令知之。"寻奏："正在遵委妥员查办。适浙抚已经访拿，查明龚润是钱塘县举人，讯系附生龚自泰托名嫁祸，余俱按名弋获。究出滋扰讹诈多案，请照办讼棍例，发极边烟瘴充军。"下部议。从之。

45.《清宣宗实录》卷245，道光十三年十一月

（第三十六册 第690页）○戊寅○谕军机大臣等："本日据卢坤由驿驰奏，探报越南近信，严密防堵情形一折，览奏均悉。此次越南国黎氏后裔黎维良，纠合北胜土司，勾结土民，在清化地方起事。又据该国谅平巡抚黄文权禀，有保乐州农文云聚党谋匪，国王派兵征剿，诚恐奔窜，请乞拿究等情。现饬署太平府知府庆吉前往巡查，探闻该国保乐州阮有魁带兵攻打牧马。九月初，谅山镇夷官黄文权，带兵救援败绩。沿途虽设有排栅，地方辽阔，兵力少单。已饬龙州等处雇募乡勇，并派兵前往隘口，严密防御。其与越南毗连龙凭、馗纛二营，地广兵单，现檄署新太协副将周应麟会同庆吉，亲赴各关察看，相机慎防，实力堵御，以期严密。其龙凭营所属各隘水陆塘汛，长三百余里，与越南犬牙相错，各隘防兵，仅止二百八十余名。该督即饬该都司等，严堵内奸外匪乘间窜越。并饬沿边各土司一体督率兵勇，会同官兵严密防堵，毋稍疏懈。该督仍饬署太平府知府庆吉，泗城府知府兴仁，郁林州知州王彦和等，随时防范，仍遵前旨。如有夷匪窜近边圉，立即督率兵勇严行堵截，毋使一名阑入。总不许越疆妄杀，致滋衅端。又另片密奏，该国王不能自存，竟至叩关请兵，即当正词拒绝。惟该国王恭顺有年，不便直言拒绝。所有卢坤请以官弁兵丁于该国道路水土，未能服习，到彼即染瘴疠，断难深入，徒劳该国供顿，惟有整旅境上，遥为声援。该国王当卧薪尝胆，招集本国忠义匡复，而天朝之兵，断不为出。深识大体，可嘉之至。傥该国王竟有叩关请兵情事，该督等即照此办理可也。将此谕知卢坤、祁埙、李增阶、余步云，并传谕署广西提督文哲珲知之。"

（第三十六册 第692页）○辛巳○谕内阁："向例蠹役吓诈，致毙人命，不论赃数多寡，问以绞监候。其差役因公逼毙人命，及差役子姓亲属，私代办公，逼毙人命之案，作何治罪，律例并无明文。因思人命至重，必期按律定断，用昭详慎。若以罪无正条，援引比附，恐致畸轻畸重，易启高下其手之弊。内外大小衙门，书吏差役，藉称因公，辄自拘押罪人，多方吓逼。傥其人罪不至死，因而毙命，即使讯无得受贿赃，其情甚属可恶。至吏役子姓亲属，本身并未充当，乃私代办公，逼毙人命，更出情理之外，尤属可恶。著刑部详查例案，酌定条款，将来引用时庶免枉

纵。奏准后纂入则例，永远遵行。"寻奏："应请嗣后差役逼毙人命，俱照蠹役诈赃例减一等，杖一百，流三千里。代办逼命，讯系非诈赃者，俱实发云贵、两广极边烟瘴充军。"从之。

46.《清宣宗实录》卷247，道光十三年十二月甲子（第三十六册 第726页）
○谕军机大臣等："有人陈奏，安徽庐、凤、颍一带，有匪棍郝启倡，从前本系枭匪，绰号巡河大王，占据马头，非其伙党，不容贩买。又号拦河大王，近年官行票引，该匪即借票商为名，带领拽刀匪徒，夹带贩私，往来庐、凤、颍等处，公行无忌，敛派盐贩钱文，动辄数百千，旋即分散，要结人心，党羽益众。上年欲入六安州境，该处绅士商民，稔知其恶，在州呈请驱逐。该匪知众心不附，自行退回。惟缉拿李容孜案内，地方官曾用该匪为眼线，乃官资其力，匪势益张，罔知顾忌。又匪棍刘崇仁，居住合肥县寿州两境接壤之吴山庙地方。凡犯案匪徒，向彼投匪，兵役即不敢拿。该匪与合肥县蠹役沈姓戚好，消息相通，犯案累累，地方官隐忍不办等语。棍徒聚党横行，最为地方之害。郝启倡借票商行私，刘崇仁交通蠹役，若不及早惩办，必致酿成巨案。著邓廷桢督同臬司蔡世松，派委干员严密查拿，务获究办，以除邪慝而靖地方，不许泄漏风声，致该犯等远扬漏网。将此谕知邓廷桢，并传谕蔡世松知之。"寻奏："蠹役沈姓，系合肥县革役沈崇璧，前因事拿获在案。刘崇仁现亦拿获究办。"报闻。又奏："郝启倡讯明即郝运开，曾随同官役协获枭匪，辄假冒盐巡名目，讹诈官盐船只，贿放私贩人犯，并节次兴贩私盐，应从重发极边烟瘴充军。"下部议。从之。

47.《清宣宗实录》卷253，道光十四年六月壬寅（第三十六册 第838页）
○又谕："陈乐山前因诬告拟军，不知悛改，辄脱逃来京，呈递诗册章疏，虽未封口，亦无违悖字句，但以不干己事列入疏内，妄行控告，实属不安本分，著照例实发极边烟瘴充军。该犯恤刑疏内，牵控安徽太湖县捕役潘玉等诬窃私拷各案。著将该犯并钞录章疏，一并递解安徽，交邓廷桢讯明查办，并查明该犯在配有无为匪不法别情，照例办理。至该犯疏内所称，四川巴县、华阳县捕役设卡淹禁，致毙多命，及擅用鸭儿凫水等非刑名目；并安徽太湖县卡房禁死军犯、贼犯多名；及捕役蒋元等行窃诬窃，私拷酿命各情。事关捕役私立卡房，非刑凌虐，必应确查严禁。著鄂山、邓廷桢严查究办，无稍宽纵。朕因该犯在配潜逃，擅递诗册章疏，是以治以应得之罪。疏内所称各弊，亦不可以人废言，更不可以该犯业经治罪，概置不问。该督抚等务当饬属严行查禁，如果实有其事，即当奏参惩办，以儆蠹役而重民命。"寻鄂山奏："查明巴县、华阳县捕役，并无设卡淹毙多命，及擅用非刑情弊。"得旨："稽查此等弊病，最易受人蒙蔽，非有发奸摘伏之手段，难得其实，汝其勉之又勉。"邓廷桢奏："讯明蒋元曾充太湖县捕役，因事革退，窝留乞丐何三行窃，量拟杖徒。潘玉讯无诬窃私拷、诈逼毙命等情，惟事主自将贼犯宋满江拿获，听人劝释，潘玉知情匿禀，先已革役，照不应重律杖责发落。"下部议。从之。

48. 《清宣宗实录》卷 255，道光十四年八月壬戌（第三十六册 第 899 页）
〇赠广东查拿黎匪染，瘴病故巡检娄汝楫主簿衔，予祭葬恤荫。

《清实录（三七）·宣宗成皇帝实录（五）》

49. 《清宣宗实录》卷 283，道光十六年五月丙戌（第三十七册 第 358 页）
〇河南巡抚桂良复奏："归德府捻匪陈方等逞凶扰害情形，并请嗣后严立科条，从重问拟。"得旨："桂良奏，审明捻匪结伙讹抢，谋杀差役各确情，按例定拟一折，著刑部速议具奏。至该省归德府属，嗣后遇有凶徒结伙持械之案，该抚请严定科条，照南阳等府州定例惩办。著该部核议具奏。"寻奏："陈方抢夺妇女，起意谋杀捕役，例应斩决，传首犯事地方示众，以昭炯戒。再该抚奏称，归德府民情犷悍，请照南阳、汝宁、陈州、光州棍徒例一体惩办。应如所请。嗣后归德府凶徒结伙三人以上，但有一人持械伤人，除实犯死罪外，其余不分首从，改发极边足四千里充军；如聚众至十人以上，执持器械，无论曾否伤人，应不分首从，改发云贵、两广极边烟瘴充军。俟下届修例时，纂入例册，永远遵行。"从之。

50. 《清宣宗实录》卷 303，道光十七年十一月戊寅（第三十七册 第 718 页）
〇谕内阁："祁□等奏，中式举人查有顶冒代倩情弊，请斥革究办一折。本科广东省乡试中式第二十六名举人张贻桂，考遗文字，与中卷笔迹不符。经该抚等讯出该生于考遗时，倩生员张先甲冒名入场代作。其乡试文字，又与同号之副贡生周全，岁贡生蔡联奎，商量改作。案关科场舞弊，必当认真究办。张贻桂著即革去举人，交邓廷桢、祁埙提同应讯人证，研审确情，分别按律定拟。祁埙、李星沅未能豫为防范，著交部照例议处。"寻奏："已革新中举人张贻桂，中式文字讯系令同号贡生蔡联奎等代为删改。虽非豫倩枪代，惟于考遗时，辄敢涣令张先甲顶名入场，与已革生员张先甲，合依例俱枷号三个月，发极边烟瘴充军。张贻桂闻拿投首，照例减等，杖一百，徒三年，不准留养。蔡联奎因在同号，临时代为删改，与豫倩顶名入场之枪手有间，应比例酌减杖徒。在逃之副贡生周全，应先行褫革，仍严饬缉获，照例办理。"下部议。从之。

51. 《清宣宗实录》卷 308，道光十八年夏四月辛亥（第三十七册 第 794 页）
〇谕军机大臣等："本日据都察院奏，甘肃已革文生翟翔，遣子翟海屋赴京呈递封章，已明降谕旨，令苏勒芳阿会同瑚松额审讯矣。该大臣接奉此旨，著即前赴甘肃省城，会同该督，督率新任藩司梁萼涵，将所控各情节，逐一审究，务得确情，据实具奏。将此谕令知之。"寻奏："讯明翟翔以唆讼斥革，其封章所控州县浮收漕粮各款，非已结之案，即属子虚，按律拟实发极边烟瘴充军。"下部议。从之。

52. 《清宣宗实录》卷 312，道光十八年秋七月戊辰（第三十七册 第 867 页）
〇刑科给事中况澄奏，请增修律例专条。下部议。寻议："拟将原例修改者一条。查窃盗改过缉盗，起除刺字之例，未定年限，获盗亦未指明以若干名为断。应请嗣后窃盗刺字发落之后，如实能改悔，历二三年无过，又经缉获强盗二名以上，窃盗五名以上者，准其起除刺字。拟将原例通行画一办理者二条。一、嗣后审办案件，凡应行刺字者，照例声明刺臂、刺面，或左或右，并所刺何字，以昭详慎。一、凡有触犯祖父母、父母被呈之犯，如系民人，照例右面刺烟瘴改发四字，旗人毋庸刺字，以符定制。"从之。

53.《清宣宗实录》卷320，道光十九年三月壬子（第三十七册 第1010页）

○谕内阁："前据御史许乃安奏，顺天府属大兴、宛平二县应试士子，多有积惯枪手入场代倩文字等情，当降旨交卓秉恬等严密查拿，讯明惩办。兹据奏称，讯出安徽监生甯懋修等，有冒考北籍，雇人枪替情弊。著直隶总督，安徽、江苏、江西、河南各巡抚，即将甯勉行即监生甯懋修，汪小梅即汪达林，林兰皋即林承露，又名林曙华，刘吉人即刘法周，马朔方、谈椿等，按名严拿，解京审讯。其张大临、皮登峰、张曰哲暨供出未进之童生任树荣、张士杰、杨士彬等，仍著卓秉恬等严饬各州县缉拿务获，一并归案讯办。"寻奏："讯明刘法周、甯懋修、李文奎即李老锦等，顶冒及包揽代雇属实，请将刘法周、甯懋修、张大临、方埏、李文奎等，均照随棚枪手例，枷号三个月，发极边烟瘴充军。孙源等照越舍换写文字例，发近边充军。未获之汪小梅等，获日另结。失察各地方官，交吏部查取职名，分别议处。"下部议。从之。

54.《清宣宗实录》卷322，道光十九年五月己亥（第三十七册 第1044页）

○宗人府宗令敬敏等会议："查禁鸦片烟章程三十九条。一、沿海奸徒，开设窑口，勾通外夷，囤积鸦片。首犯拟斩枭；为从同谋及接引护送之犯，，并知情受雇船户，拟绞监候。该管官知情故纵者，革职；失察者，分别议处。一、沿海员弁兵丁，受贿故纵，拟绞立决；知情徇纵，俱发往新疆，官弁充当苦差，兵丁为奴；失察者，员弁分别议处，兵丁杖徒。一、合伙开设窑口，并合伙兴贩者，以造意者为首，余俱以为从论。一、沿海奸徒，寄囤夷船烟土，照开设窑口从犯治罪。一、官役拿获贩烟吸食之犯，得财卖放者，与犯同罪。赃重者，计赃以枉法从重论，失察之该管官分别议处。一、收禁人犯，如有禁卒人等将鸦片烟私行传递，或为代买者，发极边烟瘴充军。其解递之犯，解役人等，有犯前项情弊，发近边充军。赃重者，计赃以枉法论。失察之该管官，分别议处。一、兵役匪棍，以查烟为由，肆行抢夺，并挟仇诬赖者，俱发边远充军。赃一百二十两以上者，为首拟绞监候。失察之该管官，分别议处。一、鸦片烟案内，流罪以上人犯，告称留养者，概不查办。一、事未发而自首者免罪，闻拿投首者减一等，首后复犯加一等治罪。一、吸食之案，止准官弁访拿，不许旁人讦告。一、开设烟馆，首犯拟绞立决；从犯及知情租屋者，发新疆给官兵为奴。兵役包庇，与犯同罪。有赃，计赃准枉法从重论。失察之该管官，分别议处。一、栽种罂粟，制造烟土，及贩烟至五百两，或兴贩多次者。首犯拟绞监候,为从发极边烟瘴充军。兴贩一二次,数不及五百两者,为首发新疆给官兵为奴,为从发极边足四千里从军。兵役贿庇,与首犯同罪。赃重者,计赃以枉法从重论。其知情租给房地之业主,受雇之船户,一年以外者,发远边充军;一年以内,杖流;半年内,杖徒。州县官知情故纵者革职,永不叙用。失察之该管官,分别议处。一、栽种罂粟,尚未制烟售卖,及收买烟土、烟膏未售卖者,为首发极边烟瘴充军,为从杖流。一、吸烟人犯,均予限一年六个月,限满不知悛改,无论官民,概拟绞监候。一、平民吸烟,在一年六个月限内者,拟杖流;如系旗人,销除旗档,一体实发。一、在官人役并官亲、幕友等,一年六个月内在署吸烟者,照平民加一等治罪。该管官知情故纵者革职,失察者降调。一、职官吸烟,在一年六个月内者,发新疆充当苦差。一、兵丁吸烟,在一年六个月内者,发近边充军。该管官知情故纵者革职,失察者分别议处。一、开设烟馆,栽种罂粟,制烟兴贩。首从各犯,除现拟死罪外,其余俟一年六个月后,均拟绞监候。一、吸烟人犯,虽经改悔戒绝,但存有烟灰者,杖一百。一、制卖鸦片烟器具者,照造卖赌具例分别治罪。失察及拿获之该管官,分别议处、议叙。一、同居子弟有吸烟者,家长照不能禁约子弟为窃例治罪。一、职官因吸烟发往新疆者,概不准各城大臣因事保奏。一、宗室、觉罗吸烟者,发往盛京,严加管束。如系职官及王公,均革职革爵,发往盛京,永不叙用。如犯在一年六个月限满后者,照新定章程,加重拟绞监候。宗人府会同刑部,恭进黄册请旨。一、太监内如有从前吸食者,限一个月内,自首免罪。再限三个月内,令总管太监认真搜查,如有收藏烟具者,审明从重治罪。如三个月限满,半年以内,有在禁门以内各值房吸食者,均拟绞监候。在外围值房吸食者,枷号六个月,发极边烟瘴永远枷号,遇赦不赦。失察之总管首领及同屋太监,奏请分别降革治罪。如系首领吸食,均照禁门以内新拟罪名办理。失察之本管、总管,奏请发遣。究出贩烟之人,若系太监,与吸烟之人同罪;若系民人,交刑部加等治罪。至陵寝首领太监等有吸食者,照外围办理。其王公门上及各大臣宅中之太监等有吸食者,交慎刑司永远枷号不赦。如半年以后仍有吸食,在宫门以内者,拟斩监候;外围等处及陵寝当差,并王公门上大臣宅中,并已为民太监等,拟绞监候。各项失察处分,仍照前议办理。一、夷商住澳住行,卖货完竣,即饬遵照定限起程。如逾限久留,照违制律治罪。一、官兵查拿鸦片烟,遇有大伙拒捕者,准放鸟枪,格杀勿论。一、销毁烟土,令督抚亲验真伪,以防偷换。一、沿海各省洋船进口,督抚派公正大员,实力搜查。一、各省海关监督,于洋船带烟进口,知情纵放者革职,失察者分别议处。一、各省拿获烟贩,将由何处购买,何人包庇护送,及经过地方,逐一根究,分别惩办。该管官受贿故纵者革职治罪,知情者革职,失察者分别议处。一、拿获吸烟人犯,承审官徇情开脱,照故出人罪例治罪。一、吸食已戒,平民例得免罪。惟职官为民表率,如曾经吸食者,均勒令休致。一、拿获囤积、兴贩各犯,无论邻境、本境,均准给予议叙,仍分别送部引见。一、访获吸食者,亦准酌请议叙。一、在京各衙门及外省督抚,将吸烟之员列入京察卓异,即将原保举官议处。一、京城地面,五方杂处,稽察尤应严密。应责成步军统领衙门、顺天府、五城随时访察，仍严禁番役等讹索扰累。一、各省保甲，饬地方官认真编查，如牌长有受贿知情等弊，一体惩办。一、地方官朔望宣讲后，即将吸食鸦片之害，传集众人，明白宣示，庶父诫兄勉，咸知自爱。"奏入。得旨："上年黄爵滋条奏鸦片积弊，请旨设法严禁，当交各将军、督抚等各抒所见、妥议以闻。嗣经陆续奏到，并据科道等官先后条陈。特降谕旨，交大学士、军机大臣会同各该衙门议奏。兹据详议章程，会同奏入，朕详加披阅，尚属周妥，俱著照所议办理，并著纂入则例，永远遵行。各该衙门即速行刊刻，颁发各直省、将军、督抚等，转行所属地方文武员弁，一体遵照，明白出示晓谕，咸使闻知。朕惟姑息非所以爱民，明刑即所以弼教。鸦片来自外夷，日甚一日，兼以内地栽种罂粟，影射渔利，军民人等受其毒者。始则被人引诱，继乃习为泛常，甚至荡产戕生，罔知悛改，关系于人心风俗者甚钜。若不及早查禁，永杜弊源，则传染日深，其害伊于胡底。朕恫瘝在抱，欲为天下除此祸患，不惮再三训诫，特议刑章，以期易俗移风，还淳返朴。因思海贩窑口，实为祸首罪魁。倘非一律从严，概置重典，不足以防偷漏而塞来源。至吸食之弊一日不断，则兴贩之来一日不绝，亦不得稍从宽宥。今定以死罪，立限严惩。此外种种流弊，尤应随时随地实力稽查，历久不懈，庶几根株净尽，力挽浇风。惟是有治人而后有治法，该将军、督抚等果能早为查办，何至流毒如今日之甚。朕姑宽其既往，自此次明定章程以后，其各激发天良，涤除积习，同心协力，仰体朕怀，为民除害。其有不肖属员，讳饰不办者，立即据实严参，重治其罪。倘仍意存玩泄，视条教为具文，或畏难苟安，或始勤终怠，则是甘心蹈法，自丧天良。朕言出法随，决不宽贷，其各懔遵毋忽。"（P1044 1-7）

55.《清宣宗实录》卷324，道光十九年秋七月乙未（第三十七册 第1082页）

○又谕："湍多布等奏，审明拿获偷盗马匹等物之哈萨克贼匪，照例办理一折。哈萨克阿延喀尔，胆敢起意纠合木西坦诺霍图等，私入卡伦开齐，偷盗驼马牛羊等物，情殊可恶。经湍多布等审明，即将正贼阿延喀尔立时正法，将从贼木西坦诺霍图拟发烟瘴地方，办理妥协。所有玛呢图等卡，满洲骁骑校德兴额，额鲁特骁骑校茂扣肯，虽失察贼匪入卡，旋即带兵追捕，即将正贼及所偷牲畜等物，一并起获，功过尚足相抵。其在逃之贼匪萨拉木拜等，著严拿务获，俟弋获时再行照例办理。余依议。"

56.《清宣宗实录》卷328，道光十九年十一月乙巳（第三十七册 第1157页）

○谕内阁："前据宝兴奏参，成都府知府谢兴峣，声名狼籍，物议沸腾，当经降旨饬查。兹据查明，该府审理案件，于官亲丁役舞弊作奸，既不能豫为约束，又复漫无觉察，且恐有授意婪赃等弊。谢兴峣著即革职，交该督亲提全案人证，严行究讯，不准任其狡展。并勒令速将阎成等交出，归案质审，毋许稍涉迁就，有意开脱，以惩贪墨而儆官邪。"寻奏："谢兴峣于文生廖凤翥被人诬扳奸案，不即讯释，至管亲谢兴嵘，家丁阎成、曾喜，差役游七等，撞骗多赃，毫无觉察，业经革职，应毋庸议。除严缉曾喜务获外，谢兴嵘、阎成拟枷号两个月，发极边烟瘴充军。余分别问拟。"下部议。从之。

《清实录（三八）·宣宗成皇帝实录（六）》

57.《清宣宗实录》卷334，道光二十年五月甲辰（第三十八册 第73页）

○谕军机大臣等："理藩院奏，已革土默特贝子旗台吉庆宝，遣抱告喇嘛洋齐克旦巴在京呈控一折。已革台吉庆宝，因家奴盗砍茔树一案，屡控不休。曾经理藩院将本案印照，并查出旧稿印式，咨行热河都统核对讯办，业因比勘印文不符，将该台吉拟罪。兹又遣人呈控，并牵涉承审司员喝令画供等情，案关罪名出入，虚实均应彻底根究。且悬宕数年，翻控不止一次，必须虚衷推鞫，当堂指示明确，方可折服其心。著阿勒清阿调取各项案卷印文，提集案内人证，秉公研审，并著将印照及检出钤印陈稿，对众比较，总令该台吉俯首无辞，以成信谳。将此谕令知之。"寻奏："调取钤印旧稿并印照当堂比较。讯明达玛林扎布实非庆宝家奴，庆宝俯首无辞，应于原犯呈递封章边远军罪上加一等，发极边烟瘴充军，系蒙古旗人折枷免遣。达玛林扎布虽非庆宝家奴，其茔树回乾，并不向庆宝告知，辄行砍伐，应照不应重律，酌加在茔前枷号一个月。承审司员严达，讯无喝令画押等情，惟未能虚衷鞫问，折服其心，应交部议处。"下部议。从之。

58.《清宣宗实录》卷335，道光二十年六月辛未（第三十八册 第88页）

○添设云南邱北县知县一员，定为夷疆题调要缺。裁恩乐县知县一员，移师宗县训导为邱北县训导，仍定为选缺。恩乐县典史为邱北县典史，仍定为苗疆调缺。改镇沅直隶州知州为镇沅直隶厅同知，移驻恩乐县，仍定为苗疆题调要缺。改邱北县丞为镇沅厅分防经历，仍定为夷疆调缺。镇沅州学正为镇沅厅教授，吏目为司狱，恩乐县教谕为镇沅厅复设训导，均定为烟瘴要缺。移临安府捕盗同知驻阿迷州双水塘，定为繁疲难题调要缺。改武定直隶州知州为部选简缺。开化镇属石榴红汛为石榴红营，阿迷州属双水塘为双水汛，移开化镇右营都司千总、把总各一员，外委二员，额外外委一员，兵一百七十名，驻石榴红营；临元镇千总一员，兵一百名，驻双水汛。添设广西州属腻草竜汛，移广西州营把总、外委各一员，兵一百名驻守。移临元镇右营都司把总、外委各一员，及蒙自县属籁岩汛外委一员，兵一百五十名，斗母阁汛兵五十名，驻蒙自县城。籁岩营守备，仍拨归临元镇右营，留外委一员，兵五十名，驻守籁岩汛。改蒙自县属二塘为汛，移县城原设把总一员，带兵五十名驻守。改阿迷州属大小石牙隶文山县管，并归开化镇总辖。裁顺云、威远二营兵各一百名，拨归开化镇七十名，临元镇五十名，广西营八十名，从护总督颜伯焘请也。

59.《清宣宗实录》卷360，道光二十一年十月戊申（第三十八册 第507页）

○谕内阁："桂轮奏，缉获矿匪，讯明挟仇放火情形一折。热河平泉州属回子地地方，被矿匪挟嫌烧毁房屋，现据该都统奏缉获矿匪首从二十一名。并据首犯李长春供认，与高升等五人起意书写名帖，邀人放火泄忿各情。此案矿匪聚众滋事，至二百余人之多，恐为首不止五人．现在获犯仅有十分之一，恐各犯现供尚有不实不尽，仍著该都统严饬各属，将未获首要各犯上紧缉拿务获，同现获各犯，讯取确供，分别从重惩办。悦所属各员不能迅速获犯，著即严参办理。千总何承泰收到矿匪名帖，匿不禀报，著即照议斥革。千总刘德印自甘讳窃，亦属不合，著交部照例议处。该部知道。寻奏："续获贾汝仲等一百三名，讯明实因挟村民架名偷窃之嫌放火泄忿。请将为首偷挖金砂起意纠众之李长春，拟斩立决，并传首犯事地方，以昭炯戒。张帼太等二十五犯，除为从然火，止发近边充军，轻罪不议外，应请照偷挖矿砂例，发极边烟瘴充军。余分别问拟流徒。"下部议。从之。

60.《清宣宗实录》卷392，道光二十三年五月乙巳（第三十八册 第1037页）

○又谕："有人奏，上年十月有文安县回民张得成、张黑等，包放羊数千只，在雄县、霸州、大城、文安地方，缘村牧放，骑马持械将文安县光周村之李建邦打伤成废，经该县差缉到案，衙役张太和等受赃卖放，该县并不深究。迨腊月间，该匪等挟仇至该处放火，亦不上紧缉拿，以致日形猖獗等语。回匪结伙持械，伤民放火，必应上紧查拿，随时惩办。若任听胥役等庇凶渔利，有犯不惩，尚复成何事体？著卓秉恬、讷尔经额、陈孚恩严密查拿，按律惩治。如有受贿卖放情弊，即著据实严参，毋稍徇纵。原折钞给阅看，将此各谕令知之。"寻奏："讯明殴伤李建邦之犯，实系吴可常、刘贵生、张三黑三人，应照例发云贵、两广极边烟瘴充军。张得成并未同场共殴，惟从前曾经放羊践食麦苗，亦应照不应重律，杖八十。吴可常等并无放火，差役亦无卖放情事。现在严饬回民，嗣后牧羊不得过百只。"下部议。从之。

61.《清宣宗实录》卷393，道光二十三年六月戊寅（第三十八册 第1049页）

○谕军机大臣等："本日据富呢扬阿奏，官兵分剿番贼，连获胜仗，已明降谕旨，分别保奏议恤矣。又片奏，玉舒拉布寺百长喇嘛、尼牙木错族百长化拉等，派兵在边境防守，协同剿捕，又有德勒克族番则巴错洛愿带属番，协同防捕自效等语。番族等闻野番窜至，自行防范，应准其协同剿捕。至则巴错洛久在曲玛瘴地方潜住，今闻大兵剿捕贼番，自带番兵，恳请效力。该督请即令该番追剿，以夷制夷，所奏不为无见。惟番性反复靡常，饥附饱扬，是其惯技。将来或因剿捕立功，别有恳求，亦未可定。该督惟当斟酌情形，固不可遽行拒绝，尤不可因借资番力，俾该番藉口邀恩。现在野番逃赴玛庆雪山，道路险远，粮运维艰，我兵断不值穷追深入。该督仍当遵照节次所降谕旨，但令贼番畏慑兵威，便可酌量撤兵，以节军饷而辑边圉。将此谕知富呢扬阿、周悦胜，并传谕徐华清、站柱知之。

《清实录（三九）·宣宗成皇帝实录（七）》

62.《清宣宗实录》卷403，道光二十四年三月

（第三十九册 第36页）○己巳○又谕："布彦泰等奏审办窃马贼犯一折。此案哈萨克莫界，听从库歹私进开齐，偷窃马匹，实属目无法纪。除库歹一犯业经正法外，莫界著发遣烟瘴地方，仍照例刺字。辉番卡伦佐领讷松阿，失察哈萨克私进开齐窃马，本有应得之咎，惟能随同访获正贼原赃，功过尚足相抵，讷松阿著免其议处。"

（第三十九册 第37页）○辛未○谕内阁："本日敬征等奏，查明绮春园内围幪被窃。又据赛尚阿等奏，攒木那动情形，均请查拿究办等语。园庭禁地，自应严密稽察。乃贼匪竟敢越墙偷窃，该值班官兵漫无觉察，所司何事？是日值宿之散秩大臣庆英，并未具奏，著交部议处。此案窃贼，著内务府步军统领派员严密访拿，务获究办。其余失察之各官员兵丁，俟定案时，再降谕旨。"寻刑部奏："步军统领衙门拿获绮春园水轮子帮工王老儿，送部讯系用攒木蹬墙进内行窃，拟发广东极边烟瘴充军。"从之。

63.《清宣宗实录》卷411，道光二十四年十一月庚午（第三十九册 第153页）
○谕内阁："前因江苏饷鞘查有搀杂情弊，降旨令孙善宝查办。兹据奏称，该委员靖江县典史朱维鉴，于包封时，眼同弹兑，黏贴印花，自带家丁装鞘，请饬催朱维鉴来苏质讯等语。该委员现在是否由京回江苏省，著顺天府及沿途各督抚，饬令该委员赶紧前赴江苏，归案讯办。其前此包扎装鞘之家人，亦著该委员押带前往，毋稍疏虞。"寻署巡抚陈继昌复奏："讯据典史朱维鉴，领银装鞘之后，搬运上船。家丁吴发，用石块窃换鞘内饷银五十五两，实属藐玩。惟朱维鉴回省自行检举，业经声请议处。吴发，应照窃盗仓库钱粮发极边烟瘴充军例，减一等问拟杖徒。"下部议。从之。

64.《清宣宗实录》卷417，道光二十五年五月乙酉（第三十九册 第236页）
○谕军机大臣等："有人奏，捕役豢盗扰害地方，急宜惩治一折。据称浙江省城抢劫之案，肆行无忌；绍兴府城乡抢案，多至百有余起；总由捕役窝藏盗匪，如山阴县捕头沈姓，会稽县捕头周姓，每年得规银一千余两，至五六百金不等。民间呈报抢案，地方官勒令报窃等语。如果属实，是该省捕役豢盗养奸，地方官讳匿不办，尚复成何事体？著梁宝常严饬所属，将捕头沈姓、周姓查拿惩办，并将著名盗匪全数弋获，毋任一名漏网。又片奏，绍兴府属之余姚县东北乡抗租不还，业户催租，佃户反持器械向殷实富户掳掠，差捕通同一气。该匪徒等均有姓名、绰号，并著该抚按名严拿，及窝藏匪徒之武举刁监等一并拿办。其已经擒获解府各犯，即著迅速审结，以安良善而除凶暴。将此谕令知之。"寻奏："省城并无抢案。绍兴府属自道光二十一年起至二十四年止，已未获抢案二十余起。山阴捕役沈浩，会稽捕役周礼先，经该县等访有包庇窝窃情事，斥革拿究。余姚胡阿八等，起意短租，将业户租船截住，抢夺棉花、钱物，亦经该县拿获讯解。沈浩、周礼拟发极边烟瘴充军，胡阿八、阿九发极边足四千里充军。"下部议。从之。

65.《清宣宗实录》卷 421，道光二十五年九月乙酉（第三十九册 第 288 页）

谕军机大臣等："惠吉奏，石灰关等处两次追捕番贼情形，并现在严催掳剿等语。此次贼番兹扰，倏聚倏分，官兵分路追捕，总未能大加痛剿。现既据报石灰关河口及噶噶麦、打坂，两次遇见番贼。著严饬该镇站柱等确探贼番踪迹，赶紧跟追，毋得稍有迁延，仍令远窜。转瞬大雪封山，官兵既难深入，且河冰冻结，更易偷渡滋扰。其沿边各卡隘口，应如何分布弁兵，严加防守。及春融以后，应如何豫为筹备，以防乘隙肆扰之处。著惠吉通盘筹画，妥速布置，先行奏闻。至提督胡超统兵专办，既有应捕番贼，自应迅速掳剿。何以该督飞令赶赴西路，尚未具报起程，亦著惠吉查明据实具奏。将此谕令知之。"寻奏："现饬站柱及沿边营汛，逐处排掳，不遗余力。查西宁一带，黄河已经冻结，应饬该镇酌撤弁兵，分守本境。一俟春融，即与达洪阿妥为筹备。胡超因染患瘴疠，尚须调治。并据站柱咨报大股贼匪，业经敛迹，是以未即起程。"报闻。

66.《清宣宗实录》卷 429，道光二十六年五月辛酉（第三十九册 第 376 页）

○稽查北新仓给事中常喜奏："仓廒重地，理宜慎重。兹查得北新仓结字廒内黑豆被窃，并拿获贼犯海洪阿等三人，请旨究办。"得旨："著交刑部严审办理。"寻奏："讯明王俊纠同海洪阿等，先后行窃北新仓米豆四次。王俊应依例发极边烟瘴充军，海洪阿应革去养育兵丁，与闲散刘库儿依为从例准徒五年，销除本身旗档。"从之。

67.《清宣宗实录》卷 430，道光二十六年闰五月癸巳（第三十九册 第 386 页）

○谕军机大臣等："贺长龄奏，回匪屯聚，亲往督办，并委署抚藩各篆一折。永昌回匪于前次被剿之后，乘夜潜遁，聚集猛庭。经该提镇移营尾追，该匪等辄敢据险相持，并叠次扑攻营盘，该提镇督兵迎击，始行败退。惟山深箐密，屯聚尚多，非厚集兵力，分路围攻，难免窜逸。现届暑雨之期，烟瘴将作，若再迁延，不独经费多糜，且必日久生懈。该督已添调弁兵，亲往督办。著即相机筹度，策应督催，并严饬在事人等确探贼踪，迅即分途进剿，断不准稍存姑息之见，再致延蔓。傥该文武等稍存观望，即著据实参办。其在事出力者，亦即奏请恩施。此次伤亡各弁兵，著一并查明，咨部照例议恤。将此由四百里谕令知之。"

七、《清文宗实录》

《清实录（四〇）·文宗显皇帝实录（一）》

1. 《清文宗实录》卷27，咸丰元年二月辛未（第四十册 第388页）

〇谕军机大臣等："据都察院奏，河南生员王正谊，控称商邱县郭老家集地方，捻匪郭锁等纠众持械，抢窃勒赎，冒充官长。黉夜入室劫物伤人，并将事主马三科杀死灭迹，及事主被抢缢死各重情。捻匪如此横行，实属目无法纪，若不严行惩办，恐致蔓延邻省，酿成巨案。著潘铎按照所控各案，悉心研鞠，务得确情。并严饬该地方官认真查拿，将各犯悉数弋获，不准一名漏网，以惩凶暴而安善良。原呈并单，均著钞给阅看。将此谕令知之。"寻陆应谷奏："遵讯土匪郭锁等，仅止行窃四次，并无纠抢及杀死事主马三科灭迹等情。惟与王正谊口角，纠同郭狗夺等四人，持械殴伤王光行等，应照归德府属凶徒结伙三人以上持械伤人罪，发云贵、两广极边烟瘴充军。生员王正谊业已因案斥革，复误听人言，控诉失实，应照申诉不实律，杖一百。"下部议。从之。

2. 《清文宗实录》卷30，咸丰元年三月壬子（第四十册 第423页）

〇又谕："奕兴奏，觉罗贵臣控协领各情，请解任送部会同审办一折。觉罗贵臣，呈控水师营协领荣琪，在省设局，聚倡诱赌，并以假鸦片、烟土抵还赌债。经该将军派员查办，贵臣始则令亲属呈恳免究，继复称病躲避，种种殊多疑窦。且指控各款，所关綦重，虚实均应彻底根究。荣琪著暂行解任，同觉罗贵臣一并交奕兴会同景淳，研审确情，按律定拟具奏。"寻奏："遵审荣琪，在金州海口，拿获广东金永丰等船户私贩鸦片烟土，将烟土一半解报上司，一半运存私寓。觉罗贵臣听闻民人绰六告称荣琪带回烟土，唆令贵臣诬赖与荣琪同赌，藉端讹诈。贵臣即捏写荣琪聚倡诱赌，以假烟土抵还赌债等词控告。荣琪拟发极边烟瘴充军，觉罗贵臣拟发吉林安置。"下部议。从之。

3. 《清文宗实录》卷34，咸丰元年五月

（第四十册 第472页）〇乙巳〇又谕："周天爵自上年派赴广西办理军务，历次署理巡抚，秉性忠直，不辞劳勋，朕素所嘉尚。第念其年近八旬，久居瘴疠之乡，朕心时深眷注。现在赛尚阿已将抵粤，军营事务，统率有人。邹鸣鹤计日亦可抵任，周天爵著于交卸巡抚篆务后，即行来京。"

（第四十册 第482页）〇甲寅〇又谕："徐广缙、叶名琛奏参规避取巧、延不赴任之知州一折。广东准升儋州知州朱庭桂，在省托故迁延，已属规避取巧。迨该藩司饬催赴任，竟敢抗违不遵，实属任性乖张。准升崖州知州宜庆，卸署潮州通判事，

将及一载，延不回省，亦系规避烟瘴远缺。朱庭桂、宜庆均著即行革职，以示惩儆。"

4. 《清文宗实录》卷 36，咸丰元年六月乙亥（第四十册 第 497 页）

○谕内阁："本日据赛尚阿奏，六月初四日驰抵桂林，巴清德、达洪阿亦先后驰到。现在相机剿办，并绘呈广西全省地图。单开贼首名数，所陈核汰兵勇，申明纪律，多购间谍，解散贼党，严断接济，实行团练，使贼无可掠之食，无可窜之路，筹画均合机宜。该大臣等经朕特简，畀以重任。到粤之始，即能通筹全局，条理秩然，深慰朕念。著发去黄马褂二件，大荷包一对，小荷包一对，火镰一个，赏给赛尚阿祇领、黄马褂二件，分赏巴清德、达洪阿祇领。粤西地近瘴乡，时当炎暑。现值用兵之际，朕念军士勤劳，驰驱用命，眷怀南服，宵旰难忘，惟望迅扫贼氛，俾吾民咸登衽席。不特该大臣等渥膺懋赏，即文武员弁、绅士壮勇，亦得共荷恩施，用酬劳勩，朕实有厚望焉。"

5. 《清文宗实录》卷 44，咸丰元年九月壬申（第四十册 第 606 页）

○谕内阁："广西自军兴以来，调派各省弁兵，募集壮勇，为时已阅一载。屡次移营剿贼，士卒等触冒暑雨瘴疠，辛劳跋涉，夙夜驰驱。朕眷念南疆，日盼捷音速奏，俾吾民得安衽席，而从征将士，亦得以早息疲劳。现在逆匪窜聚永安，正如釜底游魂，暂偷视息。赛尚阿出省，亲督各路官兵，环攻会剿，自不难克日荡平。朕闻在营兵勇，无不切齿同仇，誓图灭贼。当此贼势穷蹙、士气奋扬之际，统兵大员等自当乘机鼓舞，多方激励，谕以：'及早成功，即可立膺升赏。倘临敌退缩，亦必执法从事。'严明赏罚，更足励士气而固军心。其带兵员弁，遇有保举参劾，尤须核实平允，庶人人知感知奋，定可迅奏肤功。朕宵旰焦劳，念逆匪一日不除，吾民一日不靖。赛尚阿现抵大营，著将朕意剀切宣布。自各路带兵大员，及行间兵丁、练勇人等，咸使闻知。从此扫荡妖氛，靖岩疆而安黎庶，朕实有厚望焉。"

6. 《清文宗实录》卷 52，咸丰二年正月丙子（第四十册 第 699 页）

○刑部奏："审明仓场私造小斛田泳德等，定拟罪名。"得旨："田泳德著发往新疆，遇赦不赦。郁五发极边烟瘴充军，遇赦不赦。凡仓场花户、杂役人等，有犯案充发者，均不准遇赦释回。嗣后刑部办理此等案件，务须加倍从重。若稍涉宽厚，恐尔部堂司各官，不能当此重咎也。"

《清实录（四二）·文宗显皇帝实录（三）》

7. 《清文宗实录》卷 163，咸丰五年三月癸未（第四十二册 第 785 页）

○谕内阁："惠亲王、恭亲王奕䜣奏，钱法亟宜整顿，酌拟章程五条呈览一折。户、工两局并铁钱局，鼓铸当十大钱，凡官收民用，均应恪遵功令，一律行使。近以私铸过多，人怀疑畏，银市奸商，并敢将大钱与制钱各定价值，任意轩轾。兵饷民食攸关，自应亟筹整顿。著照惠亲王等所请，嗣后顺天、直隶、山东、山西等省征收地丁钱粮，凡零星小户及银钞尾零完纳钱文者，俱准呈交铜铁当十大钱并铅铁制钱。如官吏、书差勒索挑剔，不肯收纳，准该民人控告究办。其余较远省分以次递推，遵照办理。其民间买卖交易，傥敢听信奸商把持，任意阻挠。初犯者，枷号示众；再犯者，发极边烟瘴充军，遇赦不赦。其有故意刁难，致大钱买物之价昂于制钱者，亦即照阻挠治罪。至私铸钱文，本干例禁，尤宜严加惩治。嗣后凡私铸大钱人犯，拿获到官，除将该犯按新定律例讯置重典外，仍将该犯家产入官，并准军民人等首告，诬告者仍反坐。所有一切详细章程，即照所拟。著巡防王大臣、步军统领、顺天府、五城出示晓谕，并著近京各直省督抚等一体遵行，务期家喻户晓，藉导壅滞。至钱文之鼓铸，间有未善，则民间不知宝贵。并著户、工两部钱法堂侍郎，督率该监督等将两局当十大钱，加工鼓铸，务使分两均齐，制作精良，以重圜法而裕国用。"

《清实录（四三）·文宗显皇帝实录（四）》

8.《清文宗实录》卷211，咸丰六年十一月甲子（第四十三册 第337页）

○谕军机大臣等："孝顺、蒋霨远奏，黔省军务紧急，请续调川兵以资剿办一折。黔省剿办下游苗教各匪，此击彼窜，兵力实形单薄。前经乐斌派钟琦带兵一千名协剿，已改拨云南。蒋玉龙等所带之兵，到黔后多因瘴疫患病。现在黔省军情紧急，著乐斌挑选精兵一千三四百名，拣派得力大员管带，由泸州一路驰赴黔省，听候调遣。其川营实在患病各兵，即著撤回归伍，以资剿办而示体恤。将此由六百里谕令知之。"

9.《清文宗实录》卷217，咸丰七年春正月甲子（第四十三册 第402页）

○谕内阁："京师鼓铸大钱，铜铁并重。前经惠亲王等酌拟章程，严定阻挠罪名，嗣复谕令崇文门税局、户部捐局一体搭收。原期上下周转，永为宝贵。乃闻近日市间渐不行使铁钱，以致物价日昂，铺户间有歇业。此必有奸民造言煽惑，任意轩轾，暗中把持牟利，于军饷民食大有关系。著步军统领衙门、顺天府、五城剀切晓谕，傥商民人等敢于阻挠，一经查拿，即照前旨，初犯者，枷号示众；再犯者，发极边烟瘴充军，遇赦不赦；以儆刁风。至私铸罪名，定例綦严，近来地方官并不认真查拿。因有破碎私钱搀和，致民间藉端挑剔。仍著严密查缉，照新定章程办理。其京外地方，凡官收民用，均宜恪遵功令，一律行使。现闻顺天、直隶各属，尚未畅行，总由地方官怠忽因循，殊堪痛恨。著直隶总督责成藩司认真经理，务使中外流通，不致阻滞。并著顺天府严饬各属实力奉行，以重圜法而便民用，毋得视为具文。将此通谕知之。"

10.《清文宗实录》卷232，咸丰七年七月丙午（第四十三册 第619页）

○谕内阁："前因京城铺户人等，于行使大钱任意挑剔。经巡防王大臣等奏定章程，严行惩办。兹据步军统领衙门、顺天府奏称，该铺户人等日久玩生，于当十铜钱挑剔日甚，兵民生计维艰，请饬查办等语。自应申明前定章程，俾知警惕。嗣后各铺户及各项买卖人等，如有不肯行使当十铜钱，被首拿获：初犯者，枷号一个月，游示旗营地面；再犯者，发极边烟瘴充军，遇赦不赦。如被告到官，畏罪悔过，免其治罪，诬告者照例反坐。其银市交易，不准将制钱、大钱分定价直。市肆各项货物，均不得任意抬价，及囤积不售，违者从严究办。即著步军统领衙门、顺天府出示明白晓谕。傥兵役人等，有受贿徇庇，或敢于藉端滋扰者，均著从重惩处。此项案件随到随办，毋得稍有积压留难，以警刁风而惩玩泄。"

《清实录（四四）·文宗显皇帝实录（五）》

11.《清文宗实录》卷311，咸丰十年三月癸巳（第四十四册 第567页）

○谕内阁："前据刑部奏，船户经纪人等偷窃米石，分别从严拟罪，当令载垣、彭蕴章复核具奏。兹据载垣等详查例案，从重定拟。漕粮为天庾正供，颗粒皆宜珍惜。该经纪船户人等辄敢于起剥转运，沿途任意偷窃，甚至用药使水，搀和舞弊。一经查拿，复敢纠众拒捕，实属目无法纪。著照所拟，嗣后凡经纪船户偷盗漕粮，经兵役往拿，辄敢拒捕者。即照前定贺九一案，首犯于审明后，即行处斩；为从各犯，发新疆给官兵为奴，遇赦不赦。此外偷盗漕粮入己，数在六十石以上者。首犯斩监候，秋审入于情实；为从各犯，发云贵、两广极边烟瘴充军。数在六十石以下，二十石以上者。首犯绞监候，秋审入于情实；为从各犯，发边远充军。数在二十石以下者。首犯发新疆，给官兵为奴，遇赦不赦；为从各犯，发近边充军。其用药使水灌米之案。首犯发新疆，给官兵为奴，遇赦不赦；为从各犯，发极边烟瘴充军。以上各项人犯，所有家产俱抄没入官。至因漕米犯案匪徒，仍照刑部原议。罪应枷杖者，发云贵、两广极边烟瘴充军；徒罪以上，发新疆，酌拨重地当差。该部即纂入则例，永远遵行。至所亏米石，应如何分别赔补之处，著该部查例具奏。"

八、《清穆宗实录》

《清实录（四八）·穆宗毅皇帝实录（四）》

1. 《清穆宗实录》卷157，同治四年十月癸卯（第四十八册 第654页）

○谕军机大臣等："左宗棠、徐宗干奏，剿办上下府各属土匪，并左宗棠奏复陈广东军务贻误情形，请将访查事件、另行派员查办各折。粤东军务正当防剿吃紧之时，瑞麟于布置调度机宜，自当虚衷延访，共济时艰。郭嵩焘亦当和衷商酌，务求至当，不得偏执己见。此后该督抚遇有公商事件，总当以国事为重，毋许各怀私见，再蹈前非。方耀于军务吃紧之际，竟敢逗遛不进，纵贼窜逸，实属玩误。著瑞麟等即饬令该总兵奋勉图功，以赎前愆。傥再畏葸贻误，即著严参治罪。卓兴如不实力剿贼，亦著从严参办，毋稍姑息。贼踪现又回窜粤东，该省兵力本不如闽军之精锐，且卓兴、方耀不善驾驭，仍恐不能得力，必须左宗棠亲往督剿，方可扫尽狂氛。著左宗棠懔遵前旨，迅行前往，认真剿办。瑞麟前已有旨，令赴潮州办理洋务，即著迅速前往，妥筹办理。李福泰是否有用？有无粉饰贻误之处？左宗棠此次折内并未提及，仍著查明具奏。闽省上下游各属，土匪横行，相沿成俗，种种凶悖情形，无殊叛逆。左宗棠等现饬地方文武，带兵搜捕、捡斩多名，余匪始稍知敛息，第积习既久，骤难期其革心。且兵至则伏，兵撤则起，尤为该匪等惯技。左宗棠等惟当饬令在事员弁，随时访查拿办，以消其萌。又择廉明守令，遇事化导，久任而变其俗，庶沉痼之疾，或可日有起色。知州周式濂办理土匪，是否得贿徇庇，著左宗棠等查明参奏。左宗棠另片奏军营染疫等语。高连升、刘清亮、刘典等军患疫过半，而康国器一军为尤甚。该将士等为国剿贼，驰驱况瘁。近因师行山谷，枕戈露宿，饱受烟瘴，以致传染疫气，物故颇多，览奏之余，曷胜悯恻。著左宗棠宣布朝廷德意，多方抚循，妥筹医治，给发饷需，俾得迅消沴疠，益资饱腾，以副轸恤戎行至意。将此由六百里各谕令知之。"

《清实录（五〇）·穆宗毅皇帝实录（六）》

2. 《清穆宗实录》卷265，同治八年八月乙丑（第五十册 第683页）

○又谕："刘崐奏，汇报楚军援黔剿办情形一折。贵州台拱之贼，出窜黎平，经提督龚继昌攻破冰、廖二洞贼寨，道员李光燎等又将分扰寨蒿等处贼匪击退，至镇远、施秉各城新复。刘崐责成提督彭芝亮、道员邓善燮等，驻守附近施城之黑石、蚊子坡等处。各寨之贼，均经彭芝亮等截剿，大获胜仗。六、七两月以来，楚军声威颇振。刘崐现筹转运接济，兵粮已足，际此秋深瘴退，正可乘胜进兵。著刘崐飞饬席宝田，于假满后赶紧赴营督剿，毋误戎机。苗径丛杂，楚军深入，后路必应严防。湖南兵力尚单，著崇实、吴棠迅催驻扎重安、江清、平牛场等处各军，星速进剿，曾璧光务当竭力策应。川、黔两省军，自上游掺剿而下，楚师由下游转战而上，庶可削平逆寨，尽扫苗氛。将此由五百里各谕令知之。"（P683 1-7）

3. 《清穆宗实录》卷266，同治八年九月庚辰（第五十册 第697页）

○谕军机大臣等："苏凤文奏，遵查派赴越南剿贼员弁，尚无畏葸，并冯子材出境督办一折。广西官军派赴越南剿贼。既据该抚奏称，带兵之总兵谢继贵等俱属勇往得力，尚无畏葸情事。该提督自得高平捷报，已由龙州亲赴夷地谅山一带，居中调度，各该将弁可资统率。惟逆首吴亚终虽经击败，仍未就捦，且句结太原土匪，分踞周市、买市等处，设竟乘隙奔窜，到处滋扰，剿办何时蒇事？著苏凤文、冯子材振刷精神，会商进剿。现届秋深瘴退，正可将各军力加整顿，饬令前进，务将首逆捦获，全股殄除，毋得观望迁延。并严饬谢继贵等约束兵勇，不得沿途骚扰，用示朝廷绥靖藩封至意。将此由五百里各谕令知之。"

4. 《清穆宗实录》卷273，同治八年十二月丁巳（第五十册 第783页）

○谕军机大臣等："崇实、吴棠奏，援黔官军剿苗获胜，请饬楚、黔振旅会剿；刘崐奏，湖南援黔官军，叠次攻剿苗巢获胜；苏凤文奏，苗匪窜入粤境，防军击退各折片。四川援黔之军，经道员唐炯、提督刘鹤龄等，攻克铁厂坡木城石垒，复经提督陈希祥等叠斩苗逆，军声颇振。道员唐炯拟专力进剿，锐意灭贼，已经崇实、吴棠筹给买米银十万两，并改拨月饷以资接济。湖南官军自十月以后，于镇远、思州、台拱等处截剿苗匪，削平坚寨，苗地日蹙，粮食缺乏。席宝田业经抵营，萧荣芳新募之勇亦已起程，正当乘此机会，合力夹击，使川、楚两军声势联络，则苗逆不敢狡逞，剿办易于得手。但恐川、楚两军，各分畛域，以致复蹈前辙，功败垂成。著李鸿章懔遵前旨，迅赴黔省，体察情形，妥为调度，以期川、楚各军踊跃用命，肃清黔境。该省夏秋之交，瘴疠盛行；冬后雪岭凌崖，一望无际；尤当及时大举，不可稍涉迁延。曾璧光职任封圻，责无旁贷，当随时会同李鸿章悉心经理，不得因有督兵大员，稍存推诿。崇实、吴棠、刘崐于派出各军，应给饷糈，务宜源源拨解，不得稍有缺乏，以致停兵待饷，贻误戎机。广西怀远融县境内，均被苗匪阑入，经在防各军击退，并剿平高阳寨匪。但恐该匪乘闲复来，仍应严密防范。著苏凤文饬令各军，加意防剿，毋任纷窜。傥远防不如近剿，即著李鸿章酌量调遣。所有广西此次出力员弁，准由苏凤文择尤汇案请奖，毋许冒滥。将此由六百里各谕令知之。"（P783 1-8）

《清实录（五一）·穆宗毅皇帝实录（七）》

5. 《清穆宗实录》卷311，同治十年五月丙子（第五十一册 第120页）

○谕军机大臣等："刘崐奏，援黔各军连拔贼寨，克复丹江、凯里各城一折。席宝田等军，攻拔排羊等三百余寨，丹江、凯里两城，先后克复，剿办尚属得手。本日业经明降谕旨，将席宝田等交部从优议恤，出力阵亡各员分别奖恤矣。惟向来赏给世职，皆系出自特恩，岂臣下所得擅请？刘崐请将提督彭芝亮等赏给云骑尉世职，实属不谙体制。所有彭芝亮等五员，著刘崐另行拟请奖叙。现在丹江、凯里一带苗寨虽已扫荡，而逆首金大五、包大肚等均未捦获，张臭迷等复集溃党盘踞雷公山，若不乘其喘息未定，迅速进剿，必至句结党与，复肆蔓延。席宝田现既回军施洞，著刘崐饬令趁此瘴疠未作，会合戈鉴克日进兵，迅将雷公山贼巢攻拔，并将逆酋张臭迷等设法捦获，毋任漏网。其螃蟹等境，亦当次第规复，以期早靖苗疆。八寨、上江、下江、三脚各城，已据曾璧光等奏报收复。刻下军事正在得手，著曾璧光、周达武迅饬各军，由都匀、麻哈各路，节节进剿，联络楚师，扫除余孽，不得稍涉迟延。另片奏，请将已革副将拿问，提省审讯等语。已革常德协副将陶藻，前于会匪窜犯龙阳时，带兵四百名在城防守，并未力战，遽行出城溃退。沧港土匪乘机抢掠，并有溃兵同抢情事，情殊可恶。陶藻著即拿问，交刘崐严行审讯，按律惩办，毋稍宽纵。此次会匪败窜桃花江一带，共有若干人？道员李光燎剿办情形究竟如何？刘崐所奏窜匪捦斩略尽是否确实？该抚务当会同李明惠，督饬官军，实力兜剿，将匪首刘道美等全行捕获，并将滋事匪党悉数殄灭，以净根株。若一味粉饰敷衍了事，致贻养痈之患，必惟该抚是问。将此由六百里谕知刘崐、曾璧光，并传谕周达武知之。"

九、《清德宗实录》

《清实录（五二）·德宗景皇帝实录（一）》

1.《清德宗实录》卷14，光绪元年七月戊午（第五十二册 第249页）
○予云南阵亡瘴故员弁，再建昭忠祠于泗城府城。

2.《清德宗实录》卷15，光绪元年八月戊寅（第五十二册 第264页）
○予积劳瘴故，福建船政绅士分省知县吴鼎燮，台湾稽查路工浙江参将卢为霖，帮办抚番候选县丞莫廷璋，祭葬恤荫。

3.《清德宗实录》卷20，光绪元年十月甲申（第五十二册 第319页）
○以防海剿番，冲冒瘴雾，予台湾积劳病故文武员弁梁文德等十九员优恤。

4.《清德宗实录》卷27，光绪二年三月乙未（第五十二册 第402页）
○兼署两广总督广东巡抚张兆栋奏："广东各项赌博匪徒，请增订刑律，加重治罪。"下刑部议。寻奏："闱姓、花会、白鸽标、山标、田标、屋标、鹌鹑斗、蟋蟀斗八项赌博，起意为首之犯，俱实发云贵极边烟瘴充军，仍照名例，以足四千里为限。……"

5.《清德宗实录》卷31，光绪二年五月戊戌（第五十二册 第452页）
○以受瘴身故，予贵州都司张春元照阵亡例优恤。

《清实录（五三）·德宗景皇帝实录（二）》

6.《清德宗实录》卷72，光绪四年四月己酉（第五十三册 第121页）
○又奏："新设恩隆县之知县、训导、典史，驻防上田里平马墟县丞，分防下隆里巡检，上恩里巡检，篆里巡检各缺，分别定为苗疆烟瘴调缺。"下部议。

7.《清德宗实录》卷80，光绪四年十月戊戌（第五十二册 第225页）
○谕军机大臣等："何璟等奏，台湾后山番众悔罪自投，现筹布置情形一折。台湾后山、加礼宛等社番众滋事，经官军击散后，番众悔罪自投，并将凶番姑乳斗玩一名，缚献正法。各番社现已一律安帖，惟凶犯姑乳士敏一名，在逃未获，仍著责令番目擒获捆送，毋任漏网。其投出各番，并著择地妥为安插，俾资生业。土棍陈辉煌，屡次索诈，激变番众，致烦兵力，实属不法已极，务须严拿惩办，以儆效尤。后山地方虽处瘴乡，惟既经开辟，颇费经营。原期固疆圉而杜觊觎，岂可半途而废？况花莲港一带，皆系平原之地，瘴气较轻。所有原驻各营，应如何培筑营基，分建兵房，广备医药之处，及设局招抚，裁并营制，一切善后事宜，著该督等悉心会商，妥筹办理。吴赞诚已准其开福建巡抚署缺，仍著将未尽事宜会同何璟等详悉筹办，务臻周密。副将陈得胜轻进失利，本有应得之咎。姑念其随同攻剿，尚属奋勇，著免其置议，仍留营差遣以观后效。提督孙开华，本日已明降谕旨，发给赏件矣。将此由四百里谕知何璟、吴赞诚，并传谕李明墀知之。"

《清实录（五四）·德宗景皇帝实录（三）》

8.《清德宗实录》卷148，光绪八年六月

（第五十四册 第87页）○庚午○谕军机大臣等："裕宽奏，崖州黎匪请俟秋凉再行进剿一折。据称崖州黎匪，自副将刘成元攻破水脚等处匪巢后，匪首符亚对负隅抗拒，未能一鼓歼除。现因暑热薰蒸，弁勇感受瘴疠，欲图进攻，兵力单薄，请俟秋凉再行剿办，并请将刘成元暂行革职等语。崖州匪巢前已攻破数处，若乘势进取，计可早日蒇事。乃因刘成元调度无方，致失机会。刻下弁勇感瘴致疾，不能进兵，即著缓俟秋凉，添募劲旅，合力进剿，务将匪首歼擒，以安边境。并著曾国荃、裕宽督饬道员刘镇楚，体察情形，将现在各营兵丁分别撤留，妥为布置，扼要严防，毋稍大意。署广东琼州镇总兵、三江协副将刘成元，迁延不进，实属畏葸无能，著暂行革职，仍责令随同剿匪立功，以观后效。将此各谕令知之。"

（第五十四册 第94页）○丙子○予随带滇军赴闽瘴故，游击牛世清等分别议恤。

9.《清德宗实录》卷155，光绪八年十一月乙巳（第五十四册 第187页）
○予云贵防边受瘴病故，总兵张继声等赏恤加等，如军营立功例。

10.《清德宗实录》卷160，光绪九年二月己巳（第五十四册 第245页）
○以染瘴殒躯，予驻防滇越之都司姜飞龙等，及驻防台北之游击黄正等，优恤。

11.《清德宗实录》卷163，光绪九年五月庚子

（第五十四册 第298页）○谕军机大臣等："法人近为越南所败，其蓄谋报复，自在意中。现据李鸿章电称，中国宜添兵增势等语。本日已谕令倪文蔚等，添募数营，坚守北甯一带。滇边防务，同关紧要，亟应厚集兵力，以壮声援。著岑毓英、杜瑞联督同唐炯，就近选募边民之能耐炎瘴者，迅速成营，与现有队伍择要扼扎。如法之援兵到后，切不可与之挑战，惟当深沟高垒，掘断来路，严密堵守，使彼日久计穷，或可就我范围。所需饷项，著丁宝桢于每年拨款外，无论何款，即行拨解银二十万两，以济要需。现在饷项支绌，因事机紧要，特予添拨。岑毓英等务当妥为筹办，力求实济，不得稍涉虚糜。将此由六百里各密谕知之。"

（第五十四册 第298页）○又谕："法人近为越南所败，自必蓄谋报复，或渐生

退阻，亦未可知。此时在防官军，尤应严申儆备，以待其敝。广西距越较近，亟须厚集兵力，俾壮声援。著倪文蔚督同徐延旭，选募边民之能耐炎瘴者，迅速成营，与现有队伍于北甯一带，分布扼守。该处距河内甚近，法之援兵到后，切不可与之挑战，惟当深沟高垒，掘断来路，多安地雷，靠营墙挖地道，以避轰炮。即由徐延旭会商黄桂兰、赵沃，妥为布置，不得稍涉疏懈，使彼日久计穷，或可就我范围。所需饷项，除前经部议由四川拨给饷银八万两外，著曾国荃、裕宽、崇光于粤海关税项内，即行拨解银十二万两，俾济要需。倪文蔚等即当切实筹办，不得虚糜帑项。"……

12. 《清德宗实录》卷 177，光绪十年春正月乙巳（第五十四册 第 474 页）

○又谕："吴大澂奏，滇桂边防紧要，请旨准率所部前往广西会同筹办一折。吴大澂屡请统兵赴粤，奋勇可嘉，所陈战守机宜，具见实心讲求。该京卿所部各营，原拟驻扎滦乐一带，如调广西，该处沿海各地方，应派何军填扎？直隶防营是否足资分布？著李鸿章酌度情形，妥筹具奏。该军四千余人，淮勇为多，吉林旗丁、民勇谅亦不少。于蛮烟瘴雨之乡是否相宜？亦不可以不虑。著李鸿章、吴大澂会同熟商，一并迅速复奏。将此由四百里各密谕知之。"

13. 《清德宗实录》卷 181，光绪十年夏四月己未（第五十四册 第 535 页）

○又谕："云南、广西官军，驻扎越南地方。该处系烟瘴之乡，现交夏令，军士荷戈远役，往来于炎风暑雨，深宫廑念，宵旰殷怀。著发去御制平安丹各十匣，交岑毓英、潘鼎新传旨分赏各营，俾除瘴疠。该督抚并当尽心拊循，用副体恤行间至意。将此由六百里各谕令知之。"

14. 《清德宗实录》卷 187，光绪十年六月癸未（第五十四册 第 623 页）

○予出征瘴故，越南军营副将孙毓等四十六员名，优恤。

15. 《清德宗实录》卷 188，光绪十年六月

（第五十四册 第 628 页）○辛卯○云贵总督岑毓英奏："密陈现拟筹备越防情形，并遵查刘永福视财太重，待下寡恩，恐不可靠。"得旨："现在和战局势未定，所有刘永福一军，著该督暂行羁縻，听候谕旨。"

（第五十四册 第 628 页）○追予越南军营瘴故员弁，云南参将王森等十五员名，优恤。

（第五十四册 第 633 页）○乙未○又谕："募兵图越，牵制法人内犯，亦制敌之策，刘永福可用，另有调遣。彭玉麟等请封为越王，断不可行。朝廷百计助越，原为图存阮祀，今忽册封他姓，殊非字小之义。且万一传播，刘永福所望必奢，尾大不掉，后难调度。方友升、王德榜两军，瘴毙甚多，殊堪悯恻，即行查明请恤。并著该尚书电知潘鼎新等，将各该军原有之饷，募补足额，勤加操练，一俟秋高气爽，

候旨进兵。刘铭传各营急需军火，著张之洞等赶筹大批，设法由台南运往备用，并著源源接济。"

16.《清德宗实录》卷190，光绪十年七月

（第五十四册 第671页）○庚申○又谕："电寄李鸿章，据电称潘鼎新来电，越境瘴潦方盛，守易攻难。岑毓英函云，须俟秋后瘴减乃可进等语。滇、粤军既难前进，刘永福所部久居该国，能耐烟瘴。著传知该提督，赶紧督军进取，岑毓英等拨给饷银军火，务俾足用，迅赴戎机。滇、粤各营与该军联络策应，以壮声援。现已秋高瘴减，迅速进发，不得藉词迁延，致干重咎。潘鼎新即咨岑毓英一体遵照。"

（第五十四册 第679页）○乙丑○予剿匪阵亡，两江参将翟世祥、广西守备钟绍先、千总廖得昌等；染瘴病故，安徽副将黄玉贤、记名提督陈贤胜等；分别优恤。

17.《清德宗实录》卷191，光绪十年八月

（第五十四册 第695页）○丙子○又谕："电寄张之洞等，粤东海口、河道纷歧，著彭玉麟等妥筹布置，扼要严防，务臻周密。据潘鼎新电称，苏元春军已出瘴地，即著督饬各军，迅速进取。谅山一役，既系黄玉贤所统八营出力，即著查明该营出力员弁保奏。刘永福部将黄守忠等打仗奋勇，著岑毓英传知该提督，于具折谢恩时，从优酌保数员，由该督代奏，候旨施恩。越官黄廷经收众自保，著潘鼎新察看，如果得力，当联络激励，以壮声援。此旨著张之洞转电潘鼎新，由该抚速咨岑毓英一体遵照。"

（第五十四册 第704页）○癸未○又谕："电寄岑毓英等，现在法船尚集闽口，意极叵测，必须滇、粤两军合力，进规北圻，以为牵制。著岑毓英、潘鼎新督率各营，趁此秋高瘴减，迅速进兵，并激励刘永福奋勇图功，攻克太原各城，使法人回救不及。再据李鸿章探闻，法兵有抄我后路之说，岑毓英等务当加意严备，勿堕诡计。此旨即著潘鼎新速咨岑毓英一体遵照。"

18.《清德宗实录》卷192，光绪十年八月

（第五十四册 第711页）○戊子○云贵总督岑毓英奏："遵旨进兵，请催协饷。"得旨："现已秋高瘴减，著该督懔遵叠次谕旨，督率所部，与广西各军合力攻取，并激励刘永福奋勇进剿，迅图恢复。该军需饷孔急，著户部咨催协滇各省，将新拨并常月各饷，勒限解滇，以济急需。"

（第五十四册 第712页）○辛卯○又谕："电寄张之洞等，据岑毓英电称，饬令刘永福进兵，有藉词求缓之语。现在进规北圻，全在用人得宜。著岑毓英激励该提督，奋勉立功，并妥为笼络，务令感恩畏威，毫无猜疑。驾驭失宜，惟该督是问。前令酌保黄守忠等，并饬速行奏请，候旨施恩。潘鼎新染瘴支持，殊深廑念，该督抚务当同心协力，以奏肤功。此旨著张之洞电知潘鼎新，转知岑毓英遵照。"

19. 《清德宗实录》卷193，光绪十年九月

（第五十四册 第727页）○壬寅○予军营瘴故，云南知县雷金泽等，优恤。

（第五十四册 第731页）○丙午○又谕："前据徐承祖奏，请饬抚恤越南难民，招其忠义以为外助。编修钟德祥条陈，越南福潮客民，与法为仇，可抚为我用，并召募两广壮士各等语。法人占踞越南，肆行苛虐，该国人民流离困苦，若能加意抚恤，众心归附，攻剿自易得手。现在谅山等处为我军驻扎之地，著岑毓英、潘鼎新饬令统带各员，申明纪律，严禁兵勇骚扰。将该国被难人民，酌加抚恤，宣布朝廷德意，至招其忠义以为外助，及抚用福潮客民各节，是否可行，并著岑毓英等酌度办理。钟德祥所称两广能战壮士，现多散处乡间，召募选练成军，可作水陆劲兵之用。该两省有无此项可募之人？能否得力？著彭玉麟、张之洞、倪文蔚、潘鼎新查明妥议具奏。又据编修朱一新奏，关外瘴重，士卒多病，宜于广西添募数营，以补湘、淮各军之缺，及滇、粤两军分道进兵攻取等语。官军久驻瘴乡，粤人水土相宜，自较得力。出关进剿之师，亟应先筹攻取要地，足资扼守，方可力图恢复。该编修所陈不无可采。著岑毓英、潘鼎新悉心体察，会商妥办。钟德祥条陈、朱一新折，均著分别摘钞给与阅看。将此由五百里各谕令知之。"

（第五十四册 第734页）○戊申○予广西在营瘴故，参将唐定仪等，优恤。复已革副将柳国瑞职。

20. 《清德宗实录》卷194，光绪十年九月

（第五十四册 第756页）○丁卯○予随营瘴故，贵州知州郭拉丰阿等，优恤。

（第五十四册 第760页）○庚午○谕内阁："潘鼎新奏，官军接仗，叠获大胜，出力人员开单请奖一折，并阵亡瘴故员弁恳请优恤片。八月十四日，署提督苏元春督饬将士，在越南陆岸县对河与敌接仗，枪炮齐施，斩杀殆尽，南岸亦被我军轰击，毁船一艘，当将陆岸炮台平毁。十八日，敌船驶至陆岸船头地方，水陆扑犯。苏元春与总兵陈嘉分兵两路，鏖战数时，乘胜进扑。陈嘉裹创力战，挫其凶锋，击毙甚众。十九至二十二等日，各营设伏包抄，斩获敌人头目，死伤尤多。……并瘴故之提督聂桂荣，总兵陈东海、汤文千，副将韩孟堂、苏长清，副将衔参将张佩兰，参将简崇仪，游击衔都司陈玉鸣等八员，均著交部分别照例从优议恤。钦奉慈禧端佑康颐昭豫庄诚皇太后懿旨，著发去内帑银三千两，赏给此次尤为出力兵勇。即著潘鼎新传知苏元春等，激励弁兵，同心御侮，用奏肤功，有厚望焉。"

21. 《清德宗实录》卷196，光绪十年十月庚寅（第五十四册 第783页）

○予军营瘴故，云南游击刘占春等，优恤。准已故广东提督吴长庆，在浙江嘉兴府立功地方建立专祠，从巡抚刘秉璋请也。

22. 《清德宗实录》卷198，光绪十年十一月

（第五十四册 第813页）○戊午○又奏越地各军情形。得旨："目前瘴消水涸，

即著乘机进取，规复北圻各城，毋稍延缓。该军饷项，前已电谕张之洞于所借洋款内分解大批，仍著户部查明各省应协之饷，催令迅速拨解应用。”

（第五十四册 第813页）○予故记名提督贵州安义镇总兵周寿昌，及染瘴病故记名提督徐祖意等，优恤。

（第五十四册 第813页）○己未○谕军机大臣等：“岑毓英奏，查明由暹罗进攻西贡，窒碍难行，并遵赏刘永福部下银两，暨陈近日战守情形各一折。假道暹罗，进攻西贡，既据查明，道远运艰，诸多窒碍，即著毋庸置议。该军染瘴病多，刘永福部下亦患病不少，朝廷殊深厪系。著岑毓英善为拊循，设法激励。据奏催调续募滇粤各勇，将病卒更换，即著认真挑选，务期精壮足恃，趁此瘴消水涸之时，力图进取，攻克宣光，庶可逐渐得手。鲍超一军，据报于十月二十七日行抵万县，已谕令丁宝桢筹给行粮，催令迅速进发。该军到滇后，著该督仍遵前旨，于张之洞筹借商款所借银两内匀拨饷需。并与该前提督联络一气，会商进兵机宜，以资得力。将此由六百里谕令知之。”

（第五十四册 第814页）○予染瘴病故，记名提督萧祥胜等，优恤。

23. 《清德宗实录》卷199，光绪十年十二月乙酉（第五十四册 第839页）
○予云南各营瘴故，拣选知县石润芷等三十一员，分别优恤。

24. 《清德宗实录》卷201，光绪十一年春正月丙午（第五十四册 第862页）
○予广西随征瘴故总兵冯殿英、郎中王铭应等，优恤。

25. 《清德宗实录》卷205，光绪十一年三月壬戌（第五十四册 第914页）
○追予围攻宣光阵亡，甘肃游击谈敬德等；暨随征瘴故，云南都司李崇魁等，优恤。

26. 《清德宗实录》卷206，光绪十一年夏四月
（第五十四册 第920页）○丙子○予云南瘴故守备徐思廉等十三员，阵亡游击杨开曙等十七员。优恤。
（第五十四册 第930页）○丙申○予在营瘴故，出关文武员弁总兵鲁国安等三十四员名，照军营例优恤。

27. 《清德宗实录》卷207，光绪十一年五月庚戌（第五十四册 第939页）
（○予云南军营染瘴病故，贵州游击倪连升等，阵亡守备武上林等，赏恤加等。

28. 《清德宗实录》卷209，光绪十一年六月辛未（第五十四册 第955页）
○云贵总督岑毓英奏：“已革副将苏成林等瘴故请恤。”得旨：“苏成林等，均著开复原官，与李成典等，分别从优议恤。”

29.《清德宗实录》卷210，光绪十一年六月辛卯（第五十四册 第971页）

○又谕："上年四月间，特准李鸿章与法国总兵福禄诺议定越南通商事宜，无非戢兵安民之意。迨后谅山一役，不得已而用兵。越南地极炎荒，士卒每多瘴故，且相持半载，各损师徒藩属人民，亦罹锋镝，朕甚悯焉。洎十二月间，总税务司英人赫德以两国本无嫌隙，力请仍照津约，往返通词，弃怨修好。朕仰维上天好生之德，并敬念列祖命将出师，于天时地利，缓急进止，揆度因时，不存成见。恭绎乾隆五十四年，安南撤兵叠次谕旨，权宜所值，先后同符。特照所请，命李鸿章等与法使巴特纳，重订新约十条，于越南北圻边界定地通商，言归于好。现在法国尽退基隆、澎湖之兵，我亦将滇粤各军撤归关内，彼此擒获人众，均已按数交还。从此荒服免遭兵燹，海宇共庆乂安。朝廷于此事权衡终始，审察机宜，本无穷兵黩武之心，允协字小睦邻之意。今当和局既定，特通谕中外，俾咸知朕意焉。"

30.《清德宗实录》卷212，光绪十一年七月壬戌（第五十四册 第995页）

○予云南阵亡游击刘泰清，及瘴故同知刘汝璆，记名提督李逢祥等一百一十二员名，优恤。

31.《清德宗实录》卷214，光绪十一年八月

（第五十四册 第1011页）○乙酉○予云南各营瘴故员弁，知府张奎斗等三十一员名，优恤。

（第五十四册 第1019页）○乙未○予军营瘴故，云南参将陈定国等七员名，优恤。

32.《清德宗实录》卷215，光绪十一年九月丙申朔（第五十四册 第1021页）

○予积劳瘴故，广西记名提督刘先胥等，阵亡游击陆凤山等，优恤如例。

33.《清德宗实录》卷216，光绪十一年九月甲寅（第五十四册 第1037页）

（第五十四册 第1037页）○予越南军务阵亡、瘴故，千总周根佐、游击苟应坤等十六员，知县梁必达等五员，练军唐珠贵等三千五百九十九名，分别优恤。

（第五十四册 第1037页）○予入关瘴故，童金山等三十三员名，优恤如例。

34.《清德宗实录》卷218，光绪十一年十月辛卯

（第五十四册 第1063页）○予从征关外瘴故，知县黎熙垣等，恤荫。

35.《清德宗实录》卷221，光绪十一年十二月

（第五十四册 第1095页）○乙亥○予奉差瘴故，原任广西泗城府知府龙溥霖，照军营例优恤。

（第五十四册 第1098页）○丁丑○又谕："电寄邓承修等，法办北圻费手，又

避弃地之辱，取舍正在两难。我若踌约而争，彼或藉口罢议退去，则衅端终归未了。该大臣等守定改正二字，辩论甚是，惟须相机进退。但属越界之地其多寡远近，不必过于争执，总以按约速了，勿令藉端生衅为主。并将此意电知周德润等一体遵照，以免参差。关朝宗瘴故可悯，照请赐恤，俟奏到降旨。法兰亭、巴律之去，有无别故？浦使、繙译尚有何人？均电复。"

36.《清德宗实录》卷222，光绪十一年十二月甲申（第五十四册 第1106页）
○予瘴发病故，云南副将谢敬彪等十五员，优恤。

《清实录（五五）·德宗景皇帝实录（四）》

37.《清德宗实录》卷223，光绪十二年春正月

（第五十五册 第14页）○庚申○谕军机大臣等："电寄邓承修等，漾电均悉。前电谕，先勘原界，再商改正。原因北坼未靖，春深瘴起，彼必自退，然后以秋末续议为结束，彼自无从藉口。乃该大臣等不能体会此意，空言争执，迄无成说。至此次仍有我之改正，必以淇汛、芃對、牧马、先安为断等语。若果从此罢议，彼必以违约为口实，豫留后日争端，办法殊属非是。著邓承修等即行知照浦使，狄所允商，伊既翻悔不认，则遵旨先勘原界之议更不可缓，即约彼迅速会同履勘，所争新界，暂置不论。如彼因瘴生求去，则我仍是照约结束，彼更何词可藉？该大臣等办理此事，务存远大之识，切勿见小拘执，致误大局。慎之。"

（第五十五册 第15页）○壬戌○又谕："电寄邓承修等，二十六日已电谕邓承修等，仍约会法使履勘原界，所争新界，暂置不论，谅可奉到。法人于此事极愿速了，机不可失。著邓承修等迅遵前旨，催其会勘，不准稍涉延宕。倘彼因瘴求去，议立草约，必须声明，两国因春深瘴起，商允秋后再勘，以免别滋藉口。均勿固执己见，贻误大局，自干重咎，并将商办情形即日电闻。"

38.《清德宗实录》卷224，光绪十二年二月

（第五十五册 第18页）○丙寅○又谕：电寄邓承修等，本日邓承修自南关电奏各节，不胜诧异。叠次电谕该大臣等先勘原界，并不遵旨速办，辄思托病回龙，又不请旨遵行，遽与照会，缓至秋末再办。是缓办一语，自我先发，已与前旨相背。邓承修执拗任性，罔知大体；李秉衡同办一事，何以随声附和，于叠次谕旨置若罔闻，任令邓承修肆意径行，一至于此？仍著懍遵前旨，即行知照浦使，先勘原界，倘瘴发赶办不及，亦必勘办一二段，先立文据，余俟秋后再勘。若再托故迟延，始终违误，必当从重治罪。懍之慎之。"

（第五十五册 第31页）○戊子○予军营瘴故，云南补用游击张德明等十五员名，分别旌恤如例。

39.《清德宗实录》卷225，光绪十二年三月己酉（第五十五册 第40页）

○予勘界瘴故，六品衔候选巡检杜厚培，赏恤如例。

40.《清德宗实录》卷227，光绪十二年四月乙酉（第五十五册 第64页）
○予出征越南受瘴病故之副将林绍喜、武举陈治邦等二十员名，优恤。

41.《清德宗实录》卷228，光绪十二年五月辛酉（第五十五册 第83页）
○予军营瘴故，云南游击张鹏翼等十三员，优恤。

42.《清德宗实录》卷231，光绪十二年八月己卯（第五十五册 第120页）
○予云南防营瘴故各员、董祥等，恤典有差。

43.《清德宗实录》卷233，光绪十二年冬十月
（第五十五册 第143页）○庚申朔○予随勘边界瘴故，江苏试用道叶廷眷，
优恤。
（第五十五册 第143页）○予受瘴病故，云南补用总兵萧太和等十八员名，
优恤。
（第五十五册 第153页）○丁亥○予在营瘴故，广西记名总兵奚长青等，优恤。

44.《清德宗实录》卷234，光绪十二年十一月
（第五十五册 第158页）○丁酉○谕军机大臣等："张之洞连次电奏法越攻击情
形均悉，本日已将现在机宜电谕该督矣。中越勘界尚未定，而目前总以现在中国界
内华民居住之地方为断，若据前史及志乘所载，如分茅岭之以汉唐铜柱为凭，概欲
划归中国，彼之狡执不允，实在意计之中。此次王之春到彼后，正值法越互斗，该
处号称义民，大半游勇，纷纷向该道呈诉。只宜告以：'界尚未定，遣之使去，一
经奖慰，并有向隶版图安忍弃之'之语。该游民等难保不假借中国旂鼓，益滋衅
端。昨法使至总署饶舌，已有越攻海甯由粤主使之语。悦竟藉口称兵，意外生变，
彼时势成骑虎，不可收拾，咎将谁归？现在办法，法越相争，只有听其自然，中国
不必过问。如有越民至营申诉，断不可受其酒食馈献，转致贻为口实，枝节横生。
我兵驻扎，只须认定现在中国界内之地，坚守勿移。其余边荒瘴苦之区，无论一时
无从议及，即使划归于我，设官置戍，费饷劳人，水土失宜，瘴疠时作，将来种种
窒碍，不可枚举。总之自强之道，全不在此。切勿徒骛虚名，不求实际，慎之懔之。
将此由六百里谕令知之。"
（第五十五册 第160页）○己亥○予受瘴病故，贵州已故都司张耀龙等，优恤。
（第五十五册 第160页）○庚子○予受瘴病故，中书科中书叶乃翰，议恤如例。

45.《清德宗实录》卷236，光绪十二年十二月己巳（第五十五册 第185页）
○予云南军营瘴故，游击杨秉仁等，优恤。

46. 《清德宗实录》卷238 光绪十三年春正月壬子（第五十五册 第211页）

○予押运电线瘴故，直隶候补知府舒之翼等，优恤。

47. 《清德宗实录》卷239. 光绪十三年二月

（第五十五册 第222页）○壬申○予染瘴病故，台湾道员方策勋，优恤。

（第五十五册 第227页）○癸未○云贵总督岑毓英奏："英法两国用兵越地，直逼滇边，土人惊恐。请饬总理各国事务衙门，知会英、法公使，传谕该国领兵约束兵弁，毋得侵轶边界。"下该衙门知之。

（第五十五册 第227页）○予染瘴捐躯，云南副将张有福等二十二员，优恤。

48. 《清德宗实录》卷240，光绪十三年三月丁未

（第五十五册 第238页）○谕内阁："张之洞等奏，武职大员剿办琼州黎匪，歼除首逆，现复进攻崖州生黎等语。前广西提督冯子材，自督剿琼州黎匪以来，攻克中、东两路老巢，安抚西路良黎，生擒稔恶匪首，办理尚合机宜。著加恩赏给白玉搬指、白玉柄小刀、大小荷包，以示嘉奖。现在该提督进兵崖州，仍著分别良莠，剿抚兼施，俾竟全功以安边徼。据张之洞等奏，该处瘴疠甚重，军士远征，深堪轸念。钦奉慈禧端佑康颐昭豫庄诚皇太后懿旨，发去御制平安丹千匣，赏给该军将士，即著冯子材传旨分赏。"

（第五十五册 第239页）○予广东剿办黎匪瘴故，都司张福启；阵亡主簿杨士丞，优恤。

49. 《清德宗实录》卷242，光绪十三年闰四月壬子

（第五十五册 第265页）○谕军机大臣等："上年三月，张之洞、李秉衡会奏筹办边防折内，以龙州开关通商，重兵所萃，请专设道员驻扎该处，并管税库，使繙译委员，一一筹措綦详。此奏外洋传播，通知法使，现请通商处所，首列龙州，谓为该督奏明指定之地。乃近日张之洞等，叠次电奏力争，以为龙州一许，关隘全失；本日又据李秉衡由六百里驰奏，与去岁会奏一折显然矛盾，殊堪诧异，且所论亦不合事情。自中外交涉以来，沿江、沿海与西北各口，防务、商务并行不悖，历有年所，广西何独不然？龙州去镇南百有余里，天津去大沽亦百有余里，近畿之与边省孰为轻重？天津通商无碍大沽设防，岂龙州通商，而龙州以外之地，遂举非我有耶？前津约所称谅山以北、保胜以上，本未指定地界。现经熟筹博访，通商必于繁会处所，江海各口，此处皆然。若瘴疠荒远，素无贸易之地，断难驻扎关道，安设税司。况前约于界务但云稍有改正，今则除勘界大臣业经划入地段外，又将江平、黄竹一带及南丹山以内各数百里，悉数划归中国。统计两处开拓疆域，岂复鲜少？设于商务，再不稍为通融，试问此时但凭口舌，何以得之？张之洞等自办理此事，一味固执私见，故作危词，有意龃龉，不思收束。虽屡次严谕开解，始终不悟，迨纷纭两载，终归请示。又幸此事不由该省了结，无妨多发难端，得之则以首议为功，不得

则有他人任咎，责以沽名取巧，亦复何辞？朝廷于该督等叠次谬误，屡屡详细指示，而未加严谴者。原因事在未定，姑予优容。今则一切条款，已饬总理衙门、北洋大臣反复熟商，分别准驳，与法使定约。龙州、蒙自两处，允其通商，事在必行，决无更改。此后该省所应办者，惟当慎择关道，晓谕居民，一切平允施行，免致横生枝节。傥不知悛悟，又思异议阻挠，以致官民承风，边疆多事，定治该督等以应得之罪，勿谓诰诫不豫也。将此由六百里谕知张之洞，并传谕李秉衡知之。"

（第五十五册 第266页）○予受瘴病故，云南都司杨文彬等，分别优恤。

50.《清德宗实录》卷243，光绪十三年五月丙寅（第五十五册 第270页）
○又谕："中法续订界务、商务条约，已令总理各国事务衙门王大臣，与法使恭思当画押。所有条约、照会各件，不日由总理衙门咨行该督抚查照办理。滇省界务，周德润与法使狄隆会勘时意见未合，归入请示者两段。此次定议，经总理衙门与周德润按图面商。据称猛梭、猛赖一段，荒远瘴疠，弃之不足惜，岑毓英所见相同。至我所必争者，南丹山以北，马白关以南，其中山川险峻，田畴沃美。如能划归中国，既可固我疆圉，亦可兼收地利。当经总理各国事务王大臣与法使恭思当反复辩论，将猛梭、猛赖一段准归越界。其南丹山以北，西至狗头寨，东至清水河一带地方，均归中国管辖。约计收回各地段不下方四百余里。此事煞费唇舌，始克就我范围。所有各该处界址，应照约按图由地方官会同驻越之法员，申画清楚，设立界牌。其余善后各事宜，屯田应如何兴办？防兵应如何分成？该督抚务当详细筹商，次第经理。界务既定，即须接办商务。岑毓英前奏布置边防折内，有蒙自为通商要津之语。现准蒙自设立领事，开办通商，正相吻合。至蛮耗，系保胜至蒙自水道必由之路，准其分设领事属员，与中国分设之税司互相稽查。现经议定，蒙自设立领事官时，必于数月之前先期照会，以便驻扎关道，安设税司。粤省以龙州开关，请设太平归顺道一员驻扎该处，云南事同一律。著该督抚趁此尚未开办之时，悉心布置，奏明办理。至滇之土药、厘金，向来征收甚微。现定每百斤税厘各收银二十两，必须完过厘银后，方准法商完税接买，将来于课项亦有裨益。总之界务、商务，总理各国事务大臣所定条约，挈其大纲。此外节目，周详施行尽利，全在该督抚随时规画，用人得当，一切慎之于始，免致别生枝节，是为至要。将此由五百里各谕令知之。"

51.《清德宗实录》卷245，光绪十三年秋七月丁丑（第五十五册 第297页）
○予积劳瘴故，广东候补道杨玉书、记名总兵易荣华等三十一员，照军营例优恤。

52.《清德宗实录》卷248，光绪十三年冬十月
（第五十五册 第332页）○甲申○予随营病故，广西补用参将蒋太富等八员，照军营立功后瘴故例，优恤。

（第五十五册 第 341 页）○辛丑○追予随营瘴故，云南补用参将邹缵等十四员名，优恤。

53.《清德宗实录》卷 250，光绪十三年十二月癸巳（第五十五册 第 368 页）
○予广西勘界病故，委员副将李定胜、补用知州陈子廉、监生罗正谊，如军营瘴故例，荫恤加等。

54.《清德宗实录》卷 252，光绪十四年二月
（第五十五册 第 397 页）○乙酉○护理广西巡抚李秉衡奏："剿捕广西西隆州属苗匪，知县吴大椿奋勉出力；从九宋绍昌感瘴病故；在事文武，节次获犯，亦著有微劳；可否准予择尤酌保？"得旨："吴大椿著开复摘顶处分；宋绍昌著照例优恤，仍著饬缉王石堡等，务获惩办；在事出力员弁，俟逸犯拿获后，准其酌保数员，毋许冒滥。"
（第五十五册 第 397 页）○予瘴伤病故，广东副将李应章，照军营例优恤。
（第五十五册 第 403 页）○壬寅○予云南滇越、腾缅防营，伤亡瘴故弁兵蔡佩等二千四十员名，分别议恤。

55.《清德宗实录》卷 253，光绪十四年三月辛酉（第五十五册 第 411 页）
○予染瘴病故，云南记名提督杨春林等，赏恤加等。

56.《清德宗实录》卷 258，光绪十四年八月癸未（第五十五册 第 465 页）
○予积劳瘴故，福建知县李承绪，优恤。

57.《清德宗实录》卷 261，光绪十四年十一月壬子（第五十五册 第 502 页）
○予积劳瘴故，台湾副将臧得成、萧文典，守备朱家齐，如军营立功后病故例，优恤。

58.《清德宗实录》卷 262，光绪十四年十二月己丑（第五十五册 第 523 页）
○予积劳瘴故，古巴领事署随员张泰，优恤。

59.《清德宗实录》卷 268，光绪十五年三月庚午（第五十五册 第 592 页）
○予云南防边阵亡、瘴故，文武员弁任光晰等七十七员，分别议恤。

60.《清德宗实录》卷 270，光绪十五年五月戊申（第五十五册 第 613 页）
○予在营瘴故，云南副将侯应贤等，优恤。

61.《清德宗实录》卷 271，光绪十五年六月丙子（第五十五册 第 627 页）

○谕内阁："云贵总督岑毓英，秉性公忠，才识沉毅，由诸生从事戎行。咸丰、同治年间，云南回匪倡乱，兵事孔殷。仰荷先朝特达之知，叠加超擢，代理云南藩司，旋即简授巡抚。当兵单饷绌之时，激厉众心，出奇制胜，克复省城，肃清大理等府，扫穴擒渠，全滇底定，厥功甚伟。叠经赏给骑都尉，并改为一等轻车都尉世职。朕御极后，擢任云贵总督，整顿地方，操练营伍，均能实心认事。光绪九年，统兵出关，卓著劳勚，复加赏一云骑尉世职。该督久任边陲，染瘴成疾。上年查阅营伍，途次触发旧疾，叠次赏假调理。本年四月，力疾销假，方冀医治就痊，长资倚畀。遽闻溘逝，轸惜殊深。岑毓英著加恩晋赠太子太傅，入祀贤良祠，并于云南省建立专祠。生平政迹事实，宣付国史馆立传。赏银一千两治丧，由云南藩库给发。照总督例赐恤，任内一切处分，悉予开复。应得恤典，该衙门查例具奏。灵柩回籍时，沿途地方官妥为照料。伊子山西即用道岑春荣，著遇有道员缺出请旨简放；候选同知岑春煦，著以知府选用；应升之缺升用前工部郎中岑春煊，著以五品京堂候补；监生岑春蓂，著俟服阕后由吏部带领引见；岑春荫并伊孙岑德纯，均著俟及岁时带领引见；用示笃念荩臣至意。寻予谥襄勤。"

62.《清德宗实录》卷275，光绪十五年冬十月壬辰（第五十五册 第677页）
○以从军瘴殁，予福建闽县从九品何湛，优恤。妻林氏服毒殉夫，旌表如例。

63.《清德宗实录》卷280，光绪十六年春正月戊辰（第五十五册 第740页）
○予云南阵亡兵丁刘德等，瘴故探丁张升久等，及殉难妇女张杨氏等，旌恤如例。

64.《清德宗实录》卷284，光绪十六年四月乙丑（第五十五册 第789页）
○追予积劳染瘴病故，广西左江镇总兵刘光裕，优恤。

65.《清德宗实录》卷290，光绪十六年冬十月癸丑（第五十五册 第866页）
○予出洋瘴故，日斯巴尼亚属岛马丹萨领事官曹廉，荫恤加等。

66.《清德宗实录》卷293，光绪十七年春正月辛巳（第五十五册 第902页）
○予广西关外援剿阵亡、瘴故，都司罗万胜等，议恤。

67.《清德宗实录》卷301，光绪十七年九月壬午
（第五十五册 第987页）○予因公瘴故，署云南威远同知徐登瀛，威远知事陈松，议恤。
（第五十五册 第987页）○追予云南阵亡、瘴故文武员弁兵丁，选用巡检胡兴祖等一百三十三员，议恤。

68.《清德宗实录》卷305，光绪十七年十二月庚子（第五十五册 第1033页）

○谕内阁："崧蕃奏，官兵剿办下江厅苗匪事竣，分别拟结，请将出力各员奖叙一折。贵州下江厅属寨苗滋事，经总兵丁槐等督军剿办，先后毙匪多名，生擒首匪梁老得等正法。官军进攻加车逆寨，复阵斩二十余人，余党逃往月亮山子寨。旋经招抚一千余名，并获匪首老劳即老罗等六名正法，苗民一律绥靖，办理尚为妥速。仍著崧蕃饬令该府厅等，将善后事宜妥为筹办，并将在逃匪犯缉拿务获，毋任别滋事端。该厅汪承恩虽无激变情事，惟于差役需索并不查究，实属昏愦。汪承恩著即行革职，古州镇总兵丁槐、署贵东道袁开第，均著交部从优议叙。瘴故记名总兵副将全忠孝，补用副将周起凤，均著照军营病故例，从优议恤。其余请奖出力各员弁，著该部议奏。"

《清实录（五六）·德宗景皇帝实录（五）》

69.《清德宗实录》卷307，光绪十八年春正月丙戌（第五十六册 第9页）

○予在营瘴故，广西教谕孙明训、守备吴堂，议恤。

70.《清德宗实录》卷319，光绪十八年十二月己巳（第五十六册 第135页）

○云贵总督王文韶奏："普洱镇总兵庆连，因病出缺，旧例由总督于云、贵二省副将内，择其耐烟瘴、熟边情者二员，送引恭候钦定。军兴以后，多由特简，谨声明例案，请旨定夺。"得旨："普洱镇总兵一缺，著照旧例办理。"

71.《清德宗实录》卷323，光绪十九年夏四月

（第五十六册 第174页）○丙辰○以台湾淡水防营文武弁勇，历年阵亡瘴故，准于大料崁地方捐建昭忠祠，列入祀典。从福建台湾巡抚邵友濂请也。

（第五十六册 第177页）○乙亥○以剿办越南游匪得力，赏管带绥远营补用知府覃克振谋勇巴图鲁名号，余奖叙有差。其瘴故阵亡文武员弁，暨兵团妇女等一百八十七名口，议恤如例。

72.《清德宗实录》卷331，光绪十九年十二月丙寅（第五十六册 第252页）

○予染瘴病故，安徽提督杨大江，优恤。

73.《清德宗实录》卷333，光绪二十年正月己亥（第五十六册 第282页）

○以剿办越南窜匪一律肃清，予在事出力人员署临元镇总兵马维骐，优叙。余升叙加衔有差。其阵亡都司喻飞熊、守备廖兴仁、恩骑尉杨谦、把总雷福元，瘴故副将李正昌、把总彭紫瑞，均分别优恤。

74.《清德宗实录》卷335，光绪二十年二月乙亥

（第五十六册 第309页）○予军营积劳瘴故，广西伈先副将孙玉春等二十员名，

优恤。

（第五十六册 第309页）○予故贵州安义镇总兵陈嘉龙州厅专祠，暨广西出关援越阵亡、瘴故员弁兵勇一万五千余名，附建之昭忠祠，同列祀典。从广西巡抚张联桂请也。

75.《清德宗实录》卷337，光绪二十年三月庚子（第五十六册 第326页）

○追予云南阵亡、伤亡、瘴故文武员弁、战兵、土练，从九品邝炳文等五十六员名，议恤。

76.《清德宗实录》卷359，光绪二十一年正月庚寅（第五十六册 第679页）

○予勘界瘴故，署云南腾越厅同知吴光汉，议恤。

77.《清德宗实录》卷378，光绪二十一年十月丙申（第五十六册 第953页）

○予积劳瘴故，署云南镇边直隶同知王绩威，议恤。

《清实录（五七）·德宗景皇帝实录（六）》

78.《清德宗实录》卷384，光绪二十二年正月丙辰（第五十七册 第15页）

○予云南勘界剿匪防边瘴故、阵亡文职教谕段之屏等三员，武职外委白连贵等七员，兵勇夫役齐元兴等三十八名，议恤。

79.《清德宗实录》卷405，光绪二十三年五月

（第五十七册 第293页）○癸丑○予积劳瘴故，驻秘利马埠商董补用千总黄国玉，优恤。

（第五十七册 第295页）○丁巳○予伤瘴病故，升用提督署云南鹤丽镇总兵谢景，照军营立功后病故例，议恤。

80.《清德宗实录》卷409，光绪二十三年八月甲戌（第五十七册 第336页）

○谕军机大臣等："史念祖、苏元春奏，剿办游匪情形一折。……所有叠次出力员弁，准其择尤保奖，毋许冒滥。伤亡、瘴故员弁等，即著查明，分别请恤。将此谕令知之。"

81.《清德宗实录》卷414，光绪二十四年春正月丁未（第五十七册 第421页）

○予云南剿匪、防边及勘界立牌、阵亡、瘴故员弁兵勇，候选训导杨情清等三百九十九员名，分别议恤如例。

82.《清德宗实录》卷424，光绪二十四年七月甲子（第五十七册 第556页）

○予受瘴病故，云南普洱府思茅同知张坦，议恤。

83.《清德宗实录》卷 438，光绪二十五年正月丁卯（第五十七册 第 761 页）

○予云南办理边界剿贼阵亡，及因伤瘴故，文职候选知州周文鸿等四员，武职军功尽先外委张汝发等十二员，弁兵勇王银青等二百六十五名，优恤。

《清实录（五八）·德宗景皇帝实录（七）》

84.《清德宗实录》卷 458，光绪二十六年春正月戊辰（第五十八册 第 16 页）：

○予云南驻防边境，阵亡、瘴故文武官弁，补用巡检李崇正等一百七十四员，议恤。

85.《清德宗实录》卷 466，光绪二十六年秋七月庚子（第五十八册 第 101 页）

○予积劳瘴故，署广东崖州都司骑都尉易廷辉等八员，捕盗阵亡训导廖迪南等二员，议恤。其易廷辉等四员，并附祀琼州府昭忠祠。

86.《清德宗实录》481，光绪二十七年三月甲戌（第五十八册 第 348 页）

○追予云南阵亡、溺毙、瘴故文武员弁兵勇，县丞黄龙华等一百七十四名，议恤。

87.《清德宗实录》卷 489，光绪二十七年十一月乙丑（第五十八册 第 466 页）

○以劳绩瘴故，遗爱在民，予署广西思恩府知府冯德材，照军营立功后病故例，优恤。

88.《清德宗实录》卷 491，光绪二十七年十二月戊戌（第五十八册 第 492 页）

○予历年防剿粤边游匪，阵亡、瘴故员弁，贵州守备马瀛城等，赏恤如例。

89.《清德宗实录》卷 493，光绪二十八年春正月己巳（第五十八册 第 517 页）

○予广东钦廉边防历年阵亡瘴故弁勇，于钦州防城等处建立昭忠祠，列入祀典。从两广总督陶模请也。

90.《清德宗实录》卷 496，光绪二十八年二月壬子（第五十八册 第 552 页）

○予云南剿匪瘴故，知县赵秉仁等二员；阵亡、淹毙、瘴故军功木爱琼等十一员名，绥靖游击左营勇丁马才富等二百一十九名，赏恤如例。

91.《清德宗实录》卷 498，光绪二十八年夏四月己酉（第五十八册 第 584 页）

○予边防瘴故，科布多即补协领印务处章京玉善，照军营病故例，议恤。

92.《清德宗实录》卷 502，光绪二十八年秋七月丙寅（第五十八册 第 634 页）

○予感瘴身故，广西道员尹恭保，照军营积劳病故例，优恤。

93.《清德宗实录》卷 511，光绪二十九年春正月丙子（第五十八册 第 748 页）

○谕军机大臣等："电寄王之春，广西近日剿匪情形，未据奏报，实深廑念。现在节交春令，王之春务当督饬各营，并会商林绍年、邓华熙等，趁瘴气未发之先，合力认真剿办。迅将游土各匪，扫除净尽，以靖地方。"

94.《清德宗实录》卷 515，光绪二十九年五月己未（第五十八册 第 801 页）

○谕军机大臣等："电寄魏光焘，据电称江河炎瘴，军士冒险远征，恐难得力等语。著饬张春发统带四营，即由内地赶紧兼程驰往援剿，毋稍迟缓。"

95.《清德宗实录》卷 524，光绪二十九年十二月丁巳（第五十八册 第 938 页）

○予积劳瘴故，广东道员李文慧，照军营病故例，优恤。

《清实录（五九）·德宗景皇帝实录（八）》

96.《清德宗实录》卷 526，光绪三十年春正月癸卯（第五十九册 第 13 页）

○予云南办理边防，及剿办各处匪徒，阵、瘴故、淹毙文职县丞江深等十二员名，武职把总刘珍第二十九员名，勇丁顾朝云等一千二百八十名，分别恩恤如例。

97.《清德宗实录》卷 536，　光绪三十年冬十月庚午（第五十九册 第 141 页）

○予剿匪瘴故，云南镇边直隶同知陈鸿勋，照军营立功积劳病故例，优恤。

98.《清德宗实录》卷 537，光绪三十年十一月丙子（第五十九册 第 144 页）

○以瘴故营次，复四川已革提督丁鸿臣原官，照军营立功后积劳病故例，优恤。

99.《清德宗实录》544，光绪三十一年夏四月

（第五十九册 第 226 页）○丁未○署两广总督岑春煊奏："请裁撤广东督粮道，添设廉钦兵备道，驻扎钦州，管辖廉州一府、钦州一州。以粮道原辖之广州府，暨佛冈、赤溪二直隶厅，改隶肇罗道，更名广肇罗道，移驻广州。以原属雷琼道之雷州府，原属肇阳罗道之阳江直隶厅与高州府，归原设之高廉道管辖，更名高雷阳道，仍驻高州。原设之雷琼道，更名琼崖道，仍驻琼州。并请将添设之廉钦道，定为冲繁难边远要缺，以粮道裁缺之廉俸，照数改支。又奏，请以琼州府属崖州，升为直隶州，改为冲难烟瘴要缺，以附近该州之感恩、昌化、陵水、万州归其管辖。并将万州改为万县，以符体制。"均下政务处、吏部议行。

（第五十九册 第 232 页）○丁卯○署贵州巡抚林绍年奏："省城修建忠义祠，附祀历来瘴故将士，俾边省防营得资观感。"下部知之。

100.《清德宗实录》卷 545，光绪三十一年五月丙申（第五十九册 第 243 页）

○云贵总督丁振铎奏："威远厅地方烟瘴最盛，请将同知各缺酌量改定。"下

部议。

101.《清德宗实录》卷 546，光绪三十一年六月

（第五十九册 第 249 页）〇戊申〇予剿匪瘴故，广西同知黄家廉，照军营立功后积劳病故例，优恤。

（第五十九册 第 257 页）〇丁卯〇续予云南防边剿匪阵亡、伤瘴、淹毙文武员弁三十九员，兵团八百五十三名，分别议恤如例。

102.《清德宗实录》卷 553，光绪三十一年十二月戊午

（第五十九册 第 335 页）〇予积劳瘴故，贵州镇远镇总兵岑有富，广西泗城府知府陈开炽，优恤。

（第五十九册 第 335 页）〇予剿办广西游土各匪，历年阵亡、伤亡、瘴故补用守备周文亮，千总黄朝恩，参将何瑞堂等一百二十一员，优恤。

103.《清德宗实录》卷 555，光绪三十二年二月己亥（第五十九册 第 359 页）

〇予积劳瘴故，署广西凌云县县丞张肇元，署平乐司巡检韩宝森，五品荫生龚祖煐，照军营立功后病故例，优恤。

104.《清德宗实录》卷 556，光绪三十二年二月丙辰（第五十九册 第 370 页）

〇予贵州收复丙妹、四寨等处，防剿川粤游土各匪，伤亡、瘴故官绅把总彭玉成，参将张紫云，从九品罗开榜，同知许崇本等五十八员弁，暨团丁一千一百九十九名，优恤。

105.《清德宗实录》卷 557，光绪三十二年三月甲戌（第五十九册 第 379 页）

〇予云南边防剿匪阵亡、瘴故文武员弁兵团，府经历周重襄等二百七十二员名，分别议恤如例。

106.《清德宗实录》卷 563，光绪三十二年八月丙子（第五十九册 第 451 页）

〇予剿匪瘴故，署广西武缘县知县冯尔昌，照军营立功后积劳病故例，优恤。

107.《清德宗实录》卷 564，光绪三十二年丙午九月乙巳（第五十九册 第 463 页）

〇以积劳瘴故，开复广东已革道员邓贤辅原官，并予优恤。

108.《清德宗实录》卷 581，光绪三十三年冬十月

（第五十九册 第 685 页）〇壬戌〇予积劳瘴故，广西百色厅东凌寨巡检高树荣，照军营病故例，优恤。

（第五十九册 第 691 页）○丁丑○予瘴发身故，云南按察使邹兰馨，照军营立功后病故例，优恤。

109.《清德宗实录》卷 587，光绪三十四年二月辛酉（第五十九册 第 756 页）
○予染瘴身故，云南普洱镇总兵赵伟，照军营立功后积劳病故例，优恤。

110.《清德宗实录》卷 588，光绪三十四年三月乙巳（第五十九册 第 784 页）
○予染瘴身故，南洋陆军毕业生李华、刘春霖，照军营病故例，优恤。

111.《清德宗实录》卷 590，光绪三十四年四月庚辰（第五十九册 第 808 页）
○谕军机大臣等："电寄锡良。电悉，赵金鉴督率各营，转战三日，收复四隘，洵属异常奋勇。赵金鉴著先赏给靖勇巴图鲁勇号，以示优异。尤为出力各将弁，准其查明奏请优奖。并著锡良严饬赵金鉴等乘势长驱，克复坝洒，以期与白金柱两路会合，早奏肤功。现值溽暑伊迩，滇边烟瘴素恶，士卒冒暑苦战，朝廷轸念时殷。特颁发痧药、平安丹各三十匣，回生第一仙丹十五匣，由驿发交锡良，分给各路军营，以资调护。"

112.《清德宗实录》卷 593，光绪三十四年六月辛未（第五十九册 第 838 页）
○谕内阁："锡良电奏，已故总兵战功卓著，请旨优恤等语。记名提督云南开化镇总兵白金柱，忠勇性成，胆略兼备。从前剿平滇边游土各匪，叠著战功。此次云南河口等处，匪党句结肇衅，经锡良派为前敌总统。该总兵奋不顾身，指挥督率，悉中机宜，迅奏肤功，曾膺懋赏。旋因调回东路，布置边防，启程后感受暑瘴，触发旧病。仍复沿途察看古林箐等处防务，劳瘁不辞，方资保障。兹闻溘逝，轸惜殊深。白金柱著照提督军营立功后积劳病故例，从优议恤，加恩予谥。并将战功事迹，宣付国史馆立传，准在立功地方建立专祠，以彰劳勋。子二品荫生白耀龙，著以员外郎分部补用；贵州补用知县白耀贤，著以直隶州知州，分省即补。寻予谥忠果。"

113.《清德宗实录》卷 595，光绪三十四年八月乙丑（第五十九册 第 865 页）
○予积劳瘴故，广西试用知县杨国樑，照军营积劳病故例，优恤。

114.《清德宗实录》卷 597，光绪三十四年冬十月丁巳（第五十九册 第 888 页）
○予积劳瘴故，广西开缺藤县知县吕笃，拣发知县黎瑞棠，优恤。

十、《清宣统政纪》

《清实录（六〇）·宣统政纪》

1. 《清宣统政纪》卷6，宣统元年春正月己丑（第六十册 第114页）

〇以剿匪阵亡及伤瘴病故，予云南补用都司蔡正钧等，优恤。

2. 《清宣统政纪》卷19，宣统元年八月甲申（第六十册 第357页）

〇以积劳瘴故，予云南陆军混成协炮队营管带彭毓崇，优恤，如军营立功后积劳病故例。

3. 《清宣统政纪》卷24，宣统元年十月癸巳（第六十册 第443页）

〇护理云贵总督沈秉堃奏："前准部咨，滇省保卫队应一律改为巡防队，并体察情形，切实裁减等因，自应遵办，以归画一。惟滇省现设各保卫队，原系遵照部议，以旧有团营改编。且边隅瘴疠最盛，外来勇丁素难久驻，惟土著之民形势熟悉，性复耐瘴，保卫乡里，捍御匪盗，实较营勇为得力。且薪饷虽加，仍较巡防队为少，人数既减，更无巡防队之多。若一经改编，人数饷糈均须添足，刻实无此财力，惟有恳准暂缓裁并，仍照前督臣减额加饷之法，另定营制饷章，分别办理，以安边氓。"下所司议。

4. 《清宣统政纪》卷33， 宣统二年三月辛亥（第六十册 第589页）

〇予云南阵亡、被戕、瘴故文武员弁，书识苏天爵等十六名，兵勇何保国等二百七十九名，例恤有差。

5. 《清宣统政纪》卷40，宣统二年八月乙酉（第六十册 第725页）

〇谕军机大臣等："电寄李经羲，电奏悉。剿办猛遮叛夷，瘴险交困，以致用兵钝滞，自系实情。筹拟办法，尚属周备，著即按照所陈各节，妥速筹办。并将以后情形，随时电奏。"

后 记

　　2006 年，我承担了中央民族大学"985 工程"二期项目"烟瘴对中央王朝经营南方民族地区的影响"课题，为完成这一课题，开始搜集相关史料。先后参与史料辑录的有：北京师范大学历史学院 2005 级硕士研究生张圆；中央民族大学历史文化学院 2004 级本科学生张钰；2006 级硕士研究生曾翠、2007 级张姗。我们先后摘编了唐宋诗词中涉及烟瘴的诗词；《二十四史》中涉及烟瘴的史料；《清实录》中部分烟瘴史料，撰写发表了一系列的论文。2012 年后，我们又开始继续之前未完成的工作，2013 级博士研究生严赛重新核对了唐宋诗词中涉及烟瘴史的诗词；历史文化学院教师赵桅博士从《明实录》中辑录了烟瘴史料，段阳萍博士从《清史录》中辑录了烟瘴史料。此后，2013 级硕士研究生刘妍丽、黄菡薇参与核对了《明实录》烟瘴史料的文字、卷册、页码等。我和 2012 级硕士研究生关昉对全书进行了补充和完善最终完成了本书的编编工作。这部史料汇编是集体合作的结晶，希望它的公开出版能为环境史、边疆民族史的研究提供方便。

苍　铭

2014 年 6 月 21 日于北京

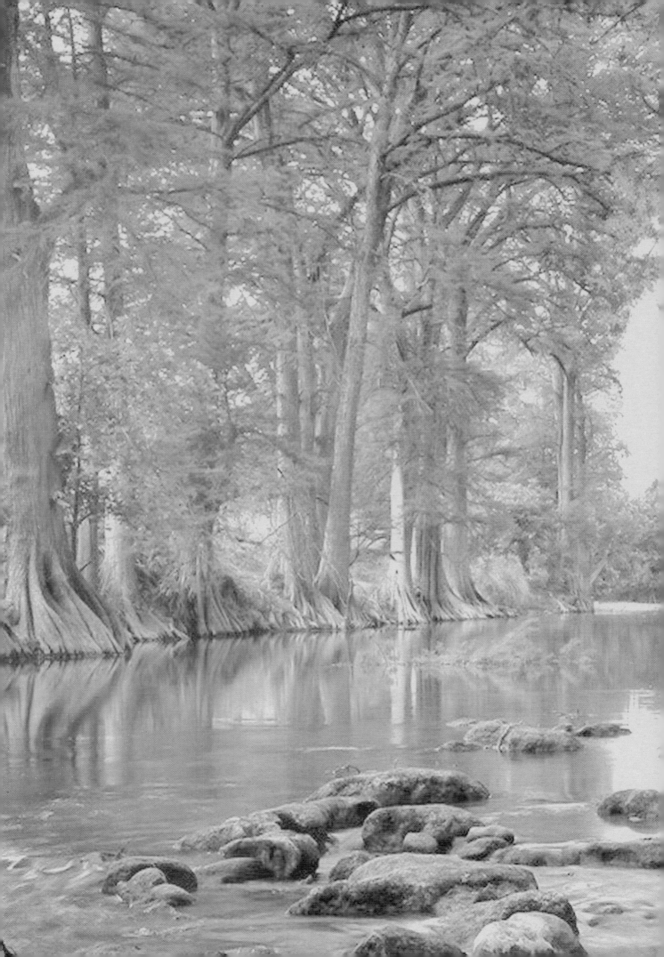